全国医学院校高职高专规划教材

供护理类专业用

妇产科护理学

第 2 版

主　编　邓开玉　林新容

副主编　胡蘅芬　郑海燕

编　委（按姓名汉语拼音排序）

　　　　陈万琼（岳阳职业技术学院）

　　　　邓开玉（湖南医药学院）

　　　　胡蘅芬（湖南环境生物职业技术学院）

　　　　黄丽荣（湖南环境生物职业技术学院）

　　　　黄志红（湖南省怀化市第一人民医院）

　　　　蒋　娜（湖南环境生物职业技术学院）

　　　　林新容（邵阳学院）

　　　　裴巧霞（河西学院）

　　　　舒庆霞（湖南省怀化市第一人民医院）

　　　　唐灵芝（湖南医药学院附属第一医院）

　　　　王桂敏（湖南医药学院）

　　　　张细梅（邵阳学院）

　　　　郑海燕（河西学院）

　　　　周　芳（湖南环境生物职业技术学院）

编写秘书　王桂敏

北京大学医学出版社

FUCHANKE HULIXUE

图书在版编目（CIP）数据

妇产科护理学/邓开玉，林新容主编 .—2 版 .—北京：
北京大学医学出版社，2015.10（2019.12 重印）
全国医学院校高职高专规划教材
ISBN 978-7-5659-1215-3

Ⅰ.①妇…Ⅱ.①邓…②林…Ⅲ.①妇产科学—护理学—
高等职业教育—教材 Ⅳ.① R473.71

中国版本图书馆 CIP 数据核字（2015）和 207402 号

妇产科护理学（第 2 版）

主　　编：邓开玉　林新容
出版发行：北京大学医学出版社
地　　址：（100191）北京市海淀区学院路 38 号　北京大学医学部院内
电　　话：发行部 010-82802230；图书邮购 010-82802495
网　　址：http://www.pumpress.com.cn
E — mail：booksale@bjmu.edu.cn
印　　刷：中煤（北京）印务有限公司
经　　销：新华书店
责任编辑：韩忠刚　刘云涛　　责任校对：金彤文　　责任印制：李　啸
开　　本：850 mm×1168 mm　1/16　印张：21.75　　字数：627 千字
版　　次：2010 年 12 月第 1 版　2015 年 10 月第 2 版　2019 年 12 月第 4 次印刷
书　　号：ISBN 978-7-5659-1215-3
定　　价：42.00 元

全国医学院校高职高专规划教材编审委员会

序

　　医药卫生类高职高专教育是我国医学教育体系的重要组成部分。随着国家对医药卫生体制改革的逐步推进，社会对基层卫生服务人才的需求与日俱增，对新时期高职高专医学人才培养及教材建设提出了更高要求。北京大学医学出版社于2011年组织全国高职高专院校教师编写出版了本套高职高专教材，由于教材的内容精炼、案例经典、符合临床、实用性强，受到众多高职高专院校师生的好评。

　　高职高专医学教材应服务于人才培养目标，基于高职高专学生的认知特点，以学生为中心、以就业为导向、以职业技能和岗位胜任力培养为根本，与课程、临床岗位和行业需求对接，促进产教融合。为推进教材建设、更好地服务于人才培养目标、将本套教材锤炼为精品之作，北京大学医学出版社对参与这套教材编写与使用的院校进行了深入调研，于2014年下半年正式启动了本套教材的修订再版工作，首先召开了教材编审委员会议，统一了教材修订再版的总体精神，重新审定再版教材目录、对个别主编进行了调整，然后召开了全体主编人会议。本轮教材修订加大了"双师型"和临床实践一线作者的比例，更加紧密地结合国家临床执业助理医师、全国护士执业资格考试大纲，理论、知识强调"必需、够用"；精选案例以促进案例教学；专业课教材的学习目标按布卢姆教育目标分类编写，突出了职业技能和岗位胜任力培养；力求以学生为中心，引导自主学习，渗透职业教育理念。总之，本轮教材在延续上版优点的基础上，体例更加规范，版式更加精美，质量明显提升，适用性更强。

　　在本次修订再版工作中，各参编院校给予了高度重视和大力支持，众多参编教师投入了极大的热情和精力，在主编带领下克服困难，以严肃、认真、负责的态度出色地完成了编写任务，在此一并致以衷心的感谢！"知行合一、行胜于言"一定程度上体现了职业教育理念，相信在北京大学医学出版社精心组织、编审委员会顶层设计和全体作者对教材的精雕细琢下，这套教材一定能与时俱进、日臻完善，满足新时期高职高专医学人才培养的需求，在教学实践中经受住检验，在教材建设"百花齐放、百家争鸣"的局面中脱颖而出，成为好学、好教、好用的精品教材。

王德炳

前　言

《妇产科护理学》第 2 版教材根据全国医学院校高职高专规划教材第二轮修订主编人会议精神，由专职护理教师和临床护理及助产专家担任编委，在《妇产科护理学》第 1 版教材的基础上进行了修订。本教材的编写遵循教材编写的基本原则"三基"（基本理论、基本知识、基本技能）、"五性"（思想性、科学性、先进性、启发性、适用性），满足了"必需、够用"的要求。

本教材严格按照教育部规定的护理专业培养目标和护理专业教学大纲的要求，并且结合护士执业资格考试大纲要求，充分体现理论适度、实用性和可操作性突出的特点，注重培养临床分析及解决问题的能力。

在第 2 版的编写过程中，我们严格按照出版社教材编写基本要求组织编写，力求编写体例一致。每一章开始展示的学习目标参照布卢姆教育目标分类学理论，按"识记、理解、应用"三个层次进行分解。在基础医学知识部分仅概括介绍临床护理所必需的基本理论知识，如疾病的病因、病理、临床表现及处理原则等。在专科护理部分体现"以人的健康为中心"的护理理念，按照护理程序（护理评估、护理诊断、护理目标、护理措施、护理评价）组织编写，重点叙述了护理评估及护理措施，突出了护理专业的特色。

本次修订增加了"知识链接"，内容包括本专业相关的历史典故、研究热点、最新成果和学科前沿趋势、理论联系临床等，激发学生的学习兴趣，了解学科新动态。同时对部分内容进行了调整，增加了"多胎妊娠""子宫破裂""羊水栓塞""细菌性阴道病"等护士执业资格考试大纲规定内容，删除了"妊娠期肝内胆汁淤积症"，将"新生儿窒息的护理"归入《儿科护理学》教材中。规范了"自然流产""萎缩性阴道炎""盆腔炎性疾病""绝经综合征"等医学疾病名称。课后思考题中增加了"护士执业资格考试模拟题"。这些内容的修订，更体现了教材的先进性、启发性和适用性。

本教材供全国高职高专护理专业学生、在职护理专业人员及相关人员学习参考之用。

本教材的编写得到了北京大学医学出版社及各编委所在单位的大力支持，使得编写工作得以顺利进行，在此表示诚挚的谢意，并向关心和支持本教材编写的护理界朋友表示敬意，同时热忱欢迎广大读者批评指正。

邓开玉
2015 年 7 月

目　录

第一章 女性生殖系统解剖与生理

学习目标

通过本章内容的学习，学生应能：

识记：

1. 描述内外生殖器官的构成及解剖特点。
2. 复述月经、月经周期及会阴的定义。
3. 描述月经的临床表现。

理解：

1. 总结骨盆的解剖特点及其临床意义。
2. 总结女性生殖器官邻近器官解剖特点及临床意义。
3. 解释子宫内膜的周期性变化特点。
4. 比较卵巢分泌的雌激素与孕激素的生理作用。

应用：

1. 运用女性生殖系统解剖知识分析邻近器官与生殖器官的相互影响，解释产后盆底锻炼的意义。
2. 运用女性生殖生理知识解释女性生殖器官的周期性变化、指导育龄妇女计算排卵期。

第一节 女性生殖系统解剖

女性生殖系统包括外生殖器、内生殖器及其相关组织。由于女性骨盆与分娩关系密切，生殖器官出现病变时，可累及邻近器官，故在此章节一并叙述。

【外生殖器】

女性外生殖器又称外阴，是指生殖器官的外露部分，包括耻骨联合至会阴及两股内侧之间的组织（图 1-1 ）。

（一）阴阜（ mons pubis ）

阴阜为耻骨联合前面隆起的脂肪垫。皮下含有丰富的脂肪组织和神经，青春期开始生长阴毛，女性阴毛呈尖端向下的倒置三角形分布，为女性第二性征之一，其疏密、粗细、色泽可因个体或种族而异。

（二）大阴唇（ labium majus ）

大阴唇为两股内侧一对纵行隆起的皮肤皱襞，起自阴阜，止于会阴。大阴唇内侧面皮肤湿润似黏膜；外侧面为皮肤，青春期开始出现阴毛及色素沉着，内含皮脂腺和汗腺。皮下为脂肪组织和疏松

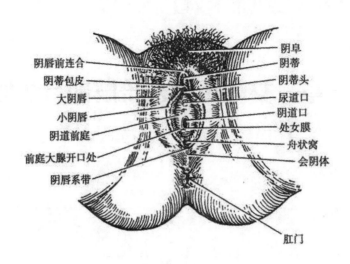

图 1-1　女性外生殖器

结缔组织，含丰富的血管、淋巴管和神经，外伤后易出血形成血肿。未产妇两侧大阴唇自然合拢，遮盖尿道口及阴道口；经产妇的大阴唇因分娩影响向两侧分开；绝经后呈萎缩状，阴毛稀少。

（三）小阴唇（labium minus）

为位于大阴唇内侧的一对薄的皮肤皱襞。表面湿润、褐色、无毛，富含神经末梢，是性兴奋敏感部位。两侧小阴唇在前端融合，分成两叶包绕阴蒂，前叶形成阴蒂包皮，后叶形成阴蒂系带，大小阴唇于后端会合，在正中线形成阴唇系带。

（四）阴蒂（clitoris）

位于两侧小阴唇顶端下方，类似男性的阴茎海绵体组织，有勃起性。阴蒂自前向后分为阴蒂头、阴蒂体、阴蒂脚三部分，仅有阴蒂头显露。阴蒂头含有丰富的神经末梢，极为敏感。

（五）阴道前庭（vaginal vestibule）

为两侧小阴唇之间的菱形区域。前端为阴蒂，后方为阴唇系带。在此区域内有以下的结构：

1. 前庭球　又称球海绵体。位于前庭两侧，由具有勃起性的静脉丛构成。其表面被球海绵体肌覆盖。

2. 前庭大腺　又称巴多林腺（Bartholin gland）。位于大阴唇后部，左右各一，如黄豆大小。腺管细长（1~2cm），开口于小阴唇与处女膜之间的沟内。性兴奋时，分泌黄白色黏液，起润滑作用。正常情况下此腺体不易触及，如腺体感染、腺管口堵塞，形成脓肿或囊肿时可触及。

3. 尿道外口　位于阴蒂头后下方、阴道前庭的前部，为一不规则的圆形小孔。其后壁有一对腺体，称为尿道旁腺，分泌物有润滑尿道口的作用。尿道旁腺开口小，细菌容易潜伏于此。

4. 阴道口及处女膜　阴道口位于阴道前庭的后部，尿道口后方。处女膜为覆盖阴道口的较薄的一层黏膜，在中央有一小孔，孔的形状、大小及膜的厚薄因人而异。处女膜多在初次性交或剧烈运动时破裂，可有少量出血，分娩后仅留有处女膜痕。

【内生殖器】

女性内生殖器位于真骨盆内，包括阴道、子宫、输卵管及卵巢，后两者合称为子宫附件（图 1-2）。

（一）阴道（vagina）

1. 功能　阴道是女性的性交器官，也是月经血排出和胎儿娩出的通道。

2. 位置与形态　阴道位于真骨盆下部的中央，为上宽下窄肌性管道，前壁长 7~9cm，与膀胱和尿道相邻；后壁长 10~12cm，与直肠贴近，上端包绕子宫颈阴道部，下端开口于阴道前庭后部。环绕子宫颈周围的部分称阴道穹隆，可分为前、后、左、右四部分。后穹隆最深，其顶

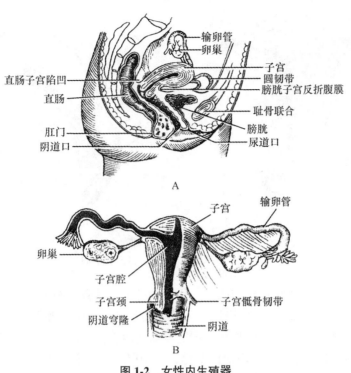

图1-2 女性内生殖器
A. 矢状断面观；B. 后面观

端与盆腔最低的直肠子宫陷凹紧贴，当盆腔有积液时，可经阴道后穹隆穿刺或引流，是诊断某些疾病或实施手术的途径。平时阴道前后壁紧贴，有利于阻断宫颈口与外界相通。

3. 组织结构　阴道壁自内向外由黏膜、肌层和弹力纤维组成。黏膜层由复层鳞状上皮覆盖，淡红色，无腺体，有许多横行黏膜皱襞及弹力纤维，伸展性较大，受卵巢激素影响有周期性变化。阴道壁富有静脉丛，损伤后易出血或形成血肿。肌层由内环和外纵两层平滑肌组成，肌层与纤维组织膜紧密粘贴。

（二）子宫（uterus）

1. 功能　从青春期开始到绝经过渡期，子宫内膜在卵巢激素的作用下发生周期性的变化并产生月经。子宫是精子到达输卵管的通道，是孕育胚胎与胎儿的部位，分娩时子宫收缩将胎儿及其附属物娩出。

2. 位置与形态大小　子宫为一空腔器官，位于盆腔中央，呈前后略扁的倒置梨形，站立时子宫呈前倾前屈位。正常成人子宫非孕时长7～8cm、宽4～5cm、厚2～3cm，宫腔容量约5ml，重量50～70g。子宫上部较宽称子宫体，其上端隆凸部分称子宫底，子宫底两侧为子宫角，与输卵管相通；子宫的下部较窄，呈圆柱状，称子宫颈（图1-3）。子宫体与子宫颈的比例，青春期前为1：2，生育期为2：1，绝经后为1：1。

子宫体腔为上宽下窄的倒三角形，两端通输卵管，下端通子宫颈管；子宫体与子宫颈之间形成最狭窄的部分，称子宫峡部，非孕期长约1cm，其上端因解剖上较狭窄，称解剖学内口；其下端因在此处由子宫腔内膜转为子宫颈黏膜，称组织学内口。妊娠期子宫峡部逐渐伸展变长，妊娠末期可达7～10cm，形成子宫下段，成为软产道的一部分。子宫颈内腔呈梭形，称子宫颈管，成年女子长2.5～3.0cm，其下端为子宫颈外口，通阴道。未产妇的子宫颈外口为圆形，经产妇的子宫颈外口受分娩的影响呈横裂状。子宫颈以阴道为界，分为上下两部，上部为子宫颈阴道上部，占子宫颈的2/3，两侧与子宫主韧带相连；下部为深入阴道内的子宫颈阴道部，占子宫颈的1/3。

3. 组织结构　子宫体与子宫颈的组织结构不同。

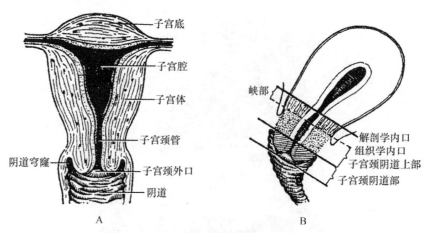

图 1-3　子宫各部

A. 子宫冠状断面；B. 子宫矢状断面

（1）子宫体：子宫体壁由三层组织构成，由内向外分为子宫内膜层、肌层和浆膜层。

1）子宫内膜层：由内向外分为致密层、海绵层和基底层三层，致密层与海绵层统称功能层。内膜表面的 2/3 为功能层，受卵巢性激素影响发生周期性变化而脱落。基底层为靠近子宫肌层的 1/3 内膜，不受卵巢性激素影响，无周期性变化，功能层脱落后由基底层再生。

2）子宫肌层：是子宫壁最厚的一层，非孕时厚约 0.8cm，由大量平滑肌束、少量弹力纤维和胶原纤维组成，肌束交错排列，外层纵行，内层环行，中层交叉排列，其中有血管贯穿，当子宫收缩时血管受压而止血。

3）子宫浆膜层：为覆盖在子宫底及子宫前后面的脏腹膜。在子宫前面近子宫峡部处的腹膜向前反折覆盖膀胱，形成膀胱子宫陷凹。在子宫后面，腹膜向后反折覆盖直肠前壁，形成直肠子宫陷凹，此处是盆腔最低部位。

（2）子宫颈：由较多结缔组织、少量平滑肌纤维、血管及弹力纤维构成。子宫颈管黏膜为单层高柱状上皮，黏膜层有许多腺体，能分泌碱性黏液，形成黏液栓堵塞子宫颈，将宫颈管与外界隔开。宫颈阴道部由复层鳞状上皮覆盖，表面光滑。在宫颈外口鳞状上皮与柱状上皮交界处为子宫颈癌的好发部位。宫颈黏液受卵巢激素影响有周期性变化。

4. 子宫韧带　共有四对，具有维持子宫位置的作用（图 1-4）。

（1）圆韧带：呈圆索状，起于两侧子宫角的前面，向前下行达骨盆两侧壁，穿过腹股沟管，终止于大阴唇前端，具有维持子宫前倾位置的作用。

（2）阔韧带：为一对翼形的腹膜皱襞，由覆盖子宫前后壁的腹膜自子宫侧缘向两侧延伸达骨盆壁而成。阔韧带内 2/3 包裹输卵管（输卵管伞部没有腹膜覆盖），外 1/3 移行为骨盆漏斗韧带（卵巢悬韧带）。在输卵管以下、卵巢附着处以上的阔韧带称为输卵管系膜；卵巢与阔韧带后叶相接

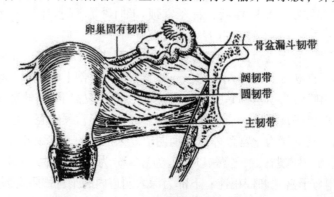

图 1-4　子宫各韧带（前面观）

处的阔韧带称卵巢系膜；卵巢与子宫角之间的阔韧带稍厚，称卵巢韧带。阔韧带将盆腔分隔为前后两部分。阔韧带中有丰富的血管、神经、淋巴管及大量的疏松结缔组织，称宫旁组织。阔韧带的作用是保持子宫位于盆腔中央的位置。

（3）主韧带：又称子宫颈横韧带。位于阔韧带的下部，为一对坚韧的平滑肌与结缔组织纤维束，横行于宫颈两侧和骨盆侧壁之间。其作用是固定宫颈于正常位置。

（4）宫骶韧带：全名为子宫骶骨韧带。起于宫颈后面的上侧方，向两侧绕过直肠达第2、3骶椎前面的筋膜，韧带含平滑肌和结缔组织，外有腹膜覆盖，短厚有力，将宫颈向后向上牵引，间接地保持子宫于前倾位置。

（三）输卵管（fallopian tube）

输卵管为一对细长弯曲的肌性管道，长8～14cm，内侧与子宫角相通，外端游离与卵巢接近，是受精的场所，也是输送卵子、精子与受精卵的通道。根据输卵管形态由内向外分为四部①间质部：穿行于子宫角内的部分，长约1cm，管腔最窄；②峡部：位于间质部外侧，长2～3cm，短而直，管腔较窄，血管分布少，为输卵管结扎术的结扎部位；③壶腹部：位于峡部外侧，管腔较宽大且弯曲，长5～8cm，为正常受精部位；④伞部：为输卵管的外侧缘，长1～1.5cm，开口于腹腔，呈漏斗状，有"拾卵"作用。

输卵管壁由内向外有黏膜层、平滑肌层及浆膜层构成，黏膜由单层高柱状上皮覆盖，上有纤毛细胞，其纤毛朝向宫腔摆动，与输卵管平滑肌收缩共同运送受精卵，另外，在阻止经血逆流和宫腔内感染向腹腔扩散方面也有一定的作用。输卵管受卵巢性激素的影响，产生周期性变化。

（四）卵巢（ovary）

卵巢为一对扁椭圆形的腺体，是女性的性腺器官，具有产生与排出卵子、分泌性激素的功能。成年女子的卵巢大小约4cm×3cm×1cm，重5～6g，灰白色；其大小、形态随年龄不同而各异，青春期前卵巢无排卵，表面光滑，青春期开始排卵后，表面逐渐凹凸不平。绝经后萎缩变小、变硬。

卵巢位于输卵管后下方，外侧以骨盆漏斗韧带连接于骨盆壁，内侧以卵巢固有韧带与子宫相连。卵巢表面无腹膜，由单层立方上皮覆盖，称生发上皮。生发上皮下为一层纤维组织，称卵巢白膜，白膜下为卵巢组织，分为皮质与髓质两部分。皮质在外层，其中有数以万计的原始卵泡、发育程度不同的卵泡及致密结缔组织；髓质在卵巢中央，内无卵泡，含有疏松的结缔组织及丰富的血管、淋巴、神经以及少量的平滑肌纤维。

【血管、淋巴及神经】

（一）血管

女性生殖器官的血液供应主要来自卵巢动脉、子宫动脉、阴道动脉及阴部内动脉。各部位的静脉均与同名动脉伴行，静脉数量较多，在相应器官及其周围形成静脉丛且相互吻合，所以盆腔感染易蔓延。

（二）淋巴

女性生殖器官和盆腔有丰富的淋巴系统，均伴随相应的血管而行，分为外生殖器淋巴与盆腔淋巴两组。当内外生殖器发生炎症或恶性肿瘤时，常沿各部回流的淋巴管扩散或转移，导致相应的淋巴结肿大。

（三）神经

女性外生殖器官由阴部神经支配，阴部神经由第2、3、4骶神经分支组成，含感觉神经纤维和运动神经纤维，与阴部内动脉伴行。内生殖器官由交感神经和副交感神经支配，交感神经纤维由腹主动脉前神经丛分出，进入盆腔后分为卵巢神经丛和骶前神经丛，分布于卵巢、子宫、输卵管、膀胱等部。子宫平滑肌有自主节律活动，完全切除其神经后仍有节律性收缩，并能完成分娩活动。

【邻近器官】

女性生殖器官与尿道、膀胱、输尿管、直肠及阑尾相邻。女性生殖器官与邻近器官位置相邻，其血管、神经、淋巴之间也有密切联系。生殖器官的损伤、感染易波及邻近器官；同样，邻近器官的疾病或生理改变也会影响生殖器官。女性生殖器官手术时注意避免损伤邻近器官。

（一）尿道（urethra）

尿道为一条肌性管道，位于阴道前方、耻骨联合后方，起源于膀胱三角尖端，穿过泌尿生殖膈，终止于阴道前庭部的尿道外口，长4~5cm，直径约0.6cm。由于女性尿道短而直，与阴道邻近，易发生泌尿系统感染。肛提肌及盆筋膜对尿道有支持作用，因分娩等原因受损时，可出现压力性尿失禁。

（二）膀胱（urinary bladder）

膀胱为一囊状肌性器官，排空的膀胱位于耻骨联合和子宫之间，膀胱充盈时可突向盆腔甚至腹腔。充盈时影响子宫的位置，故妇科检查及手术前应排空膀胱。膀胱底部与宫颈及阴道前壁相邻，其间组织疏松，盆底肌肉及其筋膜受损时，膀胱与尿道可随子宫颈及阴道前壁一并脱出。

（三）输尿管（ureter）

输尿管为一对肌性圆索状管道，起自肾盂，止于膀胱，长约30cm，粗细不均。在腹膜后沿腰大肌前面偏中线侧下降，在髂外动脉起点的前方进入骨盆腔，继续下行达阔韧带底部，向前内方行走，于宫颈旁约2cm处，在子宫动脉的下方与之交叉，再经阴道侧穹隆顶端绕向前内方进入膀胱底，在膀胱肌壁内斜行后开口于膀胱底的外侧角。妇科手术时应高度警惕，以免损伤。

（四）直肠（rectum）

全长15~20cm，上接乙状结肠，下连肛管，前为子宫及阴道，后为骶骨。直肠的上段有腹膜覆盖；中段腹膜折向前上方，覆盖子宫颈及子宫后壁，形成直肠子宫陷凹；下段无腹膜覆盖。肛管长2~3cm，在其周围有肛门内、外括约肌及肛提肌。直肠下2/3与阴道紧贴，其间仅隔一层结缔组织和筋膜，因此，阴道后壁损伤时可累及直肠，发生粪瘘。

（五）阑尾（vermiform appendix）

阑尾长7~9cm，通常位于右髂窝内，与右输卵管及卵巢相近，阑尾炎时可累及子宫附件。妊娠期阑尾的位置可随妊娠月份的增加而逐渐向外上方移位。

【骨盆】

女性骨盆（pelvis）是躯干和下肢的骨性连接，是支持躯体和保护盆腔脏器的重要骨结构，同时又是胎儿娩出的通道，其大小、形状直接影响分娩的顺利进行。

（一）骨盆的组成

1. 骨盆的骨骼　骨盆由骶骨、尾骨及左右两块髋骨组成。髋骨由髂骨、坐骨及耻骨融合而成，骶骨由5~6块骶椎融合而成，尾骨由4~5块尾椎融合而成。

2. 骨盆的关节　包括耻骨联合、骶髂关节和骶尾关节。两耻骨之间有纤维软骨形成耻骨联合，位于骨盆前方。在骶骨与髂骨之间形成骶髂关节。骶骨与尾骨之间为骶尾关节，有一定活动度。

3. 骨盆的韧带　有两对重要的韧带，一对是骶骨、尾骨与坐骨棘之间的骶棘韧带，另一对是骶骨、尾骨与坐骨结节之间的骶结节韧带。妊娠期受激素影响韧带变得松弛，各关节的活动性亦稍有增加，有利于分娩时胎儿通过骨产道。

（二）骨盆的分界

以耻骨联合上缘、髂耻缘、骶岬上缘的连线为界，将骨盆分为上、下两部分。分界线以上为假骨盆又称大骨盆，为腹腔的一部分，其前面是腹壁下部，两侧为髂骨翼，后面为第5腰椎。分界线以下为真骨盆又称小骨盆。真骨盆是胎儿娩出的通道，故又称骨产道，其大小与分娩有直接关系。真骨盆有上、下两口，即骨盆入口与出口，两口之间为骨盆腔，简称盆腔。盆腔是内生殖器官所在。骨盆腔的前壁是耻骨联合，耻骨两个降支构成耻骨弓，后壁是骶骨与尾骨，两侧为坐骨、坐骨棘及骶棘韧带。

（三）女性骨盆的标记及特点

1. 骶岬　由第1骶椎向前突出形成，是骨盆内测量的重要骨性标志。

2. 坐骨棘　位于真骨盆中部，是坐骨后缘突出的部分，是诊断胎先露是否进入骨盆腔及其位置高低的重要骨性标志。

3. 耻骨弓　耻骨两降支的前部相连构成耻骨弓，正常耻骨弓角度＞90°。

女性骨盆腔浅而宽、骨质薄；入口与出口均比男性骨盆大，耻骨联合短而宽，耻骨弓角度较大；骶岬突出较小，骶骨宽而短，弯度小，坐骨宽阔。上述女性骨盆的特点都有利于胎儿娩出。

【盆底组织】

骨盆底（pelvic floor）由多层肌肉和筋膜组成，具有封闭骨盆出口，承托盆腔脏器的功能。其间有尿道、阴道及直肠贯穿。若骨盆底的结构和功能发生异常，可影响脏器的位置和功能，甚至引起分娩障碍；分娩时如有损伤可造成骨盆底松弛，影响盆腔脏器的位置，易发生子宫脱垂。骨盆底由外向内分为三层。

1. 外层　由浅筋膜和肌肉组成，包括会阴浅筋膜及其深面的三对肌肉（球海绵体肌、坐骨海绵体肌、会阴浅横肌）和肛门外括约肌。该层肌肉的肌腱汇合于阴道外口与肛门之间，形成会阴中心腱。

2. 中层　即泌尿生殖膈。由上下两层坚韧的筋膜和位于其间的会阴深横肌、尿道括约肌组成，尿道及阴道从此穿过。

3. 内层　即盆膈，是骨盆底最坚韧的一层，由两侧肛提肌及筋膜组成，自前向后依次有尿道、阴道及直肠穿过。肛提肌是位于骨盆底的三对扁肌，每侧肛提肌自前内向后外由耻尾肌、髂尾肌及坐尾肌构成，左右对称，向下向内形成漏斗状，构成骨盆底的大部分。肛提肌起最重要的支托作用。

4. 会阴　会阴（perineum）有广义与狭义之分。广义的会阴是指封闭骨盆出口的所有软组织，前至耻骨联合下缘，后至尾骨尖，两侧是耻骨降支、坐骨支、坐骨结节和骶结节韧带。狭义的会阴是指阴道口与肛门之间的软组织，由外向内逐渐变窄呈楔形，表面为皮肤及皮下脂肪，内层为会阴中心腱又称会阴体。会阴体厚3～4cm。妊娠后会阴组织变松软，伸展性很大，有利于分娩。分娩时由于受胎头压迫变薄，会阴易于撕裂，需注意保护。

第二节　女性生殖系统生理

【妇女一生各阶段的生理特点】

女性从出生到衰老是一个渐进的生理过程。虽可按年龄分为几个时期，但没有截然的界线，各时期有不同的生理特点。受遗传、环境、营养、心理因素的影响，个体间又有差异。

（一）新生儿期（neonatal period）

出生后4周内称新生儿期。女性胎儿在母体内受母体卵巢、胎盘所产生的性激素影响，出生后可出现乳房肿大，或有少许乳汁分泌等现象，出生后血液中性激素量骤降，可出现阴道少量出血，均属生理现象，数日内可自然消失。

（二）儿童期（childhood）

从出生后4周至12岁为儿童期。此期体格生长发育很快，性腺及生殖器官仍为幼稚状态，外阴和阴道抗感染力弱，容易引起外阴阴道炎症。8岁以后，卵巢中有少量卵泡开始有一定程度的发育，并分泌性激素，乳房和内外生殖器开始发育。皮下脂肪开始在胸、髋、肩部及外阴部堆积。

（三）青春期（adolescence or puberty）

从乳房发育等第二性征出现至生殖器官逐渐发育成熟的时期称为青春期。这一过程是下丘脑—垂体—性腺轴被激活的结果，是儿童到成人的转变期。世界卫生组织规定青春期为 10～19 岁。这一时期的生理特点有：

1. 生殖器官发育　卵巢在促性腺激素的作用下卵泡开始发育至成熟并分泌性激素，性激素促使内外生殖器不断发育，生殖器官从幼稚型变为成人型：阴阜隆起，大小阴唇变肥厚，色素沉着，阴道变宽变长，黏膜变厚并出现皱襞，子宫增大，输卵管变粗，子宫颈相对变短，卵巢皮质内出现不同发育阶段的卵泡。此时虽已初步具有生育能力，但整个生殖系统的功能尚未完善。

2. 第二性征形成　指除生殖器官以外的女性所特有的征象。如音调变高，乳房丰满，出现阴毛、腋毛，骨盆变宽大，胸、肩、髋部皮下脂肪增多，呈现女性特有的体态。其中乳房发育是女性第二性征的最初特征，为女性青春期发动的标志。一般女孩接近 10 岁时乳房开始逐渐发育，数月至 1 年后才开始生长出阴毛及腋毛。

3. 生长加速　11～12 岁的青春期女性体格生长发育速度呈直线加速，身高平均每年生长 9 cm，是一生中的第二个生长发育高峰，月经初潮后生长速度减缓。

4. 月经来潮　第一次月经来潮，称月经初潮，是青春期的重要标志，月经来潮提示卵巢具有产生足够雌激素的能力。但此时卵巢功能尚不健全，初潮后月经周期多不规律。

（四）性成熟期（sexual maturity）

又称生育期，一般从 18 岁开始，历时 30 年左右，是卵巢生殖功能与内分泌功能最旺盛的时期。表现为卵巢周期性排卵和月经来潮。生殖器官和乳房在卵巢激素的作用下发生周期性变化。

（五）绝经过渡期（menopausal transition period）

指从卵巢功能开始衰退，直至最后一次月经的时期。此期长短不一，因人而异。始于 40 岁，历时短则 1～2 年，长则 10～20 年。妇女一生中最后一次月经称为绝经。世界卫生组织将卵巢功能开始衰退直至绝经后 1 年内的时期称为围绝经期。此阶段卵巢内卵泡数目已明显减少且易发生卵泡发育不全，大多数妇女出现月经不规律，常为无排卵性月经。我国妇女平均绝经年龄为 49.5 岁，80% 在 44～54 岁之间。40 岁前绝经者为卵巢功能早衰。

（六）绝经后期（postmenopausal period）

绝经后的生命时期称绝经后期。绝经后的早期，卵巢已停止分泌雌激素，但卵巢间质仍能分泌少量的雄激素并在外周转化为雌酮，维持在较低水平。60 岁以后进入老年期（senility），此期卵巢功能完全衰竭，雌激素水平低落，女性第二性征退化，生殖器官进一步萎缩，易发生萎缩性阴道炎。雌激素减少，导致骨代谢失常引起骨质疏松，易发生骨折。

【月经及月经期的临床表现】

1. 月经（menstruation）　是指伴随卵巢周期性变化而出现的子宫内膜周期性脱落及出血。规律月经是生殖功能成熟的外在标志之一。月经第一次来潮称月经初潮。月经初潮年龄多在 13～14 岁之间，但可能早至 11～12 岁或迟至 15 岁，15 岁以后月经尚未来潮者应引起重视。月经初潮年龄的早晚主要受遗传、营养、气候、体质、环境等因素的影响。正常月经具有周期性。出血的第 1 天为月经周期的开始，两次月经第 1 天间隔的时间，称月经周期，一般为 21～35 日，平均 28 日。每次月经持续的时间称为月经期，一般为 2～7。经量为一次月经的总失血量，正常月经量为 20～60ml，超过 80ml 为月经过多。

2. 月经的特征　月经血一般呈暗红色。主要成分有血液、子宫内膜碎片、宫颈黏液及脱落的阴道上皮细胞等。月经血的主要特点是不凝固，是由于子宫内膜的纤维蛋白酶对纤维蛋白有溶解作用。

3. 月经期的临床表现　月经期一般无明显不适，但由于月经期盆腔淤血以及前列腺素的作用，部分妇女经期可有下腹及腰骶部酸胀、下坠等不适。也可出现轻微的头痛、失眠、精神抑郁、易激动、恶心、呕吐、便秘和腹泻等症状，一般不影响工作与学习。

4. 经期健康教育　月经是一种生理现象，首先应解除不必要的思想顾虑，保持精神愉快。经期盆腔充血，子宫颈口松弛，全身及生殖器官抵抗力下降，容易感染以及出现下腹和腰骶部下坠感或酸胀感，故应注意经期卫生。经期注意防寒保暖，避免淋雨、冷水浴；保持外阴清洁干燥，勤换卫生垫及内裤；禁止阴道冲洗、盆浴、游泳及性生活；少吃寒凉、忌食辛辣等刺激性食物；避免举重、剧烈运动和重体力劳动。

【卵巢的功能及周期性变化】

卵巢为女性的性腺，其主要功能为产生并排出卵子和合成并分泌女性性激素，分别称为卵巢的生殖功能和内分泌功能。

（一）卵巢的周期性变化

从青春期开始到绝经前，卵巢在形态和功能上发生的周期性变化称为卵巢周期。主要表现为下列变化：

1. 卵泡的发育与成熟　卵巢中卵泡的发育始于胚胎时期，新生儿出生时卵泡总数下降至 200 万个，儿童期多数卵泡退化，近青春期卵泡逐渐减少至 30 万个。妇女一生一般只有 400～500 个卵泡发育成熟，并经排卵过程排出。其余卵泡发育到一定程度即自行退化，此退化过程为卵泡闭锁。近青春期，原始卵泡开始发育，形成生长卵泡。生育期每月有一批卵泡发育，但一般只有一个优势卵泡可完全发育成熟，称为成熟卵泡。成熟卵泡的直径可达 18～23mm，其结构自外向内依次为卵泡外膜、卵泡内膜、颗粒细胞、卵泡腔、卵丘、放射冠、透明带、卵细胞。

2. 排卵　卵细胞及其周围的卵丘颗粒细胞一起被排出的过程称为排卵。发育成熟的卵泡逐渐移行于卵巢表面并向外突出，当接近卵巢表面时，表层细胞变薄，卵泡壁破裂形成小孔，出现排卵。排卵一般在下次月经来潮前 14 日。卵子可由两侧卵巢轮流排出，也可由一侧卵巢连续排出。

3. 黄体形成　排卵后卵泡液流出，卵泡壁塌陷形成许多皱襞，卵泡膜血管破裂，血液流入腔内凝成血块，称血体。卵泡壁的破裂口很快由纤维蛋白封闭，残留的颗粒细胞变大，胞浆内出现黄色的类脂质颗粒，称颗粒黄体细胞，此时血体变成黄体。一般在排卵后 7～8 日黄体发育达到高峰，直径 1～2cm，外观黄色，凸出于卵巢表面。若卵子受精，该黄体继续发育成为妊娠黄体，至妊娠 3 个月末退化，其功能由胎盘取代。

4. 黄体退化　若卵子未受精，黄体在排卵后 9～10 日开始退化，血管减少，黄色减退，最后细胞被吸收，组织纤维化，外观色白，称为白体。黄体功能限于 14 日。黄体衰退后月经来潮，卵巢中又有新的卵泡发育，开始新的周期。

（二）卵巢分泌的性激素

卵巢合成及分泌的性激素主要为雌激素、孕激素和少量的雄激素。

1. 雌激素（estrogen）　主要由卵泡内膜细胞和颗粒细胞协同产生。在卵泡开始发育时，分泌量很少，随卵泡逐渐成熟，分泌量也逐渐增多，在排卵前 24h 形成第一个高峰，排卵后分泌稍减少。在排卵后 7～8 日黄体成熟时，形成第二高峰，但峰较平坦，峰值低于第一高峰。黄体萎缩时，雌激素水平急剧下降，月经来潮前达最低水平。雌激素的主要生理作用有：

（1）子宫：促进子宫发育，使子宫肌层增厚、血运增加；提高子宫平滑肌对缩宫素的敏感性和收缩力；使子宫内膜增生；使宫颈口松弛，宫颈黏液分泌增多，质变稀薄，易拉成丝状，以利精子通过。

（2）输卵管：促进输卵管肌层发育，使输卵管节律性收缩加强，使上皮细胞增多与纤毛生长，有利于受精卵的运行。

（3）卵巢：协同卵泡刺激素促进卵泡生长发育、成熟与排卵。

（4）阴道上皮：促进阴道上皮细胞增生和角化，使黏膜变厚并增加细胞内糖原含量，保持阴道呈酸性环境，增强局部的抵抗力。

（5）外生殖器：使阴唇发育、丰满、色素加深。

（6）乳房：促使乳腺管增生，乳头、乳晕着色，大量雌激素可抑制泌乳。

（7）下丘脑、垂体：对下丘脑和垂体具有正、负反馈调节，控制促性腺激素的分泌。

（8）代谢作用：促进水钠潴留；促进高密度脂蛋白合成，抑制低密度脂蛋白合成，降低循环中胆固醇水平；促进骨中钙的沉积，青春期后可加速骨骺闭合。

2. 孕激素（progestin）　主要由颗粒黄体细胞分泌。排卵后孕激素分泌量显著增多，于排卵后 7～8 日黄体成熟时达高峰，以后逐渐下降，月经来潮前达最低水平。孕激素的生理作用通常是在雌激素作用的基础上发挥效应的，具体表现为：

（1）子宫：使子宫肌纤维松弛，兴奋性降低，同时降低妊娠子宫对缩宫素的敏感性，减弱收缩力，有利于受精卵在子宫腔内生长发育；使增生期的子宫内膜转变为分泌期，为受精卵着床做好准备；使子宫颈口闭合，宫颈黏液分泌减少、变稠，拉丝度减少，形成黏液栓。

（2）输卵管：抑制输卵管节律性收缩的振幅和频率。

（3）阴道上皮：使阴道上皮细胞脱落加快。

（4）乳房：在雌激素作用的基础上，促进乳腺腺泡发育。

（5）代谢作用：促进水钠的排泄。

（6）下丘脑、垂体：通过对下丘脑、垂体的负反馈作用，抑制促性腺激素的分泌。

（7）体温：能兴奋下丘脑体温调节中枢，使正常妇女在排卵后基础体温升高 0.3～0.5℃。临床上可依此作为判断排卵日的标志。

3. 雌激素与孕激素的协同和拮抗作用　孕激素在雌激素作用的基础上进一步促进女性生殖器和乳房的发育，为妊娠准备条件，两者有协同作用；雌激素和孕激素又有拮抗作用，雌激素促进子宫内膜增殖及修复，孕激素则限制子宫内膜增生，并使增生期子宫内膜转化为分泌期。其他拮抗作用表现在子宫收缩、输卵管蠕动、宫颈黏液变化、阴道上皮细胞角化脱落以及水钠代谢等方面。

4. 雄激素（androgen）　主要来源于肾上腺皮质，卵泡外膜细胞和卵巢间质细胞可产生少量雄激素，主要生理作用有：

（1）对女性生殖系统的影响：自青春期开始，雄性激素分泌增加，促使阴蒂、阴唇和阴阜的发育，促进阴毛、腋毛的生长。但雄性激素过多可致多毛症及男性化特征。雄激素还与性欲有关。

（2）对机体代谢功能的影响：雄激素能促进蛋白质合成，促进肌肉生长，并刺激骨髓中红细胞增生。在性成熟期前，促使长骨生长和钙的保留；性成熟后可导致骨骺关闭，使生长停止。雄激素是合成雌激素的前体。

【子宫内膜的周期性变化】

子宫内膜分为基底层和功能层，基底层不受卵巢性激素变化的影响，所以在月经周期不发生脱落，功能层靠近宫腔，受卵巢性激素的影响呈周期性变化，在月经期发生坏死、脱落。

正常月经周期平均为 28 日，其组织形态的周期性改变可分为 3 个时期：

1. 增生期　月经周期的第 5～14 日，相当于卵泡发育至成熟阶段。行经时子宫内膜功能层剥脱，随经血排出，仅留下基底层。在雌激素作用下，内膜很快修复，逐渐增厚，腺体增多，间质致密，间质内小动脉增生、延长呈螺旋状卷曲，管腔增大。

2. 分泌期　月经周期的第 15～28 日，相当于黄体形成至成熟阶段。在月经周期的第 15～24 日，卵巢内形成黄体，分泌雌激素和孕激素，使子宫内膜在增生期的基础上出现分泌期的变化。血管增粗，腺体增大并分泌糖原，间质疏松、水肿，为孕卵着床提供充足的营养。在月经周期的第25～28日，为月经来潮前期。此期黄体萎缩，孕激素分泌减少，子宫内膜的腺体及腺细胞相应缩小变性，内膜变薄。

3. 月经期　月经周期的第1～4日，体内雌激素水平降低，也无孕激素存在，子宫内膜小动脉痉挛，组织缺血缺氧，局灶性坏死，坏死的内膜组织剥脱与血液混合而排出，形成月经。

【其他生殖器官的周期性变化】

（一）阴道黏膜的周期性变化

在月经周期中，阴道黏膜呈周期性改变，在阴道上端最明显。排卵前，阴道上皮在雌激素的作用下，底层细胞增生，逐渐演变为中层与表层细胞，使阴道上皮增厚；表层细胞出现角化，其程度在排卵前最明显。细胞内富有糖原，经寄生在阴道内的阴道杆菌分解形成乳酸，使阴道保持一定的酸度，可防止致病菌的繁殖。排卵后在孕激素的作用下，表层细胞脱落。临床上常借助阴道脱落细胞的变化，了解体内雌激素水平和有无排卵。

（二）宫颈黏液的周期性变化

在卵巢激素的影响下，宫颈腺细胞分泌黏液的周期性变化最明显。月经干净后，体内雌激素水平降低，宫颈管腺细胞分泌的黏液量很少。随雌激素水平的逐渐增高，黏液分泌量不断增多，排卵期达高峰，黏液变得稀薄而透明，状若蛋清，拉丝度可达10cm以上。将黏液涂片检查，干燥后可见羊齿植物叶状结晶，这种结晶在月经周期的第6～7日即可出现，至排卵期最典型、清晰。排卵后，在孕激素作用下，黏液分泌量逐渐减少，质地变稠且浑浊，拉丝度差，易断裂。涂片检查，干燥后可见植物叶状结晶逐渐消失，至月经周期第22天左右结晶完全被排列成行的椭圆体取代。排卵期宫颈黏液最适宜精子的通过。临床上可根据宫颈黏液检查了解卵巢功能。

（三）输卵管的周期性变化

雌激素可使输卵管黏膜上皮纤毛细胞生长，体积增大，非纤毛细胞分泌增加，为卵子提供运输和种植前的营养物质。雌激素能促进输卵管发育及输卵管肌层的节律性收缩。孕激素可抑制输卵管黏膜上皮纤毛细胞的生长，减低分泌细胞分泌黏液的功能，并增加输卵管的收缩速度，减少输卵管的收缩频率。雌、孕激素的协同作用，保证了卵子受精和受精卵在输卵管内的正常运行。

【月经周期的调节】

月经周期的调节是非常复杂的过程，主要涉及下丘脑、垂体和卵巢，称为下丘脑－垂体－卵巢轴，它的主要生理功能是调控女性的发育、正常月经和性功能，因此又称性腺轴。此轴又受中枢神经系统的调控（图1-5）。

1. 下丘脑对垂体的调节　下丘脑的神经内分泌细胞能分泌促性腺激素释放激素（gonadotropin releasing hormone, GnRH），包括促卵泡素释放激素（follicle stimulating hormone releasing hormone, FSH-RH）和黄体生成素释放激素（luteinzing hormone releasing hormone, LH-RH）。GnRH通过垂体门脉循环进入腺垂体，促使垂体合成与分泌卵泡刺激素（follicle stimulation hormone, FSH）和黄体生成素（luteinzing hormone, LH）。

2. 垂体对卵巢的调节　垂体分泌

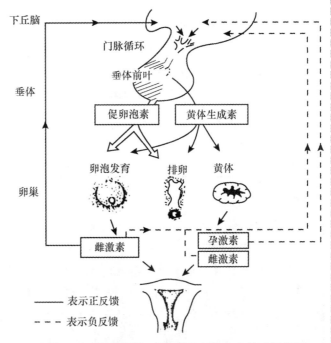

图1-5　下丘脑—垂体—卵巢轴之间的相互关系示意图

的 FSH 和 LH 对卵巢进行调节，促使卵泡发育、成熟及排卵，并产生雌、孕激素。

3. 卵巢激素的反馈作用　卵巢分泌的雌、孕激素作用于子宫内膜及其他生殖器官，使其发生周期性变化。雌、孕激素对下丘脑、垂体还可产生反馈调节作用，其中使下丘脑、垂体兴奋，分泌性激素增多者称正反馈；反之称负反馈。排卵前，当雌激素升高时，大量雌激素抑制下丘脑 FSH-RH 的分泌，从而减少了垂体分泌 FSH（负反馈），同时又兴奋了下丘脑 LH-RH 的分泌（正反馈），使垂体分泌 LH。当 LH 作用于黄体产生大量孕激素时，反过来抑制下丘脑分泌 LH-RH（负反馈），随之垂体分泌的 LH 及卵巢分泌的雌、孕激素均下降，于是下丘脑的抑制被解除，再次分泌 GnRH，形成下一个新的周期。因此大量的雌激素对下丘脑产生正、负反馈作用，孕激素仅产生负反馈作用。雌、孕激素协同作用时，产生的负反馈作用更为显著。

4. 月经周期的调节机制　在前次月经周期卵巢黄体萎缩后，月经来潮，雌、孕激素水平降至最低水平，解除了对下丘脑、垂体的抑制。下丘脑开始分泌 GnRH，促进垂体分泌 FSH 和 LH，使卵泡逐渐发育并分泌雌激素，在雌激素的作用下，子宫内膜发生增生期变化。由于雌激素逐渐增多，对下丘脑的负反馈作用增强，抑制了下丘脑促性腺激素释放激素的分泌和垂体促性腺激素的分泌。随着卵泡的逐渐发育成熟，雌激素分泌出现第一次高峰，对下丘脑产生正反馈作用，促使垂体释放大量的 LH 并出现高峰。在垂体激素的作用下，成熟卵泡排卵。

排卵后，FSH、LH 急剧下降。在少量 FSH、LH 作用下，卵巢黄体形成并逐渐发育成熟。黄体主要分泌孕激素，使子宫内膜由增生期变为分泌期。黄体也分泌雌激素并形成第二次高峰。在大量雌激素、孕激素共同作用下，通过负反馈作用，垂体分泌的 FSH、LH 相应减少，黄体开始萎缩，卵巢激素分泌减少。子宫内膜失去性激素支持，发生坏死、脱落，从而月经来潮。下一个月经周期又重新开始，如此周而复始，直至卵巢功能衰退，最终月经停止（图 1-6）。

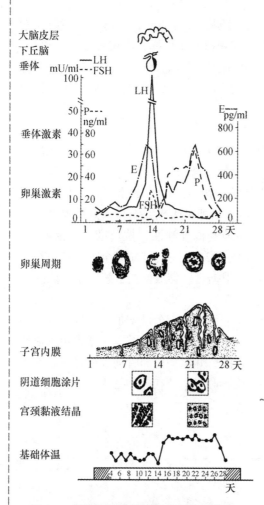

图 1-6　月经周期中垂体激素、卵巢激素、卵巢、子宫内膜、阴道细胞涂片、宫颈黏液结晶及基础体温的周期性变化

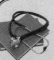

本章小结

　　女性生殖系统解剖及生理是妇产科护理学的基础知识，部分内容已在人体解剖学及生理学中学习过。女性生殖系统包括内、外生殖器官及其相关的组织，如血管、淋巴、神经等。女性生殖器官最明显的特点是有周期性变化。随着卵巢的周期性变化，所产生的雌、

孕激素也有周期性变化。雌、孕激素作用于子宫内膜、宫颈黏液及阴道黏膜等，子宫内膜、宫颈黏液及阴道黏膜也发生了周期性变化，而月经的周期性来潮是最明显的标志。月经周期的调节主要涉及下丘脑—垂体—卵巢轴，此轴又受中枢神经系统的调控，本章重点内容包括女性内生殖器的结构及生理功能，骨盆的解剖特点及其临床意义，会阴的解剖特点及临床意义，月经的临床表现，生殖器官的周期性变化，卵巢分泌的性激素及其生理功能。难点包括骨盆底的组成，女性生殖系统的血管、淋巴及神经分布，卵巢的周期性变化，月经周期的调节。

 自测题

一、问答题

1. 子宫及卵巢有哪些功能?
2. 雌激素与孕激素有哪些生理作用?

二、护士执业资格考试模拟题

1. 某健康 25 岁未孕女性，其子宫峡部长度约为
   A. 1.0cm
   B. 1.5cm
   C. 2.0cm
   D. 2.5cm
   E. 3.0cm

2. 关于子宫的解剖正确的是
   A. 成年的子宫长 7~8cm，宽 4~5cm，厚 4~5cm
   B. 子宫体与子宫颈的比例是 1:2
   C. 子宫峡部上端是组织学内口
   D. 宫腔为上宽下窄的三角形，两侧通输卵管，尖端朝下通宫颈管
   E. 经产妇的子宫颈外口为圆形

3. 某女，25 岁，身体健康，月经周期规律，30 天一次，末次月经日期为 3 月 10 日，预计排卵日期为
   A. 3 月 20 日
   B. 3 月 25 日
   C. 3 月 27 日
   D. 3 月 30 日
   E. 4 月 4 日

（邓开玉）

第二章 妊娠期妇女的护理

学习目标

通过本章内容的学习，学生应能：

识记：

1. 说出妊娠、胎产式、胎先露、胎方位、先兆临产的概念。
2. 陈述胎儿附属物的功能、早期妊娠的诊断、中晚期妊娠的诊断。
3. 描述胎产式、胎先露、胎方位的关系及种类。

理解：

1. 总结受精与着床的过程、胎儿发育的特点。
2. 解释胎儿附属物的形成。
3. 归纳妊娠期母体的生理及心理变化。

应用：

运用护理程序评估妊娠期妇女，并为其制订护理计划。

第一节 妊 娠 生 理

【妊娠的定义】

妊娠（pregnancy）是胚胎和胎儿在母体内发育成长的过程。成熟的卵子受精是妊娠的开始，胎儿及其附属物自母体排出是妊娠的终止，妊娠全过程平均 38 周（266 日）。妊娠是一个非常复杂而又极其协调的生理过程。

【受精与着床】

（一）受精

精子进入阴道后，经宫颈管进入子宫腔，子宫内膜产生的 α 与 β 淀粉酶降解了精子顶体表面的糖蛋白，同时顶体膜结构中胆固醇与磷脂比率和膜电位发生改变，使顶体膜稳定性降低，此过程称精子获能，需要 7h 左右。

成熟的卵子从卵巢排出后，经输卵管伞部的"拾卵"作用进入输卵管内，停留在输卵管壶腹部与峡部连接处等待受精。

精子和卵子相结合的过程，称为受精。当精子与卵子相遇后，精子顶体外膜与精细胞膜顶端破裂，释放出顶体酶。在酶的作用下，精子穿过放射冠和透明带，与卵子的表面接触即开始受精。精原核与卵原核融合则完成受精。已受精的卵子称受精卵或孕卵，标志着新生命的诞生。受精大多发生在排卵后 12h 内，整个受精过程需要 24h。

（二）受精卵的输送与发育

受精卵进行有丝分裂的同时，借助输卵管蠕动和输卵管上皮纤毛推动向宫腔方向移动，同时开始进行有丝分裂，称为卵裂。约在受精后第3日，分裂成由16个细胞组成的实心细胞团，称桑椹胚，随后早期囊胚形成。约在受精后第4日早期囊胚进入子宫腔，在宫腔内继续分裂发育成晚期囊胚。

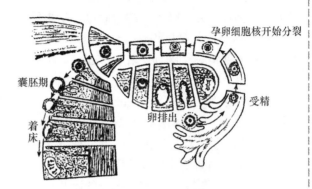

图2-1　卵子受精与孕卵植入

（三）着床

在受精后第6～7日晚期囊胚的透明带消失，开始着床，晚期囊胚逐渐陷入子宫内膜并被子宫内膜覆盖的过程称为受精卵着床，又称孕卵植入（图2-1），至受精后11～12日完成。着床部位多在子宫体腔上部的前壁、后壁或侧壁。着床需经过定位、黏着和穿透三个阶段。受精卵着床必须具备以下条件：①透明带消失；②囊胚滋养层分化出合体滋养细胞；③囊胚和子宫内膜同步发育并相互协调；④孕妇体内有足够量的孕酮。

（四）蜕膜的形成

受精卵着床后，子宫内膜迅速发生蜕膜样改变，致密层蜕膜样细胞增大变成蜕膜细胞，妊娠的子宫内膜即为蜕膜。依其与孕卵的关系分为三部分（图2-2）。

1. 底蜕膜　是指与囊胚极滋养层接触的靠近子宫肌层的蜕膜，以后发育成胎盘的母体部分。

2. 包蜕膜　是指覆盖在囊胚表面的蜕膜。随着囊胚发育逐渐突向宫腔，于14～16周与真蜕膜贴近并融合，子宫腔消失。

3. 真蜕膜　是指除底蜕膜及包蜕膜以外覆盖在子宫腔表面的蜕膜，又称壁蜕膜。

图2-2　早期妊娠的子宫蜕膜与绒毛

【胎儿的发育及生理特点】

（一）胎儿发育的特征

受精后8周（妊娠10周）内的人胚称为胚胎（embryo），是主要器官分化、形成的时期。从受精后第9周（妊娠11周）起称为胎儿（fetus），是各器官进一步发育逐渐成熟的时期。临床上通常以孕妇末次月经第1日作为妊娠的开始，全过程约为280天，即40周，通常比受精时间提前2周，比着床提前3周，以4周为一个妊娠月，共10个妊娠月。现以4周（一个妊娠月）为一孕龄单位，描述胚胎及胎儿发育的特征如下：

4周末：可辨认胚盘与体蒂。

8周末：初具人形，头大约占整个胎体的一半，可以分辨出眼、耳、口、鼻、手指及足趾，心脏已形成，B超可见心脏搏动。

12周末：胎儿身长约9cm，顶臀长6～7cm，体重约14g。外生殖器已发育，四肢可活动。

16周末：胎儿身长16cm，顶臀长12cm，体重约110g。从外生殖器可确认性别。头皮已长出毛发，胎儿已开始有呼吸运动。皮肤菲薄呈深红色，无皮下脂肪。部分孕妇可感觉有胎动。

20周末：胎儿身长约25cm，顶臀长16cm，体重约320g。皮肤暗红，出现胎脂，全身覆盖毳毛。开始出现吞咽、排尿功能。临床上听诊器检查能听到胎心音。

24周末：胎儿身长约30cm，顶臀长21cm，体重约630g。各脏器均已发育，皮下脂肪开始沉积，因量不多皮肤呈皱缩状，出现眉毛和睫毛。出生后可有呼吸，但生存力极差。

28 周末：胎儿身长约 35cm，顶臀长 25cm，体重约 1000g。皮下脂肪不多，皮肤粉红色。眼睛半张开。有呼吸运动，出生后可存活，但易患特发性呼吸窘迫综合征。

32 周末：胎儿身长约 40cm，顶臀长 28cm，体重约 1700g。皮肤深红，面部毳毛已脱，出现脚趾甲，男性睾丸下降，生活力尚可，出生后注意护理可能存活。

36 周末：胎儿身长约 45cm，顶臀长 32cm，体重约 2500g。皮下脂肪发育良好，毳毛明显减少，面部皱褶消失，胸部、乳房突出，指（趾）甲已达指（趾）端，男性胎儿睾丸位于阴囊。出生后能啼哭及吸吮，生活力良好，基本能存活。

40 周末：胎儿身长约 50cm，顶臀长 36cm，体重约 3400g。胎儿发育成熟，皮肤粉红色，头发长度 > 2cm。外观体形丰满，肩、背部尚有毳毛。足底皮肤有纹理。男性睾丸已下降至阴囊内，女性大小阴唇发育良好。出生后哭声响亮，吸吮力强，能很好存活。

临床上常用新生儿身长推算胎儿孕龄：

妊娠 20 周前（前 5 个妊娠月）的胎儿身长（cm）= 妊娠月数的平方。

妊娠后 20 周（后 5 个妊娠月）的胎儿身长（cm）= 妊娠月数 ×5。

（二）胎儿的生理特点

1. 循环系统

（1）解剖学特点：①脐静脉 1 条，含来自胎盘的血液经脐静脉进入胎体，出生后胎盘循环停止，脐静脉闭锁成肝圆韧带，静脉的末支（静脉导管）闭锁成静脉韧带。②脐动脉 2 条，胎儿的血液经脐动脉注入胎盘与母血进行物质交换，出生后闭锁形成腹下韧带。③动脉导管，位于肺动脉与主动脉弓之间，出生后 2~3 个月完全闭锁成动脉韧带。④卵圆孔，位于左、右心房之间。多在出生后 6 个月完全关闭。

（2）血液循环特点：①来自胎盘的血液经脐静脉通过胎儿腹前壁分三支进入胎体内。一支直接入肝，一支与门静脉汇合入肝，此两支的血液经肝静脉入下腔静脉；另一支经静脉导管直接注入下腔静脉。所以进入右心房的下腔静脉血是混合血，有来自脐静脉含氧量较高、营养较丰富的血液，也有来自胎儿下半身含氧量较低的血液。②卵圆孔位于左、右心房之间，其开口处正对下腔静脉入口，下腔静脉入右心房的血液绝大部分经卵圆孔进入左心房。上腔静脉进入右心房的血液流向右心室，随后进入肺动脉。③肺循环阻力较高，肺动脉血液绝大部分经动脉导管流入主动脉，首先供应心、头部及上肢，仅有约 1/3 的血液经肺静脉入左心房。左心房含氧量较高的血液迅速进入左心室，继而进入主动脉直至全身后经腹下动脉再经脐动脉进入胎盘，与母血进行气体及物质交换。

胎儿血液循环特点：胎儿体内无纯动脉血，而是动静脉混合血，各部位血氧含量有程度上的差异。进入肝、心、头部及上肢的血液含氧量较高、营养丰富以适应需要。注入肺和身体下半部的血液含氧量及营养较少。

胎儿出生后开始自主呼吸，肺循环建立，胎盘循环停止，循环系统血流动力学发生显著变化。左心房压力增高，右心房压力下降，卵圆孔在胎儿出生后数分钟开始闭合，大多数在出生后 6 个月完全闭锁。肺循环建立，肺动脉血不再流入动脉导管，动脉导管闭锁为动脉韧带。脐静脉闭锁为静脉韧带，脐动脉闭锁，与相连已闭锁的腹下动脉形成腹下韧带。

2. 血液系统

（1）红细胞：胎儿血液循环约于受精后 3 周末建立，红细胞生成在妊娠早期主要来自卵黄囊，妊娠 10 周肝是红细胞主要生成器官，以后骨髓、脾逐渐有造血功能。妊娠足月时，约 90% 的红细胞由骨髓产生。红细胞总数约 6×10^{12}/L，在整个胎儿时期红细胞体积较大，但生命周期较短，约为成人 120 日的 2/3，需不断生成红细胞。

（2）血红蛋白：胎儿血红蛋白从结构和生理功能上可分为三种，即原始血红蛋白、胎儿血红蛋白和成人血红蛋白。随着妊娠的进展，血红蛋白的合成不只是数量的增加，其种类也从原始型向成人类型过渡。含胎儿血红蛋白的红细胞对氧有较高的亲和力，这与红细胞膜通透性增加有关。

（3）白细胞：妊娠8周以后，胎儿血液循环中即出现粒细胞，形成防止细菌感染的第一道防线。妊娠12周，胸腺、脾产生淋巴细胞，成为机体内抗体的主要来源，构成了对抗外来抗原的第二道防线。妊娠足月时白细胞计数高达（15～20）×10⁹/L。

3. 呼吸系统　胎儿期的呼吸运动是由母儿血液在胎盘进行气体交换完成的，胎盘代替了肺功能。但胎儿在出生前必须完成呼吸道（包括气管及肺泡）、肺循环及呼吸肌的发育，而且在中枢神经系统支配下活动协调才能生存。在妊娠11周时可通过B超观察到胎儿的胸壁运动，妊娠16周时出现能使羊水进出呼吸道的呼吸运动，呼吸运动为30～70次/分，时快时慢。新生儿出生后肺泡扩张，开始呼吸，出生时胎肺不成熟可导致呼吸窘迫综合征，影响新生儿生存能力。

4. 消化系统　早在妊娠11周时小肠即有蠕动，妊娠16周时胃肠功能基本建立。胎儿可吞咽羊水。尽管胎儿对蛋白分解能力尚未发育成熟，但胃肠已能吸收氨基酸、葡萄糖及其他可溶性营养物质，对脂肪吸收能力较差。胎儿肝功能不够健全，特别是酶，如葡萄糖醛酸转移酶、尿苷二磷酸葡萄糖脱氢酶的缺乏，以致不能结合因红细胞破坏后产生的大量游离胆红素。胆红素经胆道排入小肠氧化成胆绿素，胆绿素的降解产物导致胎粪呈黑绿色。

5. 泌尿系统　胎儿的肾在妊娠11～14周时有排泄功能，妊娠14周的胎儿膀胱内已有尿液，妊娠后半期胎尿成为羊水的重要来源。

6. 内分泌系统　胎儿甲状腺于妊娠第6周开始发育，是胎儿期发育的第一个内分泌腺。约在受精后第4周甲状腺即能合成甲状腺素。胎儿肾上腺的发育最为突出，其重量与胎儿体重之比远超过成年人，胎儿肾上腺皮质属活跃的内分泌器官，产生大量的甾体激素，与胎儿的肝、胎盘和母体共同完成雌三醇的合成。因此，测定孕妇血或尿雌三醇已成为临床上了解胎儿、胎盘功能最常见的有效方法。

【胎儿附属物的形成与功能】

宫腔内除了胎儿以外的组织为胎儿附属物，包括胎盘、胎膜、脐带和羊水。

（一）胎盘

1. 胎盘的形成　胎盘（placenta）由羊膜、叶状绒毛膜和底蜕膜构成，是母体与胎儿间进行物质交换的重要器官（图2-3）。

（1）羊膜：位于胎盘的最内层，构成胎盘的胎儿部分。羊膜为光滑、无血管、神经及淋巴管的半透明薄膜，具有一定的弹性。羊水在此交换。

（2）叶状绒毛膜：是构成胎盘的胎儿部分，是胎盘的主要结构。在受精卵着床后，滋养层细胞迅速增殖，滋养层增厚并形成许多不规则突起，称绒毛，与胚外中胚层共同组成绒毛膜。与底蜕膜接触的绒毛因营养丰富而发育极为茂盛，称叶状绒毛膜。其余的绒毛因缺乏血液供应而萎缩退化，称平滑绒毛膜，与羊膜共同组成胎膜。

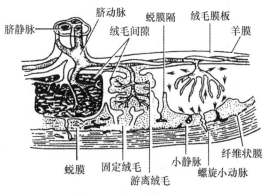

图2-3　胎盘模式图

绒毛滋养层合体细胞溶解周围的蜕膜形成绒毛间隙，叶状绒毛膜的大部分绒毛游离于绒毛间隙称为游离绒毛，少数绒毛固定于底蜕膜中称为固定绒毛。绒毛间隙之间有蜕膜隔，将胎盘分成若干胎盘小叶。

（3）底蜕膜：是构成胎盘的母体部分，占胎盘很小部分。底蜕膜的螺旋小动脉和小静脉开口于绒毛间隙，动脉因压力高把血喷入绒毛间隙，再散向四周，经蜕膜小静脉回流入母体血液循环，故绒毛间隙充满母血。

　　绒毛中有毛细血管，胎儿血自脐动脉入绒毛毛细血管网，再经脐静脉回流入胎体内。由此可见，胎盘有母体和胎儿两套血液循环，两者的血液在各自封闭的管道内循环，互不相混，但可以通过绒毛间隙，隔着绒毛表面细胞层、绒毛间质及绒毛毛细血管壁，靠渗透、扩散以及细胞的选择力进行物质交换。

　　2. 胎盘的结构　胎盘是母体与胎儿间进行物质交换的器官。足月胎盘呈盘状，多为圆形或椭圆形，重 450～650g，约为足月新生儿体重的 1/6，直径为 16～20cm，厚 1～3cm，中间厚，边缘薄。胎盘分为胎儿面与母体面，胎儿面光滑，呈灰蓝色，表面为羊膜，中央或稍偏处有脐带附着。母体面粗糙，呈暗红色，由 18～20 个胎盘小叶组成。

　　3. 胎盘的功能

　　（1）气体交换：O_2 是维持胎儿生命最重要的物质，母体和胎儿之间 O_2 及 CO_2 在胎盘以简单扩散的方式进行交换。

　　（2）营养物质供应：葡萄糖是胎儿热能的主要来源，胎儿体内的葡萄糖均来自母体，以易化扩散方式通过胎盘；胎儿血内氨基酸浓度高于母血，氨基酸以主动转运方式通过胎盘。脂肪酸能较快地以简单扩散方式通过胎盘。电解质及维生素多数以主动转运的方式通过胎盘。胎盘中含有多种酶，可将简单物质合成后供给胎儿（葡萄糖合成糖原、氨基酸合成蛋白质等），也可将复杂物质分解为简单物质供给胎儿（脂质分解为自由脂肪酸）。

　　（3）排出胎儿的代谢产物：胎儿的代谢产物如尿酸、尿素、肌酐、肌酸等，经胎盘进入母血，再由母体排出体外。

　　（4）防御功能：胎盘的屏障作用极为有限。各种病毒（风疹病毒、巨细胞病毒等）以及分子量小对胎儿有害的药物，均可通过胎盘影响胎儿，导致胎儿畸形甚至死亡。母血中免疫抗体如 IgG 可通过胎盘，使胎儿在出生后短期内具有一定的免疫力。

　　（5）合成功能：胎盘能合成多种激素和酶。激素有蛋白激素，如人绒毛膜促性腺激素（human chorionic gonadotropin，HCG）和人胎盘生乳素（human placental lactogen，HPL）；甾体激素，如雌激素和孕激素；酶有缩宫素酶和耐热性碱性磷酸酶等。

　　1）人绒毛膜促性腺激素：囊胚着床后，合体滋养细胞即开始合成 HCG，在受精后 10 日左右即可用放射免疫法自母体血清中测出，成为诊断早孕的敏感方法之一。至妊娠 8～10 周时分泌量达高峰，持续 1～2 周后迅速下降，产后 2 周内消失。HCG 的主要作用是使月经黄体发育成妊娠黄体，以维持早期妊娠；促进雌、孕激素合成；抑制淋巴细胞的刺激作用，以免胚胎被母体淋巴细胞攻击等。

　　2）人胎盘生乳素：由合体滋养细胞合成，于妊娠的第 2 个月开始分泌，随妊娠进展分泌量渐增，妊娠 34～36 周达高峰，并维持至分娩，产后迅速下降，约产后 7h 即不能测出。HPL 的主要作用是促进蛋白质合成，促使母体乳腺腺泡发育，为产后泌乳做准备；促进胰岛素合成，促进葡萄糖运送给胎儿，利于胎儿发育；抑制母体对胎儿的排斥作用。所以，人胎盘生乳素是胎儿发育的代谢调节因子。

　　3）雌激素和孕激素：妊娠早期由妊娠黄体产生，妊娠 8～10 周后，由胎盘合成。雌、孕激素的主要作用为共同参与妊娠期母体各系统的生理变化，维持妊娠。

　　（二）胎膜

　　胎膜（fetal membranes）由绒毛膜和羊膜组成。胎膜外层是绒毛膜，妊娠晚期与羊膜紧贴，但能与羊膜完全分开。胎膜内层是羊膜，为半透明的薄膜，与覆盖胎盘、脐带的羊膜层相连。胎膜能转运溶质和水，以维持羊水平衡；胎膜的主要作用是维持羊膜腔的完整性，对胎儿起到保护作用，并在分娩发动上发挥作用。

　　（三）脐带

　　脐带（umbilical cord）由胚胎发育过程中的体蒂发展而来。胚胎及胎儿借助脐带悬浮于羊水中。脐带一端连接于胎儿腹壁脐轮，另一端附着于胎盘的子面。足月儿的脐带长 30～100cm，平均 55cm，直径 0.8～2.0cm，表面有羊膜覆盖，呈灰白色。内有一条管腔大而管壁薄的脐静脉和两条管腔小而管壁厚的脐动脉，血管周围有保护脐血管的胚胎结缔组织，称华通胶。脐带是母体与胎儿气体交换、营养物质供应和代谢产物排出的重要通道。脐带一旦受压，血流受阻，可导致胎儿窘迫甚至死亡。

（四）羊水

1. 羊水（amniotic fluid）的来源与吸收　充满在羊膜腔内的液体，称为羊水。妊娠早期的羊水主要来源于母体血清经胎膜进入羊膜腔的透析液。妊娠中期以后，胎儿尿液成为羊水的主要来源，使羊水的渗透压逐渐降低。妊娠晚期胎儿肺参与羊水的生成，每日从肺泡分泌 600～800ml 至羊膜腔。胎膜可吸收 50% 的羊水，另外通过胎儿吞咽羊水、脐带吸收羊水，使羊水量保持一种动态平衡。

2. 羊水量、性状及成分　妊娠期羊水量逐渐增多，妊娠 38 周时羊水量约为 1000ml，以后羊水量逐渐减少。妊娠 40 周时减至 800 ml。羊水呈弱碱性，pH 为 7.20，98%～99% 为水，1%～2% 为无机盐及有机物。妊娠早期羊水无色并澄清，妊娠足月时略混浊、不透明，内含胎脂、胎儿脱落上皮细胞、毳毛、毛发、少量白细胞、白蛋白、尿酸盐。羊水中含大量激素和酶。

3. 羊水的功能

（1）保护胎儿：羊水是胎儿的外围保护，避免胎儿受到挤压；防止胎体粘连；保持羊膜腔内恒温；有利于胎儿体液平衡，若胎儿体内水分过多可采取排尿的方式排至羊水中；临产时，羊水直接受宫缩压力作用，能使压力分布均匀，避免胎儿局部受压。

（2）保护母体：羊水还可以减轻因胎动给母体带来的不适感；临产后，前羊水囊扩张子宫颈口及阴道；破膜后羊水润滑和冲洗阴道，减少疼痛感与感染机会。

第二节　妊娠期母体变化

【生理变化】

妊娠期在胎盘产生的激素和神经内分泌的作用下，母体全身各系统发生了一系列的生理变化，以适应与满足胎儿生长发育和分娩的需要，同时亦为产后哺乳做好准备。了解妊娠期母体的变化，有助于护理人员帮助孕妇了解妊娠期解剖及生理方面的变化；减轻孕妇及其家庭由于知识缺乏而引起的焦虑；有助于鉴别异常病理情况。

（一）生殖系统

1. 子宫　妊娠期子宫的变化最为明显。

（1）子宫体：逐渐增大变软。妊娠早期子宫呈球形且不对称，妊娠 12 周时子宫均匀增大并超出盆腔，妊娠晚期因盆腔左侧有乙状结肠占据，故子宫多呈不同程度的右旋。子宫大小由非妊娠时的（7～8）cm×（4～5）cm×（2～3）cm，增大至妊娠足月时的 35cm×25cm×22cm，宫腔容积由非妊娠时约 5ml 增加至妊娠足月时约 5000ml，重量亦由 50g 增至 1100g。妊娠足月时子宫壁厚度为 0.5～1cm。从妊娠 12～14 周起，子宫开始出现不规律的无痛子宫收缩，称 Braxton Hicks 收缩。妊娠期子宫血管扩张、变直，以适应胎盘内绒毛间隙血流量增加的需要，妊娠早期子宫血流量为 50ml/min，妊娠足月时为 450～650ml/min，其中 80%～85% 供应胎盘。

（2）子宫峡部：非妊娠期长约 1cm，妊娠后变软，随着妊娠的进展逐渐被拉长变薄，扩展成宫腔的一部分，临产后伸展至 7～10cm，成为软产道的一部分，称为子宫下段。

（3）子宫颈：妊娠早期宫颈黏膜充血、组织水肿，使宫颈外观肥大、着色呈紫蓝色、质地软。

宫颈管内腺体肥大，黏液分泌增多，形成黏稠的黏液栓，以防止细菌侵入宫腔。宫颈鳞 - 柱上皮交接部外移，形成假性宫颈糜烂。接近临产时，宫颈管变短并出现轻度扩张。

2．卵巢　略增大，已停止排卵。一侧卵巢可见妊娠黄体并分泌雌、孕激素，以维持妊娠。妊娠 10 周后，妊娠黄体功能由胎盘取代，妊娠黄体开始萎缩。

3．输卵管　输卵管伸长，但肌层并不增厚，黏膜上皮细胞变扁平，有时黏膜可呈蜕膜样改变。

4．外阴、阴道　外阴色素沉着，组织软。阴道黏膜充血呈紫蓝色，皱襞增多，结缔组织变松软，伸展性增加。阴道分泌物增多，上皮细胞含糖原增加，乳酸含量增加，使阴道 pH 降低，可防止病原体感染。

（二）乳房

妊娠早期乳房开始增大，充血明显，孕妇自觉乳房发胀。乳头、乳晕着色，乳晕上的皮脂腺肥大，形成散在的小隆起，称蒙氏结节（Montgomery's tubercles）。胎盘分泌的雌激素刺激乳腺腺管的发育，孕激素刺激乳腺腺泡的发育，垂体生乳素、胎盘生乳素等多种激素参与乳腺发育，为泌乳做准备。但妊娠期间并无乳汁分泌，与大量雌、孕激素抑制乳汁生成有关。妊娠末期，挤压乳头可有少许稀薄黄色液体溢出，称初乳（colostrum）。

（三）循环系统

1．心脏　妊娠晚期因增大的子宫使膈肌上抬，心脏向上、左、前方移位，更贴近胸壁，心尖部左移，心浊音界稍扩大。心脏容量从妊娠早期至妊娠末期约增加 10%，心率每分钟增加 10 ~ 15 次。由于血流量增加、血流加速及心脏移位使大血管扭曲，多数孕妇心尖区及肺动脉区可闻及柔和的吹风样收缩期杂音，产后逐渐消失。

2．心排出量　心排出量自妊娠 10 周即开始增加，至妊娠 32 ~ 34 周时达高峰，持续至分娩。临产后，尤其是第二产程期间，心排出量显著增加。

3．血压及静脉压　妊娠期收缩压无明显变化，舒张压因外周血管扩张而降低，脉压稍增大。妊娠期回流至下腔静脉的血量增加，右旋增大的子宫又压迫下腔静脉使血液回流受阻，使孕妇下肢、外阴及直肠的静脉压增高，加之妊娠期静脉壁扩张，孕妇易发生痔、外阴及下肢静脉曲张。如孕妇长时间仰卧，子宫压迫下腔静脉，导致回心血量减少，心搏出量降低，血压下降，称仰卧位低血压综合征（supine hypotension syndrome）。

（四）血液系统

1．血容量　血容量增加对维持胎儿生长发育极为重要。血容量自妊娠 6 周起开始增加，至妊娠 32 ~ 34 周时达高峰，增加 40% ~ 45%，平均增加约 1450ml，维持此水平至分娩。其中血浆平均增加约 1000ml，红细胞平均增加约 450ml，血浆增加多于红细胞的增加，出现生理性血液稀释，孕妇出现生理性贫血。

2．血液成分　妊娠期骨髓不断产生红细胞，由于血液稀释，红细胞计数约为 3.6×10^9/L，血红蛋白值约为 110g/L，红细胞比容降为 0.31 ~ 0.34。因此，为适应红细胞增加、孕妇各器官生理变化及胎儿生长发育的需要，应在妊娠中、晚期补充铁剂，以防缺铁性贫血。妊娠期白细胞轻度增加，一般为（5 ~ 12）× 10^9/L，有时可增至 15×10^9/L，主要是中性粒细胞增多，淋巴细胞增多不明显，嗜酸性粒细胞及单核细胞无明显变化。血沉增快，血小板轻度减少。妊娠期纤维蛋白原和球蛋白含量增加，凝血因子 Ⅱ、Ⅴ、Ⅶ、Ⅷ、Ⅸ、Ⅹ 均增加，使血液黏稠度增加，血液处于高凝状态，对预防产后出血有利。

（五）泌尿系统

由于孕妇及胎儿代谢产物增多，肾的负担加重。妊娠期肾略增大，肾血浆流量及肾小球滤过率于妊娠早期均增加，在整个妊娠期间维持高水平。由于肾小球滤过率增加，而肾小管对葡萄糖再吸收能力不能相应增加，约 15% 孕妇饭后出现生理性糖尿。妊娠 12 周前增大的子宫压迫膀胱及妊娠末期胎先露压迫膀胱均可引起尿频。在孕激素的作用下,输尿管轻度扩张,张力下降,蠕动减弱,尿流缓慢,易发生肾盂肾炎。因右侧输尿管受右旋子宫压迫,故右侧肾盂肾炎多见。

(六)呼吸系统

妊娠期胸廓横径及前后径加宽使周径加大,膈上升,呼吸时膈肌活动幅度增加。妊娠中期肺通气量增加大于耗氧量,孕妇有过度通气现象,这有利于提供孕妇和胎儿所需的氧气。妊娠后期因子宫增大,腹肌活动幅度减少,使孕妇以胸式呼吸为主,气体交换保持不减。呼吸次数在妊娠期变化不大,每分钟不超过 20 次,但呼吸较深。受雌激素影响,上呼吸道黏膜增厚,轻度充血、水肿,局部抵抗力降低,易发生上呼吸道感染;妊娠后期因膈上升,平卧后有呼吸困难感,睡眠时稍垫高头部可减轻症状。

(七)消化系统

妊娠期受大量雌激素影响,牙龈肥厚、充血、水肿,易出血。孕激素使胃肠平滑肌张力降低,肌肉松弛。胃贲门括约肌松弛,胃内酸性内容物逆流至食管下部产生胃"烧灼"感。胃肠蠕动减弱,易出现上腹饱胀感、便秘。胆囊排空时间延长,胆道平滑肌松弛,胆汁稍黏稠使胆汁淤积,故妊娠期间易诱发胆囊炎及胆石病。

(八)内分泌系统

妊娠期腺垂体增大 1~2 倍。产后有出血性休克者,可使增生、肥大的垂体缺血、坏死,导致希恩综合征(Sheehan's syndrome)。由于妊娠黄体和胎盘分泌大量雌、孕激素,对下丘脑及垂体产生负反馈作用,使促性腺激素分泌减少,所以妊娠期卵巢内的卵泡不再发育成熟,也无排卵;催乳素随妊娠进展而增量,至分娩前达高峰,为非妊娠期的 10 倍,促进乳腺发育,为产后泌乳做准备。促肾上腺皮质激素、甲状腺激素分泌增多,但因游离含量不多,故孕妇没有肾上腺、甲状腺功能亢进表现。

(九)其他

1. **体重** 体重于妊娠 12 周前无明显变化,妊娠 13 周起每周增加约 350g,妊娠晚期每周增加不超过 500g,整个妊娠期体重增加约 12.5kg,包括胎儿、胎盘、羊水、子宫、乳房、血液、组织间液、脂肪沉积等。

2. **皮肤** 妊娠期垂体分泌促黑素细胞激素增加,使黑色素增加,使孕妇面颊、乳头、乳晕、腹白线、外阴等处出现色素沉着。面颊呈蝶形分布的褐色斑,称妊娠黄褐斑,于产后逐渐消失。随着妊娠子宫增大,腹壁皮肤弹力纤维过度伸展而断裂,使腹壁皮肤出现紫色或淡红色不规则平行的裂纹,称妊娠纹。产后变为银白色,持久不退。

3. **矿物质** 胎儿生长发育需要大量的钙、磷、铁。胎儿骨骼及胎盘形成,需要较多的钙,绝大部分是在妊娠最后 2 个月内积累的,故应于妊娠后 3 个月补充维生素 D 及钙,以提高血钙含量。妊娠期,如严重缺钙可引起骨质疏松和骨骼疼痛,韧带松弛,可感觉腰骶部及肢体疼痛不适。孕妇储存铁量不足,需要补充铁剂,否则易导致缺铁性贫血,一般于妊娠 16 周起开始补充。

【心理社会变化】

妊娠不仅会造成身体各系统的生理改变,孕妇及家庭成员的心理亦会随着妊娠的进展而有不同的变化。此时家庭和社会角色会发生相应的变化。准父母应做好迎接新生命到来的准备,学习如何为人父母。随着新生命的来临,原有的生活形态和互动情形也会发生改变。因此,准父母的心理及社会方面均需要重新适应和调整。孕妇对妊娠的态度取决于她的成长环境、成年时所处的社会和文化环境、丈夫对妊娠的态度、个人经历、朋友和亲属及家庭的态度等。妊娠期的生理变化和对分娩的恐惧,会使孕妇产生心理反应,如惊讶和震惊、矛盾、接受、自我关注、情绪波动等。孕妇如能很好地适应并调整妊娠期心理变化,可促进孕期顺利度过,反之,会影响妊娠期母子健康,乃至今后的生活。了解妊娠期孕妇及家庭成员的心理变化,护理人员可给予适当的照顾,使孕妇及家庭能妥当地调适,迎接新生命的来临。

（一）常见心理反应

1. 惊讶和震惊　妊娠初期，几乎所有的孕妇都会产生惊讶和震惊的反应。对于原本未计划怀孕的妇女来说，怀孕无疑是意外的惊讶；即使是期盼怀孕的妇女，如果真怀孕了，她同样会感到惊讶和震撼，因为没有人能确定自己在想怀孕的时候就顺利地怀孕。

2. 矛盾　怀孕在带给妇女惊讶和震惊的同时，也有部分妇女在受孕之初排斥"怀孕"，感到怀孕不是时候。通常会出现爱恨交加的矛盾心理，原先未计划妊娠者，此"矛盾心理"会更明显。

3. 接受　对妊娠的接受程度受多种因素影响，如妊娠时间、是否计划中妊娠、家庭经济状况及配偶态度等。孕妇对妊娠的接受程度，直接影响到对妊娠的生理感受。接受程度越高，对妊娠的不适反应越少，对不适的耐受程度也越高。反之，如果孕妇无法接受怀孕事实，可能会感到失望和无助，生活在被迫中，感到自己的生活世界将因怀孕而受破坏，怨恨自己，感觉自己好像生病了，对自己身体不适存有非常多的抱怨。

（1）妊娠早期：孕妇对妊娠的感受仅仅是停经后的各种不适反应，并未真实感受到"胎儿"的存在。她将注意力集中在自己怀孕与否，所以更多的是关注自己，仔细观察腰部增宽、乳房增大、体重增加等现象。

（2）妊娠中期：随着妊娠进展，腹部逐渐膨隆，孕妇开始慢慢地接受自己怀孕的事实，同时开始去关心自己腹内的胎儿，尤其是胎动的出现，让孕妇真正感受到"孩子"存在的事实。在接受肯定怀孕的事实后，孕妇会开始适应需要改变的事实，准备新角色的到来，并能调整与家人的关系，努力寻求家人、朋友对"孩子"的认同。

（3）妊娠晚期：孕妇接受怀孕，但对怀孕产生"负面"感觉。妊娠晚期，因子宫明显增大而感觉身体越来越重，行动不便，容易疲倦、劳累，甚至出现睡眠障碍、腰背痛等。由于不适感增加，多数孕妇渴望孕期赶快结束。随着预产期的临近，孕妇常因胎儿将要出生而感到愉快，也有的因害怕分娩产生痛苦而焦虑，或担心分娩能否顺利、母儿安危、胎儿有无畸形、婴儿性别能否为家人接受等。孕妇期盼赶快见到自己宝宝的同时，会为婴儿出生做准备，如为孩子取名字、购买衣服、睡床，关心孩子的喂养和生活护理，猜测性别等。

4. 情绪波动　孕妇情绪波动起伏较大，易激动、很敏感。可因很小的事产生强烈的情绪变化，如突然生气、哭泣，又难以说出理由，常常使丈夫和家人感到困扰和不知所措，这种情形会让孕妇觉得不支持、不体贴、不爱她，从而影响夫妻感情。

5. 自省　一个非常活泼开朗的妇女怀孕后，可能会对以前所从事的活动失去兴趣，喜欢独处或独立思考；也有的表现出以自我为中心，变得专注于自己及身体，注重穿着、体重和一日三餐，同时也较关心自己的休息。这种状态有助于更好地计划准备，以应对妊娠和分娩，接受新生儿的到来。

（二）孕妇的心理调适

美国心理学家鲁宾（Rubin）提出妊娠期孕妇为接受新生命的诞生，维持个人及家庭功能完整，必须完成四项孕期母性心理发展任务。

1. 确保自己及胎儿能安全、顺利地度过妊娠期和分娩期　孕妇首先要确保自己与胎儿的安全，否则无法承担起她的心理责任。为了确保自己与胎儿的安全，孕妇的注意力会集中于自己和胎儿的健康，努力寻求科学的产科护理方面的知识。为使整个孕期保持最佳健康状况，孕妇会自觉地注意补充维生素，摄取均衡饮食，保证足够的休息和睡眠等。

2. 促使家庭成员接受新生儿　孩子的出生会对整个家庭关系和亲友关系带来改变，这种改变需要不断的心理调适，才能完全接受。最初孕妇可能会表现为不愿意接受"怀孕"这一事实，随着妊娠的进展，尤其是胎动的出现，孕妇真实地感受到"孩子"的存在，逐渐接受了孩子，并开始寻求家庭重要成员对孩子的接收和认可，总希望"孩子"是每一个家人和亲友所接受和欢迎的。在此过程中，配偶是关键人物，有了他的支持和接受，孕妇才能完成心理发展任务和形成母亲角色的认同。

3. 学习为孩子贡献自己 无论是生育或养育新生儿，都包含了许多给予的行为。孕妇承担母亲角色后开始学习，如怎样给予孩子更多的营养、教育和关爱，并为孩子而忽略或推迟自身需要的满足，将孩子的需要放在第一位。在这段时期，她特别需要丈夫及家人的支持和关心，来减轻她所承受的生理和心理的负担。

4. 情绪上与胎儿连成一体 随着妊娠的进展，孕妇与胎儿建立起亲密的感情，尤其是胎动产生以后。孕妇常借助抚摸、对着腹部讲话等行为表现出对胎儿的情感，而幻想孩子的模样会使她与孩子更加亲近。这种情绪行为的表现将为她日后与新生儿建立良好的感情奠定基础。

第三节 妊 娠 诊 断

妊娠全过程从末次月经第 1 日开始计算，平均 280 天（40 周）。临床上将妊娠分为三个时期：妊娠 13 周末以前称为早期妊娠（early pregnancy），第 14～27 周末称为中期妊娠（mid-trimester pregnancy），第 28 周及以后称为晚期妊娠（late pregnancy）。

【早期妊娠的诊断】

（一）症状与体征

1. 停经 育龄期有性生活史的健康妇女，平时月经周期规律，一旦月经过期，应考虑妊娠。月经过期 10 日以上，首先应高度怀疑妊娠。但停经不一定就是妊娠。哺乳期妇女的月经虽未恢复，但有可能再次妊娠。停经是妊娠最早、最重要的症状，但不是妊娠的特有症状。

2. 早孕反应 约有半数左右的妇女，在停经 6 周左右出现晨起恶心、呕吐，食欲缺乏、流涎、头晕、畏寒、嗜睡、容易疲劳、择食或偏食、喜食酸辣或厌油腻食物等症状，称早孕反应（morning sickness），在 12 周左右自然消失。

3. 尿频 妊娠早期因增大的子宫压迫膀胱而引起，12 周以后增大的子宫进入腹腔，解除了对膀胱的压迫，尿频症状自然消失。

4. 乳房变化 孕妇自觉乳房轻度胀痛并逐渐增大，乳头及乳晕着色，有深褐色蒙氏结节出现。哺乳期妇女一旦受孕，乳汁常明显减少。

5. 妇科检查 阴道黏膜及宫颈充血，呈紫蓝色。双合诊检查发现宫颈变软，子宫峡部极软，感觉宫颈与宫体似不相连，称黑加征（Hegar sign）。随着妊娠的进展，子宫体逐渐增大变软，呈球形，至孕 8 周时，子宫体约为非孕时的 2 倍，妊娠 12 周时为非孕时的 3 倍，子宫超出盆腔，可在耻骨联合上触及子宫底。

（二）辅助检查

1. 妊娠试验 由于孕卵着床后滋养细胞分泌 HCG，并经孕妇尿中排出，用免疫学的原理，测定受检者的血、尿中 HCG 含量，协助诊断早期妊娠。临床上多用早孕诊断试纸检测受检者尿液，阳性结果表明受检者尿中含 HCG，结合临床表现可诊断为早期妊娠。阴性结果应在一周后复查。

2. 超声检查 B 超检查是诊断早期妊娠快速、准确的方法。最早在妊娠 5 周可见妊娠囊。在妊娠囊内见到胎心搏动，可确诊为早期妊娠、活胎。在增大的子宫区内，用超声多普勒仪能听到有节律的胎心音，胎心率多为 110～160 次 / 分，可确诊为早期妊娠。

3. 宫颈黏液检查 宫颈黏液量少、黏稠、拉丝度差。涂片干燥后在光镜下如果仅能见到排列成行的椭圆体，则早期妊娠的可能性较大。

4. 孕酮试验 利用孕激素在体内突然撤退能引起子宫出血的原理，对疑为早孕的妇女，每日肌注孕酮 20mg，连用 3~5 日。如停药 7 日后无阴道流血，则早期妊娠的可能性大；如停药 7 日内阴道流血，可排除早孕。

5．基础体温测定　具有双相型体温的妇女，停经后高温相持续 18 日不见下降者，早孕可能性大；如高温相持续 3 周以上，则早孕可能性更大。

【中、晚期妊娠的诊断】

（一）病史与症状

有早期妊娠的经过，感到腹部逐渐增大，初孕妇于妊娠 20 周自觉有胎动，经产妇略早些感觉到。胎动随妊娠进展逐渐增强，至妊娠 32~34 周达高峰，妊娠 38 周后逐渐减少。胎动每小时 3~5 次。

（二）体征与检查

1．子宫增大　随着妊娠的进展，子宫逐渐增大。手测子宫底高度或尺测耻上子宫长度，可以判断子宫大小与妊娠周数是否相符（表 2-1）。子宫底高度与长度均为耻骨联合上缘中点到宫底之间的距离，个体间因孕妇的脐部与耻骨联合上缘间距离、胎儿发育情况、羊水量、胎儿数目等情况有差异，故仅供参考。

表 2-1　不同妊娠周数的子宫底高度及子宫长度

妊娠周数	手测子宫底高度	尺测耻上子宫长度（cm）
12 周末	耻骨联合上 2~3 横指	
16 周末	脐耻之间	
20 周末	脐下 1 横指	18（15.3~21.4）
24 周末	脐上 1 横指	24（22.0~25.1）
28 周末	脐上 3 横指	26（22.4~29.0）
32 周末	脐与剑突之间	29（25.3~32.0）
36 周末	剑突下 2 横指	32（29.8~34.5）
40 周末	脐与剑突之间或略高	33（30.0~35.3）

2．胎动　胎儿在子宫内的活动称胎动。正常胎动每小时 3~5 次。18~20 周后孕妇可自觉有胎动，有时亦可在腹部看到或触到。

3．胎心音　妊娠 12 周后可用多普勒胎心仪探测胎心音，18~20 周后用听筒或听诊器经孕妇腹壁听到胎心音。胎心音呈双音，似钟表"滴答"声，每分钟 110~160 次。胎心音需与子宫杂音、腹主动脉音、胎动音及脐带杂音相鉴别。

4．胎体　妊娠 20 周后可经孕妇腹壁触到胎体，24 周后用四步触诊法可以区分胎头、胎臀、胎背及胎儿四肢。

（三）辅助检查

1．超声检查

（1）B 超检查：不仅可显示胎儿数目、胎产式、胎先露、胎方位、胎心搏动情况、胎盘附着部位及其成熟度、羊水量，还可观察胎儿有无体表畸形，测定胎头双顶径、股骨长度等多条径线，了解胎儿生长发育情况。

（2）彩色超声多普勒检查：可探测子宫动脉、脐动脉、脐静脉及胎儿大脑中动脉等血流超声参数，来对胎盘功能进行评价、评估子痫前期发病风险及胎儿有无缺氧。

（3）三维超声扫描：能准确显示胎儿外形及脏器结构，可用于观察胎儿有无唇裂、腭裂、耳郭、颅脑及心脏等畸形。

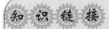

四维彩色超声诊断仪在产科的应用

　　四维彩色超声诊断仪是目前世界上最先进的彩色超声设备。第四维是指时间这个矢量，所以也被称作实时三维，能够显示胎儿的实时动态活动图像及胎儿性别。做四维彩超的最佳时间为妊娠20～28周，此时胎儿的肢体及各主要脏器已经全部发育，而且羊水较适合做胎儿畸形筛查。

　　2. 胎儿心电图　常用间接法检测胎儿心电图，通常于妊娠12周以后即能显示较规律的图形，于妊娠20周后的成功率更高。对诊断胎心异常有一定价值，临床不常用。

【胎产式、胎先露、胎方位】

　　妊娠28周以前胎儿小，羊水相对较多，胎儿在子宫内活动范围较大，胎儿位置可发生变动。妊娠32周后胎儿生长迅速，羊水相对减少，胎儿与子宫壁贴近，胎儿的姿势和位置相对稳定。

　　1. 胎姿势　胎儿在宫腔内的姿势称为胎姿势。正常胎姿势为胎头俯屈，颏部贴近胸壁，脊柱略前弯，四肢屈曲交叉于胸腹前，整个胎体成为头端小、臀端大的椭圆形。

　　2. 胎产式　胎体纵轴与母体纵轴之间的关系称胎产式。两纵轴平行者称纵产式，占分娩总数的99.75%；两纵轴垂直者称横产式，仅占0.25%；两纵轴交叉者称斜产式，属暂时性的，在分娩过程中转为纵产式，偶尔转为横产式（图2-4）。

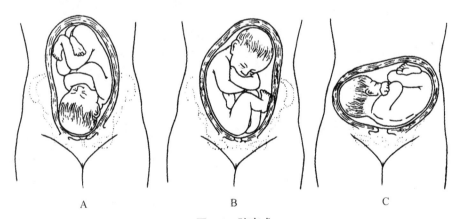

图2-4　胎产式
A. 纵产式：头先露；B. 纵产式：臀先露；C. 横产式：肩先露

　　3. 胎先露　最先进入骨盆入口的胎儿部分称为胎先露。纵产式有头先露、臀先露，横产式为肩先露。头先露又因胎头屈伸程度不同分为枕先露、前囟先露、额先露和面先露（图2-5）。臀先露又因入盆的先露部分不同分为混合臀先露、单臀先露、单足先露和双足先露（图2-6）。偶见头先露或臀先露与胎手或胎足同时入盆者，称复合先露。

　　4. 胎方位　胎儿先露部的指示点与母体骨盆的关系称胎方位，简称胎位。枕先露以枕骨、面先露以颏骨、臀先露以骶骨、肩先露以肩胛骨为指示点，根据指示点与母体骨盆前、后、左、右、横的关系而有不同的胎位（表2-2）。

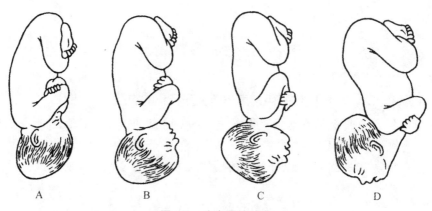

图 2-5 头先露的种类

A. 枕先露；B. 前囟先露；C. 额先露；D. 面先露

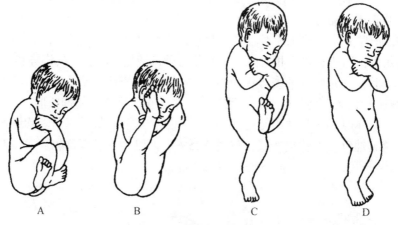

图 2-6 臀先露的种类

A. 混合臀先露；B. 单臀先露；C. 单足先露；D. 双足先露

表 2-2 胎产式、胎先露和胎方位的关系及种类

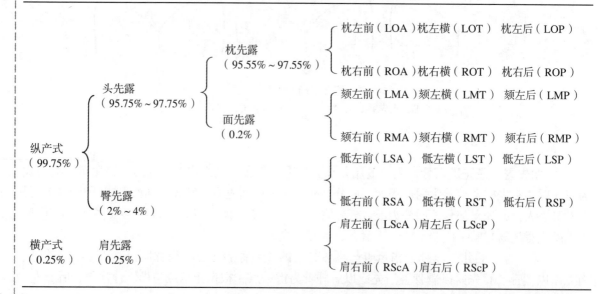

纵产式（99.75%）	头先露（95.75%~97.75%）	枕先露（95.55%~97.55%）：枕左前（LOA）枕左横（LOT）枕左后（LOP）／枕右前（ROA）枕右横（ROT）枕右后（ROP）
		面先露（0.2%）：颏左前（LMA）颏左横（LMT）颏左后（LMP）／颏右前（RMA）颏右横（RMT）颏右后（RMP）
	臀先露（2%~4%）	骶左前（LSA）骶左横（LST）骶左后（LSP）／骶右前（RSA）骶右横（RST）骶右后（RSP）
横产式（0.25%）	肩先露（0.25%）	肩左前（LScA）肩左后（LScP）／肩右前（RScA）肩右后（RScP）

第四节 妊娠期护理管理

一旦确定妊娠后，即应对孕妇进行管理，包括产前护理评估、孕期营养及用药指导、孕期健康教育等。产前护理评估主要通过定期的产前检查来完成，包括收集病史资料、身体评估、心理社会评估等，为孕妇提供连续的整体护理。通过产前检查可了解母儿的健康状况，对母儿进行监护和管理，及时发现和处理异常情况。

产前检查从确诊早孕时开始，妊娠 20~36 周每 4 周检查一次；妊娠 36 周后每周检查一次，即于妊娠 20、24、28、32、36、37、38、39、40 周各检查一次。凡属高危妊娠者，酌情增加产前检查次数。

【护理评估】

（一）健康史

1. 个人资料

（1）年龄：年龄过小（<18 岁）或过大（>35 岁），易发生难产；尤其是 35 岁以上的初产妇易并发妊娠期高血压疾病、产力异常等，应予以重视。

（2）职业：放射线能诱发基因突变，造成染色体异常。因此，妊娠早期接触放射线者，可造成流产、胎儿畸形。如有铅、汞、苯、有机磷农药及一氧化碳中毒等，均可引起胎儿畸形，应检测血常规和肝功能。

（3）其他：孕妇受教育程度、宗教信仰、婚姻状况、经济状况、住址、电话号码等资料也应收集。

2. 既往史 重点了解有无高血压、心脏病、肝肾疾病、血液病、传染性疾病等病史，注意发病时间和治疗情况，有无手术史及手术名称。

3. 月经史 询问月经初潮的年龄、月经周期和月经期。了解月经周期有助于准确推算预产期。

4. 家族史 询问家族中有无高血压、糖尿病、双胎、结核病等病史。对有遗传疾病家族史者，可在妊娠早期行绒毛活检，或在妊娠中期进行羊水染色体核型分析，以减少遗传病儿的出生率。

5. 婚姻史 了解结婚年龄，丈夫健康状况，丈夫有无烟酒嗜好及遗传疾病。

6. 孕产史 了解既往妊娠次数、分娩次数，分娩方式，有无流产、早产、死胎、死产、产后出血史。既往妊娠、分娩经过，有无并发症及治疗情况等。询问末次分娩或流产时间及处理情况。

7. 本次妊娠经过 了解早孕反应出现的时间、严重程度，有无病毒感染史及用药情况，胎动开始时间，有无阴道流血、头痛、心悸、气短、下肢水肿等症状。

8. 预产期的推算 从末次月经（last menstrual period，LMP）第 1 日算起，月份减 3 或加 9，日期加 7。如为阴历，月份仍减 3 或加 9，但日期加 15。实际分娩日期与推算的预产期（expected date of confinement，EDC）可以相差 1~2 周。如孕妇记不清末次月经的日期，则可根据早孕反应出现时间、胎动开始时间以及子宫高度等加以估计。

（二）身体评估

1. 全身检查 观察发育、营养、精神状态。注意身高及步态，身材矮小者（145cm 以下）常伴有骨盆狭窄。检查心肺有无异常，乳房发育情况，仔细观察乳房对称性、乳头大小、有无乳头凹陷。脊柱及下肢有无畸形。测量血压，正常孕妇血压不应超过 140/90mmHg。测量体重，妊娠晚期体重每周增加不应超过500g,超过者多有水肿或隐性水肿。

2. 产科检查　包括腹部检查、骨盆测量、阴道检查和肛门指诊。

(1)腹部检查:孕妇排尿后,仰卧于检查床上,头部稍垫高,露出腹部,双腿略屈曲分开,放松腹肌。检查者站在孕妇右侧。

1)视诊:注意腹形及大小,腹部有无妊娠纹、手术瘢痕和水肿。对腹部过大者,应考虑双胎、羊水过多、巨大儿的可能;对腹部过小、子宫底过低者,可能为胎儿生长受限、孕周推算错误等;腹部向前突出(尖腹,多见于初产妇)或腹部向下悬垂(悬垂腹,多见于经产妇),可能伴有骨盆狭窄。

2)触诊:注意腹肌的紧张度,有无腹直肌分离,羊水量的多少及子宫的敏感程度。用手或软尺测子宫高度及腹围值。用四步触诊法检查子宫大小、胎产式、胎先露、胎方位及胎先露是否衔接(图2-7)。在做前3步手法时,检查者面向孕妇,做第4步手法时,检查者应面向孕妇足端。

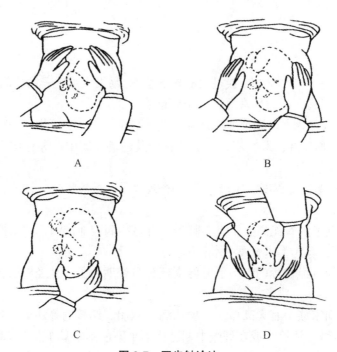

A　　　　　　　　　　　B

C　　　　　　　　　　　D

图2-7　四步触诊法

第一步:检查者双手置于子宫底部,了解子宫外形并摸清宫底高度,估计胎儿大小与妊娠月份是否相符。然后以双手指腹相对轻推,判断宫底部的胎儿部分,如为胎头,则硬而圆且有浮球感;如为胎臀,则软而宽且形状略不规则。

第二步:检查者两手分别置于腹部左右两侧,一手固定,另一手轻轻深按检查,两手交替,分辨胎背及胎儿四肢的位置。平坦饱满者为胎背,确定胎背是向前、侧方或向后;可变形高低不平部分是胎儿的肢体,有时可以感到胎儿肢体活动。

第三步:检查者右手置于耻骨联合上方,拇指与其余四指分开,握住胎先露部,进一步查清是胎头或胎臀,并左右推动以确定是否入盆。如先露部仍能被推动,表示尚未入盆;如已入盆,则胎先露部不能被推动。

第四步:检查者两手分别置于先露部的两侧,向骨盆入口处深压,再次判断先露部及其入盆程度。如先露部已入盆,头臀难以确定时,可做肛诊以协助判断。

3)听诊:胎心音在靠近胎背上方的孕妇腹壁听得最清楚。枕先露时,胎心音在脐下方偏左(右)侧;臀先露时,胎心音在脐上方偏左(右)侧;肩先露时,胎心音在脐部下方听得最清楚。

（2）骨盆测量：骨盆测量分为外测量和内测量两种。

1）骨盆外侧量：常测量以下径线

①髂棘间径（interspinal diameter，IS）：孕妇取伸腿仰卧位，测量两髂前上棘外缘间的距离（图2-8），正常值为23~26cm。

②髂嵴间径（intercristal diameter，IC）：孕妇取伸腿仰卧位，测量两髂嵴外缘间最宽的距离（图2-9），正常值为25~28cm。

③骶耻外径（external conjugate，EC）：孕妇取左侧卧位，左腿屈曲，右腿伸直，测量第5腰椎棘突下凹陷处（相当于米氏菱形窝的上角）至耻骨联合上缘中点的距离（图2-10），正常值为18~20cm。此径线可间接推测骨盆入口前后径的长度，为骨盆外测量中最重要的径线。

④坐骨结节间径或出口横径（transverse outlet，OT）：孕妇取仰卧位，两腿弯曲，双手抱双膝，测量两坐骨结节内缘间的距离（图2-11），正常值为8.5~9.5cm。也可用检查者的手拳估测，能容纳成人横置手拳则属正常。此径线直接测出骨盆出口的横径长度。若出口横径小于8cm，应加测出口后矢状径，正常值为8~9cm。出口横径与出口后矢状径之和大于15cm，一般足月大小的胎儿可以通过骨盆出口经阴道娩出。

⑤耻骨弓角度（angle of subpubic arch）：用两拇指尖斜着对拢，放置于耻骨联合下缘，左右两拇指平放在耻骨降支上面，测量两拇指之间的角度为耻骨弓角度，正常值为90°，小于80°为异常。

中华医学会妇产科分会制订的《孕前及孕期保健指南》中指出，骨盆外测量并不能预测产时头盆不称。因此，孕期不需要常规进行骨盆外测量。对于阴道分娩的孕妇，妊娠晚期可测定骨盆出口径线。

2）骨盆内测量：经阴道测量骨盆内径能较准确地测量骨盆大小，适用于骨盆外测量有狭窄

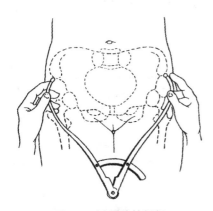

图2-8　测量髂棘间径

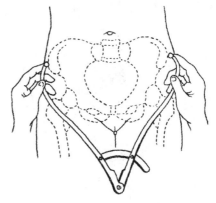

图2-9　测量髂嵴间径

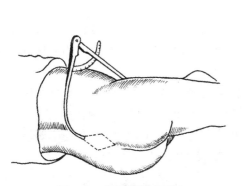

图2-10　测量骶耻外径

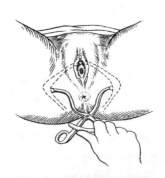

图2-11　测量坐骨结节间径

者。一般在妊娠24～36周、阴道松软时测量为宜。测量时，孕妇取膀胱截石位，外阴消毒，检查者需戴无菌手套并涂润滑油。主要径线有：

①对角径（diagonal conjugate，DC）：也称骶耻内径，为骶岬上缘中点至耻骨联合下缘中点的距离。正常值为12.5～13cm，此值减去1.5～2cm，即为骨盆入口前后径的长度，又称真结合径，正常值为11cm。方法：检查者将一手的示指、中指伸入阴道，用中指尖触及骶岬上缘中点，示指上缘紧贴耻骨联合下缘，并标记示指与耻骨联合下缘的接触点。中指尖至此接触点的距离，即为对角径（图2-12）。若中指指尖触不到骶岬上缘中点，说明此径线大于12.5cm。

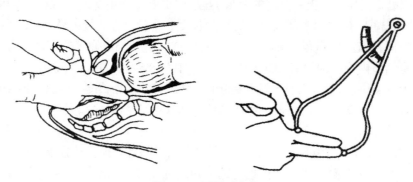

图 2-12　测量对角径

②坐骨棘间径（interspinous diameter）：测量两侧坐骨棘间的距离，正常值为10cm。方法为检查者一手的示指、中指放入阴道内，分别触及两侧坐骨棘，估计其间的距离（图2-13）。

③坐骨切迹宽度（incisura ischiadica）：为坐骨棘与骶骨下部间的距离，即骶棘韧带的宽度。检查者将伸入到阴道内的示指、中指并排置于骶棘韧带上，若能容三横指（5.5～6cm）为正常，否则属于中骨盆狭窄（图2-14）。

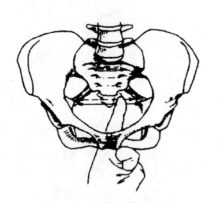

图 2-13　测量坐骨棘间径

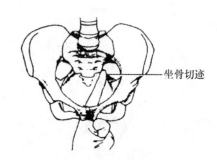

坐骨切迹

图 2-14　测量坐骨切迹宽度

（3）阴道检查：确诊早孕时即应行阴道内诊检查，以了解产道、子宫及附件有无异常。妊娠24周左右首次产前检查时需测量对角径。妊娠最后一个月内应避免不必要的阴道检查，如确实需要，应严格消毒，以免引起感染。

（4）肛门检查：可了解胎先露、胎方位、宫口扩张及胎先露下降程度、骶骨弯曲度、坐骨棘间径、坐骨切迹宽度及骶尾关节的活动度，并测量出口后矢状径。多于分娩期进行。

（5）绘制妊娠图：将各种检查结果如血压、体重、宫高、腹围、胎位、胎心率等填于妊娠图中，绘成曲线图，观察动态变化，及早发现及处理孕妇或胎儿的异常情况。

（三）心理社会评估

妊娠早期重点评估孕妇对妊娠的态度及接受程度、影响因素。孕妇接受妊娠的程度，可以从以下几方面进行评估：孕妇遵循产前指导的能力，筑巢行为，能否主动或在鼓励下谈论怀孕的不适、感受和困惑，怀孕过程中与家人和丈夫的关系等。

妊娠中、晚期评估孕妇对妊娠有无不良的情绪反应，对即将为人母有无焦虑和恐惧心理。孕妇在妊娠中、晚期时已强烈认识到自己将拥有一个孩子，同时子宫明显增大，给孕妇加重负担，带来行动不便，甚至出现睡眠障碍、腰背痛等症状，使大多数孕妇都急切企盼分娩日期的到来。随着预产期临近，孕妇常因胎儿将要出生而感到愉快，又会对分娩将产生的痛苦而焦虑，担心能否顺利分娩、分娩过程中母儿安危、胎儿有无畸形，也有的孕妇担心胎儿的性别能否为家人接受等。

评估支持系统，尤其是丈夫对此次妊娠的态度。怀孕对准父亲而言，也是一种心理压力，因为初为人父，准父亲也会经历与准母亲同样的情感冲突。他可能会为自己的生育能力而骄傲，也会为即将来临的责任和生活形态的改变而焦虑。他会为妻子在怀孕过程中的身心变化而感到惊讶与迷惑，更为时常要适应妻子怀孕时多变的情绪而不知所措。因此，评估准父亲对怀孕的感受和态度，才能有针对性地协助他承担父亲的角色，继而成为孕妇强有力的支持者。

还要对孕妇的家庭经济情况、居住环境、宗教信仰以及孕妇在家庭中的角色等进行评估。如孕妇的家庭经济能否维持医疗、护理费用的支出和生活所需，家庭生活空间大小，冷暖设备及周围环境等。

（四）辅助检查

1. 基本检查项目　包括血常规、血型、尿常规、空腹血糖、阴道分泌物、肝功能、肾功能、乙肝表面抗原、梅毒血清学检测、HIV 筛查、宫颈细胞学检查（1 年内未查者）等。

2. 备查项目　包括以下项目：①弓形虫、风疹病毒、巨细胞病毒和单纯疱疹病毒（TORCH）筛查；②宫颈阴道分泌物检查（阴道分泌物常规、淋病奈瑟菌、沙眼衣原体）；③甲状腺功能检测；④地中海贫血筛查（广东、广西、海南、湖南、湖北、四川、重庆等地）；⑤75g 口服葡萄糖耐量试验（OGTT：针对高危妇女）；⑥血脂检查；⑦妇科超声检查；⑧心电图检查；⑨胸部 X 线检查。

（五）高危因素评估

评估孕妇是否存在下列高危因素：年龄＜18 岁或≥35 岁；残疾；遗传性疾病史；既往有无流产、异位妊娠、早产、死胎、死产、难产、畸胎史；有无妊娠合并疾病，如高血压、心脏病、肝肾疾病、糖尿病等；有无前置胎盘、胎盘早剥、羊水异常、胎儿生长受限、过期妊娠、母儿血型不合等。

【护理诊断／问题】

（一）孕妇

1. 体液过多　与妊娠子宫压迫下腔静脉或水钠潴留有关。
2. 舒适改变　与妊娠引起的早孕反应、腰背痛有关。
3. 知识缺乏　缺乏妊娠期保健知识。
4. 睡眠型态紊乱　与频繁胎动、子宫增大有关。
5. 自我形象紊乱　与妊娠引起外形改变有关。

（二）胎儿

有受伤的危险　与遗传、感染、中毒、胎盘功能障碍有关。

【护理目标】

1. 孕妇获得孕期保健知识，维持母婴于健康状态。
2. 孕妇能说出妊娠期各种常见不适和应对措施，对妊娠和分娩充满信心。
3. 孕妇能陈述有关抚养孩子所必需的知识和技能，适应新的家庭角色。

【护理措施】

（一）一般护理

告知孕妇产前检查的意义和重要性，根据具体情况预约下次检查的时间和内容。一般情况下，妊娠 20 ~ 36 周前，每 4 周 1 次；妊娠 36 周后，每周 1 次，直至分娩。若属高危孕妇，应酌情增加产前检查次数。

（二）心理护理

每次产前检查时，注意了解孕妇对妊娠的心理适应程度。鼓励孕妇抒发内心感受和想法。随着胎儿的发育，子宫逐渐增大，孕妇体形也随着发生改变，要给孕妇提供心理支持，帮助孕妇消除由体形改变而产生的不良情绪。母体是胎儿生活的小环境，孕妇的生理和心理活动都会影响胎儿，应保持心情愉快、轻松。

（三）症状护理

1. 恶心、呕吐　约半数孕妇在孕 6 周左右出现恶心、呕吐、挑食、流涎等早孕反应症状，早孕反应应注意少食、多餐，忌油腻的食物。可给予维生素 B_6 10 ~ 20mg，每日 3 次口服；消化不良者，口服维生素 B_1 20mg、干酵母 3 片及胃蛋白酶 0.3g，饭时与稀盐酸 1ml 同服，每日 3 次。若有妊娠剧吐者，需住院治疗。对偏食者，在不影响饮食平衡的情况下，可不做特殊处理。

2. 尿频、尿急　增大子宫压迫膀胱所致，常发生在妊娠初 3 个月及末 3 个月。告知孕妇无需减少饮水，应及时排尿，憋尿易致泌尿系感染。产后症状自行消失。

3. 便秘　为妊娠期常见症状之一。因肠蠕动减弱，肠内容物排空时间延长，增大子宫及胎先露压迫肠道引起。应指导孕妇增加含纤维素的食物、水果及流质食物的摄入量，养成每日定时排便的习惯，注意适当的活动，未经医生允许不可随意使用大便软化剂或缓泻剂。

4. 白带增多　妊娠期性激素不断升高，阴道分泌物增加，于妊娠初 3 个月及末 3 个月明显，是妊娠期正常的生理变化。但应排除假丝酵母菌、滴虫、淋病奈瑟菌等感染。嘱孕妇注意保持外阴清洁，每日清洗外阴或经常洗澡，以免分泌物刺激外阴，严禁冲洗阴道。穿透气性好的棉质内裤，经常更换，促进舒适。

5. 下肢水肿　增大子宫压迫下腔静脉使下肢静脉血液回流受阻是水肿的主要原因，导致孕妇于妊娠后期常有踝部、小腿下半部轻度水肿，休息后消退，属正常。若下肢水肿明显，休息后不消退者，应及时诊治，警惕妊娠期高血压疾病、妊娠合并肾病等。嘱孕妇左侧卧位，解除右旋增大的子宫对下腔静脉的压迫，下肢稍垫高，避免长时间站立或久坐，以免加重水肿的发生；适当限制食盐的摄入，不必限制水分。

6. 下肢及外阴静脉曲张　因下腔静脉受压使股静脉压升高所致，孕妇应避免两腿交叉或长时间站立、行走，并注意时常抬高下肢；指导孕妇穿弹力裤或袜，避免穿妨碍血液回流的紧身衣裤；会阴部有静脉曲张者，可于臀下垫枕，抬高臀部，以促进血液回流。

7. 痔疮　增大的子宫压迫或妊娠期便秘使痔静脉回流受阻，引起直肠静脉压升高，出现痔疮。孕期应多进食新鲜蔬菜、水果、含粗纤维的食物，忌食辛辣刺激性食物。通过温水坐浴、按医嘱服用缓泻剂能缓解痔疮引起的疼痛和胀痛感。

8. 腰背痛　妊娠期间关节韧带松弛，增大的子宫向前凸使躯体重心后移，腰椎向前凸，使背肌处于持续紧张状态，孕妇常出现轻微腰背痛。指导孕妇穿低跟鞋，避免长时间弯腰。疼痛严重者，须卧床休息，局部热敷。

9. 下肢肌肉痉挛　多发生在小腿腓肠肌，是孕妇缺钙的表现，于妊娠后期多见，常在夜间发作，多能迅速缓解。指导孕妇摄食富含钙的食物，避免腿部疲劳、受凉。发生小腿痉挛时，嘱其背屈肢体或站直前倾，以伸展痉挛的肌肉，或局部热敷、按摩，直至痉挛消失。及时遵医嘱补充钙剂。

10. 仰卧位低血压综合征　妊娠末期，孕妇若较长时间取仰卧位姿势，由于增大的妊娠子宫压迫下腔静脉，使回心血量及心排出量突然减少，出现低血压。此时孕妇应改为左侧卧位，血压迅即恢复正常。

11. 贫血 孕妇于妊娠后期对铁的需求量增多，应适当增加含铁食物的摄入。若饮食补充不足，应自妊娠4~5个月开始补充铁剂，如富马酸亚铁0.2g或硫酸亚铁0.3g，每日1次，预防贫血。若已出现贫血，应查明原因，以缺铁性贫血多见，应加大剂量，口服富马酸亚铁0.4g或硫酸亚铁0.6g，另外补充维生素C和钙剂能增加铁的吸收。或用温水或果汁送服，应在饭后20min服用，以减轻对胃肠道的刺激。向孕妇解释，服用铁剂后大便会变黑，或致便秘或轻度腹泻。

12. 失眠 加强心理护理，缓解焦虑、紧张，每日坚持户外散步，睡前喝杯热牛奶、温水洗脚或用木梳梳头，有助于睡眠。

（四）健康指导

1. 异常症状的判断 孕妇出现下列症状时应立即就诊：阴道流血、妊娠3个月后仍持续性呕吐、寒战发热、头痛、眼花、胸闷、心悸、气短、腹痛、液体突然自阴道流出、胎动突然减少等。

2. 饮食与营养 孕期应增加营养，以满足自身和胎儿生长发育的需要，并为分娩和哺乳做准备。摄入高热量、高蛋白质、高维生素、高矿物质、适量脂肪和糖类，保持膳食均衡，避免摄入过多。指导采用正确的烹饪方法，避免破坏营养物。戒烟，忌酒、浓咖啡、浓茶及辛辣食品。

3. 活动与休息 一般孕妇可坚持工作到28周，28周后可适当减轻工作量，避免长时间站立或重体力劳动。孕期应保证充足的休息和睡眠。每日应有8~9h睡眠，午休1~2h。卧床时宜左侧卧位，以增加胎盘血供。居室内保持安静、空气流通，避免到人群拥挤、空气不新鲜的公共场所。

4. 衣着与卫生 孕妇衣着应宽松、舒适、柔软，避免穿紧身衣裤或袜带，以免影响局部血液循环。胸罩宜舒适、合身、足以支托增大的乳房，以减轻不适。穿轻便舒适的低跟鞋，避免穿高跟鞋，以免引起身体重心前移，腰椎过度前凸而导致腰背疼痛。孕期要有良好的刷牙习惯，宜用软毛牙刷。孕期出汗多，应注意清洁皮肤、勤换内衣，每日要清洗外阴，保持局部清洁干燥。

5. 乳房护理 进行乳房或乳头护理目的是：清洁乳房和乳头；强韧乳头，预防产后哺乳造成乳头皲裂；矫正乳头凹陷；适当按摩乳房，以利产后乳汁的产生和分泌。

6. 孕期自我监护 胎心音计数和胎动计数是孕妇自我监护胎儿宫内情况的重要手段。教会家庭成员听胎心音、并做好记录。嘱孕妇自妊娠30周开始，每日早、中、晚各数胎动1h。每小时不低于3次，3次的胎动次数相加的和乘以4，即得12h的胎动数。如12h胎动总数在30次或以上，反映胎儿情况良好，如下降至10次以下，多数胎儿在宫内缺氧，应及时到医院就诊。

7. 胎教 胎教是有目的、有计划地为胎儿的生长发育实施最佳的措施。现代技术对胎儿研究发现，胎儿眼睛能随光亮而活动，触其手足可产生收缩反应；外界音响可传入胎儿听觉器官，并能引起心律改变。因此，有人提出两种胎教方法：①对胎儿进行抚摸训练，激发胎儿活动的积极性；②对胎儿进行音乐训练。

8. 性生活指导 妊娠期间适当减少性生活次数，原则上妊娠前3个月及妊娠最后3个月，均应避免性生活，以防流产、早产、胎膜早破及感染。

9. 用药指导 许多药物可通过胎盘进入胎儿体内，影响胚胎及胎儿发育，可导致胎儿畸形甚至死亡。因此，孕期用药必须在医生的指导下使用。建议从孕前3个月起每日补充叶酸0.4mg预防胎儿神经管畸形。

知 识 链 接

妊娠期药物对胎儿的危害分级

美国食品和药物管理局（FDA）根据药物对胎儿的致畸情况，将药物对胎儿的危害分为 A、B、C、D、X 5 个级别。

1. A 级药物　对孕妇安全，对胚胎、胎儿无危害。如适量的维生素类。

2. B 级药物　对孕妇比较安全，对胎儿基本无危害。如青霉素、红霉素、地高辛、胰岛素等。

3. C 级药物　仅在动物实验研究时证明，对胎儿致畸或可杀死胚胎，未在人类研究证实，孕妇用药需权衡利弊，确认利大于弊时才能应用。如庆大霉素、异丙嗪、异烟肼等。

4. D 级药物　对胎儿危害有确切证据，只有在孕妇有生命危险或严重疾病，而其他药物又无效的情况下考虑使用。如硫酸链霉素（使胎儿第 8 对脑神经受损、听力减退）、盐酸四环素（使胎儿发生腭裂、无脑儿等）等是在万不得已时才使用。

5. X 级药物　可使胎儿异常，在妊娠期间禁止使用。如甲氨蝶呤（可致胎儿唇裂、腭裂、无脑儿、脑积水、脑膜膨出等）、己烯雌酚（可致阴道腺病、阴道透明细胞癌）等。

在妊娠前 3 个月，以不用 C、D、X 级药物为好。孕妇出现紧急情况必须用药时，也尽量选用经临床多年验证无致畸作用的 A、B 级药物。

10. 分娩先兆的判断　临近预产期的孕妇，若出现阴道血性分泌物或有规律的宫缩，应尽快到医院就诊。若阴道突然流出大量液体，可能是胎膜早破，应嘱孕妇平卧，由家属送往医院，以防脐带脱垂而危及胎儿生命。

第五节　分娩前准备

【先兆临产】

分娩开始之前孕妇出现的一些症状，称分娩先兆或先兆临产（threatened labor）。

（一）假临产（false labor）

在分娩即将发动之前，孕妇常有"假临产"症状出现。假临产的特点是宫缩持续时间短（<30s）且不恒定，间歇期时间长且不规律，宫缩强度不增加；经常在夜间出现，清晨消失；宫缩时宫颈管不缩短，宫口也不扩张；给予强镇静剂药物能抑制宫缩。

（二）胎儿下降感（lightening）

又称轻松感。随着胎先露下降进入骨盆入口，子宫底也随之下降。孕妇感到上腹部较前舒适，进食量较前增多，呼吸较前轻快，同时伴有尿频症状。

（三）见红（show）

大多数孕妇在临产前 24～48h 内（少数 1 周内），因宫颈内口附近的胎膜与该处的子宫壁剥离，毛细血管破裂有少量出血并与宫颈管内黏液栓混合，经阴道排出，称为见红，是分娩即将开始比较可靠的征象。若阴道流血量较多，超过平时月经量，不应视为见红，应考虑妊娠晚期出血，如前置胎盘、胎盘早剥等。

【分娩的物品准备】

1. 母亲用物准备 包括换洗的衣物、合适的胸罩、消毒的卫生巾、毛巾及其他洗漱用品、准生证明等。

2. 新生儿用物准备 包括衣裤（要求柔软、舒适、宽大）、尿布（要求柔软、吸水、透气）、兜肚、帽子、围嘴、袜子、包被、小毛巾、浴巾、婴儿淋浴露、爽身粉等。如母乳少或无乳者需准备奶粉、奶瓶、奶嘴等。

【分娩知识介绍】

多数孕妇特别是初孕妇缺乏分娩的相关知识，而且还担心分娩的不适和阵痛，对分娩有焦虑或恐惧心理。因此应督促她们上孕妇学校学习，通过授课、放录像、发放健康教育处方等形式，向孕妇讲解有关分娩常识、减轻不适的措施及新生儿日常护理的方法等，使其有一定心理准备，缓解其焦虑或恐惧心理。

【减轻分娩不适的方法】

分娩的阵痛会带来不适，加重对分娩的恐惧，可以影响分娩。可告诉孕妇采用以下方法减轻分娩时的不适。

1. 控制呼吸 孕妇平躺于床上，用很轻的方式吸满气后，再用稍强于吸气的力度吐出，注意控制呼吸的节奏。宫缩早期，用缓慢而有节奏的胸式呼吸，频率为正常呼吸的 1/2；随着宫缩频率和强度增加，改用腹式呼吸，频率为正常呼吸的 2 倍；宫口开大到 7～8cm 时选用喘息—吹气式呼吸，方法是先快速地呼吸 4 次后用力吹气 1 次，并维持此节奏。注意不要造成过度换气。

2. 放松技巧 通过有意识地放松某些肌肉进行练习，然后逐渐放松全身肌肉。当感到紧张和不适的时候，安静地躺在床上，闭上双眼，想自己最喜欢的事或物，或听轻松舒缓的音乐。随后按顺序有意识地紧张和放松自己手、前臂、上臂及肩胛的肌肉，下肢的脚趾、小腿和大腿肌肉，反复紧张、放松多次，同样能减轻焦虑和不适。

3. 抚摸腹部和骶尾部 第一产程中因子宫收缩引起阵痛时，孕妇用双手轻轻抚摸腹部和骶尾部，可减轻不适和疼痛。

【护理程序在分娩准备中的应用】

在分娩准备中应用护理程序可帮助护理人员了解孕妇对分娩的准备情况，发现可能存在的问题并进行处理。

（一）护理评估

1. 评估影响孕妇接受分娩准备的因素，如受教育程度、经济状况、宗教信仰等。

2. 评估孕妇分娩用物的准备情况，判断孕妇缺乏哪些分娩的知识。

3. 评估影响孕妇获得分娩知识的因素。

（二）可能的护理诊断

1. 知识缺乏：缺乏有关分娩的知识。

2. 焦虑 与担心分娩阵痛有关。

（三）护理目标

1. 孕妇能叙述分娩的相关知识。

2. 孕妇能正确示范应对分娩阵痛的方法。

（四）护理措施

1. 向孕妇讲解有关分娩的知识。

2. 向孕妇传授减轻分娩不适的方法。

3. 鼓励孕妇说出心中的焦虑，并给予针对性的心理指导。

（五）护理评价

1. 孕妇能叙述分娩的相关知识。

2. 孕妇正确示范应对分娩阵痛的方法来减轻不适。

本章小结

　　本章介绍了妊娠生理、妊娠期母体变化、妊娠诊断、妊娠期护理管理及分娩前准备。妊娠是胚胎及胎儿在母体内发育成长的过程，是一个非常复杂而又极其协调的生理过程。胎儿不断地发育成熟，胎儿附属物对胎儿的生长发育起着非常重要的作用。妊娠期母体为了满足胎儿生长发育的需要，母体全身各系统也发生了一系列适应性变化，其中生殖器官及乳房的变化最为明显。妊娠早期的诊断可结合孕妇的症状、体征及辅助检查来确定。妊娠中晚期的诊断并不困难，在妊娠晚期诊断时还应对胎产式、胎先露及胎方位等进行判断。一旦确定妊娠后，即应对孕妇进行管理，包括产前护理评估、孕期营养及用药指导、孕期健康教育等。分娩前还要做好分娩的准备。本章重点内容包括胎儿附属物的形成及功能，妊娠期母体各系统的生理变化，妊娠诊断，妊娠期护理管理。难点包括胎儿的发育及生理特点，胎儿附属物的形成及功能，胎产式、胎先露、胎方位，产科腹部检查及骨盆测量。

自测题

一、问答题

1. 胎盘由哪几部分构成？胎盘有哪些功能？
2. 如何诊断早期妊娠？
3. 如何指导孕妇进行胎动计数？

二、案例分析

　　某孕妇，29 岁，月经周期规律，现孕 30 周。妊娠后早孕反应不明显，感觉体重增加较慢，便秘 1 周，大便干燥。患者每天除进食外，不喜欢多喝水。由于担心便秘使毒素不能及时排出而影响胎儿健康来医院求医。问题：

1. 该孕妇出现了什么健康问题？请做出护理诊断。
2. 请为其进行健康指导。

三、护士执业资格考试模拟题

1. 28 岁孕妇，平素月经规律，末次月经为 2014 年 1 月 6 日，其预产期是
   A. 2014 年 8 月 13 日
   B. 2014 年 9 月 13 日
   C. 2014 年 10 月 13 日
   D. 2014 年 11 月 13 日
   E. 2014 年 12 月 13 日

2. 25 岁孕妇，孕 6 周，医生建议其口服叶酸，孕妇向门诊护士询问服用该药的目的时，正确的回答是
   A. 防止早孕反应
   B. 有助于增进食欲
   C. 促进胎儿生长发育
   D. 预防神经管畸形
   E. 促进黄体发育

（邓开玉）

第三章　分娩期妇女的护理

学习目标

通过本章内容的学习，学生应能：

识记：

1. 说出分娩、早产、足月产、过期产、临产的概念。
2. 描述分娩三个产程的临床表现。

理解：

1. 解释枕先露的分娩机制。
2. 分析影响分娩的因素及其相互关系。
3. 区别临产与假临产。

应用：

运用护理程序评估分娩期妇女，并为其制订护理计划。

妊娠满 28 周及以后胎儿及其附属物从临产开始到从母体全部娩出的过程，称为分娩（delivery）。妊娠满 28 周至不满 37 足周（196～258 日）期间分娩称为早产（premature delivery）；妊娠满 37 周至不满 42 足周（259～293 日）期间分娩，称为足月产（term delivery）；妊娠满 42 周（294 日）及以上分娩，称为过期产（postterm delivery）。

第一节　影响分娩的因素

影响分娩的因素为产力、产道、胎儿及产妇的精神心理状态。如果各因素均正常并能相互适应，胎儿能顺利经阴道自然娩出，为正常分娩。

【产力】

产力是将胎儿及其附属物从宫腔内娩出的力量。产力包括子宫收缩力、腹肌及膈肌收缩力和肛提肌收缩力，其中子宫收缩力是主要产力，其他为辅助力量。

（一）子宫收缩力

子宫收缩力简称宫缩，贯穿于整个分娩过程中，它是一种规律的、阵发性的收缩，临产后的宫缩能使宫颈管变短至消失、宫口扩张、胎先露部下降及胎儿胎盘娩出。正常宫缩具有节律性、对称性和极性、缩复作用等特点。

1. 节律性　宫缩的节律性是临产的重要标志。正常宫缩是宫体肌不随意、有规律的阵发性收缩并伴有疼痛，称为阵痛。每次宫缩由弱渐强（进行期），维持一定时间（极期），再由强渐弱

（退行期），直到消失进入间歇期（图3-1）。宫缩时宫腔内压力增高，子宫肌壁血管及胎盘受压，子宫血流量减少；宫缩间歇时，子宫肌肉松弛，子宫血流量又恢复到原来水平，胎儿血氧得到供应，有利于胎儿对分娩的适应。

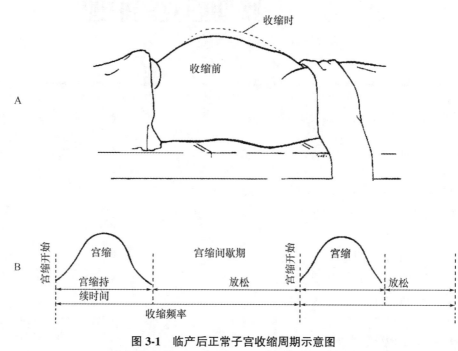

图3-1　临产后正常子宫收缩周期示意图
A. 子宫收缩前后腹部变化情况；B. 子宫收缩的周期性变化

　　在临产开始时，宫缩持续时间约30s，间歇时间5～6min，随着产程的进展，宫缩逐渐增强，宫缩持续时间逐渐延长，间歇时间逐渐缩短。宫口开全（宫口开大10cm）之后，宫缩持续时间约60s，间歇期缩短至1～2min。随着子宫节律性收缩，子宫颈管逐渐消失，宫颈口逐渐扩张。

　　2. 对称性和极性　正常宫缩起自两侧子宫角部，以微波形式先迅速向子宫底部中线集中，左右对称，再以每秒2cm的速度向子宫下段扩散，约15s后均匀协调地遍及整个子宫，称为宫缩的对称性。宫缩以子宫底部最强、最持久，向下逐渐减弱，子宫底部收缩力的强度大约是子宫下段的2倍，称为子宫收缩的极性（图3-2）。

　　3. 缩复作用　宫缩时子宫体部肌纤维缩短变宽，间歇时肌纤维松弛但不能完全恢复到原来的长度，随着子宫反复收缩，子宫肌纤维越来越短，这种现象称缩复作用（图3-3）。缩复作用使宫腔内容积逐渐缩小，宫颈管逐渐缩短展平，宫口扩张，迫使胎先露持续下降。

（二）腹肌及膈肌收缩力

　　腹肌及膈肌收缩力是第二产程时娩出胎儿的重要辅助力量，统称腹压。进入第二产程后，胎先露部已降至阴道。每次宫缩时，前羊水囊或胎先露部压迫盆底组织及直肠，反射性地引起产妇出现排便感，产妇主动屏气用力，腹肌及膈肌收缩使腹压增高，协助宫缩，促使胎儿娩出。腹压在宫口开全时特别是第二产程末期，在接产人员的指导下配合宫缩运用最有效，腹压运用不当或过早使用腹压，易使产妇疲劳和宫颈水肿，导致产程延长。在第三产程运用腹压可使已剥离的胎盘娩出，减少产后出血的机会。

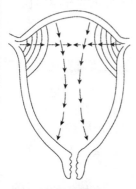

图3-2　临产后宫缩的对称性和极性

（三）肛提肌收缩力

　　在分娩过程中，肛提肌收缩力可协助胎先露在盆腔中进行内旋转。

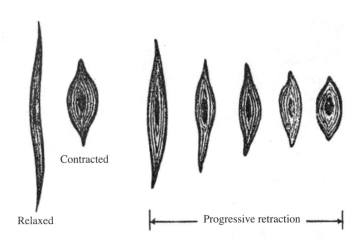

Contracted

Relaxed

Progressive retraction

图 3-3　分娩期子宫肌纤维的收缩与舒张

当胎头枕部到达耻骨弓下时，肛提肌收缩能协助胎头仰伸及娩出；胎儿娩出后，当胎盘降至阴道时，能协助胎盘娩出。

【产道】

产道是胎儿从母体娩出的通道，分骨产道和软产道两部分。

（一）骨产道

骨产道即真骨盆，是产道的重要组成部分，其大小、形状与分娩关系密切。在产科学上将骨盆划分为三个假想的平面和不同的径线，分娩时胎儿只有适应骨盆各平面的形态特点，才能经阴道顺利娩出。

1．骨盆平面及其主要径线

（1）骨盆入口平面（pelvic inlet plane）：为真假骨盆的交界面，呈横椭圆形，前方为耻骨联合上缘、两侧为髂耻线，后方为骶岬。有 4 条径线（图 3-4）：

1）入口前后径：又称真结合径，指从耻骨联合上缘中点到骶岬上缘正中间的距离，是判定骨盆入口平面是否狭窄的主要指标，正常值平均为 11cm。

2）入口横径：指两侧髂耻缘间的最大距离，正常值平均为 13cm。

3）入口斜径：指从一侧的骶髂关节到对侧的髂耻隆突间的距离。左右各一，从左侧骶髂关节到右侧髂耻隆突间的距离为左斜径；从右侧骶髂关节到左侧髂耻隆突间的距离为右斜径，正常值平均为 12.75cm。

（2）中骨盆平面（pelvic midplane）：为骨盆最小平面，是骨盆腔最狭窄部分，呈前后径长的纵椭圆形，在产科具有重要的意义。其前方为耻骨联合下缘，两侧为坐骨棘，后方为骶骨下端。有 2 条径线（图 3-5）：

1）中骨盆前后径：从耻骨联合下缘中点通过两侧坐骨棘连线中点到骶骨下端的距离，正常值平均为 11.5cm。

2）中骨盆横径：即坐骨棘间径，指两侧坐骨棘之间的距离，是判断中骨盆平面狭窄的主要指标，正常值平均为 10cm。

（3）骨盆出口平面（pelvic outlet plane）：为骨盆腔下口，由不在同一平面的两个三角形组成。坐骨结节间径为两个三角形的共同底边。前三角形的顶端是耻骨联合下缘，两侧为耻骨降支。后三角的顶端是骶尾关节，两侧为骶结节韧带。有 4 条径线（图 3-6）：

1）出口前后径：为耻骨联合下缘到骶尾关节间的距离，正常值平均为 11.5cm。

2）出口横径：即坐骨结节间径，为两侧坐骨结节内缘之间的距离，正常值平均为 9cm。

3）出口前矢状径：耻骨联合下缘中点到坐骨结节间径中点间的距离，正常值平均为 6cm。

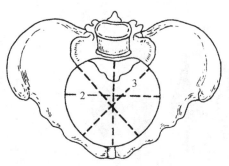

图 3-4　骨盆入口平面各径线

1. 前后径 11cm；2. 横径 13cm；3. 斜径 12.75cm

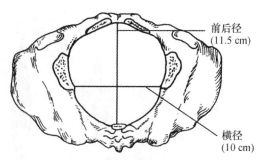

图 3-5　中骨盆平面各径线

4）出口后矢状径：骶尾关节到坐骨结节间径中点间的距离，正常值平均为 8.5cm。若出口横径稍短，而出口横径与出口后矢状径之和大于 15cm 时，正常大小的胎头可通过后三角区经阴道娩出。

2. 骨盆轴与骨盆倾斜度

（1）骨盆轴（pelvic axis）：为连接骨盆各平面中心点的假想曲线。此轴上段向下向后，中段向下，下段向下向前。分娩时，胎儿沿此轴下降并娩出，助产时也应按骨盆轴的方向协助胎儿娩出，故此轴又称产轴（图 3-7）。

（2）骨盆倾斜度（inclination of pelvic）：指妇女站立时，骨盆入口平面与地平面所形成的角度，一般为 60°。若倾斜度过大，会影响胎头衔接和娩出（图 3-8）。

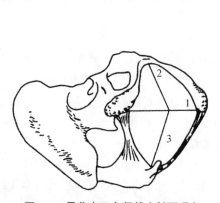

图 3-6　骨盆出口各径线（斜面观）

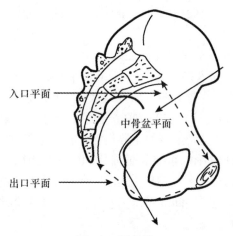

图 3-7　骨盆轴

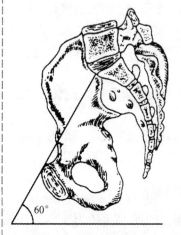

图 3-8　骨盆倾斜度

（二）软产道

软产道是由子宫下段、宫颈、阴道及骨盆底软组织组成的弯曲管道。

1. 子宫下段的形成　子宫下段由子宫峡部伸展形成。非妊娠时子宫峡部约 1cm。妊娠 12 周后子宫峡部逐渐伸展成宫腔的一部分，至妊娠末期逐渐被拉长形成子宫下段（图 3-9）。临产后的规律性宫缩使其进一步拉长至 7~10cm，肌壁变薄成为软产道的一部分。由于子宫体部肌纤维的缩复作用，子宫上段肌壁越来越厚，子宫下段肌壁被牵拉扩张变得越来越薄。由于子宫上、下段的肌壁厚薄不同，在两者交界处的宫腔内面形成一环状隆起，称生理缩复环（physiologic retraction ring）（图 3-10）。

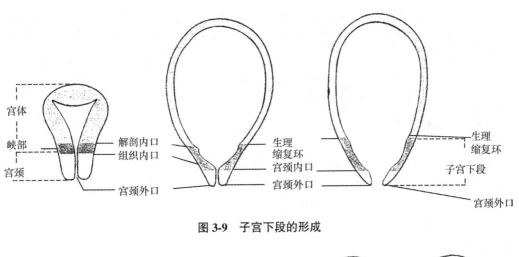

图 3-9　子宫下段的形成

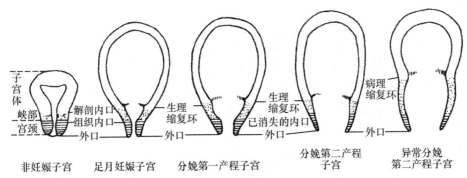

图 3-10　生理缩复环

2. 宫颈的变化

（1）宫颈管消失：临产前宫颈管长 2～3cm，初产妇比经产妇稍长。临产后规律宫缩牵拉宫颈内口的子宫肌纤维及周围韧带，加之胎先露支撑前羊膜囊呈楔状，致使宫颈内口水平的肌纤维向上牵拉，使宫颈管形成漏斗状，随后宫颈管逐渐短缩直至消失。初产妇多是先宫颈管缩短消失，继之宫口扩张；经产妇通常是宫颈管缩短消失与宫口扩张同时进行。

（2）宫口扩张：临产前，初产妇的宫颈外口仅容一指尖，经产妇能容一指。临产后子宫收缩及缩复向上牵拉使得宫口扩张。由于子宫下段的蜕膜发育不良，胎膜容易与该处蜕膜分离而向宫颈管突出形成前羊膜囊，加之胎先露部衔接使前羊水不能回流而滞留于前羊膜囊，协同扩张宫口。胎膜多在宫口近开全时自然破裂，破膜后，胎先露直接压迫宫颈，扩张宫口的作用更明显。当宫口开全（10cm）时，妊娠足月胎头方能通过。

3. 骨盆底、阴道及会阴的变化　临产后，前羊水囊及胎先露将阴道上部撑开，破膜后胎先露直接压迫骨盆底，使软产道下段形成一个向前弯曲的长筒，前壁短后壁长，阴道黏膜皱襞展平使阴道扩张加宽，肛提肌向下及两侧扩展，肌纤维拉长，会阴体厚度由 5cm 变成 2～4mm，以利胎儿通过。正常情况下阴道及会阴体伸展性良好，能承受一定压力。但分娩时如保护不当容易造成裂伤。

【胎儿】

胎儿能否顺利通过产道，还取决于胎儿大小、胎位及有无影响分娩的胎儿畸形。

（一）胎儿大小

胎头是胎儿的最大部分，也是胎儿通过产道最困难的部分。当胎儿过大导致胎头径线增大，或因胎儿过于成熟，胎头颅骨较硬，不易变形时，尽管骨盆大小正常，也可引起相对性头盆不称而造成难产，所以胎头各径线的长度与分娩关系密切。

1. 胎头颅骨　由两块顶骨、额骨、颞骨及一块枕骨构成。颅骨间膜状缝隙为颅缝，两额骨之间为额缝，颞骨与顶骨之间为颞缝，两顶骨之间为矢状缝，顶骨与额骨之间为冠状缝，枕骨与顶骨之间为人字缝。两颅缝交界处较大空隙为囟门，位于胎头前方菱形的称前囟（大囟门），位于胎头后方三角形的称后囟（小囟门），囟门是确定胎位的重要标志（图3-11）。颅缝与囟门均有软组织覆盖。在分娩过程中，胎头因颅缝与囟门的存在，有一定的可塑性，颅骨轻度重叠使头颅变形、缩小，有利于胎头娩出。

2. 胎头径线　胎头径线主要有①双顶径：两顶骨隆凸间的距离，足月胎儿平均值约为9.3cm，是胎头的最大横径，临床B超扫描常测量此径线来判断胎儿大小。②枕额径（前后径）：鼻根上方至枕骨隆凸间的距离，足月胎儿平均值约为11.3cm，胎头常以此径线衔接。③枕下前囟径（小斜径）：前囟中央至枕骨隆凸下方的距离，足月胎儿平均值约为9.5cm，胎头俯屈后常以此径线通过产道。④枕颏径（大斜径）：颏骨下方中央至后囟顶部间的距离，足月胎儿平均值约为13.3cm（图3-12）。

（二）胎位

产道为一纵形管道，若胎体纵轴与骨盆轴相一致为纵产式。头先露时，由于分娩过程中颅骨重叠，使胎头变形、周径变小，有利于胎头娩出。因胎儿以头的周径最大、肩次之、臀最小。若胎头可顺利通过产道，则肩和臀的娩出一般没困难。臀先露时，因小而软的胎臀先娩出，软产道扩张不充分，当胎头娩出时胎头颅骨无变形机会，致使胎头娩出困难。横产式时，胎体纵轴与骨盆轴垂直，足月活胎不能通过产道。

（三）胎儿发育异常

胎儿畸形（脑积水、联体儿等）使胎头或胎体过大，通过产道时常发生困难，导致异常分娩。

【精神心理因素】

虽然分娩是生理现象，但对于产妇尤其是初产妇确实是一种持久而强烈的应激源。对于分娩知识的一知半解以及从亲友处听到的有关分娩的负面诉说，诱导她们常常处于焦虑、紧张和恐惧心理状态。这些不良情绪可影响产妇机体内环境的平衡、适应力和健康。必须关注产妇的精神心理因素对分娩的影响。分娩时心理反应最常表现为焦虑、恐惧、抑郁等，产妇心理承受能力下降，

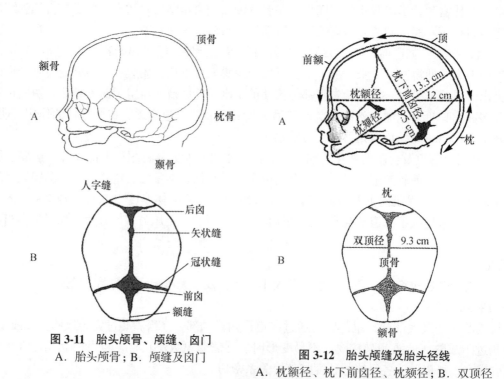

图3-11　胎头颅骨、颅缝、囟门
A. 胎头颅骨；B. 颅缝及囟门

图3-12　胎头颅缝及胎头径线
A. 枕额径、枕下前囟径、枕颏径；B. 双顶径

缺乏自信，降低或失去了对分娩的自控力；其对疼痛的恐惧和分娩时的紧张使机体产生一系列的变化，如呼吸急促、心率加快、肺内气体交换不足，导致子宫因缺氧而致收缩乏力，宫口扩张缓慢，胎头下降受阻，出现产程延长，产妇疲倦；同时也促使其神经内分泌发生变化，交感神经兴奋，释放儿茶酚胺，血压升高，导致胎儿缺血缺氧，出现胎儿窘迫。

在分娩过程中，产科工作者应该做好产妇产前、产时的心理保健，消除其对分娩的紧张和恐惧心理。首先可通过各种途径，使产妇熟悉分娩环境和医护人员，减少入院分娩的紧张情绪；其次，产科工作者应耐心安慰产妇，鼓励她进食，保持体力，解释分娩是生理过程，教会她使用一些简单的非药物性镇痛方法，如深呼吸、听音乐、洗温水澡、变换体位、按摩等，使产妇掌握分娩时必要的呼吸和躯体放松技巧；再次，开设温馨病房及家庭式产房，允许丈夫或亲人陪伴分娩，给产妇以安全和依赖感，在分娩过程中要不断地表扬和鼓励产妇，以增强其自信心，减轻产痛感和消除紧张情绪，保证分娩的顺利进行。

第二节　枕先露的分娩机制

【分娩机制】

分娩机制（mechanism of labor）是指胎儿先露部通过产道时，为适应骨盆各平面的不同形态而被动进行的一系列适应性转动，以其最小径线通过产道的全过程。包括衔接、下降、俯屈、内旋转、仰伸、复位及外旋转、胎体、胎肩娩出。不同胎方位有其不同的分娩机制，临床上枕先露占95.55%～97.55%，其中以枕左前位最多见，故以枕左前位的分娩机制为例加以说明（图3-13）。

1. 衔接　胎头双顶径进入骨盆入口平面，胎头颅骨的最低点接近或达到坐骨棘水平，称衔接（又称入盆）（图3-13A）。胎头呈半俯屈状进入骨盆入口，以枕额径（11.3cm）衔接，由于枕额径大于骨盆入口前后径（11cm），所以胎头矢状缝与骨盆入口右斜径（12.75cm）一致，胎头枕骨位于母体骨盆的左前方。初产妇在预产期前的1～2周内衔接，经产妇多在分娩开始后衔接。若初产妇临产后胎头仍浮动未衔接，应警惕头盆不称，即由于胎头过大而不能顺利通过产道。

2. 下降　胎头沿骨盆轴前进的动作称下降。下降贯穿于分娩全过程，与其他动作相伴随。宫缩是胎头下降的主要动力，因而胎头下降动作呈间歇性，即胎头在宫缩时下降，在宫缩间歇期又稍缩回，初产妇因为宫口扩张缓慢及软组织阻力较大，胎头下降速度比经产妇慢。胎头下降的程度是临床上判断产程进展的重要标志之一。

3. 俯屈　胎头下降至骨盆底时，原处于半俯屈状态的胎头枕部遇到肛提肌阻力，借杠杆作用进一步俯屈（图3-13B），胎儿的下颏紧贴胸部，胎头由原来衔接时的枕额径（11.3cm）变为最小径线的枕下前囟径（9.5cm）以适应产道，有利于胎头继续下降。

4. 内旋转　因中骨盆及骨盆出口平面的前后径均大于横径，所以，当胎头到达骨盆底时，肛提肌收缩将胎头枕部推向阻力小、部位宽的前方，向前方旋转45°，即胎头向前、向中线旋转45°，使矢状缝与中骨盆及骨盆出口平面的前后径相一致，小囟门转到耻骨弓下方，有利于胎头下降。胎头在骨盆腔内绕骨盆轴旋转的动作，称为内旋转（图3-13C）。一般胎头在第一产程末完成内旋转动作。

5. 仰伸　内旋转完成后，胎头在宫缩和腹压作用下继续下降，到达阴道外口时，肛提肌的收缩促使胎头向前，两者的共同作用使胎头沿骨盆轴下段向下向前的方向转向前，胎头枕骨下部达耻骨联合下缘时，以耻骨弓为支点，胎头逐渐仰伸，从会阴前缘依次娩出胎头的顶、额、鼻、口、颏（图3-13D、E）。当胎头仰伸的同时，胎儿双肩径沿左斜径进入骨盆入口。

6. 复位及外旋转　胎头娩出时，胎儿双肩径沿骨盆入口左斜径下降，因胎儿内旋转时，只

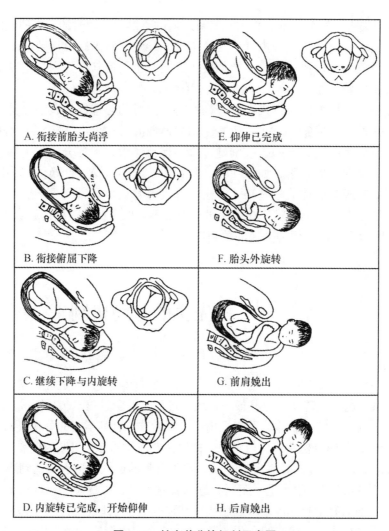

图 3-13　枕左前分娩机制示意图

有胎头旋转而胎肩未旋转，头与肩成一扭曲角度，为使胎头与位于左斜径上的胎肩恢复正常关系，胎头娩出后枕部向左旋转 45°，称复位。胎肩在骨盆内继续下降，前（右）肩向母体前方中线旋转 45°，使胎儿双肩径与骨盆出口前后径方向一致。为保持与胎肩的垂直关系，胎头枕部需在外继续向左旋转 45°，称外旋转（图 3-13F）。

　　7. 胎儿娩出　胎头外旋转完成后，胎儿前（右）肩在耻骨弓下方先娩出，随即后（左）肩从会阴前缘娩出（图 3-13G）。胎儿双肩娩出后，胎体及下肢随之娩出。至此，胎儿全部娩出（图 3-12H）。

第三节　正常分娩妇女的护理

　　产妇出现有规律且逐渐增强的宫缩，持续 30s 或以上，间歇 5～6min，伴随进行性的宫颈管消失，宫颈口扩张及胎先露下降，即可诊断为临产（in labor）。

　　分娩是一个连续的过程，分娩全过程是从出现规律宫缩至胎儿、胎盘娩出，称为总产程（total stage of labor），临床上根据不同阶段的特点又将其分为三个产程。

　　第一产程（first stage of labor）：又称宫颈扩张期，指从有规律宫缩开始到宫口开全，初产妇

11～12h，经产妇6～8h。

第二产程（second stage of labor）：又称胎儿娩出期，指从宫口开全到胎儿娩出，初产妇1～2h，经产妇在1h内或仅需几分钟。

第三产程（third stage of labor）：又称胎盘娩出期，指从胎儿娩出到胎盘娩出。需5～15min，一般不超过30min。

一、第一产程妇女的护理

【临床表现】

1. 规律宫缩 产程开始时，出现伴有疼痛的子宫收缩，习称"阵痛"。开始时宫缩持续时间较短（约30s）且弱，间歇期时间较长（5～6min）。随着产程进展，宫缩持续时间渐长（50～60s）且强度不断增加，间歇期渐短（2～3s）。当宫口近开全时，宫缩持续时间可达1min或以上，间歇期仅1～2min。

2. 宫口扩张 宫缩时，宫颈管在宫缩的牵拉、前羊膜囊及胎先露部的直接压迫作用下，宫颈管逐渐短缩直至消失，宫颈口逐渐扩张。宫口于潜伏期扩张速度较慢，进入活跃期后速度加快。当宫口开大10cm即宫口开全时，宫口边缘消失，子宫下段及阴道形成宽阔的筒腔，有利于胎儿通过，即进入第二产程。

3. 胎头下降 胎头下降程度是决定胎儿能否经阴道分娩的指标。随着宫缩和宫口扩张，胎儿先露部也逐渐下降，以胎儿颅骨的最低点与骨盆坐骨棘平面的关系为标志（图3-14）。

4. 胎膜破裂 简称破膜。当胎先露部衔接后，将羊水阻断为前、后两部分，在先露部前方的羊水量不多，约100ml，称前羊水，形成的前羊水囊称胎胞。当宫缩继续增强时，羊水腔内的压力增加到一定程度，胎膜自然破裂。胎膜多在第一产程末宫口近开全时自然破裂。

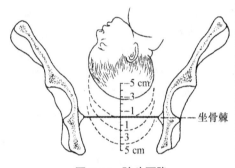

图3-14 胎头下降

【护理评估】

（一）健康史

1. 了解产妇的一般情况，包括姓名、年龄、职业、文化程度、婚姻状况等。

2. 了解本次妊娠的经过，包括末次月经、预产期、妊娠期有无异常或其他特殊情况。了解目前有无临产先兆（见红），是否临产。如已临产应了解规律宫缩开始的时间、阵缩频率、持续时间和强度；是否伴有腰酸、腰骶部胀痛；有无阴道流血；是否破膜及破膜时间、流出羊水的情况。了解产妇临产后饮食、大小便及休息情况。

3. 了解产妇的既往疾病、妊娠或分娩史、手术史、月经史、过敏史、家族史等。

（二）身体评估

1. 一般情况 评估临产后产妇的体温、脉搏、呼吸、血压、身高、体重。注意产妇的一般情况。

2. 产科检查

（1）腹部检查：测量宫高及腹围估计胎儿大小，行四步触诊判断胎产式、胎先露、胎方位及胎先露是否入盆。

（2）评估子宫收缩情况：用手触摸或用胎儿电子监护仪可观察子宫收缩的持续时间、间歇时间、收缩强度。

（3）评估宫颈扩张和胎头下降情况：宫颈扩张及胎头下降的程度和速度是判断产程进展的重要标志，也是指导产程处理的主要依据，一般通过阴道检查来了解宫颈扩张和胎先露下降情况。

阴道指检方法：检查者用浸有聚维酮碘溶液（碘伏）的纱布或棉球依次消毒产妇外阴后，一手戴无菌手套，示指涂聚维酮碘溶液并伸入阴道，在宫缩时检查宫口大小、胎膜是否破裂、胎先露高低。初产妇在潜伏期应每 2h 检查 1 次，活跃期每小时 1 次，可根据产妇的产次、宫缩强度、产程进展情况增减检查次数，适时在宫缩时检查。如阴道指检不清或疑有脐带先露或脐带脱垂者，可行阴道检查。检查者戴无菌手套，铺孔巾，一手示指及中指涂聚维酮碘溶液后轻轻伸入阴道进行检查，了解宫口扩张程度、宫颈管消失程度、宫颈有无水肿；胎膜是否破裂；有无脐带脱垂；胎先露及其下降程度；骨盆内壁情况等。产前阴道流血不能排除前置胎盘时，一般不做阴道检查；如需要做，应在开放静脉并做好配血及手术的前提下进行检查。世界卫生组织在《正常分娩指南》中已禁止使用肛门检查来了解产程进展。

（4）评估胎心情况：在宫缩间歇期，用胎心听诊器、多普勒胎心仪或胎儿电子监护仪监测胎心。正常胎心率是规律的，为 110 ~ 160 次 / 分，平均 135 次 / 分。

（5）评估破膜情况：若胎膜没有破裂，阴道指检时能在先露部下方触到有弹性的前羊水囊；若胎膜已经破裂，则能直接触到先露部，推动先露部，前羊水自阴道流出。也可用 pH 试纸测阴道流液，呈碱性反应说明已破膜，但应排除假阳性。已破膜者应观察羊水的性状、颜色和量，并注意有无脐带脱垂。

（三）心理社会评估

1. 心理状况　第一产程的产妇，特别是初产妇，因为产程较长，容易出现紧张不安、焦虑、恐惧等表现，护士或助产士应注意通过产妇的认知水平、语言、动作及不适程度评估其心理状态。

2. 社会支持状况　了解产妇的家庭成员、经济状况、居住条件，丈夫及双方父母对分娩的期望值，评估产妇的工作状况，有无来自家庭及社会的压力。

（四）辅助检查

1. 胎儿电子监护仪　分外电子监护和内电子监护两种，常用的是外电子监护。胎儿监护仪的优点是不受宫缩影响，可描记宫缩及胎心曲线，既能看到宫缩强度、频率及每次宫缩的持续时间，又可连续观察并记录胎心率的动态变化，监测时同时记录胎心率、子宫收缩、胎动，可反映三者间的关系。

2. 胎儿头皮血检查　目前认为胎儿头皮血 pH 测定是判断胎儿有无宫内缺氧的最准确的方法。胎儿头皮血 pH 在第一产程为 7.25 ~ 7.35 是正常的。

3. 其他检查　根据具体情况，可选择血常规、尿常规、血型、出凝血时间、肝肾功能、血气分析等检查，协助评估母儿情况。

【护理诊断 / 问题】

1. 疼痛　与阵发性且逐渐增强的子宫收缩有关。

2. 焦虑　与缺乏分娩的相关知识、担心自己和胎儿的安全有关。

3. 舒适改变　与子宫收缩、胎膜破裂、环境有关。

【护理目标】

1. 产妇能正确地对待宫缩痛，不适程度减轻。

2. 产妇焦虑症状减轻，能正确运用有关知识和方法减轻焦虑。

3. 产妇能配合助产士改变不适情况。

【护理措施】

（一）一般护理

1. 观察生命体征　每 4 ~ 6h 测 1 次体温、脉搏、呼吸。第一产程宫缩时血压常升高 5 ~ 10mmHg，间歇期恢复，应在宫缩间歇期每 4 ~ 6h 测量血压 1 次。如出现血压增高，收缩压＞140mmHg 或舒张压＞90mmHg 时需警惕产妇抽搐，应增加测量次数，并给予相应处理。

2. 活动与休息　若产妇宫缩不强、胎膜未破、无阴道流血者，可在病室内适当活动，以促进产程进展。若已破膜的产妇，胎头已衔接，应卧位休息，采取左侧卧位，避免发生仰卧位低血压综合征。若胎头未衔接，产妇应取臀高位，防止脐带脱垂。若初产妇宫口近开全，经产妇宫口开大 4cm，应进产房准备接产。

3. 指导饮食　分娩体力消耗较大，在宫缩间歇期，护士或助产士应鼓励和帮助产妇少量多次进食高热量易于消化的流质或半流质食物，并注意摄入足够水分，以保证足够精力和体力。对产程延长、进食少出汗多、呕吐者，应遵医嘱给予静脉输液，防止发生脱水、酸中毒。

4. 清洁与舒适　产程中由于子宫收缩导致出汗，加上阴道分泌物、羊水流出等会弄湿产妇的衣服和床单、床垫，护士应及时帮助产妇擦汗，更换污染床垫和床单，大小便后给予会阴冲洗或擦洗，保持会阴部的清洁和干燥促进清洁与舒适。

5. 排尿与排便　临产后，应鼓励产妇每 2～4h 排尿 1 次，以免膀胱充盈影响子宫收缩及胎头下降。因胎头压迫引起排尿困难者，必要时导尿。初产妇宫口扩张＜4cm，经产妇宫口扩张＜2cm 时，可给予温肥皂水灌肠。灌肠既能清除粪便，避免分娩时大便排出造成污染，又能通过反射作用刺激宫缩，加速产程进展。灌肠溶液为 0.2% 肥皂水 500～1 000ml，温度为 39～42℃。操作前应做好解释工作，肛管前端涂润滑剂，在宫缩间歇期插肛管，灌肠时要注意观察宫缩及胎心音，有宫缩时应减慢灌肠液输入的速度，并做好纪录。

灌肠禁忌证：①阴道流血；②胎膜早破；③有急产或剖宫产史；④胎头未入盆或胎位异常；⑤胎儿窘迫；⑥中度或以上妊娠期高血压疾病及血压偏高者；⑦宫缩强估计 1h 内分娩；⑧患有严重的心脏病。

（二）观察产程

1. 观察子宫收缩　观察宫缩的持续时间、间歇时间、强度、频率及其规律性。每 1～2h 观察一次，如有异常应立即报告医生。观察方法：将手掌平放于产妇腹壁上，宫缩时宫体部隆起变硬，间歇期宫体松弛变软，连续观察 3 次宫缩并做好记录。也可通过胎儿电子监护仪描记出宫缩曲线，观察其宫缩强度、频率和每次宫缩持续时间。

2. 监测胎心音　胎心反映胎儿在宫内的情况，临床上观察胎心的方法有三种。

（1）听诊胎心：宫缩时子宫胎盘血流减少，应注意胎心音改变。常用普通听诊器在宫缩间歇时听取胎心。潜伏期每 1～2h 听胎心音 1 次，活跃期每 15～30min 听 1 次，每次听诊 1min，注意胎心的频率、节律及心音强弱。若胎心率＜110 次 / 分或＞160 次 / 分，或节律不规则，提示胎儿宫内缺氧，应立即给产妇吸氧、左侧卧位，并报告医师及时处理。

（2）超声多普勒胎心听诊仪：能听到胎心音的变化。

（3）胎儿电子监护仪：能观察胎心率的变异及其与宫缩、胎动的关系，判断胎儿在宫内的状态。

3. 观察宫口扩张及胎先露下降程度

临床上多通过阴道指检来了解宫口扩张及胎先露下降程度，并将每次检查的结果绘制在产程图（图 3-15）上，描绘出宫口扩展曲线和胎先露下降曲线，从而可更全面地了解产程的进展情况，指导产程处理。产程图是以临产时间（h）为横坐标，以宫颈扩张程度（cm）和胎头下降程度（cm）为纵坐标，描记宫颈扩张曲线和胎头下降曲线。一般在临产后开始绘产程图，用红色"○"表示宫颈扩张曲线，用蓝色"×"表示胎先露部最低点所处的水平，并用红线连接"○"，蓝线连接"×"，所绘成的两条曲线分别为宫颈扩张曲线和胎头下降曲线。通过产程图可以对产程进展一目了然。

（1）宫口扩张曲线：按子宫颈口扩张程度将第一产程分为潜伏期和活跃期。潜伏期是指从规律宫缩开始至子宫颈口扩张 3cm，此期扩张速度较慢，平均每 2～3h 扩张 1cm，潜伏期约需 8h，最大时限为 16h，超过 16h 为潜伏期延长。活跃期是指子宫颈口扩张 3～10cm，此期宫颈口扩张程度显著加快，约需 4h，最大时限为 8h。超过 8h 为活跃期延长。目前国际上倾向于将宫口扩张 4cm 作为活跃期的起点。活跃期又分为 3 期：加速期是指宫口扩张 3～4cm，约需 1.5h；最大加

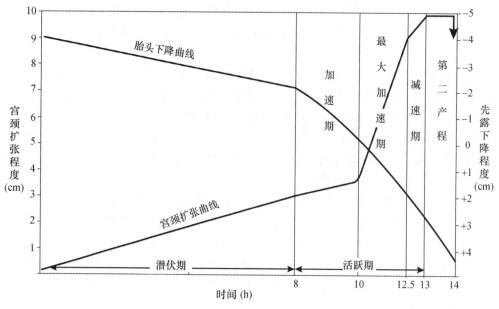

图 3-15 产程图

速期是指宫口扩张 4～9cm，约需 2h；减速期是指宫口扩张 9～10cm，约需 30min。

（2）胎先露下降曲线：以胎头颅骨最低点与坐骨棘平面的关系标明胎头下降程度。坐骨棘平面是判断胎头高低的标志。胎头颅骨最低点平坐骨棘平面时，以 "0" 表示；在坐骨棘平面上 1cm 者，以 "－1" 表示；在坐骨棘平面下 1cm 者，以 "＋1" 表示，其余依此类推（图 3-14）。潜伏期下降不显著，活跃期下降加速，平均下降 0.86cm/h，可作为估计分娩难易的有效指标。正常情况下，初产妇在临产后胎头多已衔接，宫口近开全时，先露部应达坐骨棘平面以下。经产妇多为破膜后胎头才迅速下降。

4. 观察破膜及羊水　胎膜多在宫口近开全时自然破裂，前羊水流出。一旦胎膜破裂，应立即听胎心音，注意观察羊水性状、颜色和流出量，同时记录破膜时间。若头先露，羊水混有胎粪呈绿色或棕黄色，提示胎儿宫内缺氧，应及时报告医生做相应处理。破膜后要注意外阴清洁，垫上消毒垫。若破膜后胎头未衔接，应嘱产妇立即卧床休息，同时抬高臀部，以防脐带脱垂；若破膜超过 12h 未分娩，应遵医嘱使用抗生素预防感染。

（三）心理护理

医务人员应安慰产妇，讲解分娩是生理过程，增强产妇自然分娩的信心。耐心解答产妇所提出的问题，建立良好的护患关系。

从规律宫缩开始到宫颈口开全，这一时期产妇子宫收缩引起疼痛，易产生焦虑情绪。护士应与产妇密切接触，通过亲切交谈来了解她们的思想状况和对妊娠、分娩生理常识的掌握情况，消除其对分娩的恐惧紧张情绪，保持良好的心理状态。让产妇感到医务人员对她的关心、照顾，获得安全感，增强对疼痛的耐受性。指导产妇做深呼吸，帮助产妇按摩下腹部及腰骶部，以减轻疼痛不适等症状，使产妇在产程中密切配合护士，顺利完成分娩。

（四）疼痛护理

产前，使产妇及家属掌握分娩的相关知识，了解整个分娩过程及疼痛产生原因，并教会减轻疼痛的方法，如呼吸训练和放松技巧，轻抚腹部和骶骨加压法等。在潜伏期，宫缩痛刚刚开始，产妇的精力还比较充沛，护士应该耐心倾听产妇关于疼痛的诉说，表达同情和理解，解释产生疼痛的生理基础以及疼痛时产程的变化情况；鼓励产妇走动，促使胎头下降，缩短产程；进入活跃期后，随着疼痛加重，产妇容易情绪波动、烦躁、恐惧，护士应该加强关心和支持，运用非语言交流技巧进行帮助，根据需要握着产妇的手或按摩背部，指导产妇做深呼吸，使她们的精神安定、放松，有条件时应让产妇选择分娩体位。

分娩镇痛能减轻产妇的剧烈疼痛，方法有药物镇痛、使用镇痛分娩仪、椎管内注药、氧化亚氮吸入、穴位注射、静脉麻醉、局部麻醉等。

【护理评价】

1. 产妇不适感减轻，能耐受疼痛，树立分娩的信心。

2. 产妇适应环境，焦虑程度减轻。

3. 产妇能积极参与和配合分娩过程，适当休息和活动、饮食与排泄。

二、第二产程妇女的护理

【临床表现】

1. 宫缩加强　宫口开全后，宫缩频而强，胎膜大多自然破裂。若胎膜仍未破裂，应行人工破膜以加速分娩。破膜后前羊水流出，先露下降，宫缩较前增强，可持续 1min 以上，间歇 1~2min。

2. 产妇屏气　先露部降至骨盆出口压迫盆底组织及直肠，产妇产生排便感，不自主地向下用力屏气，增加腹压，协同宫缩迫使胎儿进一步下降，同时肛门渐松弛，尤其宫缩时更加明显。

3. 胎头拨露　随着产程进展，会阴体渐膨隆并变薄，肛门括约肌松弛。宫缩时胎头露出于阴道口，宫缩间歇期胎头又缩回阴道内，称胎头拨露（head visible on vulval gapping）。

4. 胎头着冠　当胎头双顶径越过骨盆出口，宫缩间歇时胎头不再回缩，称胎头着冠（crowing of head）。

5. 胎儿娩出　胎头着冠后会阴极度扩张变薄，胎头枕骨从耻骨弓下露出后开始仰伸、复位和外旋转，胎肩、胎体和下肢相继娩出，后羊水随之涌出，子宫迅速缩小，宫底降至脐平。经产妇的第二产程短，有时仅需几分钟，即可完成胎儿娩出。

【护理评估】

（一）健康史

了解产妇第一产程经过及处理情况。评估胎儿宫内安危。

（二）身体状况

进入第二产程后，产妇的阴道分泌物增多，宫缩加强，每次宫缩持续时间在 1min 以上，间歇时间仅 1~2min，出现不自主的屏气并向下用力。检查可见产妇会阴膨隆，肛门松弛，肛查已触不到子宫颈的边缘。应注意评估产妇的子宫收缩强度、频率和两次宫缩间是否能全部放松，警惕强直性子宫收缩和病理缩复环的出现；注意胎心及胎头下降情况；评估会阴局部情况，并结合胎儿大小，判断是否需要行会阴切开术。

（三）心理社会状况

此期产妇在强烈宫缩的影响下，可能失去自制能力，表现为焦虑、急躁、恐惧、喊叫、拒绝触摸等。

（四）辅助检查

必要时用胎儿电子监护仪了解宫缩及胎心情况，及时发现异常情况并处理。

【护理诊断／问题】

1. 疼痛　与强烈子宫收缩或会阴侧切或撕裂等有关。

2. 知识缺乏：缺乏正确使用腹压的知识。

3. 有受伤危险　与胎头受压过久、胎儿缺氧及分娩中可能出现的会阴裂伤有关。

【护理目标】

1. 产妇及新生儿没有产伤。

2. 产妇能正确使用腹压，顺利完成分娩过程。

【护理措施】

（一）心理护理

产妇被送上产床，护理人员应陪伴产妇，不断给予精神上的安慰、解释及支持，给产妇以安全感。教会产妇正确屏气和用力方法，宫缩间歇时协助产妇擦汗、饮水，让产妇全身肌肉放松休息，等待下次宫缩时再用力。同时，让产妇明白自己是分娩的主人，医务人员仅能帮其"助产"，使产妇对助产者更加信赖，以取得密切配合，缓解、消除产妇的紧张和恐惧心理。

（二）观察产程进展

第二产程宫缩频而强，须密切监测胎心音，特别注意胎心与宫缩的关系。观察胎儿有无急性缺氧，应勤听胎心，一般每5～10min听胎心音1次，有条件时可使用胎儿监护仪监测胎心率及基线变化。如有异常应及时通知医生行阴道检查，尽快结束分娩。还应观察宫缩，如有宫缩乏力，应按医嘱给予缩宫素静脉点滴。

（三）指导产妇屏气用力

宫口开全后，指导产妇正确使用腹压。方法是令产妇在宫缩开始时双足蹬在产床上，双手紧握产床把手，先深吸气屏住，如解大便样向下屏气用力，配合宫缩，以增加腹压，加强娩出力量，宫缩间歇时则全身肌肉放松休息，宫缩时再屏气用力。要防止用力不当而消耗体力，影响产程进展。而当胎头枕部自耻骨弓下露出（着冠）时，嘱产妇在宫缩时张口哈气，在宫缩间歇时加腹压稍向下用力，使胎头缓慢娩出。

（四）做好接产准备

当初产妇宫口开全，经产妇宫口扩张至4cm且宫缩规律有力时，送产妇入产房，做好接产准备。宫缩紧、分娩进展较快者，应适当提前做好准备。

1. 用物准备　①打开产包，按需要添加物品，如注射器、麻醉用物、新生儿吸痰管、产钳、胎头吸引器等；②新生儿睡床，红外线辐射台，必要时加放毛毯、热水袋，如为早产，应准备暖箱。

2. 产妇准备　扶产妇于产床上，取仰卧位或半坐卧位（也可行坐位分娩或侧卧位分娩），头端垫高，两腿屈曲分开，分别置于产床的支腿架或足蹬上，暴露外阴部，臀下放一便盆或塑料布。先用无菌棉纱球蘸肥皂水擦洗外阴部，顺序依次是大阴唇、小阴唇、阴阜、大腿内上1/3、会阴及肛门周围（图3-16）。用消毒干纱布球盖住阴道外口，用温开水冲净肥皂水，防止冲洗液流入阴道，再用无菌干纱布擦干外阴部。最后以5%聚维酮碘（碘伏）液消毒外阴，顺序同上。取走臀下便盆或塑料布，铺无菌单于臀下。

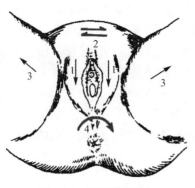

图3-16　外阴擦洗顺序

3. 接产人员准备：接产人员应按外科无菌术要求穿洗手衣裤，戴帽子、口罩，洗手、穿无菌手术衣、戴无菌手套，助手协助打开产包，按顺序铺无菌巾，准备接产。

（五）接产

1. 接产要领　在保护会阴的同时，协助胎头俯屈，让胎头以最小径线在宫缩间歇时缓慢通过阴道口。如会阴过紧或胎儿过大，估计会阴裂伤不可避免者，宜先行会阴切开术。

2. 方法和步骤　接产者站在产妇右侧，当胎头拨露，会阴变薄，阴唇后联合紧张时，开始保护会阴。保护会阴的方法是：接产者右肘支撑在产床上，右手拇指与其余四指分开，将一块无菌巾折叠放于手心，利用手掌大鱼际肌托住会阴部。宫缩时右手向上向内托压，使胎头以最小径线通过会阴，同时左手应轻轻下压胎头枕部，协助胎头俯屈和缓慢下降。宫缩间歇时，保护会阴的右手稍放松不再用力，以免压迫过久导致会阴水肿。当胎头枕骨在耻骨弓下露出时，左手协助胎头仰伸，此时若宫缩强，应嘱产妇张口哈气解除腹压，让产妇在宫缩间歇期稍向下屏气用力，使胎头缓慢娩出。胎头娩出后，右手仍应注意保护会阴，不要急于娩出胎肩，左手自胎儿鼻根向下颌挤压，挤出口鼻内的黏液和羊水，然后协助胎头复位及外旋转，枕左前位时，枕部向产妇的左侧转；枕右前位时，枕部向产妇的右侧转，使胎儿双肩径与骨盆出口前后径一致。接产者左手将胎儿颈部向下轻压，使前肩自耻骨弓下先娩出，再托胎颈向上，使胎儿后肩从会阴前缘缓慢娩出。双肩娩出后，保护会阴的右手方可松开，双手协助胎体及下肢相继以侧位娩出，胎儿娩出后，羊水随之涌出，记录胎儿娩出时间。胎头娩出后，若脐带绕颈一周且较松，可用手将脐带顺胎肩推下或从头部脱出。若脐带绕颈较紧或绕2周及以上，则用两把止血钳将脐带夹住，从中间剪断，注意不要伤及胎儿颈部，再松解脐带后协助胎肩娩出。胎儿娩出后1～2min在距脐带根部15～20cm处用两把血管钳钳夹，两钳相隔2～3cm，并在两钳之间剪断脐带。在产妇臀下置一弯盘接血，以测量出血量。至此，分娩进入第三产程即胎盘娩出期。

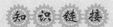

无保护接产

　　现在临床主张无保护接产，具体做法如下。在宫口开全时，助产士常规消毒会阴，阴道口处女膜环及胎先露部涂适量润滑剂（消毒的液状石蜡或橄榄油），指导产妇用力至胎头着冠1/3时，铺无菌台，将示指和中指放入阴道内扩张并按摩会阴体。指导产妇在宫缩期张口快节奏地哈气，宫缩间歇缓缓屏气用力至胎头着冠2/3时，再次涂润滑剂，在宫缩期继续快节奏地哈气，间歇期停止用力，放松休息。助产士一手五指分开，扣放于胎头上，控制胎头娩出速度，避免胎头娩出速度过快。指导产妇密切配合助产士，利用哈气运动所产生的腹肌力量将胎儿缓慢从阴道里滑出。

【护理评价】

1. 产妇没有会阴撕裂，新生儿没有产伤。
2. 产妇能正确使用腹压，顺利完成分娩过程。

三、第三产程妇女的护理

【临床表现】

1. 子宫缩小　胎儿娩出后，产妇感到轻松，宫底下降到脐水平，宫缩暂停，数分钟后又开始收缩，子宫呈球形，宫底上升至脐平或脐稍上方。

2. 胎盘剥离与娩出　由于子宫腔容积突然明显缩小，胎盘不能相应缩小而与子宫壁发生错位、剥离，剥离面出血形成胎盘后血肿。由于子宫继续收缩，剥离面积继续扩大，直至胎盘完全剥离而娩出。胎盘排出以后，子宫底下降至脐下1～2横指处，宫壁坚硬，呈球形。

（1）胎盘剥离征象：可以根据以下几种表现来判断胎盘是否剥离①子宫收缩使子宫体变硬呈球形，宫底升高达脐上；②少量血液从阴道内流出；③露于阴道外的脐带自行延长；④用手掌尺侧在产妇耻骨联合上方按压子宫下段时，宫体上升而外露脐带不再回缩。

（2）胎盘剥离及娩出方式：有两种方式①胎儿面娩出式（Schultze mechanism）：胎盘的胎儿面先排出。胎盘从中央开始剥离，然后向周围剥离，其特点是胎盘先排出，随后见少量阴道流血，此种娩出方式多见；②母体面娩出式（Duncan mechanism）：胎盘母体面先排出。胎盘从边缘开始剥离，血液沿剥离面流出，其特点是先有较多量阴道流血，胎盘后排出，此种娩出方式少见。

3. 阴道少量流血　由于胎盘与宫壁分离所致，正常分娩的出血量一般不超过 300ml。

【护理评估】

（一）健康史

了解第一、第二产程的临床经过，了解产妇和胎儿的情况。

（二）身体状况

1. 产妇评估　评估宫缩强弱及宫底高度、阴道流血情况、胎盘是否剥离。胎盘娩出后评估胎盘胎膜是否完整娩出。检查软产道损伤情况。产后 2h 内重点评估产妇的血压及脉搏、子宫收缩情况，注意宫高、膀胱充盈、阴道流血情况、有无产道血肿及有无软产道损伤。

2. 新生儿评估　检查评估新生儿健康情况，进行阿普加评分（Apgar），观察有无新生儿窒息及其程度，有无产伤和畸形。

（三）心理社会状况

评估产妇的情绪反应，对新生儿性别、健康、外形等是否满意，评估亲子间互动及家庭社会支持系统。

【护理诊断/问题】

1. 疲乏　与产程较长，进食、睡眠不足及体力消耗过大有关。

2. 有母子依恋关系改变的危险　与疲惫、会阴切口疼痛有关。

3. 潜在并发症：产后出血、软产道损伤、新生儿窒息等。

【护理目标】

1. 产妇精神好，不感疲惫。

2. 产妇接受新生儿，并开始母子互动。

3. 不发生产后出血、软产道损伤、新生儿窒息等并发症。

【护理措施】

1. 新生儿护理

（1）清理呼吸道：新生儿娩出后首先清理呼吸道，及时用新生儿吸痰管或导管清除新生儿口鼻腔的黏液和羊水，以免发生吸入性肺炎，同时注意保暖。当呼吸道黏液和羊水确已吸净而仍无啼哭时，可用手轻拍新生儿足底使其啼哭。新生儿哭声响亮，表示呼吸道畅通，正常呼吸建立。

（2）阿普加（Apgar）评分：此评分法用于判断有无新生儿窒息及窒息的严重程度。是以新生儿出生后 1min 内的心率、呼吸、肌张力、喉反射、皮肤颜色 5 项体征为依据（表 3-1），每项为 0～2 分，满分 10 分。8～10 分属正常新生儿；4～7 分为轻度窒息（青紫窒息），需清理呼吸道、人工呼吸、吸氧等处理；0～3 分为重度窒息（苍白窒息），须紧急抢救，行喉镜直视下气管内插管吸痰并给氧。凡 7 分以下者，应在出生后 5min、10min 时再次评分，直至连续两次评分≥8 分。1min 评分反映宫内情况；5min 及以后评分则反映复苏效果，与预后关系密切。

表 3-1　新生儿阿普加评分

体征	0 分	1 分	2 分
每分钟心率	0	＜100 次	≥100 次
呼吸	0	浅慢且不规则	佳
肌张力	松弛	四肢稍屈曲	四肢屈曲活动好
喉反射	无反射	有些动作	咳嗽、恶心
皮肤颜色	苍白或青紫	四肢青紫而躯干红	红润

（3）脐带处理：清理新生儿呼吸道之后，开始处理脐带。剪断脐带后用75%乙醇消毒脐根部及其周围，在距脐轮0.5cm处用粗线扎第1道，结扎线外0.5～1cm处结扎第2道，在第2道线外0.5cm处剪断脐带，挤净脐带断面残余血液，用5%聚维酮碘或20%高锰酸钾溶液消毒脐带断面，避免接触新生儿皮肤，以免发生灼伤。无菌纱布覆盖，再用脐带布包扎。目前还采用气门芯、脐带夹、血管钳等方法取代双重结扎脐带法。

（4）一般护理：新生儿断脐后，应立即用无菌巾擦干皮肤注意保暖，必要时置入新生儿保暖处理台，以防体热迅速散失。将新生儿抱给产妇，让产妇看清新生儿性别，打新生儿足印及产妇拇指印于新生儿出生记录单上，系上标明新生儿性别、体重、出生时间、母亲姓名、床号、住院号的手腕带。测量新生儿的身长和体重，检查身体外观，观察有无兔唇、腭裂、尿道下裂、无肛门、手脚多指（趾）症或脑脊膜膨出及有无产伤等。用抗生素眼药水滴眼。如新生儿无异常，出生后半小时内抱给产妇，进行首次吸吮乳头。

2. 产妇护理

（1）协助胎盘娩出：当确认胎盘已完全剥离时，左手握住宫底并按压，同时右手轻轻牵拉脐带，协助胎盘娩出。当胎盘娩出至阴道口时，接产者双手捧住胎盘，向一个方向旋转并缓慢向外牵拉，协助胎盘胎膜完整剥离排出。若在胎膜排出过程中发现胎膜断裂，可用止血钳夹住断裂上端的胎膜，再继续向原方向旋转，直至胎膜完全排出。

（2）检查胎盘胎膜：将胎盘铺平，先检查母体面有无胎盘小叶缺损，然后将胎盘提起，检查胎膜是否完整，再检查胎儿面边缘有无血管断裂，以便及时发现副胎盘。若有副胎盘、部分胎盘或大部分胎膜残留时，应在无菌操作下徒手入宫腔取出残留组织。若手取胎盘有困难，用大号刮匙清宫。若确认仅有少许胎膜残留，可给予子宫收缩剂，待其自然排出。

（3）检查软产道：胎盘娩出后，应仔细检查子宫下段、子宫颈、阴道及外阴有无裂伤，若有裂伤应立即缝合。

（4）预防产后出血：若既往有产后出血史或易发生宫缩乏力的产妇，在胎儿前肩娩出时或胎儿娩出后静脉注射缩宫素10～20U；若胎盘娩出后出血多，可将缩宫素10U立即肌内注射或宫体注射。

（5）产后观察：产后2h内是产后出血的高发时期，故又称之为第四产程。应将产妇留在产房观察2h，注意监测产妇的生命体征、宫底高度、膀胱充盈、阴道流血量、会阴、阴道有无血肿等。若阴道流血量不多，但子宫收缩乏力，宫底上升，按之有血块涌出，提示宫腔内有积血；若产妇自觉有肛门坠胀感，多提示有阴道后壁血肿，应行肛门确诊，并报告医生及时处理。

（6）促进舒适：第三产程结束后，及时更换产妇臀下污染的大单，为产妇温水擦身，垫好消毒会阴垫，更换被褥和床单，使产妇感到清洁舒适。及时补充水分，进食易消化营养丰富的食物，促进体力恢复。

（7）促进亲子互动：产后初期，产妇虽然身体上感到疲惫，然而情绪上却兴奋，若新生儿情况稳定，护士应协助产妇与新生儿尽早开始交流互动，如皮肤与皮肤的接触，目光交流，产妇触摸和拥抱新生儿，协助新生儿在产后30min内进行早吸吮。

（8）填写产科护理文书：填写好分娩记录单、新生儿出生记录单、接产器械敷料清点单等产科护理文书。

3. 健康指导　嘱产妇勤换衣服、会阴垫，保持外阴清洁。督促产妇尽早排尿，以免膀胱充盈影响子宫收缩。给产妇提供易消化、营养丰富的饮料及食物，注意休息，以帮助恢复体力。促进亲子互动，早吸吮以促进乳汁分泌，同时进行母乳喂养指导。

【护理评价】

1. 产妇精神好，不感疲惫。

2. 产妇接受新生儿，并开始母子互动。

3．不发生产后出血、软产道损伤、新生儿窒息等并发症。

本章小结

　　本章主要介绍了影响分娩的因素、枕先露的分娩机制及正常分娩妇女的护理。分娩是指妊娠满 28 周及以后胎儿及其附属物从临产开始到从母体全部娩出的过程，其影响因素有产力、产道、胎儿及产妇的精神心理状态。如果各因素均正常并能相互适应，胎儿能顺利经阴道自然娩出。胎儿先露部通过产道时，为了适应骨盆各平面的不同形态而被动进行的一系列适应性转动，以其最小径线通过产道，包括衔接、下降、俯屈、内旋转、仰伸、复位及外旋转、胎体、胎肩娩出等动作。分娩是一个连续的过程，从出现规律宫缩开始，至胎儿、胎盘娩出为止，临床上根据不同阶段的特点又将其分为三个产程。第一产程又称宫颈扩张期，指从有规律宫缩开始到宫口开全；第二产程又称胎儿娩出期，指从宫口开全到胎儿娩出；第三产程又称胎盘娩出期，指从胎儿娩出到胎盘娩出。三个产程的临床表现不同，其护理措施也不同。本章重点内容包括影响分娩的因素，临产的诊断，产程分期，分娩三个产程的临床经过及护理措施。难点包括枕先露的分娩机制，分娩三个产程的临床经过及护理措施。

自测题

一、问答题

1．影响分娩的因素有哪些？这些因素是如何影响分娩的？

2．临产与假临产有什么区别？

3．分娩的三个产程各有什么临床表现？

4．分期第一产程应如何观察产程？

二、病例分析

　　李某，女，G_1P_0，孕 39^{+4} 周，因规律宫缩和见红，由丈夫陪伴来产科就诊。一般体格检查无特殊。产科检查：待产妇此时有规律宫缩（30s/5min），宫颈管消失，宫颈口扩张 2cm，先露部为头，位置 S^{-1}，胎心率 142 次 / 分。

　　当护士告知待产妇需要入院时，待产妇问护士：我丈夫能不能陪伴我？胎儿检查结果怎样？宫缩痛还会加剧吗？什么时候能生出孩子？

　　问题：

1．该妇女是否临产？如已临产，为第几产程？

2．列举两项主要的护理诊断。

3．针对所列护理诊断提出护理措施。

三、护士执业资格考试模拟题

1. 某产妇已进入第二产程，宫缩有力，但因宫缩疼痛而烦躁不安，大喊大叫，并强烈要求剖宫产。此时，产妇的心理特征是
   A．正常
   B．紧张
   C．焦虑
   D．压抑
   E．神经质

2. 上述产妇首选的护理措施是
   A．严密观察产程
   B．按时听胎心
   C．做好心理护理
   D．按时阴道检查
   E．鼓励进食

3. 为临产后产妇进行胎心音听诊，应选择的时间为
   A．宫缩进行期
   B．宫缩极期
   C．宫缩退行期
   D．宫缩间歇期
   E．随时都可以

4. 产妇产后应在产房内观察的时间为
   A．30min
   B．1h
   C．1.5h
   D．2h
   E．2.5h

5. 产后2h为预防产后出血，观察的内容一般不包括
   A．生命体征
   B．子宫收缩情况及宫底高度
   C．膀胱充盈情况
   D．阴道流血情况
   E．乳汁分泌情况

（邓开玉）

第四章　产褥期妇女的护理

学习目标

通过本章内容的学习，学生应能：

识记：

1. 说出产褥期的定义。

2. 描述产褥期的护理评估和护理措施。

理解：

总结产褥期产妇的生理、心理调适和临床表现及常见问题。

应用：

能够对产褥期妇女进行营养、休息、哺乳及计划生育的指导，并为其制订护理计划。

第一节　产褥期母体变化

从胎盘娩出至产妇全身各器官除乳腺外恢复或接近正常未孕状态所需的时间称为产褥期（puerperium），通常为 6 周。产褥期母体变化，以生殖器官和乳房的变化最显著。同时，伴随新生儿的出生，产妇及其家庭经历着心理和社会的适应过程，了解这些适应过程对做好产褥期的保健，保证母婴健康极其重要。

【产褥期母体的生理调适】

产妇产后机体各生理功能逐渐恢复到非妊娠时的状态，称为生理调适。产褥期母体的生理变化如下：

（一）生殖系统

1. 子宫　产褥期子宫变化最大。胎盘娩出后子宫逐渐恢复至未孕状态的过程，称为子宫复旧（involution of uterus）。子宫复旧主要表现为子宫体肌纤维的缩复和子宫内膜的再生同时还有子宫血管变化、子宫下段和宫颈的复原等。

（1）子宫肌纤维缩复：子宫复旧不是肌细胞数目的减少，而是肌细胞胞浆蛋白质被分解排出，胞浆减少致肌细胞缩小。随着子宫体肌纤维的不断缩复，子宫体积逐渐缩小，产后 1 周子宫缩小至妊娠 12 周大小，在耻骨联合上方可触及。于产后 10 日，子宫降至骨盆腔内，腹部检查触不到子宫底。产后 6 周，子宫恢复到正常非妊娠期大小。随着体积缩小，子宫重量也逐渐减少，分娩后子宫重约 1000g，产后 1 周时约为 500g，产后 2 周时约为 300g，产后 6 周时恢复至 50～70g。

（2）子宫内膜再生：胎盘、胎膜从蜕膜海绵层分离排出后，遗留的蜕膜分为 2 层，表层发生变性、坏死、脱落，形成恶露自阴道排出。接近肌层的子宫内膜基底层逐渐再生新的功能层，内膜缓慢再生，约产后 3 周，除胎盘附着部位外，宫腔表面均由新生内膜修复，胎盘附着部位全部修复需至产后6周。

（3）子宫下段及宫颈的变化：产后随着子宫肌纤维的缩复，子宫下段逐渐恢复至非孕时子宫峡部。胎盘娩出后的子宫颈松软，壁薄，形成皱襞，子宫颈外口呈环状如袖口。产后2~3日，宫口仍可容纳2指；产后1周后，宫颈内口关闭，宫颈管复原；产后4周宫颈恢复至非孕时形态。分娩时宫颈外口常发生轻度裂伤，使初产妇的子宫颈外口由产前的圆形（未产型）变为产后的"一"字形横裂（已产型）。

（4）子宫血管变化：胎盘娩出后，随着子宫收缩，胎盘附着面缩小为原来面积的一半，开放的螺旋小动脉和静脉窦压缩变窄，数小时后血管内形成血栓，出血量逐渐减少至停止。若在新生内膜修复期间，胎盘附着面因复旧不良出现血栓脱落，可导致晚期产后出血。

2. **阴道** 分娩后阴道腔扩大，阴道黏膜及周围组织水肿，阴道黏膜皱襞因分娩时过度伸展而减少甚至消失，导致阴道壁松弛及肌张力低。产褥期阴道腔逐渐缩小，阴道壁肌张力逐渐恢复，黏膜皱襞约于产后3周重新出现，但产后6周产褥期结束时，阴道不能完全恢复至未孕时的紧张度。

3. **外阴** 分娩后的外阴轻度水肿，产后2~3日内逐渐消退。会阴部血液循环丰富，若有轻度撕裂或会阴切口缝合，均在产后3~4日愈合。处女膜在分娩时撕裂，形成残缺的处女膜痕。

4. **盆底组织** 分娩过程中，由于胎儿先露部长时间压迫，使盆底肌及其筋膜过度伸展弹性减弱，并伴有盆底肌纤维部分断裂。若产褥期坚持做产后康复锻炼，盆底肌有可能恢复至接近未孕状态。若盆底肌及其筋膜发生严重断裂造成盆底松弛，加上产褥期过早参加重体力劳动，可导致阴道壁膨出，甚至子宫脱垂。

（二）乳房

产褥期乳房的变化主要是泌乳。妊娠期，孕妇体内雌激素、孕激素、胎盘生乳素升高，促进乳腺发育及初乳形成。当胎盘剥离排出后，产妇体内雌激素、孕激素及胎盘生乳素水平急剧下降，抑制了催乳素抑制因子的释放，在催乳激素作用下，乳汁开始分泌。乳汁分泌主要依赖哺乳时的吸吮刺激，吸吮是保持乳腺不断泌乳的关键环节，不断排空乳房也是维持乳汁分泌的重要条件。此外，乳汁的分泌量还与产妇的营养、睡眠、情绪和健康状况密切相关。保证产妇休息好、有足够的睡眠时间、进食营养丰富的食物以及避免精神刺激至关重要。

（三）血液循环系统

妊娠期血容量增加，于产后2~3周恢复至未孕状态。产后由于子宫胎盘血液循环的终止和子宫缩复，大量血液从子宫涌入产妇体循环，加之妊娠期潴留的组织间液回吸收，产妇循环血量增加15%~25%。因此，产后72h内，特别是产后24h心脏的负担加重，应预防心力衰竭的发生。

产褥早期产妇血液仍处于高凝状态，有利于胎盘剥离和创面迅速形成血栓，减少产后出血。但是高凝状态也可促进产后盆腔和下肢的静脉血栓形成。纤维蛋白原、凝血活酶、凝血酶原于产后2~4周内降至正常。产后红细胞计数和血红蛋白值于产后1周逐渐回升。白细胞总数于产褥早期较高，可达（15~30）×10^9/L，一般1~2周恢复正常。淋巴细胞稍减少，中性粒细胞增多，血小板数增多。红细胞沉降率于产后3~4周降至正常。

（四）消化系统

妊娠期胃肠蠕动及肌张力均减弱，胃酸分泌量减少，产后需1~2周恢复。产后1~2天内产妇多感口渴，喜进流质、半流质饮食。产褥期产妇活动减少，肠蠕动减弱，腹直肌及盆底肌松弛，容易发生便秘。

（五）泌尿系统

妊娠期体内潴留的水分在产后主要经肾排出，故产后1周内尿量增多。妊娠期肾盂及输尿管生理性扩张，一般在产后2~8周恢复。分娩过程中膀胱受压可造成黏膜水肿充血及肌张力降低加之会阴伤口疼痛、不习惯卧床排尿、器械助产、区域阻滞麻醉等原因容易发生尿潴留，尤其在产后24h内。

（六）内分泌系统

产后雌激素及孕激素水平急剧下降，至产后 1 周已降至未孕水平。胎盘生乳素于产后 6h 已不能测出，催乳素水平因哺乳而异，哺乳产妇的催乳素于产后下降，但仍高于非孕时水平，不哺乳者于产后 2 周降至非孕时水平。

产妇月经复潮及恢复排卵的时间受哺乳影响，不哺乳产妇通常在产后 6~10 周月经复潮，10 周左右恢复排卵。哺乳产妇月经复潮延迟，有的产妇在哺乳期月经一直不来潮，多在产后 4~6 个月恢复排卵。产后较晚恢复月经者，首次月经来潮前多有排卵，故哺乳产妇月经虽未复潮却有受孕的可能。

（七）腹壁

妊娠期出现的下腹正中线色素沉着，在产褥期逐渐消退。腹壁紫红色的妊娠纹变为白色陈旧性妊娠纹，不能消退。腹壁皮肤在妊娠期受子宫膨胀的影响，弹力纤维断裂，腹直肌呈不同程度分离，使产后腹壁松弛，腹壁紧张度需在产后 6~8 周才能恢复。

【产褥期母体的心理调适】

在产后，产妇需要从妊娠期及分娩期的不适、疼痛、焦虑中恢复，需要接纳家庭新成员，这一过程称为心理调适。美国的心理学家鲁宾（Rubin）将产妇产后心理调适分为三期：依赖期、依赖 - 独立期、独立期。

1. 依赖期　产后第 1~3 日。在这一时期产妇很多需要是通过别人来满足，如对孩子的关心、喂奶、沐浴等。产妇多表现为用言语来表达对孩子的关心，较多地谈论自己的妊娠和分娩感受。如果实际的分娩与计划相距甚远，在产后就有一种失落感。较好的妊娠和分娩经历、满意的产后休息、丰富的营养和较早与孩子的身体接触，将帮助产妇较快地进入下一个心理调适期。在依赖期，丈夫及家人的关心帮助，医护人员的关心指导都是极为重要的。

2. 依赖 - 独立期　产后 3~14 日。这一期产妇表现出较为独立的个性和行为，一改依赖期中接受照顾和关心的状态，主动学习和练习护理自己的孩子，亲自喂奶而不需要帮助。但这一时期也容易产生压抑，可能因为分娩后产妇感情脆弱，要承担太多的责任以及痛苦的妊娠和分娩过程，产妇的糖皮质激素和甲状腺素处于低水平等因素造成。压抑的情感往往不通过语言而通过行为表达，产妇哭泣，对周围漠不关心，焦虑、紧张、烦躁等。

3. 独立期　产后 2 周 ~1 个月是产妇独立承担母亲新角色的时期。在这一时期，产妇照顾自我和婴儿的独立性增加，掌握了母乳喂养的方法和婴儿护理技巧，并以婴儿为纽带与社会支持系统进行有效沟通，重新调整家庭关系。

【产褥期的临床表现】

1. 生命体征

（1）体温：绝大多数产妇体温在正常范围内。分娩中过度疲劳、产程延长者，体温在产后 24h 内可稍升高，一般不超过 38℃。产后 3~4 日因乳房血管、淋巴管极度充盈，乳房胀大，可有 37.8~39℃发热，称为泌乳热（breast fever），一般持续 4~16h 后降至正常，不属于病态。

（2）脉搏：产后初期较缓慢，为 60~70 次 / 分，与子宫胎盘循环停止及卧床休息有关，于产后 1 周恢复正常。

（3）呼吸：由于产后腹压降低，膈肌下降，产妇以腹式呼吸为主，产妇的呼吸深慢，为 14~16 次 / 分。

（4）血压：产褥期平稳，变化不大。如为妊娠期高血压疾病产妇，产后血压明显下降。

2. 产后宫缩痛　产褥早期因子宫收缩引起下腹部阵发性剧烈疼痛称为产后宫缩痛。一般在产后 1~2 日出现，持续 2~3 日后自然消失。多见于经产妇，哺乳时由于反射性缩宫素分泌增多可使疼痛加重，不需特殊用药。

3. 恶露　产后随子宫蜕膜的脱落，含有血液、坏死蜕膜等组织经阴道排出，称为恶露（lochia）。正常恶露仅有血腥味但无臭味，一般持续 4~6 周，总量 250~500ml。根据恶露的颜色、内容物及时间不同，恶露分为三种：

（1）血性恶露：因含大量血液而得名。色鲜红，量多，有时有小血块，有少量胎膜及坏死蜕膜组织。血性恶露持续3~4日，逐渐转为浆液恶露。

（2）浆液恶露：因含多量浆液而得名，色淡红，含少量血液。镜下可见较多的坏死蜕膜组织、宫颈黏液、阴道排液，并含有细菌。浆液恶露可持续10日左右。

（3）白色恶露：因含大量白细胞，色泽较白而得名。镜下可见大量白细胞、坏死蜕膜组织、表皮细胞及细菌等。白色恶露约持续3周。

4. 胃纳 由于产后胃液分泌减少，胃肠肌张力及蠕动减弱，加之产时疲劳，产妇多食欲不佳，喜进流质、半流质等清淡饮食，一般10日左右恢复。

5. 排泄

（1）褥汗：产褥早期，皮肤排泄功能旺盛，排出大量汗液，以夜间睡眠和初醒时更明显，于产后1周内自行好转，不属于病态。

（2）泌尿增多和排尿困难：产后2~3日内，由于机体排出妊娠时潴留的水分，产妇往往多尿，但由于分娩过程中膀胱受压导致其黏膜充血水肿，肌张力降低，加上会阴切口疼痛，产妇容易发生排尿困难、尿潴留及尿路感染。

（3）便秘：产褥期产妇卧床多、活动少、肠蠕动减弱，饮食中缺乏纤维素、产褥早期腹肌、盆底肌张力降低，容易发生便秘。

6. 乳房 初产妇在哺乳的最初几天容易发生乳房胀痛及乳头皲裂。在哺乳期的最初几日，因淋巴和静脉充盈，乳腺管不通畅，乳房内乳汁淤积导致肿胀、变硬及疼痛，并可伴有轻度发热，称为乳房胀痛。此外产前乳头准备不足、产后哺乳姿势不正确或在乳房胀痛时哺乳，新生儿吸吮时会增加对乳头的压力，导致乳头疼痛和皲裂。表现为乳头红、局部糜烂或裂开，有时有出血，哺乳时疼痛。

7. 体重减轻 由于胎儿及胎盘的娩出，羊水排出及产时失血，产后体重即减轻约6kg。产后第1周，由于子宫复旧、恶露及汗液、尿液的大量排出，体重又下降4kg左右。

8. 下肢静脉血栓形成 少见。由于产后血液处于高凝状态，加之产后疲惫虚弱、伤口疼痛致卧床时间较多，使得下肢静脉血流缓慢，血液淤积于静脉内，容易形成静脉血栓。表现为患侧下肢体表温度下降、感觉麻木，肢体有胀痛感。

9. 疲乏 由于产程中不适及用力、频繁的检查、哺乳及参与新生儿护理活动等导致产妇睡眠不足，使其在产后的最初几天感到疲乏，表现为精神不振、自理能力降低及不愿亲近新生儿。

10. 产后压抑 产后压抑（postpartum blues）指产妇在产后2~3天内发生的轻度或中度的情绪反应。表现为易哭、易激惹、忧虑、不安，有时喜怒无常。一般在2周内自然消失。产后压抑的发生可能与产妇体内的雌孕激素水平急剧下降、产后心理压力及过度疲劳有关。

【产褥期处理原则】

以护理为主，治疗为辅。提供信息、知识、咨询服务、心理支持和帮助，促进舒适、健康和正常的适应过程，预防并发症。

第二节 产褥期妇女的护理

【护理评估】

（一）健康史

了解产妇有无传染病史；在妊娠及分娩中有无异常情况及处理经过，如产时出血多、会阴撕裂、新生儿窒息等；评估用药史；了解婴儿出生时的情况，评估婴儿的吮吸能力、有无畸形如唇腭裂、有无分娩并发症如颅内出血等征象。

（二）身体状况

1. 生命体征　产后大多数产妇的体温在正常范围内，产后 24h 内可稍升高，一般不超过 38℃；脉搏略缓慢，每分钟 60 ~ 70 次；呼吸深慢，为 14 ~ 16 次 / 分；血压平稳，变化不大。

2. 生殖系统

（1）子宫复旧：胎盘娩出后，子宫圆而硬，宫底在脐下 1 指。产后第一天因宫颈外口升至坐骨棘水平，致使宫底稍上升平脐，以后每日下降 1 ~ 2cm，至产后 10 天降入骨盆腔内。产妇进入休养室后 2h 内评估 4 次，以后每日评估 2 ~ 3 次，每次评估前嘱产妇排空膀胱，取仰卧位，双膝稍屈曲，腹部放松，解开会阴垫，一手放在耻骨联合上方托住子宫下缘，另一手轻轻按压宫底，评估子宫底的高度、软硬度。若子宫底升高，质软，应考虑宫缩不良，要及时查找原因。若子宫偏向一侧，应考虑是否膀胱充盈。

（2）恶露：评估恶露时，要注意观察恶露的色、质、量。一般在按压宫底的同时观察恶露的情况。正常恶露有血腥味但无臭味，一般持续 4 ~ 6 周，总量 250 ~ 500ml。产后血性恶露持续 3 ~ 4 日后转为浆液性恶露，约 10 日后变为白色恶露，持续 3 周左右干净。若恶露量多且持续时间长时，应考虑宫缩不良，应检查是否有尿潴留或胎膜残留，应及时清除，促进宫缩；若恶露量增多，血性恶露时间延长并有臭味，且腹部有压痛，提示宫内感染。

（3）会阴：评估阴道分娩产妇会阴是否有水肿。若会阴部有切口或撕裂缝合伤口，应评估切口愈合情况。若局部有疼痛、红肿、渗血渗液，应考虑感染可能。

3. 排泄　评估产后膀胱充盈情况，因膀胱过度充盈会影响子宫收缩。需评估第一次排尿的时间和尿量，如尿量较少应再次评估膀胱充盈情况，防止产后尿潴留的出现。此外，评估产妇的排便情况，预防便秘的发生。

4. 乳房　评估乳房的类型，观察有无乳头平坦或内陷；评估乳汁的质和量；评估是否有乳房胀痛及乳头皲裂。

（三）母乳喂养情况的评估

1. 生理因素　评估产妇的血压、心率、有无急性传染病、乳房发育情况及营养状况等。还要评估是否存在乳头平坦或凹陷，有无乳房胀痛及乳头皲裂，同时要评估乳汁的质和量。评估影响母乳喂养的生理因素，包括：①严重心脏病、子痫、艾滋病、急性肝炎；②失眠或睡眠质量欠佳；③营养不良；④乳房因素如乳头凹陷、皲裂、胀奶或乳腺炎；⑤药物影响如使用地西泮、巴比妥类、麦角新碱、可待因等药物。

2. 心理因素　评估产妇分娩时有无不良的分娩体验，是否存在过度疲劳和会阴及腹部切口疼痛，是否对母乳喂养缺乏信心，有无焦虑及抑郁等因素。

3. 社会因素　评估产妇的社会支持系统如丈夫、家人的关心、帮助，评估影响母乳喂养的社会因素如工作负担过重、得不到支持、婚姻问题、单身母亲、母婴分离及知识缺乏等。

（四）心理状态

评估产妇对分娩的感受；了解产妇对自己及孩子的看法，如对体形变化的看法等，这将关系到能否接纳孩子；评估母亲的行为是否存在不适应性；评估产妇的社会支持；评估产后心理调适的影响因素，一些生理因素往往能够影响产妇的产后心理适应，如产妇的年龄、健康状况、社会支持系统、经济状况、性格特征、文化背景等。良好的支持系统如丈夫及家人的理解和帮助，有助于产妇的心理适应。

（五）辅助检查

产后除进行常规检查外，必要时进行血、尿常规检查，药物敏感试验等。如产后留置导尿管者要做尿常规检查，以监测有无尿路感染。

【护理诊断／问题】

1. 知识缺乏 与知识来源不足有关。

2. 尿潴留 与产时损伤及活动减少有关。

3. 有感染的危险 与分娩时损伤、胎儿的娩出及会阴切开时细菌的侵入有关。

4. 疼痛 与子宫复旧有关。

5. 母乳喂养无效 与缺乏母乳喂养知识有关。

【护理目标】

1. 能说出有关产褥期的保健知识。

2. 产妇大小便排出正常，舒适感逐渐增加。

3. 产妇没有感染，出院时体温正常。

4. 主述疼痛减轻或消失。

5. 产妇能掌握正确的哺乳方法，哺乳后婴儿安静、满足。

【护理措施】

（一）一般护理

1. 提供良好的环境 室温保持在 18～20℃，湿度保持在 50%～60%。室内定时通风换气，注意避免对流风直接吹到产妇身上而受凉。保持床单位的清洁、干燥，因产妇有恶露，出汗多，要及时更换会阴垫、衣服等。

2. 饮食 为了补充分娩过程中身体的消耗及满足哺乳的需要，应摄入高蛋白质、高热量、高纤维素饮食。少食多餐，多饮汤类以利于乳汁分泌，同时注意增加蔬菜、水果、维生素及铁剂。

3. 保持大小便通畅 产后 4～6h 要鼓励产妇排尿，以免膀胱过度充盈影响子宫收缩而发生产后出血。若产后超过 6h 不能自行排尿，可采取以下措施协助排尿：①鼓励起床排尿；②诱导排尿，用热水熏洗外阴，用温开水冲洗尿道口周围，让产妇听流水声；③热敷下腹部；④针刺关元、气海、三阴交等穴位；⑤肌内注射新斯的明 1mg，兴奋膀胱逼尿肌促进排尿；若上述方法均无效，必要时导尿。鼓励产妇早期下床活动及做产后操，多饮水，多吃含纤维素的食物以保持大便通畅。

4. 休息与活动 产妇应保证充分休息和睡眠，逐渐增加活动时间及范围。鼓励产妇早期下床活动，以利于子宫复旧，恶露排出，促进伤口愈合，增强食欲，预防下肢静脉血栓形成，促进康复。由于产妇产后盆底肌肉松弛，应避免负重劳动或蹲位活动，以防止子宫脱垂。

（二）子宫复旧护理

产后 1 周内应仔细观察记录宫底高度和恶露情况，以了解子宫复旧程度。一般产后 30min、1h、2h 各观察一次，每次观察，先按摩子宫促进宫缩，手测宫底高度、软硬度，并按压宫底，促进宫内积血的排出，以免影响子宫收缩，并记录宫底高度、恶露的质和量。检查膀胱是否充盈。以后每日观察 2～3 次。正常情况下，产后当日宫底脐平或脐下一横指，以后每日下降 1～2cm，至产后 10 日降入盆腔内，在耻骨联合上方触不到宫底。若子宫复旧不全，恶露增多，色红且持续时间延长，应及时排空膀胱，按医嘱给予宫缩剂。如恶露有腐臭异味且子宫有压痛，常提示有感染的可能，配合做好血及组织培养标本的收集及抗生素应用。产后当天禁用热水袋外敷止痛，以避免子宫肌肉松弛造成出血过多。

（三）会阴护理

1. 保持会阴清洁干燥，每日用 0.05% 聚维酮碘液擦洗外阴 2～3 次，擦洗原则为自上而下，先内后外，会阴切口单独擦洗。嘱产妇健侧卧位，勤换会阴垫，大便后用温水清洗，保持会阴部清洁。

2. 会阴部水肿者，可用 95% 乙醇或 50% 硫酸镁溶液湿热敷，每日 2 次，每次 15min。

3. 会阴部血肿者，小的血肿可用湿敷或远红外灯照射，大的血肿需配合医师切开处理；有硬结者则用大黄、芒硝外敷或 95% 乙醇湿热敷。

4. 会阴伤口一般于产后 3～5 日拆线，如伤口感染，应提前拆线引流并定时换药，同时指导产妇在产后 7～10 日行高锰酸钾溶液坐浴。

（四）乳房护理

1. 常规护理　乳房应保持清洁、干燥，经常擦洗。每次哺乳前，应洗净双手，用温水毛巾清洁乳头和乳晕，切忌用肥皂或乙醇之类擦洗，以免引起局部皮肤干燥、皲裂。每次哺乳前柔和地按摩乳房，刺激排乳反射。哺乳时，产妇取舒适而且松弛的喂哺姿势，每次哺乳应让新生儿吸空乳汁。如乳汁充足，孩子吸不完时，用吸乳器将剩乳吸出，以免乳汁淤积影响乳汁分泌，并预防乳腺管阻塞。哺乳期应佩戴适当的胸罩，起到支托作用，避免过松或过紧。

2. 乳头异常护理　如乳头平坦、凹陷、过大或过小影响新生儿正常哺乳。如存在乳头平坦、凹陷，在妊娠中期以后可进行乳头伸展练习、牵拉练习、利用注射器进行真空抽吸等方法进行纠正。指导母亲在婴儿饥饿时先吸吮平坦一侧，此时婴儿吸吮力强，容易吸住乳头和大部分乳晕。乳头过大或过小可通过配置乳头罩进行哺乳。

3. 乳房胀痛及乳腺炎护理　产后早开奶、按需哺乳，增加哺乳次数及每次哺乳后挤出多余的乳汁，可预防乳房胀痛。若一旦出现乳房胀痛，也可用下列方法缓解：①哺乳前热敷乳房，使乳腺管畅通；②两次哺乳间冷敷乳房以减少局部充血、肿胀；③按摩乳房，从乳房边缘向乳头中心按摩，使乳腺管畅通；④婴儿吸吮不足时，可借助吸奶器吸尽剩余乳汁；⑤中药散结通乳，可外敷芒硝或金黄散。如产妇乳房局部出现红、肿、热、痛症状，提示患有乳腺炎，一般不停止哺乳。炎症初期，哺乳前湿热敷乳房 3～5min 并按摩乳房，轻轻拍打和抖动乳房。哺乳时先哺患侧，因饥饿时的婴儿吸吮力最强，有利于吸通乳腺管。每次哺乳应充分地吸空乳汁，在哺乳的同时按摩患侧乳房。增加哺喂的次数，每次至少喂 20min，哺乳后充分休息，饮食要清淡。

4. 乳头皲裂护理　乳头皲裂好发于初产妇。主要是由产妇没有掌握正确的哺乳姿势，婴儿没有正确含接乳头造成的。应指导产妇掌握正确的哺乳方法，让婴儿含住乳头和大部分乳晕，减少对乳头的吸吮压力。出现乳头皲裂，指导产妇增加哺喂的次数，缩短哺喂时间。哺乳前湿热敷乳房 3～5min 并按摩乳房挤出少量乳汁使乳晕软化，有利于新生儿含接。哺乳时先吸吮损伤轻的一侧乳房以减轻对另一侧乳房的吸吮力。哺喂后挤出少量乳汁涂在乳头和乳晕上，乳汁具有抑菌作用，且含有丰富蛋白质，能修复表皮。亦可在皲裂处涂抗生素软膏，促进伤口愈合，在下次哺乳前清洗干净。

5. 退乳护理　因某种原因不适宜哺乳或需终止哺乳时应尽早退乳。最简单的退奶方法就是停止哺乳，不排空乳房，限进汤类食物，但有半数产妇会感到乳房胀痛。佩戴合适胸罩，口服镇痛药物，2～3 日后疼痛减轻。目前不推荐用雌激素或溴隐亭退奶。其他的退奶方法有：①生麦芽 60～90g 泡茶饮，每日 1 次，连服 3～5 日；②芒硝 250g 碾碎，装布袋分别敷于两乳房上并固定。芒硝受湿后应更换再敷，直至乳房不胀为止。

（五）母乳喂养指导

母乳含有出生后 4～6 个月婴儿所需的全部营养物质，是婴儿必需的营养食品。母乳喂养指导应做到以下几点：

1. 告知母乳喂养的优点

（1）母乳所含的营养物质最适合婴儿机体的需要，有利于消化吸收，无过敏反应。

（2）母乳有免疫作用。母乳中含有大量免疫活性细胞、多种免疫球蛋白如 IgA、乳铁蛋白、溶菌酶等，有吞噬、对抗、抑制病毒和细菌的作用，预防呼吸道和肠道疾病。

（3）母乳新鲜经济实用，温度适宜，无污染，喂哺方便。

（4）母亲通过哺乳，可促进泌乳和子宫收缩，可避孕和预防产后出血。近年的研究表明，亲自授乳的妇女，其乳腺癌及卵巢癌的发生率较低。

（5）通过哺乳，可增进母子感情。

（6）母乳中的酶可以防止婴儿便秘。

2. 介绍母乳喂养的知识

（1）哺乳时间：早吸吮，即产后半小时内开始哺乳，可促进乳汁分泌。按需哺乳，即当婴儿需要或母亲感到乳房充盈时进行哺乳。最初哺乳时间为 3～5min，以后逐渐增加至 15～20min。两侧乳房轮流喂哺，但不超过 30min。忌让婴儿养成含着乳头睡觉的习惯。

（2）喂哺姿势：哺乳时，母亲可采用坐式、卧式或环抱式姿势。一手呈"C"状扶托并挤压乳房，用乳头触动新生儿舌上方，并让其吸入乳头及大部分乳晕，同时防止乳房堵住新生儿鼻孔。两侧乳房交替进行哺乳，每次喂哺后，应将新生儿抱起轻拍背部 1～2min，排出胃内空气，以防溢乳。

（3）喂哺方法：哺乳前应洗净双手，用清洁的毛巾清洁乳头和乳晕，哺乳时如果婴儿吸吮姿势不正确或母亲感到乳头疼痛应重新吸吮。哺乳结束后在离乳头两横指处，围绕乳头依次挤压乳晕，以排空乳房内乳汁，有利于乳汁的再分泌。

3. 一般护理指导

（1）营养：营养对产后康复、促进乳汁分泌和满足新生儿生长发育的需要至关重要。产妇的饮食应为含高蛋白质的平衡饮食，宜比平时增加蛋白质 20g/d，授乳者加 25～30g/d，不需增加脂肪的摄入量，但也不能过少，因为高质量的脂肪有利于婴儿大脑的发育，也有助于维生素 A、D、E、K 的吸收。乳母每日需热量 11724～13398kJ，蛋白质约 100g，钙约 2000mg，铁约 18mg，脂肪 80～100g。为促进乳汁分泌，产妇应多吃汤类，如鸡汤、鱼汤、骨头汤等，也应摄入一定的纤维素饮食。不宜吃刺激性食物，避免饮烈性酒，禁烟、禁饮咖啡及服用禁忌药物，少量甜米酒可促进乳汁分泌。

（2）休息与活动：产妇应保证充分的休息，适当活动，自然分娩的产妇，于产后 6～12h 可以下床轻微活动，产后 24h 可以下床在室内走动；行剖宫产的产妇可以推迟至 48h 后下床活动，以促进体力恢复，及时排尿排便，避免或减少静脉栓塞的发生。做到劳逸结合。产妇最好能与婴儿同步休息，生活有规律。

（3）保持心情愉快：情绪因素能影响乳汁的分泌，产妇应该保持乐观情绪。

4. 出院后喂养指导　产妇出院后继续保持合理的饮食和休息，保持精神愉悦及乳房卫生。强调母乳喂养的重要性，并对产妇进行母乳喂养知识和技能的评估，进行针对性指导。告知需要上班的产妇可于上班前将乳汁挤出存放于冰箱内，婴儿需要时由他人哺喂，下班后仍坚持母乳喂养。哺乳母亲于上班期间要特别注意摄取足够的水分和营养，合理安排休息和睡眠。鼓励上班母亲在家属协助下坚持实施母乳喂养计划。告知产妇及其家属遇到喂养问题时进行咨询的方法。

（六）促进产妇心理调适

1. 建立良好的护患关系　产妇进入休息室后，热情接待，让产妇充分休息。耐心倾听产妇诉说分娩经历，尊重产妇的风俗习惯，提供正确的产褥期生活方式。

2. 母婴同室　尽量让产妇更多地接触自己的孩子，在获得充分休息的基础上，让其多抱孩子，逐渐参与孩子的日常生活护理，培养母子感情。

3. 提供帮助　在产后 3 日内，为避免产妇过度劳累，主动帮助产妇做日常生活护理。培养技能，给予新生儿喂养、换尿布、沐浴指导，同时给予产妇饮食、休息等自我护理指导，如乳房胀痛、宫缩痛等常见问题的处理方法，减少产妇的困惑及无助感。

4. 指导丈夫及家人　鼓励和指导丈夫及家人参与新生儿护理活动，培养新家庭观念。

（七）健康指导

1. 一般生活指导　指导产妇产褥期内合理均衡饮食，生活环境应清洁、适时通风，保证空气新鲜，夏季预防产褥中暑。每日擦身，清洁外阴，保持个人清洁卫生。保证充足的睡眠。合理安排家务及婴儿护理，坚持母乳喂养，保持良好的心境，适应新的家庭。

2. 产褥期保健操 产褥期保健操促进产妇腹壁、盆底肌肉张力的恢复，避免腹壁皮肤过度松弛，防止尿失禁及子宫脱垂。指导产妇出院后坚持做产后健身操，应该根据产妇的情况，遵守活动量由小到大、由弱到强的原则，循序渐进的练习。一般在产后 24h 开始，每 1~2 日适当增加一节，每节做 8~16 次（图 4-1）。

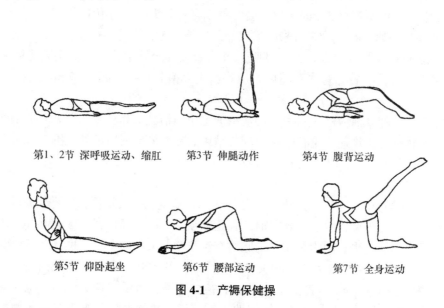

第1、2节 深呼吸运动、缩肛   第3节 伸腿动作   第4节 腹背运动

第5节 仰卧起坐   第6节 腰部运动   第7节 全身运动

图 4-1 产褥保健操

第 1 节——腹式呼吸，屈膝仰卧位，深吸气，收腹部，然后呼气。

第 2 节——缩肛运动，仰卧，两臂伸直放于身旁，收紧腹部肌肉和臀部，呼气时保持 3~5s，放松。

第 3 节——伸腿运动，仰卧，两臂自然放于身旁，双腿轮流上举和并举，与身体呈直角。

第 4 节——腹背运动，仰卧，髋与腿放松，分开稍屈，尽力抬高臀部及背部。

第 5 节——仰卧起坐。

第 6 节——腰部运动，跪姿，双膝分开，双手平放床上，腰部进行旋转动作。

第 7 节——全身运动，双臂支撑在床上，双腿交替高举。

3. 计划生育指导 产褥期禁止性生活。因此时子宫创面未完全修复，很容易导致感染。一般产后 42 日进行复查后决定是否可以性生活，并落实避孕措施，原则是哺乳者以工具避孕为宜，忌用含雌激素的避孕药，以免影响乳汁分泌。不哺乳者可选用药物避孕。

4. 产后访视和健康检查

（1）产后访视：产妇出院后一个月内至少 3 次访视，第一次在产妇出院后 3 日内，第二次在产后 14 日，第三次在产后 28 日，了解产妇及新生儿健康状况，内容包括了解产妇饮食、睡眠、大小便、恶露及哺乳等情况，检查两侧乳房、子宫复旧、会阴伤口、剖宫产腹部伤口等，并了解产妇的心理状态，若发现异常应及时给予指导。了解新生儿的生长发育、喂养、预防接种情况，并指导喂养及日常护理。

（2）产后健康检查：产妇应于产后 42 日携带婴儿到分娩的医院进行产后体格检查及婴儿的健康检查，内容包括测血压，脉搏，查血、尿常规，了解哺乳情况，并做妇科检查，了解盆腔内生殖器官的恢复情况。对婴儿进行全身检查，了解婴儿的生长发育情况。

【护理评价】

1. 产妇产后及时排尿。

2. 产妇没有出现产褥期并发症如感染、出血等。

3. 产妇恢复良好，各项指标均在正常范围内。

4. 产妇能配合护士积极参与自我护理及新生儿护理，并表现出自信和满足。

本章小结

　　本章主要介绍了产褥期母体变化及产褥期妇女的护理。产褥期是指从胎盘娩出至产妇全身各器官除乳腺外恢复或接近正常未孕状态所需的时间。产褥期母体变化以生殖器官和乳房的变化最显著。同时，产妇及其家庭经历着心理和社会的适应过程，了解这些适应过程对做好产褥期的保健，保证母婴健康极其重要。本章重点内容包括产褥期妇女的生理调适、产褥期妇女的临床表现及护理。

自　测　题

一、问答题

1. 简述产后尿潴留的处理方法。

2. 说出恶露有哪几种类型以及各自特点。

二、病例分析

　　产妇黄某，女，29 岁，会阴侧切手术分娩一健康男婴，体重 4000g，产后阴道流血约 200ml。产后第 3 日，一般状态良好，子宫底位于脐下 5cm，质硬，无压痛。血性恶露，量中等，有血腥味，外阴切口处充血水肿，有脓性分泌物，能自行排便。乳房充盈，有硬结胀痛，分泌少量淡黄色乳汁。

　　问题：

1. 该产妇存在哪些问题？对患者的身心状况进行评估。

2. 根据患者病情制订相应的护理措施。

三、护士执业资格考试模拟题

　　初产妇，28 岁，孕足月分娩，会阴侧切娩出一女婴。产后第二天，会阴伤口有水肿，查伤口无分泌物，压痛（－），此产妇会阴护理哪项不妥

　　A. 保持外阴清洁，干燥

　　B. 每日用 0.05% 聚维酮碘液擦洗会阴 2 ~ 3 次

　　C. 50% 硫酸镁溶液湿热敷会阴

　　D. 坐浴每天 2 次

　　E. 局部红外线照射

（胡蘅芬）

第五章 高危妊娠母儿的护理

第一节 高危妊娠的管理

【定义】

高危妊娠（high risk pregnancy）是指妊娠期有个人或社会不良因素及有某种并发症可能危害孕妇、胎儿与新生儿或者导致难产。

【范畴】

高危妊娠范围广泛，包括了所有的病理产科，主要有：①孕妇年龄＜18岁或≥35岁，受教育时间＜6年，孕妇及丈夫职业稳定性差，收入低下，居住条件差，孕前营养不良或肥胖，身高≤145cm；②孕妇有异常孕产史，如习惯性流产、异位妊娠、早产、死胎、死产、难产（包括剖宫产史）、新生儿死亡、新生儿溶血性黄疸、新生儿畸形或有先天性或遗传性疾病及产后出血病史等；③孕妇患有各种妊娠合并疾病，如心脏病、肾病、糖尿病、高血压、肝炎、肺结核、甲状腺功能亢进、血液病（重度贫血）等；④孕妇患有各种妊娠并发症，如妊娠期高血压疾病、前置胎盘、胎盘早剥、羊水过多或过少、羊水Ⅱ/Ⅲ度污染、胎儿生长受限、过期妊娠、母儿血型不合等；⑤易发生异常分娩者，如骨盆异常（狭小或畸形）、软产道异常、胎位异常、巨大胎儿、多胎妊娠等；⑥孕期接触致畸因素，如曾服用过对胎儿有影响的药物、接触有害物质或放射线及病毒（风疹病毒、巨细胞病毒等）感染；⑦胎盘功能不全或脐带打结、细小者；⑧其他高危因素，如有不良嗜好（吸烟、喝酒等）、子宫手术史、妇科疾病史（盆腔肿瘤等）、不孕症病史等。

凡具有高危妊娠因素的孕妇均称高危孕妇。具有下列高危因素之一的围生儿则称高危儿：①孕龄＜37周或≥42周；②出生体重＜2 500g或≥4 000g；③小于孕龄儿或大于孕龄儿；④出生

1min 阿普加评分≤3分；⑤产时感染；⑥高危妊娠产妇的新生儿；⑦手术产儿；⑧新生儿期患有疾病，如颅内出血、病理性黄疸、感染、发热和抽搐等；⑨新生儿的兄姐有严重的新生儿病史或新生儿期死亡病史等。

【处理原则】

预防、筛查和治疗各种引起高危妊娠的病理因素，减少孕产妇和围生儿的患病率和死亡率。

（一）一般处理

1. 增加营养　孕妇的营养状态对胎儿的生长发育极为重要。严重贫血或营养不良往往会导致新生儿出生体重轻。故孕期应积极纠正贫血，并补充足够的维生素、微量元素和氨基酸，注意各种营养的合理搭配。伴有胎盘功能减退及胎儿生长受限的孕妇应给予高蛋白质、高热量饮食，也可静脉滴注葡萄糖和氨基酸。为孕妇制订合理的饮食计划。

2. 卧床休息　指导孕妇根据医嘱，合理安排休息与活动。一般采取左侧卧位休息，可纠正子宫右旋，避免增大的子宫对腹部椎前大血管的压迫，改善子宫胎盘及肾的血液循环，同时可增加雌三醇的合成和排出量。

3. 加强孕产妇和胎儿监护　对于高危孕产妇应根据不同病因对其损害不同，给予不同监护，同时对胎儿生长状况、胎儿在宫内的安危、胎盘功能及胎儿成熟度给予监测。

（二）病因处理

针对不同病因进行相应的治疗。孕妇年龄在35岁以上，有胎儿畸形史或遗传性疾病，均应去遗传咨询门诊做相关检查进行筛查。对患有妊娠并发症的孕妇，应针对各种特点进行及时处理。

（三）产科处理

1. 提高胎儿对缺氧的耐受力　遵医嘱用10%葡萄糖注射液500ml加维生素C 2g静脉缓慢滴注，每日1次，5~7日为一疗程，休息3日后可再重复，对于有胎儿生长受限的孕妇非常必要。

2. 吸氧　对于胎盘功能减退的孕妇给予间歇吸氧，每日3次，每次30min。

3. 预防早产　一旦出现早产先兆，应立即卧床休息，并遵医嘱用硫酸镁抑制宫缩。

4. 适时终止妊娠　凡继续妊娠将严重威胁母儿健康者，应选择适当的时间终止妊娠。终止妊娠的方式有引产术和剖宫产术两种。对需终止妊娠而胎儿成熟度较差者，可在终止妊娠前给予地塞米松，促进胎儿肺成熟，预防新生儿呼吸窘迫综合征的发生。用药方法是地塞米松5mg，每日3次，连续2日。

5. 产程处理　第一产程给予吸氧，严密观察产程进展和监测胎心变化，尽量少用麻醉、镇静类药物，以免加重胎儿缺氧，同时做好新生儿的抢救准备；第二产程采取助产术尽量缩短第二产程；第三产程应用宫缩剂和抗生素，预防产后出血和感染。

6. 产褥期　对产妇和高危儿产后继续加强监护和应用药物治疗。

【护理评估】

（一）健康史

全面收集孕妇病史，包括年龄（＜18岁或≥35岁应予重视）、生育史（包括病理产科史）、既往病史（合并内、外科疾病）等，并重点询问早期妊娠时是否用过对胎儿有害的药物或接触过有害物质、放射线，是否感染过病毒或曾患佝偻病、结核病等。

（二）身体评估

1. 全身检查　了解孕妇的发育、营养及精神状态。注意步态、身高、体重和生命体征，步态异常者注意有无骨盆不对称，身高≤145cm者，可能是均小骨盆。妊娠晚期体重每周增加超过500g，应警惕是否存在隐性水肿，血压≥140/90mmHg或较基础血压升高30/15mmHg及以上者为异常。检查有无水肿。通过心肺听诊评估心脏杂音及心功能级别。

2. 产科检查

（1）腹部检查

1）测量宫高和腹围：测量孕妇的宫底高度、腹围，估计子宫大小与孕周是否相符，估算胎龄及胎儿大小，便于了解胎儿宫内的发育情况。宫底高度是指耻骨联合上缘至子宫底的弧形长度，腹围指下腹最膨隆处平肚脐绕量一周的周径。通常每一次产前检查都要监测这两个指标。根据宫底高度及腹围可估算胎儿大小，临床上常用的估算方法为胎儿体重（g）= 宫底高度（cm）× 腹围（cm）+200。宫底高度大于或小于正常值3cm者为异常。

2）了解胎位：通过四步触诊法了解胎产式、胎先露，判断有无胎位异常和头盆不称。

（2）骨盆检查：有外测量和内测量，了解骨盆有无畸形和狭窄。

（3）阴道检查：了解软产道情况。

（4）听诊胎心：了解胎心频率、节律及强弱。

3. 推算孕龄　根据末次月经的日期、早孕反应出现的时间、胎动开始时间、子宫大小推算孕龄。

4. 描绘妊娠图　记录孕妇每次产前检查的体重、子宫底高度、腹围、B超测得胎头双顶径值，制成一条标准曲线，动态进行观察。同时记录血压、尿蛋白、胎位、胎心率，直接了解母儿情况。其中宫底高度曲线是妊娠图中最主要的曲线，通过观察宫高增长曲线预测胎儿发育情况，如宫高高于平均值第90百分位数，考虑巨大儿、羊水过多或双胎；低于第10百分位数则考虑胎儿生长受限或羊水过少。也可用高危评分法进行动态观察，筛选出高危者进行系统监护。

5. 临产后评估　要观察产程进展情况（包括宫缩情况、宫口扩张情况、胎先露下降情况、胎心、胎膜是否破裂、羊水性状及量）等，及时发现异常并给予处理。

6. 心理社会资料　高危孕妇常出现精神紧张、焦虑，甚至恐惧。孕妇可因为前次妊娠的失败而对本次妊娠产生恐惧，担心本次妊娠是否顺利，胎儿发育是否正常、有无异常情况、是否会发生难产。本次妊娠有并发症或异常分娩者，对自身的健康、围生儿的安危、治疗的效果等十分忧虑，或由于需要休息而停止工作产生烦躁不安情绪，也可因为无法避免失去胎儿而产生悲哀和失落。家属会对孕（产）妇、胎儿的情况有所担忧，也经常向医护人员询问有关问题。

（三）辅助检查

1. 实验室检查　血、尿常规，肝功能，肾功能，血糖及糖耐量，出凝血时间，血小板计数等。

2. 超声检查　用B超不仅能显示胎儿数目、胎方位、胎心搏动及胎盘位置，还能测量胎头的双顶径、胸径、腹径等来估计孕周、预产期及判断胎儿生长发育情况，还可观察有无胎儿体表畸形、胎盘成熟度等。其中双顶径最常用，通常孕22周起，每周双顶径值增加0.22cm。如双顶径达8.5cm以上表示胎儿体重＞2500g，胎儿已成熟；如果双顶径＞10cm，可能为巨大胎儿。

（四）围生儿监护

1. 听胎心　是临床普遍使用的最简单的方法。可用听诊器或超声多普勒胎心仪监测，判断胎儿是否存在宫内缺氧，是否存活。除了测胎心的频率外，还应注意胎心的强弱及节律，有疑问时要延长听诊的时间。心率连续＞160次/分为心动过速，＞180次/分则提示胎儿病情危重。心率＜110次/分为心动过缓，＜100次/分则提示胎儿缺氧明显，需紧急抢救。

2. 胎动监测　胎动为胎儿宫内健康状况的一种标志。正常胎动数为3～5次/小时或不少于30次/12小时，若＜10次/12小时、＜6次/2小时或减少50%提示胎儿缺氧。因为胎儿在缺氧的早期躁动不安常表现为胎动活跃，胎动次数增加。如胎动逐渐减少，则表示缺氧在加重。一般胎动消失12～48h后，胎心消失。

3. 胎儿心电图　现多用经腹壁监测。这是一种无创伤性、可以反复多次监测胎儿在子宫内健康状况的重要方法。根据R波多次测定可推测胎儿的宫内发育情况、胎儿存活情况、胎位、多胎、胎龄、胎盘功能和高危儿。如羊水过多时R波偏低；过期妊娠、羊水过少时R波可高达

50 ~ 60mV；振幅超过 40 ~ 60mV，则表示胎盘功能不全。

4. 胎儿电子监护　胎儿监护仪在临床广泛应用，用于连续动态监测胎心率（fetal heart rate, FHR）变化的同时，还可描记胎动、宫缩对胎心率的影响，通过三者间的关系评估胎儿宫内安危情况。

（1）胎心率的监测：用胎儿监护仪记录的胎心率可有两种基本变化，即胎心率基线及胎心率一过性变化。

1）胎心率基线：指在无胎动、宫缩影响下，持续记录 10min 以上的胎心率平均值。可通过每分钟心搏次数（beat per minute, bpm）及 FHR 变异两方面对胎心率基线进行评价。正常 FHR 110 ~ 160 bpm，若 FHR 持续＞160 bpm 或＜110 bpm，历时 10min，分别称为心动过速或心动过缓。胎心率基线舞动包括摆动幅度和摆动频率。摆动幅度指胎心率上下摆动波的高度，正常波动范围为 6 ~ 25 bpm；摆动频率是指 1min 内波动的次数，正常频率为≥6 次 / 分钟。胎心率变异正常表示胎儿有一定的储备能力，是胎儿健康的表现，胎心率变异消失则提示胎儿储备能力丧失。

2）胎心率一过性变化：是指与子宫收缩、胎动、触诊及外界声响刺激等有关的胎心率变化。它有加速和减速两种情况。

加速：正常情况下子宫收缩后胎心率暂时增加＞15 bpm，持续时间＞15s，是胎儿良好的表现，这可能是因为胎儿躯干局部或脐静脉暂时受压引起反射性心率加速。散发的、短暂的胎心率加速无害。

减速：指随宫缩出现的胎心率减慢，可分为三种类型：

早期减速（early deceleration, ED）：FHR 曲线下降与子宫收缩曲线几乎同时开始，宫缩结束后 FHR 迅速恢复正常（图 5-1）。胎心率下降幅度＜50 bpm，持续时间短，恢复快。多发生在第一产程后期，是宫缩时胎头受压、脑血流量一过性减少、反射性引起胎心率减慢的表现。不随孕妇体位或吸氧而改变。

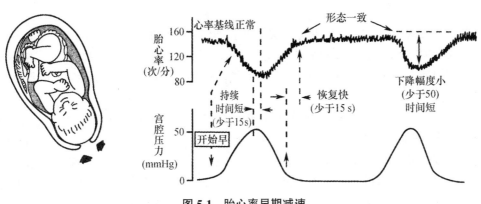

图 5-1　胎心率早期减速

变异减速（variable deceleration, VD）：减速与宫缩无恒定关系，宫缩开始后 FHR 不一定减慢。但出现后下降迅速且幅度大（＞70 bpm），持续时间长短不一且恢复也迅速（图 5-2）。一般是因为子宫收缩时脐带受压，兴奋迷走神经所致。

晚期减速（late deceleration, LD）：是指子宫收缩开始后一段时间（一般在高峰后）出现 FHR 减速，往往下降缓慢，下降幅度＜50 次 / 分，持续时间长，恢复缓慢（图 5-3），一般被认为是胎儿缺氧、胎盘功能不良的表现。

（2）预测胎儿宫内储备能力

1）无应激试验（non stress test, NST）：是指在无宫缩、无外界负荷刺激时观察和记录的胎

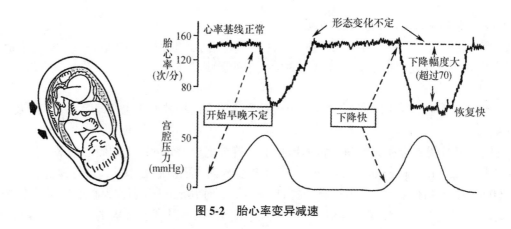

图 5-2　胎心率变异减速

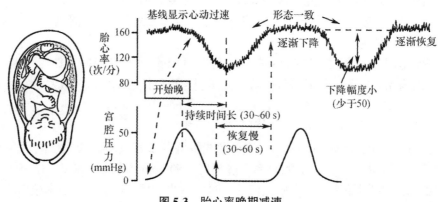

图 5-3　胎心率晚期减速

心率宫缩图。一般认为 20min 内至少有 3 次以上胎动伴胎心率加速＞15 bpm，持续时间＞15s 方为正常，称为 NST 有反应，一周后复查即可。如果胎动数与胎心率加速数少于上述情况或胎动时不伴胎心率加速，称为 NST 无反应，提示胎儿宫内储备力差，应寻找原因，必要时进一步做缩宫素激惹试验。

2）缩宫素激惹试验（oxytocin challenge test，OCT）：也称宫缩应激试验（contraction stress test，CST），通过缩宫素诱发宫缩，观察宫缩时胎心变化情况。若宫缩时或宫缩后胎心率基线有变异或无晚期减速或无变异减速者，为 OCT 阴性，提示胎盘功能良好，一周内无胎儿死亡的危险，一周后重复本试验即可。若多次（超过 50%）宫缩后出现晚期减速，胎心率基线变异减少或消失，胎动后无胎心率增快者，为 OCT 阳性，提示胎盘功能减退。因 OCT 假阳性多，所以 OCT 阳性的意义不如 OCT 阴性大。

5. 羊膜镜检查　羊膜镜可直接观察羊膜腔内羊水性状及颜色，对于判断胎儿宫内情况有一定参考价值。判断标准：正常羊水为透明淡青色或乳白色，混有胎脂；胎粪污染时，羊水呈黄色、黄绿色，甚至棕黄色，提示胎儿窘迫；Rh 或 ABO 血型不合者，羊水呈黄绿色或金黄色。

6. 胎儿生物物理监测　是联合应用胎心电子监护仪及 B 超扫描仪监测胎儿宫内情况。这种评分方法能反映胎儿宫内有无缺氧及酸中毒情况。有 5 项指标，每项 2 分，满分 10 分，根据得分评估胎儿缺氧情况。8～10 分提示胎儿无急、慢性缺氧，6～8 分可能有急性或慢性缺氧，4～6 分可疑有急、慢性缺氧，2～4 分有急性伴慢性缺氧，0 分有急性、慢性缺氧。具体评分见表 5-1。

表 5-1 Manning 评分法

项目	2分（正常）	0分（异常）
无应激试验（20min）	≥2 次胎动伴胎心加速，≥15 bpm，持续≥15s	<2 次胎动；胎心加速，<15 bpm，持续<15s
胎儿呼吸运动（30min）	≥1 次，持续≥30s	无或持续<30s
胎动（30min）	≥3 次躯干和肢体活动（连续出现计1分）	≤2 次躯干和肢体活动；无活动，肢体全伸展
肌张力（30min）	≥1 次躯干和肢体伸展复屈，指摊开合拢	无活动；肢体完全伸展；伸展缓慢，手部分复屈
羊水量	单个羊水暗区垂直直径≥2cm	无或最大暗区垂直直径<2cm

7. 胎盘功能检查　通过胎盘功能检查，可以间接了解胎儿在宫内的安危情况。

（1）胎动：12h 胎动数少于 10 次为异常，提示胎盘功能低下。

（2）孕妇尿中雌三醇（E_3）测定：是了解胎盘功能状况的常用方法。24h 尿 E_3>15mg 为正常值，24h 尿 $E_3$10～15mg 为警戒值，24h 尿 E_3<10mg 为危险值。如妊娠晚期连续多次测得 24h 尿 E_3 值<10mg，提示胎盘功能低下。还可用孕妇随意尿测得雌激素／肌酐（E/C）比值，>15 为正常，10～15 为警戒值，<10 为危险值。

（3）孕妇血清人胎盘泌乳素（HPL）测定：正常足月妊娠 HPL 值为 4～11mg/L。若足月妊娠时此值<4mg/L 或突然下降 50%，均提示胎盘功能低下。

（4）OCT：NST 无反应型需要做 OCT，若 OCT 阳性提示胎盘功能低下。

（5）阴道脱落细胞检查：阴道脱落细胞中舟状细胞成堆、不见表层细胞、嗜伊红细胞指数（EI）<10%、致密核少者，提示胎盘功能良好；舟状细胞极少或消失、可见外底层细胞、嗜伊红细胞指数>10%、致密核多者，提示胎盘功能减退。

（6）胎儿生物物理监测：B 超扫描仪联合胎儿电子监护仪进行胎儿生物物理监测，也能提示胎盘功能状况。

8. 胎儿成熟度检查　除正确推算胎龄、测宫高及腹围、B 超扫描仪测量胎儿双顶径及胎盘成熟度分级外，通过羊膜腔穿刺抽羊水检测以下指标（表 5-2）也可测定胎儿单个脏器成熟度，其中 L/S 可通过羊水泡沫试验来估计，两管液柱表面均有完整泡沫环，提示胎儿肺成熟。

9. 胎儿头皮血血气测定　胎儿缺氧和酸中毒之间存在密切关系，怀疑存在胎儿宫内窘迫时，利用羊膜镜取胎儿头皮血 0.2ml 做 pH 测定。pH 正常在 7.25～7.35，若在 7.20～7.24，提示胎儿可能有轻度酸中毒，若<7.20 则提示胎儿存在严重酸中毒。

10. 胎儿先天性畸形及遗传性疾病的宫内诊断

（1）妊娠早期取绒毛或妊娠 16～20 周抽取羊水进行染色体核型分析，还可从孕妇外周血提取胎儿细胞进行遗传学检查，了解染色体数目和结构的变化。

（2）采用 B 超筛查胎儿是否为无脑儿、脊柱裂和脑积水等畸形。

（3）测定羊水中甲胎蛋白（alpha fetoprotein，AFP），诊断开放性神经管缺陷畸形。

（4）测定羊水中的酶值，诊断先天性代谢异常。

（5）羊膜腔内胎儿造影，诊断胎儿体表、消化道及泌尿系统畸形。

表 5-2 羊水分析的成熟指标

项目	成熟值	提示成熟器官
卵磷脂 / 鞘磷脂比值（L/S）	≥2	肺
肌酐	≥176.8μmol/L	肾
胆红素类物质	<0.02	肝
磷脂酰甘油	≥2%	肺
葡萄糖	<0.56mmol/L	肾
淀粉酶	≥450U/L	唾液腺
脂肪细胞计数	≥20%	皮肤

【护理诊断 / 问题】

1. 知识缺乏　与缺乏有关预防、监护高危妊娠的知识有关。

2. 焦虑　与担心自身的健康及胎儿的安危有关。

3. 自尊紊乱　与分娩的愿望及对孩子的期望得不到满足有关。

4. 潜在并发症：胎儿生长受限、胎儿窘迫。

5. 恐惧　与害怕分娩过程的疼痛及担心胎儿意外有关。

【护理目标】

1. 孕妇加强产前检查，学会自我监护，能主动参与、配合治疗。

2. 孕（产）妇情绪稳定、焦虑及恐惧程度减轻或消失。

3. 孕产妇及胎儿无并发症出现。

【护理措施】

（一）一般护理

1. 饮食护理　嘱孕妇增加营养，保证胎儿发育所需。与孕妇讨论食谱及烹饪方法，根据其饮食嗜好，制订合理的饮食计划。对胎盘功能减退、胎儿生长受限的孕妇给予高蛋白质、高热量饮食，并补充多种维生素、氨基酸及铁、钙等微量元素。对妊娠合并糖尿病者则要适当控制饮食。

2. 休息与活动　一般取左侧卧位休息，可改善子宫胎盘血液循环，避免子宫对肾的压迫，减轻水肿及心脏的负担，同时有利于降低胎儿窘迫和发育迟缓的发生率。但也应根据孕妇的身体情况制订相应的活动计划，鼓励其进行适当的活动，因为运动能保持心情愉快，有助于预防各类并发症，降低高危因素。

3. 注意卫生　注意个人卫生，保持外阴清洁，勤换衣裤。保持居室内空气新鲜，通风良好。

（二）心理护理

动态评估孕妇的心理状态，鼓励其诉说心理的不悦，与孕妇讨论和分析产生心理矛盾的原因，指导孕妇正确应对，必要时采取一定方法减轻和转移其焦虑和恐惧心理。鼓励和指导家人积极参与护理和提供心理支持。提供有利于孕妇倾诉和休息的环境，避免不良刺激。向孕妇解释各种检查和操作的目的，告知全过程及注意事项，指导其正确配合。

（三）病情观察

观察并记录孕妇的一般情况如生命体征、活动耐受力以及有无阴道流血、腹痛、水肿、胎儿缺氧等症状和体征。发现异常及时报告医师并记录处理经过。产时严密观察产程。

（四）检查及治疗配合

认真执行医嘱并配合处理。协助正确留置检查所需标本；遵医嘱及时、正确地给予药物治疗，并做好用药观察，避免不良反应发生。做好各种手术前的准备工作和术中配合工作，配合好各种仪器设备检查、监护的操作工作。如为手术分娩，则无论是剖宫产还是引产均需做好围手术期的护理以及与家属的沟通工作。分娩中做好新生儿的抢救准备及配合工作，对高危儿提供特殊护理。

（五）健康教育

根据孕妇的高危因素给予相应的健康指导。给予信息支持，如孕期需要注意的问题；告知孕妇按时去医院做产前检查。指导孕妇自我监测的方法，如计数胎动，即每天早、中、晚计数 3 次，每次 1h，3 次之和乘 4 即为 12h 胎动次数。＞30 次 /12 小时表示正常，＜10 次 /12 小时表示胎儿宫内缺氧。

【护理评价】

1. 孕（产）妇的高危因素得到有效控制，围生儿情况良好。孕（产）妇掌握了自我监护方法，主动配合治疗。

2. 孕（产）妇、家属乐于与医护人员沟通，愿意接受指导或接受现实，情绪平稳，生活正常。

3. 孕（产）妇顺利度过妊娠、分娩和产褥期。

第二节　胎儿窘迫的护理

胎儿窘迫（fetal distress）是指胎儿在宫内有缺氧征象，危及其健康和生命的综合症状。急性胎儿窘迫多发生于分娩期；慢性胎儿窘迫多发生于妊娠晚期，但在临产后常表现为急性胎儿窘迫。

【病因】

胎儿窘迫的病因涉及多方面，凡是能影响母体、胎儿间气体交换及血氧供应者均可以导致胎儿窘迫的发生。大致可归纳为三大类：

1. **母体因素**　主要由母体血液中氧含量不足所致。常见因素包括：

（1）微小动脉病变导致供血不足：如高血压、慢性肾炎和妊娠期高血压疾病等。

（2）红细胞的携氧量不足：如重度贫血、急性失血、心脏病等。

（3）子宫胎盘血运受阻：如急产或子宫不协调性收缩、产程延长、子宫过度膨胀、胎膜早破、缩宫素应用不当等。

（4）其他：如孕妇吸烟、大量应用镇静剂或麻醉剂等。

2. **胎儿因素**　胎儿心血管系统功能障碍（先天性心血管疾病）、颅内出血、母儿血型不合、胎儿畸形等。

3. **脐带及胎盘因素**　脐带脱垂、缠绕、打结、脐带过长或过短等。前置胎盘、胎盘早剥、过期妊娠、胎盘形状异常等。

【病理生理】

胎儿窘迫的基本病生理变化是缺血缺氧引起的一系列变化。缺氧早期或者一过性缺氧，机体主要通过减少胎盘和自身耗氧量代偿，胎儿则通过减少对肾与下肢血供等方式来保证心脑血流量，不产生严重的代偿障碍及器官损害。缺氧严重则可引起严重并发症。缺氧初期通过自主神经反射，兴奋交感神经，肾上腺儿茶酚胺及皮质醇分泌增多，血压上升及心率加快。胎儿的大脑、肾上腺、心脏及胎盘血流增加，而肾、肺、消化系统等血流减少。若缺氧继续加重，则转为兴奋迷走神经，血管扩张，有效循环血容量减少，主要脏器的功能由于血流不能保证而受损，于是胎心率减慢。缺氧继续发展下去，可引起严重的脏器功能损害，尤其可以引起缺血缺氧性脑病，甚至胎死宫内。此过程基本是低氧血症至缺氧，然后至代谢性酸中毒，主要表现为胎动减少，羊水少，胎心基线变异差，出现晚期减速，甚至出现呼吸抑制。由于缺氧时肠蠕动加快，肛门括约肌松弛使胎粪排出，出生后新生儿易发生吸入性肺炎。若是孕期慢性缺氧，可出现胎儿发育及营养异常，导致胎儿生长受限，临产后易发展为急性缺氧。

【临床表现】

1. 急性胎儿窘迫　主要发生于分娩期。

（1）胎心率异常：胎心率的改变是急性胎儿窘迫最明显的临床征象。缺氧早期，胎心率加快，>160bpm。缺氧严重时胎心率减慢，<110 bpm。

（2）羊水胎粪污染：由于胎儿缺氧酸中毒，兴奋迷走神经，导致肠蠕动亢进，肛门括约肌松弛，将胎粪排进羊水中，造成羊水污染。临床上把羊水胎粪污染分为3度：Ⅰ度污染羊水呈浅绿色，Ⅱ度污染羊水呈黄绿色，Ⅲ度污染羊水呈混浊的棕黄色。

（3）胎动异常：缺氧的初期表现为胎动过频，继而转弱，若缺氧持续存在或加重，胎动次数则减少，进而消失。

（4）酸中毒：破膜后，检查胎儿头皮血，进行血气分析，胎儿头皮血pH<7.20（正常值7.25~7.35），PO_2<10mmHg（正常值15~30mmHg），PCO_2>60mmHg（正常值35~55mmHg），诊断酸中毒。

2. 慢性胎儿窘迫　多发生于妊娠末期，多因孕妇全身疾病或妊娠疾病（妊娠期高血压疾病、过期妊娠）引起胎盘功能不全或胎儿因素引起。

（1）胎动减少或消失：胎动减少是胎儿缺氧主要表现，临床常见胎动消失24h后胎心消失。

（2）产前胎儿电子监护异常：胎动时胎心加速不明显，基线变异频率<5次/分，NST无反应型，OCT可见晚期减速或变异减速，提示胎儿窘迫。

（3）胎盘功能低下：24h尿E_3值若急骤减少30%~40%，或于妊娠末期多次测定在10mg/24h以下，或随意尿雌激素/肌酐比值<10，提示胎盘功能不良。

【处理原则】

针对病因，纠正胎儿缺氧状态。

1. 急性胎儿窘迫　应尽快终止妊娠，根据宫口开大及胎儿情况决定分娩方式。若宫口开全，胎先露部已达坐骨棘平面以下3cm，应采用阴道助产术协助胎儿娩出。若宫口未开全，胎儿窘迫轻者，给予吸氧，嘱产妇左侧卧位，必要时静脉给予葡萄糖、维生素C，观察10min，胎心率转为正常者，可继续观察。胎儿窘迫严重或经上述处理无效者，立即剖宫产结束分娩。

2. 慢性胎儿窘迫　应针对病因，根据孕周、胎儿成熟度、胎儿窘迫程度及母体状况进行相应处理。若胎儿情况尚可，应嘱孕妇取左侧卧位，定时吸氧，积极治疗孕妇并发症，促进胎盘供血改善，尽量延长妊娠周数。若情况难以改善，已接近足月妊娠，应考虑剖宫产。

【护理评估】

（一）健康史

了解孕早期致畸因素接触史（包括服药史、饲养宠物史、放射线接触史等）。了解孕（产）妇的年龄、生育史、内科疾病史如高血压、慢性肾炎、肺结核、贫血、心脏病等。了解本次妊娠经过是否顺利，有无妊娠期高血压疾病、胎膜早破、前置胎盘、胎盘早剥、羊水量异常、多胎妊娠等。了解病毒感染史，如是否感染过病毒、弓形体等；了解分娩期有无产程延长、缩宫素应用不当等；了解有无胎儿畸形、胎盘功能是否正常等。

（二）身体状况

1. 胎心率改变　胎心率改变是急性胎儿窘迫的一个重要征象。胎心率加快，即胎心率>160 bpm，尤其是>180 bpm，是胎儿缺氧的早期表现。胎心率减慢，即胎心率<110 bpm，尤其是<100 bpm时，为缺氧加重、胎儿危险征象。除了胎心频率改变外，一旦出现胎心晚期减速、变异减速和（或）基线变异消失，均提示胎儿窘迫。胎心率异常时需仔细检查其原因，只凭一次听诊不能确定胎心改变，应多次检查并改变体位为侧卧位后再持续检查数分钟方能确诊。

2. 胎动的改变　正常胎动频率为 3～5 次 / 小时。胎儿窘迫早期可表现为胎动过频，继而胎动转弱且次数减少，最后消失。

3. 羊水胎粪污染　通过羊膜镜观察或破膜后直接观察，评估羊水性状。

4. 酸中毒　破膜后，取胎儿头皮血做血气分析。

（三）心理社会资料

发生胎儿窘迫时，孕产妇及其家属因担心胎儿安危而产生焦虑，需要手术结束分娩者往往会产生疑惑、恐惧、忧虑、无助感。若胎儿不幸死亡，孕产妇感情受到严重创伤后，会出现愤怒、抑郁和无法接受的情感过程。需要及时评估孕产妇及其家属的心理状态。

（四）辅助检查

1. 胎盘功能检查　出现胎儿窘迫时孕妇一般 24h 尿 E_3 值连续多次测定＜10mg，或急骤减少 30%～40%；尿 E/C 值＜10。

2. 胎心率监测　胎儿电子监护时可出现 NST 无反应，或 OCT 试验会出现晚期减速或变异减速。

3. 胎儿头皮血血气分析　pH＜7.20，PO_2＜10mmHg，PCO_2＞60mmHg，表示胎儿因缺氧发生酸中毒。

4. 羊膜镜检查　见羊水胎粪污染，呈绿色、黄绿色或棕黄色改变。

5. B 超检查　发现羊水过少、肌张力降低、胎心率慢、胎动减少等指标异常改变。

6. 其他　听胎心、计数胎动及胎儿生物物理评分等检查也可协助诊断胎儿窘迫。

【护理诊断 / 问题】

1. 气体交换受损（胎儿）　与子宫胎盘的血流改变、血流速度减慢或中断有关。

2. 焦虑　与缺氧危及胎儿生命有关。

3. 预感性悲哀　与胎儿可能受损伤或死亡有关。

4. 决策冲突　与抢救胎儿需要手术及胎儿安危不能预知有关。

【护理目标】

1. 胎儿情况改善，胎心率、胎动逐渐恢复正常。

2. 孕妇能采取有效的应对措施来控制焦虑。

3. 如果胎儿受损伤或不幸死亡，产妇能面对现实。

4. 孕妇能对治疗方式做出抉择，并主动配合治疗和护理。

【护理措施】

（一）一般护理

1. 饮食护理　增加营养，提倡饮食多样化。

2. 加强休息　嘱产妇取左侧卧位或变换体位休息，保证充足的睡眠，对因胎儿不幸死亡悲伤难以入眠的产妇应安置在单人房间，并给予交谈等方法减轻压力或遵医嘱给予镇静剂。

（二）心理护理

一旦出现胎儿窘迫，孕产妇可能焦虑、烦躁，护士应随时给予心理安慰和信息支持，使孕产妇情绪稳定，有利于胎盘血液循环的改善。告知孕产妇目前的现实情况，所要采取的处理措施的目的、过程，预期结果及指导其配合等，便于其做出正确的抉择，如胎儿不幸死亡，应积极帮助孕妇、待产妇度过心理危机期。

（三）对症护理

1. 急性胎儿窘迫

（1）改变体位：嘱孕妇左侧卧位，若考虑脐带受压，应朝向脐带受压对侧卧位。

（2）间断吸氧：应给予面罩间断吸入高浓度氧，通过提高母体血氧含量改善胎儿血氧供应。

（3）严密监测胎心变化：一般每 15min 听取一次胎心并记录或进行胎心监护，动态观察胎心变化。

（4）病因治疗：若因缩宫素应用不当造成子宫收缩过强导致胎心率异常减慢者，应立即停止滴注，继续观察是否能转为正常，未转为正常者应按医嘱给予药物治疗。

（5）按医嘱给药：给予50%葡萄糖注射液和维生素C静脉注射，以增加胎儿对缺氧的耐受力。酸中毒时，应给予5%碳酸氢钠静脉滴注。

（6）做好抢救准备：配合医生做好术前准备及新生儿抢救准备工作，如吸痰管、气管插管、氧气等。同时请小儿内科医师、麻醉师协同抢救。

（7）配合医生终止妊娠：如宫口开全、胎先露部已达坐骨棘平面以下3cm者，应协助医生尽快经阴道助产娩出胎儿。宫口未开全，胎儿窘迫情况不严重者，可给予吸氧（面罩供氧），同时嘱产妇左侧卧位，观察10min，若胎心率变为正常，可继续观察。病情紧急或经上述处理无效者，应配合医生立即行剖宫产结束分娩。

2. 慢性胎儿窘迫　应针对病因，根据孕周、胎儿成熟度及胎儿窘迫的程度按医嘱进行处理。

（四）健康教育

1. 预防措施　指导高危孕妇定期进行产前检查，及时发现母体或胎儿异常情况；孕期注意自我保健，应增加营养，劳逸结合，避免不良生活习惯，积极治疗妊娠期并发症。教会孕妇自我监测胎动，发现异常及时就诊。

2. 出院指导　对产妇进行产褥期保健指导。

【护理评价】

1. 胎儿情况改善，胎心、胎动正常。

2. 孕妇、待产妇能正确应对焦虑，保持良好的心态。

3. 孕妇能面对胎儿死亡的现实，经历了理智和情感的行为反应过程。

4. 孕妇对治疗方式做出正确选择，主动配合治疗和护理。

本章小结

　　本章内容包括高危妊娠的管理及胎儿窘迫的护理。高危妊娠是指妊娠期有个人或社会不良因素及有某种并发症或合并症可能危害孕妇、胎儿与新生儿或者导致难产者，包括了所有的病理产科。高危妊娠应加强对母儿的监护，预防、筛查和治疗各种引起高危妊娠的病理因素，减少孕产妇和围生儿的患病率和死亡率。胎儿窘迫是指胎儿在宫内有缺氧征象，危及其健康和生命的综合症状，临床主要为急性胎儿窘迫，多发生于分娩期，主要表现为胎心率的改变，一旦发现必须紧急处理。本章重点内容包括高危妊娠的范畴、监护措施、胎儿窘迫的护理。难点是胎儿电子监护知识。

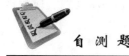

自测题

一、问答题

1. 何谓高危妊娠？高危妊娠的范畴有哪些？

2. 急性胎儿窘迫有哪些临床表现？

3. 胎儿宫内安危情况的监护方法有哪些?

二、病例分析

一初产妇,孕 39^{+1} 周,胎膜早破,羊水清亮,B 超显示脐带绕颈 1 周,胎心监护 NST 有反应型。3h 后临产,宫缩规律,检查宫口开 3cm,此时听胎心减慢约 80 次 / 分。

问题:

1. 试述该患者处理原则。

2. 应给予怎样的护理措施?

三、护士执业资格考试模拟题

1. 下列**不属于**高危儿高危因素的是

　　A. 孕龄<37 周或≥42 周

　　B. 出生体重 2500g

　　C. 产时有感染

　　D. 手术产儿

　　E. 大于孕龄儿

2. 为改善胎儿窘迫的缺氧状态,**错误**的护理措施是

　　A. 嘱孕产妇取左侧卧位

　　B. 给予孕产妇氧气吸入

　　C. 继续静脉滴注缩宫素

　　D. 严密监测胎心音变化

　　E. 给予碱性药纠正酸中毒

3. 对孕妇进行 E_3 测定的目的是了解

　　A. 胎儿胎盘功能

　　B. 胎儿宫内发育情况

　　C. 胎儿肝成熟情况

　　D. 胎儿皮肤成熟情况

　　E. 胎儿肾成熟情况

（黄志红）

第六章　妊娠期并发症妇女的护理

学习目标

通过本章内容的学习，学生应能：

识记：

1. 说出自然流产、异位妊娠、前置胎盘、胎盘早剥、早产、过期妊娠、多胎妊娠、羊水过多、羊水过少的定义。
2. 描述各型流产、异位妊娠、前置胎盘、胎盘早剥、早产、过期妊娠、多胎妊娠、羊水过多、羊水过少的临床表现。
3. 描述妊娠期高血压疾病的分类和临床表现。

理解：

1. 解释自然流产、异位妊娠、前置胎盘、胎盘早剥的病因。
2. 分析流产、异位妊娠、妊娠期高血压疾病、前置胎盘、胎盘早剥的处理原则。

应用：

评估妊娠期并发症患者，并为其制订护理计划。

第一节　自　然　流　产

妊娠不足 28 周、胎儿体重不足 1000g 而终止者，称为流产（abortion）。发生在妊娠 12 周以前的流产，称为早期流产，发生在妊娠 12 周至不满 28 周的流产，称为晚期流产。流产分为自然流产和人工流产，本节仅介绍自然流产。胚胎着床后 31% 发生自然流产，其中 80% 为早期流产。

【病因】

（一）胚胎因素

染色体异常是早期流产的最常见原因，占 50%～60%，中期妊娠流产中约占 1/3，晚期妊娠胎儿丢失中仅占 5%。染色体异常包括数目异常和结构异常，数目异常多见，以三倍体居首。除遗传因素外，感染、药物等因素也可引起胚胎染色体异常。少数可至妊娠足月娩出畸形儿，或有代谢或功能缺陷。

（二）母体因素

1. 全身性疾病　孕妇患严重感染、高热、严重贫血、心力衰竭、血栓性疾病、慢性消耗性疾病等全身性疾病，可能导致流产。TORCH 感染虽对孕妇影响不大，但可感染胎儿导致流产。

2. 生殖器官疾病　子宫畸形、宫腔粘连、子宫肌瘤、子宫腺肌瘤等，均可影响胚胎着床发育而导致流产。宫颈重度裂伤、宫颈内口松弛、宫颈部分或全部切除等所致的宫颈功能不全，均可引起胎膜早破，导致晚期自然流产。

3. 内分泌异常　黄体功能不全、高催乳素血症、多囊卵巢综合征等女性内分泌功能异常、甲状腺功能低下、糖尿病血糖控制不良等，均可导致流产。

4. 强烈应激与不良习惯　妊娠期手术、腹部的直接撞击等严重躯体不良刺激可导致流产，过度紧张、焦虑、恐惧等精神因素也可导致流产。孕妇过量吸烟、酗酒，过量饮咖啡、二醋吗啡（海洛因）等毒品，均可导致流产。

（三）免疫因素

妊娠类似同种异体移植，胚胎与母体之间存在复杂的免疫学关系，若母体于妊娠期对胎儿免疫耐受性降低可导致流产。

（四）父亲因素

有研究证实，精子的染色体异常可以导致自然流产。

（五）环境因素

过多接触放射线和有毒化学物质（砷、铅、甲醛、苯、氯丁二烯、氧化乙烯等），均可能引起流产。

【病理】

妊娠8周前的早期流产，胚胎多先死亡，而后底蜕膜出血并与胚胎绒毛分离，已分离的胚胎组织如同异物，刺激子宫收缩，引起腹痛。此时胎盘绒毛发育不成熟，与子宫蜕膜联系尚不牢固，胎盘绒毛易与底蜕膜分离，妊娠物多能完全排出，出血不多。妊娠8~12周时，胎盘绒毛发育茂盛，与底蜕膜联系较牢固，流产时，胎盘绒毛不易完全从子宫壁剥离，使部分妊娠物残留在宫腔，影响子宫收缩，导致出血较多。妊娠12周以后，胎盘已完全形成，流产过程与早产相似，先出现腹痛，然后排出胎儿及胎盘。

【临床表现】

流产的临床表现主要是停经后阴道流血和腹痛。早期流产的临床过程表现为先出现阴道流血，后出现腹痛。晚期流产的过程表现为先出现腹痛（阵发性子宫收缩），后出现阴道流血。

按流产发展的不同阶段，可分为以下临床类型：

1. 先兆流产（threatened abortion）　停经后先出现少量阴道流血，少于月经量，常为暗红色或血性白带，无妊娠组织物排出，后出现轻微的阵发性下腹痛或腰骶部坠痛。妇科检查：宫颈口未开，胎膜未破，子宫大小与停经周数相符。经休息及治疗后症状消失，可继续妊娠；若阴道流血量增多，或下腹痛加剧，可发展为难免流产。

2. 难免流产（inevitable abortion）　指流产不可避免。在先兆流产基础上，阴道流血量增多，阵发性下腹痛加剧，或出现阴道流液（胎膜破裂）。妇科检查：宫颈口已扩张，有时可见胚胎组织或胎囊堵塞于宫颈口，子宫大小与停经周数相符或略小。

3. 不全流产（incomplete abortion）　难免流产继续发展，部分妊娠物已排出，尚有部分残留在宫腔，或嵌顿于宫颈口处，或胎儿排出后胎盘滞留宫腔或嵌顿于宫颈口，影响子宫收缩，导致持续流血或大量出血，甚至发生休克。妇科检查：宫颈口已扩张，宫颈口有妊娠物堵塞及持续性流血，子宫小于停经周数。

4. 完全流产（complete abortion）　指妊娠物已全部排出，阴道流血逐渐停止，腹痛逐渐消失。妇科检查：宫颈口已关闭，子宫接近正常大小。

自然流产的临床过程简示如下：

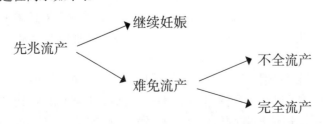

另外，还有三种特殊流产类型：

1. 稽留流产（missed abortion）　亦称过期流产。指胚胎或胎儿已死亡，滞留宫腔内未能及时自然排出者。若发生在妊娠早期，常有先兆流产的症状，早孕反应消失，子宫不再增大反而缩小。若已到中期妊娠，孕妇腹部不见增大，胎动消失。妇科检查：宫颈口未开，子宫小于妊娠周数，质地不软，未闻及胎心。晚期流产死胎稽留时间过长，坏死组织释放凝血活酶进入母体血液循环可引起弥散性血管内凝血（disseminated intravascular coagulation，DIC）。

2. 复发性流产（recurrent spontaneous abortion，RSA）　指同一性伴侣连续发生3次或3次以上自然流产。复发性流产大多数为早期流产，少数为晚期流产。虽然复发性流产的定义为连续3次或3次以上，但大多数专家认为连续发生2次流产即应重视并予以评估，因为其在此流产的风险与连续3次者相近。复发性流产的原因与偶发性流产基本一致，但各种原因所占的比例有所不同，如胚胎染色体异常的发生率随着流产次数的增加而下降。早期复发性流产常见原因为胚胎染色体异常、免疫功能异常、黄体功能不全、甲状腺功能低下等；晚期复发性流产常见原因为子宫解剖异常、自身免疫异常、血栓前状态等。

3. 流产合并感染（septic abortion）　流产过程中，若阴道流血时间长，有组织残留于宫腔内或非法堕胎，有可能引起宫腔感染，常为厌氧菌及需氧菌混合感染，严重感染可扩展至盆腔、腹腔甚至全身，并发盆腔炎、腹膜炎、败血症及感染性休克。

【治疗原则】

确诊流产后，应根据流产的不同类型进行相应的处理。

1. 先兆流产　卧床休息，禁止性生活，减少刺激，必要时给予对胎儿危害小的镇静剂。对于黄体功能不足的孕妇，可肌内注射孕酮（黄体酮）10～20mg，每日或隔日一次，口服维生素E保胎治疗；甲状腺功能减退者可口服小剂量甲状腺片。经治疗2周，若阴道流血停止，B超检查提示胚胎存活，可继续妊娠。若临床症状加重，B超检查发现胚胎发育不良，HCG持续不升或下降，表明流产不可避免，应终止妊娠。此外，应重视心理治疗，使其情绪安定，增强信心。

2. 难免流产　难免流产一旦确诊，应尽早使胚胎及胎盘组织完全排出，以防止出血和感染。早期流产时，行负压吸宫术，对妊娠物应仔细检查，并送病理检查。晚期流产时，由于子宫较大，出血较多，可用缩宫素10～20U加入5%葡萄糖注射液500ml中静脉滴注，促进子宫收缩。当胎儿及胎盘排出后，检查是否完整，必要时行刮宫术以清除宫腔内残留妊娠物。应给予抗生素预防感染。

3. 不全流产　一经确诊，应尽快行吸宫术或钳刮术，清除宫腔内残留组织。出血多伴休克者，应同时输血、输液，并给予抗生素预防感染。

4. 完全流产　对于完全流产，若无感染征象，一般不需特殊处理。

5. 稽留流产　诊断确立后，应尽早排出宫腔内容物。胎盘组织机化，与子宫壁紧密粘连，致使刮宫困难。晚期流产稽留时间过长可能发生凝血功能障碍，导致DIC，造成严重出血。术前应常规检查血常规、血小板计数和凝血功能，并做好输血准备。若凝血功能正常，先口服炔雌醇1mg，每日2次，连用5日，或苯甲酸雌二醇2mg肌内注射，每日2次，连用3日，可提高子宫肌对缩宫素的敏感性。子宫＜妊娠12周大小，可行钳刮术，术前备血，术中肌内注射缩宫素促进子宫收缩。若胎盘机化并与宫壁粘连较紧，手术应小心，防止子宫穿孔，一次不能刮净者，可于5～7日后再次刮宫。子宫＞妊娠12周者，可使用米非司酮（RU486）加米索前列醇，或静脉滴注缩宫素，促使胎儿、胎盘娩出，必要时清宫。若有凝血功能异常，待凝血功能纠正后再行刮宫。

6. 复发性流产　有复发性流产病史的妇女，夫妻双方均应在孕前进行必要的检查，查明引起复发性流产的原因，并予以纠正和治疗。夫妇一方或双方有染色体结构异常，仍有可能分娩健康婴儿，但其胎儿有可能遗传异常的染色体，必须在孕中期行产前诊断。宫颈功能不全应在孕

14～18 周行宫颈环扎术，术后定期随诊，提前住院，待分娩发动前拆除缝线。黄体功能不全者，应肌内注射孕酮 20～40mg/d，也可考虑口服孕酮，或使用孕酮阴道制剂，用药至孕 12 周时即可停药。对原因不明的复发性流产，保胎至超过以往发生流产的月份，同时注意休息、稳定情绪、禁忌性生活。

7. 流产合并感染　治疗原则为积极控制感染的同时尽快清除宫腔内容物。若阴道流血量不多，先选用广谱抗生素 2～3 日，待感染控制后再刮宫。若阴道流血量多，静脉滴注抗生素及输血的同时，先用卵圆钳将宫腔内残留大块组织夹出，使出血减少，切不可用刮匙全面搔刮宫腔，以免引起感染扩散。术后应继续使用抗生素，待感染控制后，再行彻底刮宫。若已合并感染性休克者，应积极进行抗休克治疗，病情稳定后再行彻底刮宫。

【护理评估】

（一）健康史

询问末次月经的时间，有无早孕反应及其出现时间，本次发病的时间，既往有无流产、早产史。了解孕妇既往病史，有无全身性疾病、生殖器官疾病、内分泌功能失调及有害物质接触史等，以识别流产的诱因。

（二）身体状况

1. 症状　询问患者有无停经史和反复流产史，有无早孕反应、阴道流血，应询问阴道流血的时间、量、颜色、性质，询问有无腹痛，腹痛的部位、性质及程度。有无妊娠产物排出。有无发热、阴道分泌物性状及有无臭味。

2. 体征　观察全身情况和生命体征的变化，有无贫血、休克。消毒后妇科检查，注意宫颈口是否扩张、有无组织物堵塞宫颈口、子宫大小与妊娠月份是否相符、子宫有无压痛。

（三）心理社会评估

评估孕妇及家属对本次事件的看法、心理感受和情绪反应，评估家庭成员对孕妇的心理支持是否有力。

（四）辅助检查

1. B 超检查　对疑为先兆流产者，确定有无胎心或胎动波，指导正确的治疗方法。不全流产及稽留流产可借助 B 超检查协助诊断。

2. 妊娠试验　临床多采用早早孕诊断试纸检测尿液，对诊断妊娠有价值。连续测定血 HCG 水平，有助于判断先兆流产预后。

3. 血液检查　血常规检查了解有无贫血及贫血程度，稽留流产时间过长，还应查出、凝血功能有无异常。

【护理诊断/问题】

1. 有组织灌注量改变的危险　与出血有关。

2. 有感染的危险　与阴道流血时间过长、宫腔内有残留组织等因素有关。

3. 焦虑　与担心胎儿健康等因素有关。

4. 潜在并发症：失血性休克。

【护理目标】

1. 孕妇出血得到控制，维持正常生命体征。

2. 孕妇无感染发生。

3. 孕妇悲哀反应减轻，积极配合治疗，维持较高的自尊。

【护理措施】

（一）一般护理

1. 先兆流产时应绝对卧床休息，告之绝对卧床休息的重要性，并协助完成日常生活护理。

2. 建议合理饮食，加强营养，防止发生贫血，增强机体抵抗力。

3. 加强会阴护理，每日2次擦洗会阴，并嘱患者于每次大小便后及时清洗，保持外阴部清洁。必要时给予抗生素预防感染。

（二）心理护理

建立良好的护患关系，鼓励孕妇进行开放性沟通，表达其内心感受，尤其是不良情绪的宣泄。解释引起流产的原因，减轻自责和不良情绪。建议家属及朋友给予心理支持，共同承担结果。

（三）病情观察

1. 观察阴道流血量及腹痛情况，若妊娠不能继续，应及时通知医生，及早处理。

2. 监测体温、阴道流血、分泌物的性质、颜色、气味等。

3. 定期检查血常规，若体温异常或白细胞总数升高及分类异常，则提示有感染的可能。

（四）治疗配合

1. 大量阴道出血时，应立即测量血压、脉搏，正确估计出血量。同时肌内注射缩宫素，促进子宫收缩，减少出血。建立静脉通道，立即抽血做交叉配血，做好输血的准备。

2. 若需手术治疗，要及时做好术前准备及术中、术后护理。术后注意观察阴道出血及子宫收缩情况，术后组织物送病理检查。

（五）健康指导

1. 向孕妇及家属讲明保胎措施的必要性，以取得孕妇及家属的理解和配合。

2. 早期妊娠时应注意避免性生活，勿做重体力劳动，防止流产发生。有复发性流产者，应尽早采取积极措施进行干预。

3. 与孕妇及家属共同讨论此次流产的原因，并向他们讲解流产的相关知识，使他们对流产有正确的认识，指导下一次妊娠。

4. 嘱患者流产后1个月来院复查，确定无禁忌证后，方可开始性生活。

【护理评价】

1. 孕妇出血逐渐减少或消失，体温、脉搏、呼吸等均在正常范围。

2. 孕妇体温、血常规均正常。

3. 孕妇情绪平稳，接受事实，配合治疗，并与医护人员讨论下次妊娠问题。

第二节　异位妊娠

正常妊娠时，受精卵着床于子宫体腔内。受精卵在子宫体腔以外着床发育者称为异位妊娠（ectopic pregnancy），习称宫外孕（extrauterine pregnancy）。根据受精卵在子宫体腔外着床部位不同而分为：输卵管妊娠、卵巢妊娠、腹腔妊娠、阔韧带妊娠、宫颈妊娠。异位妊娠中以输卵管妊娠最为多见，约占95%，其中壶腹部妊娠最多，约占78%，其次为峡部、伞部，间质部妊娠较少见（图6-1）。本节主要介绍输卵管妊娠。

异位妊娠是妇产科常见急腹症，发病率约2%，是孕产妇死亡原因之一。近年来临床对异位妊娠的更早诊断和处理，使患者的存活率和生育保留能力明显提高。

【病因】

（一）输卵管炎症

输卵管炎是输卵管妊娠的主要病因，可分为输卵管黏膜炎和输卵管周围炎。输卵管黏膜炎可使黏膜皱褶粘连，管腔变形，或使纤毛功能受损，从而导致受精卵在输卵管内运行受阻而于该处着床；输卵管周围炎病变主要在输卵管浆膜层或浆肌层，常造成输卵管周围粘连，输卵管扭曲，管腔狭窄，蠕动减弱，影响受精卵运行。淋病奈瑟菌及沙眼衣原体所致的输卵管炎常累及黏膜，

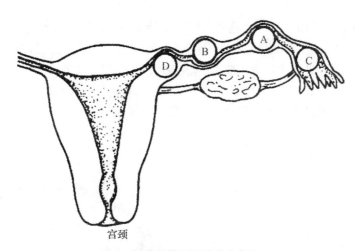

图 6-1　输卵管妊娠的发生部位
A. 壶腹部妊娠；B. 峡部妊娠；C. 伞部妊娠；D. 间质部妊娠

而流产和分娩后感染往往引起输卵管周围炎。

（二）输卵管妊娠史或手术史

曾有输卵管妊娠史，不管是经过保守治疗后自然吸收，还是接受输卵管保守型手术，再次妊娠复发的概率达 10%。输卵管绝育史及手术史，输卵管妊娠的发生率为 10%～20%。曾因不孕接受输卵管粘连分离术、输卵管成形术（输卵管吻合术或输卵管造口术）者，在妊娠时输卵管妊娠的可能性亦增加。

（三）输卵管发育不良或功能异常

输卵管过长、肌层发育差、黏膜纤毛缺乏、输卵管憩室等，均可造成输卵管妊娠。输卵管功能受雌、孕激素调节，若调节失败，可影响输卵管正常运行。此外，精神因素可引起输卵管痉挛和蠕动异常，干扰受精卵运送。

（四）辅助生殖技术

近年辅助生殖技术的开展应用，使输卵管妊娠发生率增加，既往少见的异位妊娠，如卵巢妊娠、宫颈妊娠、腹腔妊娠的发生率也增加。

（五）避孕失败

宫内节育器避孕失败、口服紧急避孕药失败，发生异位妊娠的机会较大。

（六）其他

子宫肌瘤或卵巢肿瘤压迫输卵管、输卵管子宫内膜异位等，增加输卵管妊娠机会。

【病理】

（一）输卵管的特点

输卵管管腔小、管壁薄，缺乏黏膜下组织，肌壁厚度与坚韧性亦远不如子宫，妊娠时不能形成完好的蜕膜，不能适应胚胎的生长发育，当输卵管妊娠发展到一定程度时，引起下列结局：

1. 输卵管妊娠流产（tubal abortion）　多见于妊娠 8～12 周的输卵管壶腹部妊娠。受精卵种植在输卵管黏膜皱襞内，由于蜕膜形成不完整，发育中的胚泡常向管腔突出，最终突破包膜而出血（图 6-2）。若整个胚泡从管壁剥离落入管腔，刺激输卵管逆蠕动排出，进入腹腔，形成输卵管妊娠完全流产，一般出血不多。如胚泡剥离不完整，妊娠产物部分排入到腹腔，部分尚附着于输卵管壁，形成输卵管不全流产，滋养细胞继续侵蚀输卵管壁，导致反复出血，出血的量和持续时间与残存在输卵管壁上的滋养细胞多少有关，甚至发生大量出血。

2. 输卵管妊娠破裂（rupture of tubal pregnancy）　多见于妊娠 6 周左右输卵管峡部妊娠。受精卵种植在输卵管黏膜皱襞间，胚泡生长发育时绒毛向管壁方向侵蚀肌层及浆膜层，最后穿破浆膜，形成输卵管妊娠破裂（图6-3）。因输卵管肌层血管丰富，短期内可迅速发生大量腹腔内出血，使患者出现休克，出血量远较输卵管妊娠流产多，腹痛剧烈，也可反复出血，在盆腔与腹腔内形成积血和血肿，孕囊可自破裂口进入腹腔。输卵管间质部妊娠虽不多见，但由于间质部管腔周围肌层较厚，血运丰富，因此破裂常发生在妊娠12～16周。一旦破裂，犹如子宫破裂，症状极为严重，往往在短时间内出现低血容量休克，后果严重。

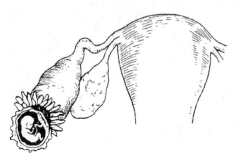
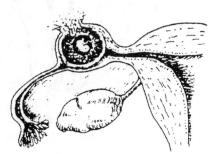

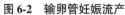

图6-2　输卵管妊娠流产　　　　　　图6-3　输卵管妊娠破裂

3. 陈旧性宫外孕　输卵管妊娠流产或破裂后，若长时间反复内出血形成的盆腔内血肿不消散，血肿机化变硬，并与周围组织粘连，临床上称为陈旧性宫外孕。机化性包块可存在多年，甚至钙化形成石胎。

4. 继发性腹腔妊娠　输卵管妊娠破裂或流产后，胚胎排入腹腔内或阔韧带内，多数死亡，偶也有存活者。若存活胚胎的绒毛组织附着于原位或排至腹腔后重新种植而获得营养，可继续生长发育，形成继发性腹腔妊娠。

（二）子宫的变化

输卵管妊娠后，和正常妊娠一样，合体滋养细胞产生的HCG维持黄体生长，使甾体激素分泌增加，因此，月经停止来潮，子宫增大变软，子宫内膜呈蜕膜变化。若胚胎受损或死亡，滋养细胞活力消失，蜕膜自宫壁剥离而发生阴道流血。蜕膜脱落，随阴道流血呈碎片状排出，有时蜕膜剥离完整呈三角形蜕膜管型，称蜕膜管型或蜕膜碎片，排出的组织中见不到绒毛，组织学检查无滋养细胞，此时HCG下降。

【临床表现】

输卵管妊娠的临床表现与受精卵着床部位、有无流产或破裂、出血量多少和时间长短等因素有关。在输卵管妊娠早期，若尚未发生流产或破裂，常无特殊的临床表现，其过程与早孕或先兆流产相似。

1. 停经　多有6～8周停经史，但输卵管间质部妊娠停经时间较长，为12～16周。20%～30%的患者主诉无停经史，是将不规则阴道流血误认为月经，或因为月经过期仅数日而不认为是停经。

2. 腹痛　是输卵管妊娠患者的主要症状，占95%。在输卵管妊娠发生流产或破裂之前，由于胚胎在输卵管内逐渐增大，常表现为一侧下腹酸胀感或隐痛。输卵管妊娠流产或破裂时，突感一侧下腹部撕裂样疼痛，常伴有恶心、呕吐。若血液局限于病变区，主要表现为下腹部疼痛，当血液积聚在子宫直肠陷凹时，可出现肛门坠胀感。随着血液由下腹部流向全腹，疼痛可由下腹部向全腹扩散，血液刺激膈肌，可引起肩胛部放射性疼痛及胸部疼痛。

3. 阴道流血　60%～80%的患者可出现不规则阴道流血。胚胎死亡后，常出现不规则的阴道流血，一般量少呈点滴状，暗红或深褐色，少数患者量较多，类似月经。阴道流血可见蜕膜碎片或蜕膜管型排出，是子宫蜕膜剥离所致。阴道流血常在病灶去除后方能停止。

4. 晕厥与休克　急性腹腔内大量出血及剧烈腹痛，轻者出现晕厥，严重者出现失血性休克。

内出血量愈多愈快，症状出现愈迅速愈严重，但与阴道流血量不成正比。

5. 腹部包块　当输卵管妊娠流产或破裂后所形成的血肿时间过久时，血液凝固，逐渐机化变硬并与周围组织器官（子宫、输卵管、卵巢、肠管等）发生粘连而形成包块。若包块较大或位置较高，可在腹部扪及。

【处理原则】

异位妊娠的治疗包括药物治疗和手术治疗。

1. 药物治疗　化学药物治疗主要适用于早期输卵管妊娠、要求保存生育能力的年轻患者。符合下列条件可采用此法：①无药物治疗的禁忌证；②输卵管妊娠未破裂；③妊娠囊直径≤4cm；④血 HCG＜2 000IU/L；⑤无明显内出血。主要禁忌证：①生命体征不稳定；②异位妊娠破裂；③妊娠囊直径≥4cm 或≥3.5cm 伴胎心搏动。化疗一般采用全身用药，亦可采用局部用药，常用药物为甲氨蝶呤（MTX），治疗机制是抑制滋养细胞增生，破坏绒毛，使胚胎组织坏死、脱落、吸收。应用化学药物治疗，不一定每例均获得成功，故在 MTX 治疗期间，应用 B 超和血 HCG 进行严密监护，若病情不改善，甚至发生急性腹痛或输卵管破裂症状，则应立即进行手术治疗。

2. 手术治疗　分为保守性手术和根治术。保守性手术为保留患侧输卵管，适用于有生育要求的年轻妇女，特别是对侧输卵管已切除或有明显病变者；根治手术为切除患侧输卵管，适用于无生育要求的输卵管妊娠、内出血并发休克的急性患者。应在积极纠正休克的同时，迅速打开腹腔，控制出血，切除输卵管。

【护理评估】

（一）健康史

询问有无停经史，停经时间的长短，有无发生宫外孕的高危因素，如多年的不孕史、输卵管手术史、盆腔炎、宫外孕、放置节育器等。

（二）身体状况

1. 症状　孕妇可呈贫血貌。大量出血者可出现面色苍白、脉搏细速、血压下降等休克体征。体温一般正常，休克时略低，腹腔内出血吸收时可略高，但一般不超过 38℃。

2. 体征　下腹部有明显压痛、反跳痛、肌紧张，以患侧明显。内出血多时，叩诊有移动性浊音。盆腔检查：阴道内见来自宫腔的少量血液，阴道后穹隆饱满、有触痛，宫颈举痛或摇摆痛明显，内出血多时，检查子宫有漂浮感，子宫的一侧或后方可触及边界不清、大小不一、压痛明显的包块。

（三）心理社会状况

由于剧烈腹痛和急性大量内出血，患者可有激烈的情绪反应，表现为无助、恐惧、悲伤；家属往往也表现为极度焦虑与恐慌。

（四）辅助检查

1. HCG 测定　血或尿 HCG 测定是早期诊断异位妊娠的重要方法。由于异位妊娠时，患者体内 HCG 水平较宫内妊娠低，连续测定血 HCG，若倍增时间大于 7 日，异位妊娠可能性极大；倍增时间小于 1.4 日，异位妊娠可能性极小。

2. 孕酮测定　血清孕酮的测定对判断正常妊娠胚胎的发育情况有帮助。输卵管妊娠时，血清孕酮偏低，多数在 10～25ng/ml 之间。

3. 超声检查　B 超检查对异位妊娠诊断必不可少，还有助于明确异位妊娠部位和大小。阴道 B 超检查比腹部 B 超检查准确性更高。异位妊娠的声像特点：宫腔内未探及妊娠囊，若宫旁探及异常低回声区，且见胚芽及原始心管搏动，可确诊异位妊娠；若宫旁探及混合回声区，子宫直肠窝有游离暗区，虽未见胚芽及胎心搏动，也应高度怀疑异位妊娠。

4. 腹腔镜检查　腹腔镜检查是异位妊娠诊断的金标准，而且可以在确诊的同时行腹腔镜下手术治疗。

5. 阴道后穹隆穿刺　是一种简单可靠的诊断方法，适用于疑有腹腔内出血的患者。由于腹腔内血液易积聚于子宫直肠陷凹，即使血量不多，也能经阴道后穹窿穿刺抽出血液。穿刺针自阴道后穹窿刺入子宫直肠陷凹，如抽出暗红色不凝固血液，说明有血腹症存在。陈旧性宫外孕时，可抽出小血块或不凝固的陈旧性血液。但抽不出血液并不能排除宫外孕。

6. 诊断性刮宫　目前临床很少应用，仅适用于阴道流血多者，排除同时合并宫内妊娠流产，刮出物仅见蜕膜未见绒毛者有助于诊断异位妊娠。

【护理诊断/问题】

1. 潜在并发症：失血性休克。

2. 恐惧　与担心生命安危有关。

3. 自尊紊乱　与担心未来能否受孕有关。

【护理目标】

1. 孕妇保持生命体征的稳定，无并发症发生。

2. 孕妇情绪平稳，配合治疗和护理。

3. 孕妇正视事实，维持自尊。

【护理措施】

（一）一般护理

1. 嘱患者卧床休息，避免腹部压力增大，从而减少异位妊娠破裂的机会。在患者卧床期间，提供相应的生活护理。

2. 指导患者摄取足够的营养物质，尤其是富含铁丰富的食物，以促进血红蛋白的增加，纠正贫血，增强患者的抵抗力。

（二）心理护理

对于手术治疗患者，于术前向患者及家属讲明手术的必要性，并以亲切的态度和切实的行动赢得患者及家属的信任，保持环境安静、有序，减少和消除患者的紧张、恐惧心理，协助患者接受手术治疗方案。术后，帮助患者以正常的心态接受此次妊娠失败的现实，向她们讲述异位妊娠的有关知识，以减少不良情绪同时也可以增加患者的自我保健知识。

（三）病情观察

1. 观察腹痛、阴道流血、阴道排出物情况。若腹痛突然加重，或出现脸色苍白等变化，应立即通知医生，做好抢救准备。尤应注意阴道流血量与腹腔内出血量不成比例，当阴道流血量不多时，不要误以为腹腔内出血量亦很少。

2. 密切观察患者的一般情况、生命体征，及早发现有无腹腔内出血。

3. 动态监测血、尿 HCG 的变化及 B 超检查结果，监测治疗效果。

（四）治疗配合

1. 手术治疗患者的护理

（1）严密观察病情变化：若腹痛突然加重，或出现脸色苍白、脉搏加快等变化，应立即通知医生，做好抢救准备。

（2）抢救休克，同时做好术前准备：严重内出血并出现休克的患者，立即去枕平卧，吸氧，建立静脉通道，交叉配血，遵医嘱输血、输液，积极补充血容量，纠正休克，决定手术者，迅速做好术前准备。术后护理同妇科腹部手术后的护理。

2. 非手术治疗患者的护理

（1）注意病情变化。在治疗过程中若出现腹痛突然加剧，血压下降、脉搏加快等征象，应立即通知医生。

（2）治疗期间应卧床休息，防止便秘，避免增加腹压，防止异位妊娠破裂。

（五）健康教育

加强健康教育指导，术后应注意休息，加强营养，纠正贫血，提高机体抵抗力。注意外阴清洁，禁止性生活 1 个月。向患者讲述异位妊娠的有关知识，说明以后仍有受孕机会，积极预防和治疗盆腔炎症，尤其是输卵管炎，采取有效的避孕措施，制订家庭护理计划，做好再次妊娠的准备。

【护理评价】

1. 孕妇生命体征维持在正常范围，无出血性休克的发生。

2. 孕妇了解病情，积极参与治疗及护理。

3. 孕妇身心舒适。

第三节　妊娠期高血压疾病

妊娠期高血压疾病（hypertensive disorders in pregnancy）是妊娠与血压升高并存的一组疾病，发生率 5%～12%，是妊娠期特有的疾病。包括妊娠期高血压、子痫前期、子痫以及慢性高血压并发子痫前期和慢性高血压合并妊娠。该组疾病严重影响母婴健康，是孕产妇和围生儿病死率升高的主要原因。

【病因与高危因素】

1. 高危因素　流行病学调查发现，与妊娠期高血压疾病的发病风险增加密切相关的有：孕妇年龄≥40 岁；子痫前期病史；高血压、慢性肾炎、糖尿病；抗磷脂抗体阳性；初次产检时 BMI≥35kg/m²；子痫前期家族史（母亲或姐姐）；本次妊娠为多胎妊娠、首次怀孕、妊娠间隔时间≥10 年及孕早期收缩压≥130mmHg 或舒张压≥80mmHg 等，均与该病发生密切相关。

2. 病因　妊娠期高血压疾病病因至今不明。该病在胎盘娩出后很快缓解或可自愈，有学者称之为"胎盘病"，但很多学者认为是母体、胎盘、胎儿等众多因素作用的结果。关于其病因主要有以下几种学说：子宫螺旋小动脉重铸不足、炎症免疫过度激活、血管内皮细胞受损、遗传因素、营养缺乏、胰岛素抵抗等学说。

【病理生理变化及对母儿的影响】

本病的基本病理变化是全身小血管痉挛，内皮损伤及局部缺血。由于全身各系统各脏器血液灌流量减少，对母婴造成危害，甚至导致母婴死亡。

1. 脑　脑血管痉挛，通透性增加，脑水肿、充血，局部缺血、血栓形成及出血等。CT 检查脑皮质呈现低密度区，并有相应的局部缺血和点状出血，提示脑梗死，并与昏迷及视力下降、失明相关。大范围脑水肿所致中枢神经系统症状主要表现为感觉迟钝、思维混乱。个别患者出现昏迷甚至发生脑疝。子痫前期血管阻力和脑灌注压均增加。高灌注压可致明显头痛。研究者认为子痫与脑血管自身调节功能丧失相关。

2. 肾　肾血管痉挛，使肾小球缺血、缺氧，血管壁通透性增加，血浆蛋白自肾小球漏出形成蛋白尿，蛋白尿的多少与妊娠期高血压疾病的严重程度相关。由于血管痉挛，肾血流量及肾小球滤过率下降，导致血浆尿酸浓度、血浆肌酐值升高约为正常妊娠的 2 倍。肾功能损害严重时可致少尿及肾衰竭。

3. 肝　子痫前期可出现肝功能异常，各种转氨酶水平升高，血浆碱性磷酸酶升高。肝的特征性损伤是门静脉周围出血，严重时门静脉周围坏死。肝包膜下血肿形成，甚至发生肝破裂，危及母儿生命。

4. 心血管　血管痉挛，血压升高，外周阻力增加，心肌收缩力和射血阻力（心脏后负荷）增加，心输出量明显减少，心血管系统处于低排高阻状态，加上内皮细胞活化使血管通透性增加，血管内液进入细胞间质，导致心肌缺血、间质水肿、心肌点状出血或坏死、肺水肿，严重时导致心力衰竭。

5. 血液 由于全身小动脉痉挛、血管壁渗透性增加、血液浓缩，妊娠晚期孕妇的血容量不能像正常孕妇那样增加，而使血细胞比容上升。在妊娠期孕妇的血液已处于高凝状态，患妊娠期高血压疾病的重症患者可发生微血管病性溶血。主要表现为：血小板减少，$< 100 \times 10^9/L$，肝酶升高、溶血（HELLP 综合征），反映了凝血功能的严重损害及疾病的严重程度。

6. 子宫胎盘血流灌注 血管痉挛使胎盘血流量减少，影响胎儿的血液供应，导致胎盘功能低下，胎儿生长受限，胎儿窘迫。严重时可发生胎盘早剥。

【分类及临床表现】

1. 妊娠期高血压 妊娠期出现高血压，收缩压≥140mmHg 和（或）舒张压≥90mmHg，于产后 12 周内恢复正常；尿蛋白（－）；产后方可确诊。少数患者可伴上腹部不适或血小板减少。

2. 子痫前期

（1）轻度：孕 20 周后出现收缩压≥140mmHg 和（或）舒张压≥90mmHg，伴蛋白尿≥0.3g/24h 或随机尿蛋白（＋）。

（2）重度：血压和尿蛋白持续升高，发生母体脏器功能不全或胎儿并发症。出现下列任一不良情况可诊断为重度子痫前期：

1）血压持续升高，收缩压≥160mmHg 和（或）舒张压≥110mmHg。

2）蛋白尿≥5.0g/24h 或随机尿蛋白（＋＋＋）。

3）持续性头痛或视觉障碍或其他脑神经症状。

4）持续性上腹部疼痛，肝包膜下血肿或肝破裂症状。

5）肝功能异常：肝酶 ALT 或 AST 水平升高。

6）肾功能异常：少尿（24h 尿量＜400ml 或每小时尿量＜17ml 或血肌酐＞106μmol/L）。

7）低蛋白血症伴胸腔或腹腔积液。

8）血液系统异常：血小板持续性下降并低于 $100 \times 10^9/L$，血管内溶血、贫血、黄疸或 LDH 升高。

9）心力衰竭、肺水肿。

10）胎儿生长受限或羊水过少。

11）妊娠 34 周前发病的早发型。

3. 子痫 子痫前期的孕妇发生抽搐不能用其他原因解释。

子痫发生前可有不断加重的重度子痫前期，但也可发生于血压升高不显著、无蛋白尿的患者。子痫抽搐进展迅速，前驱症状短暂，表现为抽搐、面部充血、口吐白沫、深度昏迷，随之深部肌肉僵硬，很快发展成典型的全身高张阵挛惊厥、有节律的肌肉收缩和紧张，持续 1~1.5min，其间患者无呼吸运动。此后患者抽搐停止，呼吸恢复，但仍昏迷，最后意识恢复，但困倦、易激惹、烦躁。子痫多发生在妊娠晚期和临产前，称产前子痫；少数发生在分娩过程中，称产时子痫；偶有在产后 24h 内发生者，称产后子痫。

4. 慢性高血压并发子痫前期 慢性高血压孕妇妊娠前无蛋白尿，妊娠后出现蛋白尿≥0.3g/24h；或妊娠前有蛋白尿，妊娠后蛋白尿明显增加或血压进一步升高或出现血小板减少 $< 100 \times 10^9/L$。

5. 妊娠合并慢性高血压 妊娠 20 周前收缩压≥140mmHg 和（或）舒张压≥90mmHg（除外滋养细胞疾病），妊娠期无明显加重；或妊娠 20 周后首次诊断高血压并持续到产后 12 周后。

【处理原则】

妊娠期高血压疾病的治疗目的是预防重度子痫前期和子痫的发生，降低母胎围生期发病率和死亡率，改善母婴预后。治疗基本原则是休息、镇静、解痉，有指征的降压、补充胶体、利尿，密切监测母胎情况，适时终止妊娠。应根据病情轻重分类，进行个体化治疗。

（一）妊娠期高血压

一般门诊处理。休息、镇静、监测母胎情况，酌情降压治疗。

（二）子痫前期

应住院治疗，防止子痫及并发症的发生。治疗原则为镇静、解痉，有指征的降压、补充胶体、利尿，密切监测母胎情况，适时终止妊娠。

1. 终止妊娠的时机

（1）妊娠期高血压、轻度子痫前期的孕妇可期待至足月分娩。

（2）重度子痫前期患者：妊娠＜26周经治疗病情不稳定者建议终止妊娠。妊娠26~28周，根据母儿情况及当地诊治能力决定是否期待疗法。妊娠28~34周，若病情不稳定，经积极治疗24~48h病情仍加重，促胎肺成熟后终止妊娠；若病情稳定，可期待治疗。妊娠≥34周患者，胎儿成熟后可考虑终止妊娠。妊娠37周后的重度子痫前期应终止妊娠。

（3）子痫：控制抽搐2h后可考虑终止妊娠。

2. 终止妊娠的方式　妊娠期高血压疾病患者，若无产科剖宫产指征，原则上考虑阴道试产。但如果不能在短时间内阴道分娩，可考虑放宽剖宫产指征。

（三）子痫

子痫是妊娠期高血压疾病最严重的阶段，是妊娠期高血压疾病所致母儿死亡的最主要原因，应积极处理。处理原则为控制抽搐，纠正缺氧和酸中毒，控制血压，抽搐控制后终止妊娠。

1. 控制抽搐　硫酸镁为首选药物；当患者硫酸镁应用禁忌或硫酸镁治疗无效时，可考虑应用地西泮、苯妥英钠或冬眠合剂控制抽搐。

2. 纠正缺氧和酸中毒　面罩和气囊吸氧，根据二氧化碳结合力及尿素氮值，给予适量4%碳酸氢钠纠正酸中毒。

3. 控制血压　当收缩压持续≥160mmHg，舒张压≥110mmHg时要积极降压以防止心脑血管并发症的发生。

4. 适时终止妊娠　一般抽搐控制2h后可考虑终止妊娠。

（四）妊娠合并慢性高血压

以降压治疗为主，注意子痫前期的发生。

（五）慢性高血压并发子痫前期

同时兼顾慢性高血压和子痫前期的治疗。

【护理评估】

（一）健康史

询问是否存在妊娠期高血压疾病高危因素，本次妊娠后血压变化情况，是否伴有蛋白尿、水肿，有无头痛、视力改变、上腹部不适等症状。

（二）身体状况

1. 症状　休息后水肿是否消退，每周体重增加情况，有无头痛、眼花、恶心、视物模糊等自觉症状。

2. 体征

（1）血压：患者血压高低与病情有直接关系，测出的血压值应与基础血压比较，初次测血压升高者应休息1h后复测。慢性高血压并发子痫前期可在妊娠后血压进一步升高。定时监测血压变化有助于判断病情的发展变化。

（2）蛋白尿：应取中段尿检查，凡尿蛋白定量≥0.3g/24h为异常。尿蛋白量的多少直接反映了肾血管痉挛的程度及肾小管上皮细胞缺氧及其功能损害的程度。

（3）水肿：妊娠期高血压疾病的水肿，一般休息后不缓解。评估有无水肿及水肿的范围。水肿多由踝部开始，逐渐延及小腿、大腿、会阴部、腹部。若水肿仅局限于膝关节以下，以"＋"表示；水肿延及大腿，以"＋＋"表示；水肿延及外阴和腹部，以"＋＋＋"表示；全身水肿或伴腹水，以"＋＋＋＋"表示。定期监测体重，了解体重增长情况，若孕妇体重一周内增加超过0.5kg，表明有隐性水肿的可能。

（4）子痫发作时抽搐、昏迷是最严重的临床表现，护士应特别注意发作状态、频率、持续时间、神志情况；有无唇舌咬伤、摔伤、窒息等。

（三）心理社会状况

评估孕妇及家属对疾病的认识程度、应对机制，治疗时是否合作。

（四）辅助检查

1. 妊娠期高血压的常规检查：血常规、尿常规、肝功能、血脂，肾功能、尿酸，凝血功能，心电图，胎心监测，B超检查胎儿、胎盘、羊水。

2. 子痫前期、子痫酌情增加的有关检查项目：眼底检查，凝血功能系列检查，电解质，动脉血气分析，B超检查肝、胆、胰、脾、肾等脏器，心脏彩超及心功能测定，脐动脉血流指数、子宫动脉等血流变化、头颅CT或MRI检查。

【护理诊断/问题】

1. 有受伤的危险　与硫酸镁治疗或子痫抽搐昏迷、胎盘血流量减少致胎儿宫内缺氧等有关。

2. 焦虑　与担心疾病对母儿的影响有关。

3. 知识缺乏　缺乏妊娠期高血压疾病的相关知识。

4. 潜在并发症：胎盘早剥、凝血功能障碍、脑出血、肾衰竭。

【护理目标】

1. 孕妇住院期间病情得到有效控制，母儿受伤的危险性降到最低。

2. 孕妇的焦虑减轻，情绪稳定，积极配合护理和治疗。

3. 孕妇及家属了解本病的相关知识，主动参与执行护理计划。

4. 孕妇病情控制良好，无并发症发生。

【护理措施】

（一）一般护理

1. 休息　保持病室空气新鲜、环境安静整洁，间断吸氧，加强巡视，满足患者生活需要。嘱孕妇多卧床休息，以左侧卧位为宜，可以减轻右旋增大的子宫对腹主动脉和下腔静脉的压迫，增加回心血量，改善肾血流量，维持有效的子宫胎盘血液循环。

2. 饮食　指导孕妇进食富含蛋白质、维生素、铁、钙及含锌等微量元素的食物，减少脂肪的摄入。全身水肿者应限制食盐。

3. 间断吸氧　增加血氧含量，改善全身主要脏器与胎盘的氧供。

（二）心理护理

妊娠期指导孕妇保持心情愉快，鼓励孕妇说出内心的感受，向孕妇及家属解释病情，解除其思想顾虑，积极配合治疗，有助于妊娠期高血压疾病病情的稳定和好转。

（三）病情观察

关注孕妇是否有头痛、视物模糊、上腹部不适等症状；监测血压及体重变化，监测尿蛋白；注意监测胎心、胎动和宫缩等情况。注意有无胎盘早剥、DIC、脑出血、肺水肿、急性肾衰竭等并发症的发生。

（四）用药护理

1. 硫酸镁　治疗子痫的一线药物，也是子痫前期预防子痫的预防药物。

（1）用药指征：控制子痫抽搐及防治再抽搐，预防重度子痫前期发展为子痫，子痫前期临产前用药预防抽搐。

（2）用药方法：硫酸镁可采用静脉给药结合肌内注射。①控制抽搐：静脉给药，负荷剂量硫酸镁2.5~5g，溶于10%葡萄糖注射液20ml内缓慢静推（15~20min），或5%葡萄糖注射液100ml快速静滴，继而1~2g/h静滴维持。或夜间睡前停用静脉给药，改为肌内注射，用法：

25% 硫酸镁溶液 20ml 加 2% 利多卡因 2ml，臀肌深部注射，24h 硫酸镁总量为 25～30g，疗程 24～48h。②预防子痫发作：负荷量和维持剂量同控制子痫处理。用药时间长短依病情而定，一般每日静滴 6～12h，24h 总量不超过 25g。用药期间每日评估病情变化，决定是否继续用药。

（3）毒性反应：硫酸镁治疗浓度与中毒浓度相近，有效治疗浓度为 1.8～3.0mmol/L，超过 3.5mmol/L 即可出现中毒症状，用药过程中需严密观察其毒性反应。硫酸镁过量可导致膝反射减弱或消失，全身肌张力下降，呼吸肌麻痹，严重者出现心脏停搏。

（4）注意事项：用药过程中加强患者血压监测；在用药前、用药中及用药后均应监测以下指标：①膝腱反射存在；②呼吸≥16 次 / 分钟；③尿量≥17ml/h 或≥400ml/24h；④备有 10% 葡萄糖酸钙溶液。镁离子中毒时停用硫酸镁并静脉缓慢推注（5～10min）10% 葡萄糖酸钙溶液 10ml。

2. 镇静剂　应用地西泮、冬眠药物时，嘱孕妇绝对卧床休息，预防直立性低血压。

3. 降压药　应用降压药物时，须严密监测血压，因血压大幅度升降会引起脑出血或胎盘早剥。因此，须根据血压监测来调节降压药物的滴速及药量。

4. 利尿剂　子痫前期患者不主张常规应用利尿剂，仅当患者出现全身水肿、肺水肿、脑水肿、肾功能不全、急性心力衰竭时，可酌情使用呋塞米等快速利尿剂。甘露醇属于高渗性利尿剂，主要用于脑水肿，患者心力衰竭或潜在心力衰竭时禁用。甘油果糖适用于肾功能有损害者。

5. 促胎肺成熟　孕周＜34 周的子痫前期患者，预计 1 周内可能分娩者，遵医嘱予糖皮质激素促胎肺成熟治疗。

（五）加强胎儿宫内监护

嘱孕妇左侧卧位，勤听胎心，可用胎儿监护仪。指导孕妇自计胎动，必要时间断吸氧，及时发现并纠正胎儿宫内缺氧，促进胎儿生长发育。

（六）分娩期护理

分娩过程中，应注意保持环境安静，严密观察产程进展。第一产程应让产妇保持安静、休息，密切监测血压、呼吸、尿量、胎心及子宫收缩情况，重视产妇主诉。第二产程避免产妇过度屏气用力，做好接产与会阴切开、手术助产准备，协助医生手术助产，尽量缩短第二产程，做好新生儿窒息抢救准备。第三产程在胎儿前肩娩出后立即注射缩宫素，及时娩出胎盘，注意检查胎盘、胎膜娩出是否完整，软产道有无裂伤，严密监测宫缩，预防产后出血和感染。做好抢救母儿准备。

（七）产后护理

分娩后 24～48h 仍应注意防止发生产后子痫，每 4h 测量血压，尽可能安排舒适安静的休息环境，取得孕妇、家属的理解和合作，限制探视和陪护人员。遵医嘱继续解痉、镇静治疗，大量硫酸镁治疗的患者易发生宫缩乏力性产后出血，注意观察子宫复旧情况和阴道流血量，严防产后出血。

（八）子痫患者的护理

子痫为妊娠期高血压疾病的最严重阶段，是妊娠期高血压疾病所致母儿死亡的最主要原因，因此子痫患者的护理极为重要。

1. 协助医生控制抽搐　控制患者抽搐是首要任务。首选药物是硫酸镁，必要时同时应用镇静剂。快速静脉滴注甘露醇降低颅内压。

2. 避免刺激　将患者置单间暗室，保持环境安静，避免声、光刺激，治疗、护理操作集中，动作轻柔，防止诱发抽搐。

3. 专人护理，严密监护　密切观察血压、脉搏、呼吸、体温、神志、尿量等变化及自觉症状，记录出入水量；做好血、尿检查及各项特殊检查，及时发现肺水肿、急性肾衰竭、心力衰竭、脑出血等并发症。

4. 保持呼吸道通畅　立即给氧。患者抽搐昏迷时禁食、禁水，取头低侧卧位，随时吸出口腔、鼻腔分泌物及呕吐物，防止发生窒息和吸入性肺炎。

5. 防止受伤　取下义齿，用开口器或于上、下磨牙间放置一缠好纱布的压舌板，用舌钳固定舌体以防咬伤唇舌或发生舌后坠，用床护栏防止患者坠床，必要时用约束带。

6. 做好终止妊娠准备　子痫发作后多自然临产，应及时发现产兆并做好母儿抢救准备。一般抽搐控制 2h 后可考虑终止妊娠。

【护理评价】

1. 孕妇住院期间病情得到有效控制，无并发症发生。

2. 孕妇的情绪稳定，积极配合治疗。

3. 母婴顺利度过妊娠期、分娩期、产褥期。

4. 患者自觉焦虑减轻。

5. 患者及家属了解本病的相关知识，积极配合治疗和护理。

第四节　前　置　胎　盘

正常妊娠时胎盘附着于子宫体部的前壁、后壁或侧壁。妊娠 28 周后，若胎盘附着于子宫下段、胎盘下缘达到或覆盖宫颈内口处，位置低于胎儿先露部，称为前置胎盘（placenta previa）。前置胎盘是妊娠晚期严重并发症之一，也是妊娠晚期阴道流血最常见的原因，处理不当危及母儿生命。其发病率国外报道 0.5%，国内报道 0.24% ~ 1.57%。

【病因】

目前尚不清楚。高危人群为多次流产及刮宫、高龄初产妇（＞35 岁）、产褥感染、剖宫产史、经产妇和多产妇、吸毒和吸烟的妇女、辅助生育技术受孕、子宫形态异常等。病因可能与以下因素有关：

1. 子宫内膜病变与损伤　多次刮宫、多产、产褥期感染、子宫手术史及子宫内膜炎等为子宫内膜损伤引发前置胎盘的常见原因，可致子宫内膜炎或萎缩性病变，再次受孕时，子宫蜕膜血管形成不良，胎盘血供不足，为摄取足够营养，胎盘面积增大，延伸至子宫下段。前次剖宫产手术瘢痕可妨碍胎盘在妊娠晚期向上迁移，增加前置胎盘可能性。辅助生育技术，促排卵药物改变了体内性激素水平，使子宫内膜与胚胎发育不同步等，导致前置胎盘的发生。

2. 胎盘异常　多胎妊娠时胎盘面积过大，前置胎盘的发生率高于单胎妊娠。有副胎盘时，副胎盘常可附着于子宫下段而发生前置胎盘。

3. 受精卵滋养层发育迟缓　当受精卵已到达子宫腔时，滋养层尚未发育到着床阶段，继续下移，着床于子宫下段而形成前置胎盘。

【分类】

根据胎盘下缘与宫颈内口的关系，将前置胎盘分为三种类型（图 6-4）：

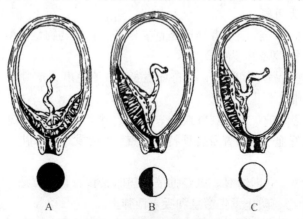

图 6-4　前置胎盘的类型

A. 完全性前置胎盘；B. 部分性前置胎盘；C. 边缘性前置胎盘

1．完全性前置胎盘（complete placenta previa）　又称中央性前置胎盘，胎盘组织完全覆盖宫颈内口。

2．部分性前置胎盘（partial placenta previa）　胎盘组织部分覆盖宫颈内口。

3．边缘性前置胎盘（marginal placenta previa）　胎盘附着于子宫下段，胎盘边缘到达宫颈内口，但未超越宫颈内口。

【临床表现】

1．症状　典型症状为妊娠晚期或临产时，突然发生无诱因、无痛性反复阴道流血。阴道流血发生的时间、出血次数、出血量与前置胎盘的类型有关。完全性前置胎盘初次出血时间早，多在妊娠28周左右，出血量较多；边缘性前置胎盘出血多发生在妊娠晚期或临产后，出血量一般较少；部分性前置胎盘的初次出血时间、出血量及反复出血次数介于两者之间。

2．体征　患者一般情况与出血量有关，大量出血可出现面色苍白、脉搏增快微弱、血压下降等休克表现，贫血程度与阴道流血成正比。腹部检查：子宫软，无压痛，大小与孕周相符，胎位、胎心多清楚，因胎盘前置，影响胎先露部入盆，故胎先露高浮、易并发胎位异常。多量出血或反复出血可致胎儿宫内窘迫，甚至胎死宫内。若胎盘附着在子宫下段前壁，在耻骨联合上方可听到胎盘杂音。临产时检查宫缩为阵发性，间歇期子宫完全松弛。

【对母儿的影响】

1．产后出血　由于子宫下段肌组织薄，收缩力较差，既不能使附着于此处的胎盘完全剥离，又不能有效收缩、压迫血窦而止血，故常发生产后出血，量多且难于控制。

2．植入性胎盘　子宫下段蜕膜发育不良，胎盘绒毛穿透底蜕膜，侵入子宫肌层形成植入性胎盘，使胎盘剥离不全而发生产后出血。

3．产褥感染　前置胎盘剥离面接近宫颈外口，细菌易经阴道上行侵入胎盘剥离面，加之多数产妇因反复失血而致贫血、体质虚弱，产褥期容易发生感染。

4．早产及围生儿死亡率高　出血多可致胎儿窘迫，甚至缺氧死亡。为挽救孕妇或胎儿生命而终止妊娠，使早产率增加，新生儿死亡率高。

【处理原则】

处理原则为抑制宫缩、止血、纠正贫血和预防感染。根据阴道流血量、有无休克、妊娠周数、胎位、产次、胎儿是否存活、是否临产以及前置胎盘类型等综合考虑，决定处理方案。

（一）期待疗法

在保证孕妇安全的前提下，尽可能延长胎龄，以提高围生儿存活率。适应于妊娠<34周、胎儿体重<2 000g、胎儿存活、适用于孕妇一般情况好、阴道流血不多的孕妇。

（二）药物治疗

必要时给予地西泮等镇静剂。在保证孕妇安全的前提下，尽可能延长孕周，抑制宫缩，以提高围生儿存活率，出血时间久，应用广谱抗生素预防感染，估计孕妇近日需终止妊娠，若胎龄<34周，促胎肺成熟。

资料表明，妊娠36周以后择期终止妊娠，围生儿结局明显好于等待至36周以上自然临产者。

（三）终止妊娠

1．终止妊娠指征　适用于孕妇反复多量出血甚至休克，无论胎儿成熟与否，为了孕妇安全应终止妊娠；胎龄达妊娠36周以上；胎儿成熟度检查提示胎儿肺成熟者；胎龄在34～36周，出现胎儿窘迫征象，或胎儿电子监护发现胎心异常、监测胎肺未成熟者，经促胎肺成熟处理后；胎儿已死亡或出现难以存活的畸形，如无脑儿。

2．剖宫产指征　完全性前置胎盘持续大量阴道流血；部分性和边缘性前置胎盘出血量较多，先露高浮，胎龄达妊娠36周以上，短时间内不能结束分娩，有胎心、胎位异常。迅速结束分娩，阻断前置胎盘继续出血，对母子较为安全，是处理前置胎盘的主要手段。

3. 阴道分娩　适用于边缘性前置胎盘、枕先露、阴道流血不多、无头盆不称和胎位异常，估计在短时间内能结束分娩者。若试产过程中产程进展不顺利或有大出血，应立即改行剖宫产术。

【护理评估】

（一）健康史

询问孕妇既往有无子宫内膜炎症或子宫内膜损伤等病史，如多次刮宫、多产、产褥期感染、剖宫产等。

（二）身体状况

1. 症状　妊娠晚期或临产时有无诱因、无痛性反复阴道流血，正确评估阴道流血量。

2. 体征　有无贫血，有无面色苍白、脉搏微弱、四肢厥冷、血压下降等休克征象。腹部检查：子宫的软硬度、有无压痛，子宫大小与孕周是否相符，胎先露已入盆或仍高浮，有无胎位异常，胎心、胎位是否清楚。

（三）心理社会状况

前置胎盘孕妇常表现为焦虑、恐惧，对阴道流血不知所措，担心胎儿安危而表现出沮丧、郁闷、烦躁不安，家属亦表现紧张。

（四）辅助检查

1. B超检查　根据胎盘下缘与子宫颈内口的关系可确定前置胎盘类型。

2. 产后检查胎盘和胎膜　胎盘前置部分可见陈旧性血块附着，呈黑紫色或暗红色且胎膜破口处距胎盘边缘<7cm，则前置胎盘诊断可成立。

【护理诊断/问题】

1. 组织灌注量改变　与前置胎盘所致的出血有关。

2. 有感染的危险　与孕产妇失血所致贫血、机体抵抗力下降有关。

3. 恐惧　与出血、担心胎儿安危有关。

4. 潜在并发症：产后出血、产褥感染、胎儿窘迫、早产等。

【护理目标】

1. 患者的出血得到有效控制，生命体征稳定。

2. 患者住院期间体温、血象正常，无感染发生。

3. 患者获有力支持，恐惧症状减轻。

4. 患者产后出血、产褥感染、胎儿窘迫、早产等被及时预防、发现和处理。

【护理措施】

1. 终止妊娠孕妇的护理　需要立即终止妊娠的孕妇做好下列护理措施：

（1）立即开放静脉通道，配血、做好输血准备。

（2）抢救休克的同时做好术前准备。

（3）监测母儿生命体征，做好抢救及护理。

2. 期待疗法孕妇的护理

（1）保证休息，减少刺激：孕妇应绝对卧床休息，取左侧卧位，阴道流血停止后可轻微活动；禁止阴道检查及肛查，以减少出血机会；避免便秘及腹泻，以防诱发宫缩。

（2）纠正贫血：口服硫酸亚铁，必要时输血；加强营养，多食高蛋白及含铁丰富的食物。

（3）监测生命体征：及时发现病情变化，严密观察并记录孕妇生命体征，严密观察阴道流血的时间、出血量；按医嘱及时完成各项实验室检测项目。

（4）促进胎儿健康：孕妇定时间断吸氧，每日3次，每次30min，以提高胎儿血氧供应；注意胎心变化，使用胎儿电子监护仪监测，指导孕妇自测胎动，持续观察宫缩及胎心情况。

（5）遵医嘱用药：遵医嘱给予促胎肺成熟治疗如糖皮质激素、补血药、宫缩抑制剂（硫酸镁、沙丁胺醇等）、镇静剂、抗生素等，以延长孕周，提高围生儿的存活率。

（6）预防产后出血和感染：胎儿娩出后及早使用宫缩剂，注意观察子宫收缩情况，以防产后大出血，严密观察生命体征及阴道流血情况，发现异常及时报告医师处理；做好会阴护理，及时更换会阴垫，保持会阴部清洁、干燥。遵医嘱用抗生素，预防感染。

3. 提供心理支持　向孕妇介绍前置胎盘的有关知识，耐心解答她们的提问，让其感受到被关心和照顾，鼓励亲属陪伴，给予心理支持和安慰。

4. 健康教育　定期产前检查，做到早期发现，正确处理；向患者讲解前置胎盘的相关知识，嘱其卧床休息，避免剧烈运动；妊娠晚期若有阴道流血，及时就医。

【护理评价】

1. 孕妇生命体征维持在正常范围。
2. 孕妇身心舒适，积极配合。
3. 产后产妇未出现产后出血和感染。
4. 母婴安全。

第五节　胎　盘　早　剥

妊娠 20 周后或分娩期，正常位置的胎盘在胎儿娩出前，部分或全部从子宫壁剥离，称为胎盘早剥（placental abruption）。胎盘早剥是妊娠晚期严重并发症，起病急，进展快，若处理不及时，可危及母儿生命。发病率国外为 1%～2%，国内为 0.46%～2.1%。

【病因】

胎盘早剥的确切病因和发病机制尚不清楚，可能与下列因素有关：

1. 血管病变　患有妊娠期高血压疾病、慢性高血压、慢性肾病或全身血管病变的孕妇易发生胎盘早剥，主要是由于底蜕膜螺旋小动脉痉挛或硬化，引起远端毛细血管缺血、坏死，破裂出血，血液在底蜕膜层与胎盘之间形成胎盘后血肿，致使胎盘与子宫壁剥离。妊娠晚期或分娩期，孕妇长时间处于仰卧位，巨大妊娠子宫压迫下腔静脉，阻碍静脉血液回流，使子宫静脉淤血，静脉压升高，引起蜕膜静脉淤血、破裂，形成胎盘后血肿，导致胎盘部分或全部从子宫壁剥离。

2. 机械性因素　孕妇腹部受到撞击或挤压；脐带过短或脐带绕颈，分娩过程中胎头下降时过度牵拉脐带。

3. 子宫腔内压力骤减　双胎妊娠分娩时，第一个胎儿娩出过快；羊水过多破膜时羊水骤然流出，使子宫内压力骤降，子宫突然收缩，胎盘与子宫壁发生错位剥离。

4. 其他高危因素　高龄孕妇、经产妇、吸烟、滥用可卡因、孕妇代谢异常、孕妇有血栓形成倾向、子宫肌瘤（尤其是胎盘附着部位肌瘤）等。有胎盘早剥史的孕妇再次发生胎盘早剥的风险比无胎盘早剥史者高 10 倍。

【类型及病理生理】

（一）主要病理变化

胎盘早剥的主要病理变化是底蜕膜出血并形成血肿，使胎盘从附着处分离。

（二）病理分类

按病理分为显性、隐性及混合性出血三种类型（图 6-5）。

1. 显性剥离　当胎盘轻微早剥时，底蜕膜出血，量少，出血很快停止，多无明显临床表现，仅在产后检查胎盘时发现母体面有凝血块及压迹。若底蜕膜继续出血，形成胎盘后血肿，胎盘剥

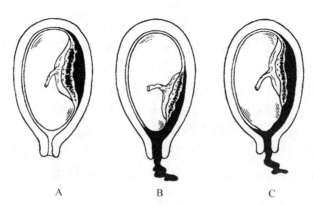

图 6-5 胎盘早剥的类型
A. 显性出血（显性剥离）；B. 混合性出血；C. 隐性出血（隐性剥离）

离面随之增大，血液冲开胎盘边缘沿胎膜与子宫壁之间经宫颈管流出，称显性剥离或外出血。

2. 隐性剥离 若胎盘边缘仍附着于子宫壁或由于胎先露固定于骨盆入口，使血液积聚在胎盘与子宫壁之间，称隐性剥离或内出血。

3. 混合性出血 当内出血逐渐增多，胎盘后血肿逐渐增大，子宫底随之升高。若出血量达到一定程度时，冲开胎盘边缘及胎膜而使血液外流，称为混合性出血。偶有出血穿破胎膜溢入羊水中成为血性羊水。

（三）子宫胎盘卒中

当隐性剥离时，因胎盘后血肿逐渐增大，压力增高，血液可渗入到子宫肌层，引起肌纤维分离、断裂甚至变性。当血液渗透至子宫浆膜层时，子宫表面呈紫蓝色瘀斑，称为子宫胎盘卒中（uteroplacental apoplexy）。

（四）弥散性血管内凝血

严重胎盘早剥时，其剥离处的胎盘绒毛和底蜕膜中可释放大量的组织凝血活酶，进入母体血液循环，激活凝血系统，消耗大量凝血因子，导致凝血功能障碍，造成难以控制的产后大出血。

【临床表现及分类】

根据病情的严重程度，临床上可将胎盘早剥分为三度：

Ⅰ度：以外出血为主，多见于分娩期，胎盘剥离面积小于1/3，患者常无腹痛或腹痛轻微，贫血体征不明显。腹部检查：子宫软，大小与妊娠月份相符，胎位清，胎心正常，产后检查胎盘母体面时发现有凝血块及压迹。

Ⅱ度：胎盘剥离面积约在1/3。主要症状为突然发生持续性腹痛，腰酸或腰背痛，疼痛程度与胎盘后积血的多少成正比；可无或仅有少量阴道出血，贫血程度与阴道流血量不相符。腹部检查：子宫大于妊娠月份，宫底升高；胎盘附着处压痛明显，宫缩有间歇；胎位可扪及，胎儿存活。

Ⅲ度：胎盘剥离面超过胎盘面积的1/2，症状较Ⅱ度胎盘早剥明显加重，常伴恶心、呕吐、面色苍白、四肢湿冷、脉搏细数、血压下降等休克征象。腹部检查：子宫硬如板状，宫缩无间歇，胎位不清，胎心消失。

【并发症】

常见并发症包括：DIC、产后出血、急性肾衰竭及羊水栓塞。

【对母儿的影响】

胎盘早剥对母婴预后影响极大。剖宫产率、贫血、产后出血率、DIC发生率均升高。胎盘早剥出血引起胎儿急性缺氧，新生儿窒息率、早产率、胎儿宫内死亡率升高，围生儿死亡率升高。

【治疗原则】

胎盘早剥对母儿危害大，治疗原则为早期识别，积极纠正休克，及时终止妊娠，控制DIC，减少并发症。

（一）纠正休克

如病情危重、处于休克状态时，应积极抗休克治疗。积极输血，最好是输新鲜血液，在补充血容量的同时，又能补充凝血因子。休克抢救成功与否，取决于补液量和补液速度。

（二）及时终止妊娠

胎盘早剥时，孕产妇及胎儿的安危和预后与诊断是否及时、处理是否积极有关，因此，一经确诊Ⅱ度和Ⅲ度患者，应及时终止妊娠。终止妊娠的方法有：

1. 经阴道分娩　Ⅰ度胎盘早剥的患者以外出血为主，一般情况好，宫口已扩张，估计短时间内能结束分娩，应经阴道分娩。产程进展中，要严密观察胎心、血压、宫高、阴道出血以及胎儿宫内情况等，一旦发现病情加重或胎儿窘迫，应立即改行剖宫产，结束分娩。

2. 剖宫产　适应于：①Ⅰ度胎盘早剥，有胎儿窘迫征象；②Ⅱ度胎盘早剥不能在短时间内结束分娩者；③Ⅲ度胎盘早剥，病情恶化，胎儿已死亡，短时间内不能娩出者；④破膜后产程无进展者。术中如发现子宫胎盘卒中，按摩子宫和用热盐水纱垫湿热敷子宫，若大出血难以控制，输新鲜血液及血小板的同时行子宫次全切除术，以保全产妇生命。

【护理评估】

（一）健康史

询问孕妇有无外伤史，有无妊娠期高血压疾病、慢性高血压、慢性肾病等血管疾病，有无长时间仰卧史。

（二）身体评估

1. 症状　评估孕妇阴道流血的量、颜色。是否伴有腹痛，腹痛的性质、持续时间、严重程度，是否有伴随症状。

2. 体征　评估孕妇贫血的程度，与外出血量是否相符，有无休克。腹部检查：子宫大小与妊娠周数是否相符，子宫质地软硬，有无压痛及压痛的部位、程度，胎位是否清楚，胎心音是否清楚、正常等。观察有无面色苍白、出冷汗、脉搏细速、血压下降等休克体征。

（三）心理社会状况

因胎盘早剥病情危急，孕妇及家属常表现为高度紧张和恐惧，担心孕妇和胎儿安危，对病情不理解。

（四）辅助检查

1. B超检查　典型声像图显示，胎盘与宫壁之间出现边缘不清楚的液性低回声区，即为胎盘后血肿，胎盘异常增厚，或胎盘边缘"圆形"裂开。同时可见胎儿宫内状况，并可排除前置胎盘。

2. 血液检查　可了解患者的贫血程度、凝血功能和肾功能，二氧化碳结合力，根据情况及时做 DIC 筛选试验（血小板计数、凝血酶原时间、纤维蛋白原测定），必要时做纤溶确诊试验（凝血酶原时间、优球蛋白溶解时间、血浆鱼精蛋白副凝试验）。

【护理诊断/问题】

1. 潜在并发症：出血、凝血功能障碍、肾衰竭等。

2. 组织灌注量改变　与胎盘隐性剥离大出血导致休克有关。

3. 疼痛　与胎盘剥离血肿形成累及子宫肌纤维有关。

4. 恐惧　与大出血、担心胎儿及自身安危有关。

【护理目标】

1. 无出血、凝血功能障碍、肾衰竭等并发症的发生。

2. 患者的出血性休克症状得到有效控制。

3. 患者情绪稳定，能积极配合治疗与护理。

4. 孕妇、胎儿安度妊娠期和分娩期。

【护理措施】

1. 纠正休克，改善患者一般情况　有休克者，迅速开放静脉，积极补充血容量，抢救休克。及时输入新鲜血，既补充了血容量，又可补充凝血因子。吸氧，注意保暖。

2. 严密观察病情变化，及时发现并发症　严密监测生命体征，观察阴道流血量与血压和脉搏变化是否相符，宫底的高度，宫壁的张力情况及宫缩间歇期是否松弛。注意观察皮下、黏膜及注射部位有无异常出血，阴道出血是否可凝，及早发现凝血功能障碍的表现。准确记录 24h 出入量，观察有无少尿、无尿等急性肾衰竭表现。一旦发现，及时报告医生并配合处理。

3. 做好终止妊娠准备　一旦确诊，应及时终止妊娠。依据孕妇一般情况、胎盘早剥类型、出血量的多少决定分娩方式，迅速做好相应准备和配合，做好新生儿抢救准备。

4. 预防产后出血　患者在胎盘剥离娩出后易发生产后出血，因此分娩后应及时给予宫缩剂促进子宫收缩。胎盘娩出后，按摩子宫以减少出血。避免尿潴留，严密观察生命体征及阴道流血情况，预防产后出血。

5. 产褥期护理　产褥期注意加强营养，纠正贫血。及时更换会阴垫，保持外阴清洁、干燥，防止感染。根据患者身体情况给予母乳喂养指导。死产者及时给予退奶措施。

【护理评价】

1. 患者病情稳定，无并发症的发生。

2. 分娩顺利，母儿平安。

3. 患者心态平和，情绪稳定。

第六节　早　　产

早产是指妊娠满 28 周至不足 37 周（196～258 日）期间分娩者。此时娩出的新生儿称为早产儿，体重为 1 000～2 499g。早产儿各器官发育尚不健全，出生孕周越小，体重越轻，其预后越差。国内早产占分娩总数的 5%～15%。出生一岁以内死亡的婴儿约 2/3 为早产儿。随早产儿的治疗及监护手段不断进步，其生存率明显提高，伤残率下降，有些国家已将早产时间的下限定义为妊娠 24 周或 20 周。

【病因及分类】

1. 自发性早产　是最常见的类型，约占 45%。主要发病机制为：①孕酮撤退；②缩宫素作用；③蜕膜活化。高危因素有：早产史、妊娠间隔时间短于 18 个月或大于 5 年、早孕期有先兆流产、宫内感染（主要为解脲支原体和人型支原体）、细菌性阴道病、牙周炎、贫困和低教育人群、不良生活习惯（每日吸烟≥10 支，酗酒）、孕期高强度劳动、子宫过度膨胀（多胎妊娠、羊水过多）、胎盘因素（前置胎盘、胎盘早剥、胎盘功能减退等），近年发现某些免疫调节基因异常可能与自发性早产有关。

2. 未足月胎膜早破早产　病因及高危因素包括：PPROM 史、体重指数（BMI）<19.8kg/m²、营养不良、吸烟、宫颈功能不全、子宫畸形、宫内感染、细菌性阴道病、子宫过度膨胀、辅助生育技术受孕等。

3. 治疗性早产　由于母体或胎儿的健康原因不允许继续妊娠，在未足 37 周时采取引产或剖宫产终止妊娠，即为治疗性早产。终止妊娠常见指征有：子痫前期、胎儿窘迫、胎儿生长受限、羊水过多或过少、胎盘早剥、妊娠并发症、前置胎盘出血、其他不明原因产前出血、血型不合溶血、胎儿先天缺陷等。

【临床表现】

早产的主要临床表现是子宫收缩，最初为不规则收缩，常伴有少许阴道流血或血性分泌物，以后可发展为规则宫缩，先有宫颈管逐渐消退，然后扩张，其过程似足月临产。胎膜早破较足月临产多。临床上早产分为先兆早产和早产临产两个阶段。先兆早产指有规律宫缩或不规律宫缩，伴有宫颈管的进行性缩短。早产临产需符合下列 3 项条件：①出现规律宫缩（20 分钟≥4 次，或 60 分钟≥8 次），伴有宫颈的进行性改变；②宫颈扩张 1cm 以上；③宫颈展平≥80%。

【处理原则】

若胎膜完整，在母胎情况允许下，尽量保胎至 34 周。若胎膜已破，早产不可避免时，应尽可能预防新生儿并发症，提高早产儿存活率。

【护理评估】

（一）健康史

既往有无流产、早产或本次妊娠有无阴道流血史，本次妊娠有无胎儿畸形、多胎妊娠、羊水过多、胎盘功能不全、前置胎盘及胎盘早剥等情况。有无胎膜早破、绒毛膜羊膜炎、下生殖道和泌尿道感染、有无子宫病变、有无吸烟、酗酒等嗜好。

（二）身体状况

妊娠满 28 周至不足 37 周，出现规律宫缩（20 分钟≥4 次，或 60 分钟≥8 次），伴有早产临产。

（三）心理社会状况

早产已不可避免时，孕妇常产生自责心理，孕妇及家庭成员的恐惧、焦虑、猜疑的情绪反应。

【护理诊断 / 问题】

1. 潜在并发症：颅内出血、新生儿窒息或死亡。
2. 焦虑　与担心早产儿预后有关。

【护理目标】

1. 新生儿无因护理不当而发生的并发症。
2. 产妇建立照顾早产儿的信心，并学会照顾早产儿。

【护理措施】

（一）一般护理

卧床休息，左侧卧位，可减少自发性宫缩频率，增加子宫血流量，增加胎盘气体交换和物质交换。注意阴道流血与腹痛情况，有异常情况及时报告医生。

（二）心理护理

向患者解释早产的原因及所采取的防治措施，增强对治疗的信心。鼓励家属多关心、体贴患者，帮助患者摆脱焦虑情绪。

（三）药物治疗的护理

1. β-肾上腺素受体激动药　主要作用是激动子宫平滑肌 β_2 受体，从而抑制宫缩，延长胎龄。其副作用有母体心搏加快、血压下降、血糖升高、血钾降低、恶心、出汗、头痛等。常用药物有盐酸利托君片和注射液。用药期间要根据宫缩调整速度，密切观察孕妇主诉、心率、血压及宫缩变化。

2. 硫酸镁　镁离子直接作用于子宫平滑肌，拮抗钙离子对子宫收缩活性，抑制子宫收缩。用药过程中必须监测呼吸、膝反射、尿量和血镁离子浓度，并备好拮抗剂 10% 葡萄糖酸钙溶液 10ml。

3. 控制感染　感染是早产的重要诱因，特别适用于阴道分泌物培养或羊水细菌培养阳性、泌尿道感染的患者，根据药敏试验选用对胎儿安全的抗生素，对未足月胎膜早破者，预防性使用抗生素。

4. 预防新生儿呼吸窘迫综合征 妊娠<34周，1周内有可能分娩的孕妇，应使用糖皮质激素促胎儿肺成熟。方法：地塞米松注射液6mg肌内注射，每12h1次，共4次。妊娠32周后选用单疗程治疗。

（四）分娩护理

大部分早产可经阴道分娩，如早产已不可避免，应尽快决定分娩方式，做好相应护理。同时，充分做好早产儿保暖和复苏准备，临产后慎用镇静剂，以免抑制新生儿呼吸中枢。产程中应给产妇吸氧，密切观察胎心变化，持续胎心监护；第二产程可做会阴切开，预防早产儿颅内出血等。新生儿出生后，立即结扎脐带，防止过多母血进入胎儿循环造成循环系统负荷过重。对于早产胎位异常者，在权衡新生儿存活利弊基础上，可考虑剖宫产。

（五）早产儿的护理

保暖、细心喂养，应用抗生素预防感染，肌内注射维生素K预防颅内出血等。

【护理评价】

1. 患者能积极配合医护措施。
2. 患者和家属为照顾早产儿做好精神和物质的准备。
3. 母婴顺利经历全过程，新生儿无因护理不当而发生的并发症。

第七节　过期妊娠

平时月经周期规则，妊娠达到或超过42周（≥294天）尚未分娩者，称为过期妊娠。其发生率为妊娠总数的3%～15%。过期妊娠使胎儿窘迫、胎粪吸入综合征、过熟综合征、新生儿窒息、围生儿死亡、巨大儿以及难产等不良结局发生率增高，并随妊娠期延长而增加。

【病理】

1. 胎盘 过期妊娠的胎盘有两种表现：一种是胎盘功能正常型，除胎盘重量略有增加外，胎盘外观和镜检均与足月妊娠的胎盘相似。另一种是胎盘功能减退，使胎盘的物质交换与转运能力下降。

2. 羊水 正常妊娠38周后羊水量随妊娠时间增加而逐渐减少，妊娠42周后，羊水迅速减少，约30%减少至300ml以下，羊水粪染率明显增高，是足月妊娠的2～3倍，若同时伴有羊水过少，羊水粪染率达71%。

3. 胎儿 过期妊娠胎儿的生长模式与胎盘功能有关，可分为以下3种类型：

（1）正常生长及巨大儿：胎盘功能正常者，能维持胎儿继续生长，约25%成为巨大胎儿。

（2）胎儿过熟综合征：过熟儿表现出过熟综合征的特征性外貌，与胎盘功能减退、胎盘血流灌注不足、胎儿缺氧及营养缺乏等有关。典型表现为：皮肤干燥、松弛、起皱、脱皮尤以手心和脚心明显；身体瘦长、胎脂消失、皮下脂肪减少，表现为消耗状；头发浓密，指（趾）甲长；新生儿睁眼、异常警觉和焦虑，容貌似"小老人"。因羊水减少和胎粪排出，使胎儿皮肤黄染，羊膜和脐带呈黄绿色。

（3）胎儿生长受限：小样儿可与过期妊娠共存，后者更增加胎儿的危险性，约1/3过期妊娠死产儿为生长受限小样儿。

【临床表现】

1. 症状 孕妇月经周期规律，妊娠已经超过预产期2周或2周以上，若平时月经周期不规律，或记不清末次月经的时间，可根据以下情况进行推算：早孕反应时间、早孕产科检查时子宫大小、孕妇自觉胎动的时间、B超检查结果等。

2. 体征　产科检查子宫符合足月妊娠大小，胎儿较大，羊水偏少，子宫颈管部分消失。

【处理原则】

妊娠 40 周以后胎盘功能逐渐下降，42 周以后明显下降，因此，在妊娠 41 周以后，即应考虑终止妊娠，尽量避免过期妊娠。应根据胎儿安危状况、胎儿大小、宫颈成熟度综合分析，选择恰当的分娩方式。

1. 促宫颈成熟　Bishop 评分≥7 分者，可直接引产；Bishop 评分＜7 分者，引产前先促宫颈成熟。目前常用的促宫颈成熟的方法主要有 PGE$_2$ 阴道制剂和宫颈扩张球囊。

2. 引产术　宫颈已成熟、胎盘功能及胎儿情况良好、无产科指征者行人工破膜，1h 后开始静脉滴注缩宫素引产，在严密监护下经阴道分娩。

3. 产程处理　进入产程后，应鼓励产妇左侧卧位、吸氧。产程中最好连续监测胎心，注意羊水性状。过期妊娠时，常伴有胎儿窘迫、羊水粪染、分娩时应做好相应准备。胎儿娩出后立即在直接喉镜指引下行气管插管吸出气管内容物，以减少胎粪吸入综合征的发生。

4. 剖宫产　胎盘功能减退，胎儿储备能力下降，需适当放宽剖宫产指征。

【护理措施】

1. 一般护理　卧床休息，取左侧卧位、吸氧；定期监测生命体征，做好生活护理。

2. 加强胎儿监护　勤听胎心，嘱孕妇妊娠后期每日数胎动，必要时胎心电子监护，有异常及时报告医师。

3. 观察产程　临产后严密观察产程进展和胎心音变化，加强胎心电子监护；若发现胎心率异常，产程进展缓慢或羊水粪染时，应立即报告医师；产程中应充分给氧并静脉滴注葡萄糖注射液。胎儿娩出前做好抢救准备，胎头娩出后及时清除鼻咽部的黏液和胎粪。

4. 新生儿护理　做好抢救新生儿的准备工作，及时清理吸入呼吸道的黏稠羊水，加强护理，严密观察新生儿，及时发现和处理新生儿窒息、脱水、低血容量和代谢性酸中毒等并发症。

5. 心理护理　向产妇及家属介绍过期妊娠的知识，让其了解产程进展情况或所采取处理措施的必要性，使孕妇积极配合所采取的分娩处理。

6. 健康指导　加强孕期保健，督促孕妇按时产前检查，嘱超过预产期 1 周未临产者，来院就诊，及时住院处理；指导孕妇每日按要求自测胎动，有异常及时就诊；鼓励产前适当活动，如散步，以利胎先露下降。

【护理评价】

1. 患者妊娠、分娩、产褥期未发生并发症。

2. 母子平安，各项生命体征正常。

3. 患者及其家属能正确面对过期妊娠，积极配合各项治疗和护理。

第八节　多 胎 妊 娠

一次妊娠子宫腔内同时有两个或两个以上胎儿时称为多胎妊娠（multiple pregnancy），以双胎妊娠（twin pregnancy）多见。近年随着辅助生殖技术的广泛开展，多胎妊娠发生率明显增高。多胎妊娠易引起妊娠期高血压疾病、妊娠期肝内胆汁淤积症、贫血等并发症，属高危妊娠范畴。本节主要讨论双胎妊娠。

【双胎类型及特点】

1. 双卵双胎（dizygotic twin）　两个卵子分别受精形成的双胎妊娠，称为双卵双胎。双卵双胎约占双胎妊娠的 70%，与应用促排卵药物、多胚胎宫腔内移植及遗传因素有关。两个胎儿的遗传基因不完全相同，如同普通兄弟姐妹，其性别、血型相同或不相同，而指纹、外貌精神类型等多种表型不同。胎盘多为两个，也可融合成一个，血液循环各自独立。有两个羊膜腔，中间有两层羊膜、两层绒毛膜相隔。

同期复孕（superfecundation）是两个卵子在短时间内不同时间受精而形成的双卵双胎。

2. 单卵双胎（monozygotic twin）　由一个受精卵分裂形成的双胎妊娠，称为单卵双胎。单卵双胎约占双胎妊娠的30%。形成原因不明，不受种族、遗传、年龄、胎次、医源的影响。一个受精卵形成两个胎儿，具有相同的遗传基因，故两个胎儿性别、血型及外貌等均相同。

【临床表现】

双胎妊娠恶心、呕吐等早孕反应通常较单胎重；妊娠中后期腹部增大明显，体重增加迅速；下肢水肿、静脉曲张等压迫症状出现较早且明显；妊娠晚期常有呼吸困难，活动不便。孕妇感觉极度疲劳和腰背疼痛，自诉多处有胎动。

【处理原则】

1. 妊娠期处理及监护　加强营养，预防贫血及妊娠期高血压疾病；加强产前监护，增加休息时间，防治早产；及时防治妊娠期并发症。监护胎儿生长发育情况及胎位变化，定期B超监测。

2. 终止妊娠的指征　合并急性羊水过多，压迫症状明显，呼吸困难，严重不适；妊娠期严重并发症，不允许继续妊娠者；胎儿畸形；已到预产期尚未临产，胎盘功能减退者。

3. 分娩期　多数双胎妊娠能经阴道分娩。注意观察产程进展和胎心变化，若有宫缩乏力与产程延长的情况，应及时处理。助产者与助手需密切配合，高度关注，防止胎头交锁导致难产，必要时采用阴道助产术。

4. 产褥期　无论是阴道分娩还是剖宫产，均需积极防止产后出血。临产时应备血；胎儿娩出前应建立静脉通道；第二胎娩出后立即使用宫缩剂，并维持作用至2h以上。

【护理措施】

（一）一般护理

1. 增加产前检查的次数　每次监测宫高、腹围和体重。

2. 注意休息　尤其是妊娠最后2~3个月，要求卧床休息，防止意外伤害，卧床时最好取左侧卧位，以增加子宫、胎盘的血液供应，减少早产的机会。休息还可以减轻水肿。

3. 加强营养　进食高蛋白、高维生素食物，尤其注意补充铁、钙、叶酸等，以满足妊娠需要。鼓励孕妇少量多餐以缓解胃部受压导致的不适感。

（二）心理护理

帮助双胎妊娠孕妇完成两次角色的转变，接受一次即成为两个孩子母亲的事实。告知双胎妊娠的相关知识，使其认识双胎妊娠属于高危妊娠范畴，但不必过分担忧母儿的安危，保持良好的心理状态，积极配合治疗对安全度过妊娠分娩期有着重要的意义。指导家属给予心理及生活照料等多方支持。

（三）病情观察

双胎妊娠孕妇易并发贫血、妊娠期高血压、妊娠期肝内胆汁淤积症、羊水过多、胎盘早剥、产后出血等并发症，应加强病情观察，及时发现并处理。

（四）分娩及产褥期护理

1. 保证产妇足够睡眠与食物摄入量。

2. 严密观察产程进展和胎心变化，若有宫缩乏力与产程延长的情况，应及时处理。

3. 第一胎儿娩出后，胎盘侧脐带必须立即夹紧，以防第二胎失血，同时助手应在腹部固定第二胎儿保持纵产式；通常等待20min左右第二胎儿自然娩出，若等待15min仍无宫缩，则可协助人工破膜或遵医嘱静脉滴注低浓度缩宫素促进宫缩。

4. 产程中应严密观察胎心、宫缩及阴道流血情况，及时发现脐带脱垂或胎盘早剥等并发症。

5. 预防产后出血　产程中开通静脉通道、做好输液、输血准备；第二胎儿娩出后立即肌内注射或静脉滴注缩宫素，腹部放置沙袋，并以腹带裹紧腹部，以防止腹压骤降引起休克。产后严密观察子宫收缩及阴道流血情况，发现异常及时处理。

6. 若系早产，产后加强对早产儿的观察与护理。

（五）健康指导

孕期应指导孕妇注意休息、加强营养，重视产前检查。指导产妇注意阴道流血量和子宫复旧情况，识别产后出血、感染等异常情况；指导正确进行母乳喂养及新生儿日常观察、护理；选择有效的避孕措施。

第九节　羊水过多

妊娠期间羊水量超过 2 000ml 者称羊水过多（polyhydramnios），发病率为 0.5% ~ 1%。羊水量在数日内急剧增多，称为急性羊水过多；羊水量在数周内缓慢增多，称为慢性羊水过多。

【病因】

明显的羊水过多患者多数与胎儿畸形及妊娠并发症等因素有关。约 1/3 的患者原因不明，称为特发性羊水过多。

1. 胎儿疾病　胎儿结构畸形、肿瘤、神经肌肉发育不良、代谢性疾病、染色体或遗传基因异常。明显的羊水过多常伴有胎儿畸形，常见的胎儿结构畸形以神经系统如无脑儿、脊柱裂、脑积水）和消化道畸形（食管及十二指肠闭锁）最常见。

2. 多胎妊娠　双胎妊娠、羊水过多的发病率约为 10%，是单胎妊娠的 10 倍。

3. 胎盘脐带病变　胎盘绒毛血管瘤直径＞lcm 时，15% ~ 30% 合并羊水过多；巨大胎盘，脐带帆状附着也可导致羊水过多。

4. 妊娠并发症　妊娠期糖尿病，羊水过多的发病率为 13% ~ 36%；重度贫血、母儿血型不合、胎儿免疫性水肿以及妊娠期高血压疾病等，均可导致羊水过多。

【临床表现】

1. 急性羊水过多　较少见，多发生在妊娠 20 ~ 24 周。羊水在数日内迅速增多，子宫急剧增大，因膈抬高而引起腹部胀痛、呼吸困难、不能平卧等症状。孕妇自觉行动不便，表情痛苦。腹部检查发现，子宫明显大于正常孕周，腹壁皮肤发亮、变薄、张力大，触诊胎位不清，胎心遥远或听不清。常有下肢及外阴水肿或静脉曲张。

2. 慢性羊水过多　较多见，多发生于妊娠晚期。羊水在数周内缓慢增多，多数孕妇能适应，仅感腹部增大较快，临床上无明显不适或仅出现轻微压迫症状，如胸闷、气急，但能忍受。产检发现宫高及腹围增长过快，子宫底高度及腹围大于同期孕周，腹壁皮肤发亮、变薄。触诊感觉子宫张力大，有液体震颤感，胎位不清，胎心遥远。

3. 对母儿的影响　羊水过多易并发妊娠期高血压疾病，胎膜早破、早产发生率增加，因突然破膜宫腔内压力骤减易发生胎盘早剥，产后出血发生率亦明显增加。羊水过多还可引起胎位异常、胎儿窘迫，破膜时羊水流出过快可导致脐带脱垂。羊水过多的程度越重，围产儿病死率越高。

【处理原则】

羊水过多的处理取决于胎儿有无畸形、孕周大小及孕妇自觉症状严重程度。

（一）羊水过多并胎儿畸形

监测发现羊水过多并胎儿畸形或染色体异常者，应及时终止妊娠，实施引产术。

1. 依沙吖啶引产　孕妇无明显压迫症状。一般情况尚好，可经腹壁羊膜腔穿刺放出适量羊水，注入依沙吖啶 50～100mg 引产。

2. 人工破膜引产   高位破膜，自宫口内沿胎膜向上刺破胎膜，使羊水缓慢流出，避免宫腔内压力骤降引起胎盘早剥，放羊水后腹部放置沙袋以防血压骤降与休克。注意严格无菌操作，放羊水过程中密切观察孕妇血压、心率变化。注意阴道流血及宫高变化，以便及早发现胎盘早剥。破膜后12h后仍未临产，静脉滴注缩宫素诱发宫缩引产。

（二）羊水过多胎儿正常

控制羊水，缓解症状，延长孕周。

1. 一般治疗   左侧卧位，增加休息，低盐饮食，每周监测羊水的变化。必要时给予镇静剂。

2. 羊膜腔穿刺减压   自觉症状严重，胎肺不成熟的患者，可经腹羊膜腔穿刺放出适量羊水，缓解压迫症状。穿刺时注意：①B超监测，避开胎盘部位；②用15～18号腰椎穿刺针经腹壁穿入羊膜腔内，放羊水速度不宜过快，量不宜过多，每小时约500ml，一次放羊水量不超过1500ml，以减轻宫腔内压力；③注意严格无菌操作，预防感染；④密切观察孕妇血压、心率、呼吸变化，监测胎心。

3. 前列腺素合成酶抑制剂的应用   吲哚美辛有抗利尿的作用。妊娠晚期羊水主要由胎尿形成，抑制胎儿排尿可使羊水量减少。用药期间，每周做一次B超监测羊水量的变化。有报道吲哚美辛可致动脉导管闭合，不宜长期应用，妊娠＞34周者不宜使用。

4. 病因治疗   积极治疗糖尿病、妊娠期高血压疾病、母儿血型不合等疾病。

5. 分娩期处理   妊娠足月或自然临产，可行人工破膜，终止妊娠。需警惕脐带脱垂和胎盘早剥的发生。密切观察产程进展，若破膜后子宫收缩乏力，可静脉滴注缩宫素加强宫缩，胎儿娩出后及时应用缩宫素，预防产后出血。

【护理评估】

（一）健康史

了解孕妇有无糖尿病、妊娠期高血压疾病、多胎妊娠、母儿血型不合等病史。

（二）身体评估

1. 症状   孕妇有无腹部胀痛、呼吸困难、不能平卧、行动不便、食量减少、便秘等表现。

2. 体征   宫高、腹围、腹壁张力、有无液体震荡感、胎位是否清楚、胎心音是否清晰、下肢及外阴有无水肿和静脉曲张。

（三）心理社会状况

羊水过多与母体疾病和胎儿畸形有关，孕妇及家属常有恐惧、担心、焦虑。

（四）辅助检查

B超检查、羊水甲胎蛋白（AFP）测定、孕妇血糖检查、胎儿染色体检查。

【护理诊断/问题】

1. 自理能力缺陷   与腹部胀痛、呼吸困难、下肢及外阴水肿、行走不适、不能平卧有关。

2. 恐惧   与胎膜早破、胎儿可能存在畸形有关。

3. 潜在并发症：早产、胎膜早破、脐带脱垂、胎盘早剥、产后出血等。

【护理目标】

1. 患者的身体不适消除。

2. 能使患者消除困扰及恐惧情绪，并得到家属的支持和鼓励。

3. 母子平安，未发生并发症。

【护理措施】

1. 一般护理   嘱孕妇卧床休息，减少下床活动，以防胎膜早破。如急性羊水过多，有压迫症状者可取半卧位，改善呼吸情况；压迫症状不明显者可取左侧卧位，改善胎盘血液供应。指导孕妇低盐饮食，多食蔬菜、水果，保持大便通畅，防止用力排便增加腹压，导致胎膜早破。

2. 孕期、分娩期护理　定期测量宫高、腹围和体重，监测羊水量变化及胎儿发育，及时评估病情进展。分娩期严密观察胎心变化、羊水性状、子宫收缩、胎位及产程进展情况，做好早产儿抢救的准备。注意预防产后出血。

3. 协助相关检查　协助做好相关检查对羊水过多患者的诊断、治疗非常重要。B 超测定羊水最大暗区垂直深度（AFV）≥8cm 和羊水指数（AFI）≥25cm，为羊水过多诊断依据；羊水细胞培养、脐带血细胞培养可排除染色体疾病；羊水甲胎蛋白（AFP）测定，可协助诊断胎儿畸形；测定胎儿血型，可预测胎儿有无溶血性疾病；PCR 技术检测病毒感染疾病；其他还有孕妇血糖检测及 Rh 血型不合者母体抗体滴定度检测。

4. 治疗护理

（1）经腹羊膜腔穿刺放羊水的护理：术前讲解穿刺过程，做好心理安抚；测量体温、脉搏、呼吸、血压，清洁腹部皮肤；嘱孕妇排空膀胱，取平卧位或半卧位，协助做 B 超，确定穿刺部位；控制羊水流出速度，每小时约 500ml，一次放羊水量不超过 1 500ml；术中观察孕妇的生命体征，询问孕妇自觉症状，及时发现胎盘早剥、早产等情况。

（2）人工破膜的护理：孕妇取膀胱截石位，消毒外阴部；羊水流出速度要缓慢，边放水边用腹带束紧腹部；观察记录羊水的颜色、性状和量，注意胎心和胎位的变化。

5. 心理护理及健康指导　向孕妇及家属介绍羊水过多的相关知识；若是胎儿畸形，使其了解并非孕妇之过错；提供情感上的支持，保持心情愉快。鼓励孕妇积极查明原因，对病因进行积极治疗与预防，如糖尿病、遗传性疾病；嘱出院后注意休息，加强营养，增强抵抗力，若此次胎儿为畸形，指导孕妇再次受孕应做遗传咨询及产前诊断；孕期加强监护，避免一切对胎儿致畸的影响因素。

第十节　羊　水　过　少

妊娠晚期羊水量少于 300ml，成为羊水过少（oligohydramnios）。羊水过少的发生率为 0.4%～4%。羊水过少严重影响围生儿预后，羊水少于 50ml，围生儿病死率达 88%。

【病因】

羊水过少与羊水产生减少或羊水外漏增加有关。部分羊水过少的病因不明。有以下常见原因：

1. 胎儿畸形　以胎儿泌尿系统畸形为主，泌尿系统畸形引起胎儿少尿或无尿，导致羊水过少；染色体异常、膈疝、脐膨出、法洛四联症、水囊状淋巴管瘤、小头畸形、甲状腺功能减退等也可引起羊水过少。

2. 胎盘功能减退　过期妊娠、胎儿生长受限和胎盘退行性变均能导致胎盘功能减退；胎儿慢性缺氧引起血液重新分布，为保障胎儿脑和心脏血供，肾血流量减少，胎儿尿生成减少，导致羊水过少。

3. 羊膜病变　某些感染性疾病使羊膜通透性改变，使羊水外漏速度超过生成速度，导致羊水过少。

4. 母体因素　妊娠期高血压疾病可致胎盘血流减少；孕妇脱水、血容量不足时，血浆渗透压增高，胎儿血浆渗透压亦相应增高，尿液形成减少。前列腺素合成酶抑制剂、血管紧张素转化酶抑制剂等药物有抗利尿作用，孕妇如服用时间过长，可发生羊水减少。

【临床表现】

临床症状多不典型。孕妇于胎动时感到腹痛，若胎盘功能不良，常有胎动减少。子宫的敏感性升高，轻微刺激即可引发宫缩，临产后阵痛剧烈，宫缩多不协调，宫口扩张缓慢，产程进展延长。

腹部检查：宫高、腹围小于同期正常妊娠周数，若有胎儿宫内生长受限，则更明显。胎位异常，有子宫紧裹胎体感。临产后阵痛明显，且宫缩多不协调，阴道检查时，发现羊膜囊不明显，胎膜紧贴胎儿先露部，人工破膜后见羊水量极少，多有污染。易发生胎儿宫内窘迫与新生儿窒息，围生儿死亡率较高。如为过期妊娠、胎儿宫内生长受限、妊娠期高血压疾病的孕妇，在临产前已有胎心异常者应高度警惕羊水过少的存在。

【处理原则】

根据胎儿有无畸形和孕周大小选择治疗方案。

（一）羊水过少合并胎儿畸形

确诊胎儿畸形应尽早终止妊娠。可选用经腹羊膜腔穿刺注入依沙吖啶引产。

（二）羊水过少合并正常胎儿

1. 终止妊娠　妊娠已足月，应终止妊娠。

（1）剖宫产：合并胎盘功能不良、胎儿窘迫或破膜时羊水少且胎粪严重污染，估计短时间不能结束分娩者，应行剖宫产术，以降低围生儿死亡率。

（2）阴道试产：胎盘功能尚好，行人工破膜，观察羊水情况。若胎心好，羊水轻度污染，严密观察下试产。试产过程中，应连续监测胎心变化和羊水性状，发现胎儿窘迫且在短时间内无法结束分娩者，立即改行剖宫产。

2. 增加羊水量期待疗法　妊娠中期或晚期未足月，胎肺不成熟者，可行羊膜腔内灌注液体法，以增加羊水量，保守期待治疗，延长孕周，同时选用宫缩抑制剂预防早产。

【护理评估】

（一）健康史

评估孕妇有无血容量不足、孕妇是否服用某些药物（利尿剂、吲哚美辛、布洛芬、卡托普利）等，有无过期妊娠、胎儿生长受限、妊娠期高血压疾病、胎盘退行性变。

（二）身体评估

1. 症状　胎动时感到腹痛，胎动减少。子宫敏感性升高，轻微刺激即可引发宫缩，临产后阵痛剧烈，宫缩多不协调，宫口扩张缓慢，产程进展延长。

2. 体征　宫高、腹围小于同期正常妊娠周数，胎位异常，有子宫紧裹胎体感。临产后阵痛明显，且宫缩多不协调。阴道检查时，发现羊膜囊不明显，胎膜紧贴胎儿先露部，人工破膜后见羊水量极少，多有污染。易发生胎儿宫内窘迫与新生儿窒息，围生儿死亡率较高。

（三）心理社会状况

胎动时感到腹痛不适，临产后阵痛剧烈，宫缩多不协调，宫口扩张缓慢，产程进展延长。羊水过少常与母体疾病和胎儿畸形有关，孕妇及家属常有恐惧担心和焦虑。

（四）辅助检查

1. B超检查　妊娠晚期，羊水最大暗区垂直深度（AFV）≤2cm为羊水过少；≤1cm为严重羊水过少。羊水指数（AFI）≤8cm为羊水偏少，AFI≤5cm诊断为羊水过少。B超检查还可发现胎儿生长受限和胎儿畸形。B超检查已成为确诊羊水过少不可缺少的辅助检查方法。

2. 羊水直接测量　破膜时直接测量羊水，其缺点是无法早期诊断羊水过少。

3. 胎心电子监护仪　羊水过少易导致脐带及胎盘受压，使胎儿储备力减低，NST无反应型，分娩时子宫收缩致脐带受压加重，出现胎心的晚期减速。

【护理诊断/问题】

1. 恐惧　与担心胎儿可能存在畸形有关。

2. 潜在并发症：早产、胎儿窘迫等。

【护理目标】

1. 住院期间无并发症发生。

2. 恐惧情绪缓解，积极配合治疗和护理。

【护理措施】

（一）一般护理

羊水过少的孕妇，嘱多饮水，予吸氧，左侧卧位，胎心监护，严密注意胎动及胎心音情况。

（二）依沙吖啶引产的护理

羊水过少伴畸形，经腹羊膜腔内穿刺注入依沙吖啶，严密观察患者的一般情况、宫缩、胎盘胎膜是否完全排出。

（三）正常胎儿终止妊娠的护理

做好各项相关的准备工作，备好阴道分娩及剖宫产的准备及抢救设备。

1. 阴道分娩的护理　人工破膜后，及时测量羊水量，观察羊水性状，注意有无出现因脐带受压而导致的胎心率变异性减速，及时通知医生。

2. 剖宫产的护理　遵医嘱做好剖宫产术前准备和新生儿窒息抢救准备。

（四）羊膜腔内灌注增加羊水量的护理

羊膜腔内灌注，操作前必须了解孕妇产前检查情况、有无产科并发症、药物过敏史及胎心情况。排空膀胱后进入 B 超室。注意无菌操作，操作过程中，指导孕妇深呼吸，全身放松。羊膜腔注药时应观察孕妇用药后的反应。密切观察孕妇有无宫缩、腹痛不适、阴道流液及腹部穿刺针孔有无渗漏等情况。

（五）心理护理

孕妇和家属多感不安，情绪不稳定。应陪伴和关心他们，解答相关疑问，缓解紧张情绪，促使他们积极配合，以顺利度过分娩期。

本章小结

　　妊娠期并发症包括自然流产、异位妊娠、妊娠期高血压疾病、前置胎盘、胎盘早剥、早产、过期妊娠、多胎妊娠、羊水过多、羊水过少等，对母儿均有不良影响，尤以妊娠期高血压疾病、前置胎盘、胎盘早剥的影响较大。异位妊娠是妇产科常见急腹症，如处理不恰当可危及生命。自然流产、早产及过期妊娠属于妊娠期限异常，对胎儿影响较大。羊水过多及羊水过少属于羊水量异常，常伴有胎儿发育畸形，应注意排除。多胎妊娠时易引起妊娠期高血压疾病、妊娠期肝内胆汁淤积症、贫血等并发症，属高危妊娠范畴。本章重点内容包括流产的临床表现及护理，妊娠期高血压疾病的基本病理变化、临床表现及护理，异位妊娠的临床表现及护理，前置胎盘的定义、临床特征、分类及护理，胎盘早剥的定义、临床表现及护理。难点是流产的类型，异位妊娠的临床表现，前置胎盘与胎盘早剥的鉴别。

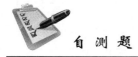

自 测 题

一、问答题

1. 自然流产的原因有哪些？

2. 异位妊娠的病因和临床表现有哪些？

3. 硫酸镁解痉的注意事项有哪些？

4. 前置胎盘的典型症状是什么？

二、病例分析

案例一：周女士，32 岁。停经 51 天，阴道少量流血 2 天，晨 6 时突发左下腹剧痛，伴恶心、呕吐及一过性晕厥，遂急诊入院。体格检查：面色苍白，血压 60/30mmHg，脉搏 120 次 / 分，下腹压痛，反跳痛。妇科检查：阴道通畅，内有少许血液，宫颈举痛明显，后穹窿触痛，盆腔触诊不满意，尿妊娠试验弱阳性。

问题：

1. 该患者最可能的诊断是什么？

2. 此时最便捷最有价值的辅助检查是什么？

3. 护理要点是什么？

案例二：刘女士，30 岁。妊娠 33 周，自觉头痛、眼花 3 天就诊。体格检查：血压 160/110mmHg，脉搏 80 次 / 分，下腹膨隆如孕 8 个月大小，双下肢水肿，胎心 142bpm，LOA。B 超检查：宫内单活胎。尿常规：尿蛋白 2g/24h，余未见异常。

问题：

1. 该患者最可能的诊断是什么？

2. 诊断依据有哪些？

3. 护理要点是什么？

案例三：李女士，32 岁，G_3P_0，宫内妊娠 34 周，今上午无任何原因出现阴道流血，多于月经量，色鲜红，无腹痛及其他不适。患者两年前曾药物流产 2 次，均因阴道流血时间较长，行清宫术。

问题：

1. 该患者最可能的诊断是什么？

2. 诊断依据有哪些？

3. 护理要点是什么？

案例四：李女士，28 岁，G_1P_0，宫内妊娠 32 周，今下午突然出现腹部剧烈疼痛，伴少量阴道流血 3h。检查：血压 160/110mmHg，水肿（+++），子宫如足月妊娠大小，硬如板状，压痛明显，胎位、胎心不清楚。

问题：

1. 该患者最可能的诊断是什么？诊断依据有哪些？

2. 列出主要的护理诊断。

3. 制订出相应的护理措施。

三、护士执业资格考试模拟题

（1～3题共用题干）某护士，已婚，G_2P_0，宫内妊娠 34^{+4} 周，无痛性阴道出血 8h。自诉：阴道出血量少，色鲜红，量约 100ml。体格检查：血压 120/80mmHg，无宫缩，胎心率 158bpm。患者一般情况可。

1. 此患者最可能的诊断是
   A. 先兆流产
   B. 胎盘早剥
   C. 前置胎盘
   D. 正常足月产
   E. 先兆子宫破裂

2. 为进一步确诊，应做的检查是
   A. B超检查
   B. 电子胎心监护
   C. 肛查
   D. 后穹隆穿刺
   E. 阴道检查

3. 对此患者的处理措施，**错误**的是
   A. 嘱此患者绝对卧床，予镇静
   B. 灌肠后做阴道检查
   C. 严密观测阴道流血情况
   D. 随时做好输血及急诊手术准备
   E. 严密观察临产先兆及胎心变化

（黄丽荣）

第七章 妊娠期内科疾病妇女的护理

学习目标

通过本章内容的学习，学生应能：

识记：

陈述妊娠合并心脏病、糖尿病、病毒性肝炎及缺铁性贫血的处理原则。

理解：

1. 解释妊娠与心脏病、糖尿病、病毒性肝炎及缺铁性贫血的相互影响。
2. 分析心脏病、糖尿病、病毒性肝炎及缺铁性贫血的辅助检查结果对疾病诊断的意义。

应用：

运用护理程序评估妊娠内科疾病患者，并为其制订护理计划。

第一节 心 脏 病

妊娠合并心脏病是产科严重的并发症，发病率约为1%。妊娠、分娩及产褥期均可加重心脏负担而诱发心力衰竭，严重威胁母儿生命，在我国的孕产妇死亡原因顺位中居第4位、非直接产科死亡原因的第1位。

1975年以前妊娠合并心脏病以风湿性心脏病最为多见，先天性心脏病次之，再依次为妊娠期高血压疾病性心脏病及贫血性心脏病。近20年来随着心血管外科的发展，先天性心脏病有可能获得早期根治或部分纠正，从而使越来越多的先天性心脏病妇女获得妊娠和分娩的机会。在妊娠合并心脏病中先天性心脏病已占35%~50%，跃居第一位。随着广谱抗生素的应用，风湿热的减少，风湿性心脏病的发病率逐年下降。此外，妊娠期高血压疾病性心脏病、围生期心肌病、贫血性心脏病、病毒性心肌炎等在妊娠合并心脏病中也各占一定比例。

【妊娠、分娩对心脏病的影响】

（一）妊娠期

妊娠期孕妇的总血容量比非妊娠期增加，一般于妊娠第6周开始逐渐增加，至妊娠32~34周达高峰，比非孕期增加30%~45%。此后维持在较高水平，产后2~6周逐渐恢复正常。血容量增加引起心排出量的增加和心率增快。分娩前1~2个月心率平均每分钟增加10次，心脏负担加重。妊娠晚期由于子宫增大、膈肌上升使心脏向左向上移位、大血管扭曲等改变，机械性地增加了心脏负担。如果孕期监护不周，可能因劳累、感染或其他并发症的影响，发生心力衰竭。

（二）分娩期

分娩期是心脏负担最重的时期。在整个分娩过程中，能量及氧消耗增加，加重了心脏负担。第一产程时，每次子宫收缩有250~500ml的血液被挤入体循环，回心血量增加，心脏负荷加重。

进入第二产程，除子宫收缩外，腹肌及骨骼肌也参与活动，使周围循环阻力加大，心脏负荷进一步加重。分娩时产妇屏气用力，使肺循环压力增高，同时腹压加大，使内脏血液涌向心脏。所以在第二产程中，心脏负担最重。先天性心脏病者，原有自左向右的分流，因右心室压力增高可转变为右向左的分流而出现发绀，甚至更严重的后果。第三产程胎儿娩出后，子宫迅速缩小，腹腔内压力骤减，血液淤滞于内脏的血管床，引起回心血量急骤减少。同时胎盘娩出后，胎盘血液循环终止，排空的子宫收缩，大量的血液从子宫突然进入血液循环中，使回心血量急剧增加。两者引起的血流动力学的改变，使心脏负担增加，患心脏病的妇女极易发生心力衰竭。

（三）产褥期

产后 3 日内仍是心脏负担最重的时期，这一时期除子宫缩复血容量继续增加外，妊娠期组织间潴留的液体也开始回到体循环，故血容量增加显著，产妇循环血量增加 15%~25%，特别是产后 24h，心脏负担仍未减轻，患心脏病的产妇容易发生心力衰竭。待多余的水分逐渐经肾排除后，才能恢复正常，一般在 4~6 周内达到非孕时的水平。

综上所述，妊娠 32~34 周、分娩期及产褥期的最初 3 日内，是患有心脏病的孕产妇最危险的时期，容易发生心力衰竭，应倍加重视患者病情变化。

【心脏病对妊娠的影响】

心脏病不影响受孕。病情较轻、心功能 Ⅰ~Ⅱ 级、既往无心力衰竭史也无并发症者，能安全经历妊娠和分娩过程，但需严密观察监护。心功能 Ⅲ~Ⅳ 级、既往有心力衰竭、严重心律失常、发绀型先天性心脏病等妇女不宜妊娠。一旦妊娠，均可给母儿带来不同程度的危害，胎儿因长期宫内缺氧，造成胎儿宫内发育受限甚至导致死胎、死产、早产等严重后果。

【处理原则】

（一）非妊娠期

明确心脏病类型及心功能级别，确定是否适宜妊娠。心功能 Ⅰ~Ⅱ 级，既往无心力衰竭史，也无其他并发症者，可以妊娠。心功能 Ⅲ~Ⅳ 级，既往有心力衰竭史，严重心律失常，风湿热活动期，年龄 35 岁以上，心脏病病程较长者，则不宜妊娠。不宜妊娠者，应采取严格避孕措施或实施绝育手术。

（二）妊娠期

1. 凡不宜妊娠的心脏病孕妇，应于妊娠 12 周前行人工流产。妊娠 12 周以上者，终止妊娠的危险性不亚于继续妊娠和分娩。因此，应密切监护，积极防治心力衰竭，使其度过妊娠期与分娩期。对于顽固性心力衰竭者，应与心内科医生配合，在严密监护下行钳刮术或中期引产术。

2. 适宜妊娠者，应在妊娠早期开始定期产前检查，严密监护心脏功能状态和妊娠情况，及早发现心力衰竭的早期征象。预防及治疗各种引起心力衰竭的诱因，适时终止妊娠。

（三）分娩期

选择适宜的分娩方式，实施计划分娩。心功能 Ⅰ~Ⅱ 级，胎儿体重适宜、胎位正常、产道条件良好者，可在严密监护下经阴道分娩。心功能 Ⅲ~Ⅳ 级、胎儿偏大、产道异常者，均应选择剖宫产分娩。

（四）产褥期

产后 3 日内，尤其产后 24h 内，仍是心力衰竭发生的危险期，需严密观察生命体征。继续用广谱抗生素预防感染，直至产后 1 周左右无感染征象时停药。心功能 Ⅲ~Ⅳ 级者不宜哺乳。不宜再妊娠者可在产后 1 周行绝育术。

【护理评估】

（一）健康史

1. 孕妇初诊时，应详细、全面了解产科病史和既往病史。包括：有无孕产史、心脏病史及与心脏病有关的疾病史、相关检查、心功能状态及诊疗经过、病情有无加重趋势。既往有无心力衰竭和心脏手术史等。

2. 评估有无诱发心力衰竭的潜在因素，如上呼吸道感染、妊娠期高血压疾病、重度贫血等情况。

（二）身体状况

1. 评估与心脏病有关的症状和体征　如呼吸状况、心率快慢、有无活动受限、发绀、心脏扩大、有Ⅱ级或Ⅲ级以上性质粗糙响亮而且时限较长的收缩期或舒张期杂音，二尖瓣区有舒张期或舒张前期雷鸣样杂音，严重心律失常、心房颤动或扑动、房室Ⅲ度传导阻滞等。尤其注意评估有无早期心力衰竭的表现。对存在诱发心力衰竭因素的孕产妇，要及时识别心力衰竭指征。

2. 评估产科情况

（1）妊娠期：评估胎儿宫内健康状况，胎儿胎动计数。孕妇宫高、腹围及体重的增长是否与停经月份相符。

（2）分娩期：评估宫缩及产程进展情况。

（3）产褥期：评估母体康复及身心适应状况，尤其注意评估与产后出血和产褥感染相关的症状和体征，如生命体征、宫缩、恶露的量、色及性质、疼痛与休息、母乳喂养及出入量等，注意及时识别心力衰竭先兆。

3. 评估心脏功能　纽约心脏病协会（NYHA）依据患者的主观感受，按其所能耐受的日常体力活动将心脏功能分为四级：

（1）心功能Ⅰ级：一般体力活动不受限制。

（2）心功能Ⅱ级：一般体力活动略受限制，日常体力活动即感心慌、气短、胸闷、乏力，休息后症状消失。

（3）心功能Ⅲ级：一般体力活动显著受限制，轻微活动即感心悸、气促、胸闷，休息后可好转。包括目前虽无心力衰竭症状但过去有心力衰竭病史者。

（4）心功能Ⅳ级：不能进行任何活动，休息时仍有心悸、呼吸困难等心力衰竭表现。

1994年，美国心脏病协会（AHA）对NYHA 1928年的心功能分级的补充，根据ECG、运动负荷试验、X线、超声心动图、放射学显像等客观检查结果进行第二类分级。

A级：无心血管病的客观证据。

B级：有轻度心血管病的客观证据。

C级：有中度心血管病的客观证据。

D级：有重度心血管病的客观证据。

4. 心力衰竭的早期表现　轻微活动后即有胸闷、心慌、气短，休息时心率超过110次/分、呼吸超过20次/分，夜间常因胸闷而坐起或需要到窗口呼吸新鲜空气，肺底部出现少量持续性湿啰音、咳嗽后不消失。

（三）心理社会状况

重点评估孕产妇对自己的心脏功能状况是否了解，对妊娠、分娩所能承受的心理反应，社会支持系统是否得力，对有关妊娠合并心脏病自我护理知识的掌握情况。

（四）辅助检查

1. X线检查　X线显示心脏明显扩大，尤其心腔扩大。

2. 心电图检查　心电图提示各种心律失常，心房颤动、扑动、Ⅲ度房室传导阻滞，ST段及T波异常改变等。

3. 超声心动图检查　超声心动图显示心腔扩大、心肌肥厚、瓣膜运动异常、心脏结构畸形等。

4. 胎儿电子监护仪　预测宫内胎儿储备能力，评估胎儿健康。

【护理诊断/问题】

1. 知识缺乏：缺乏有关妊娠合并心脏病的保健知识。

2. 活动无耐力 与活动后心率异常有关。

3. 焦虑 与担心胎儿和自身的安全有关，也与担心自己无法承担妊娠及分娩的压力有关。

4. 有胎儿受伤的危险 与孕妇心功能差、胎儿宫内发育不良有关。

5. 潜在并发症：心力衰竭、感染。

【护理目标】

1. 孕产妇能说出导致心脏负荷增加的因素。

2. 孕产妇能结合自身的情况，描述进行日常生活活动所需的应对技巧。

3. 孕产妇能用有效的应对机制来控制焦虑，使心理和生理上的舒适感增加。

4. 孕产妇能说出与潜在感染有关的危险因素，并能实施预防措施。

【护理措施】

（一）妊娠期护理

1. 加强孕期保健 可以妊娠者，应加强孕期保健，从确定妊娠开始定期行产前检查，检查间隔时间和次数依具体情况而定。通常在妊娠 20 周以前每 2 周检查一次，妊娠 20 周后尤其是 32 周后，发生心力衰竭的可能性增加，应每周检查一次，同时继续动态监测心脏功能。孕期经过顺利者也应于妊娠 36~38 周提前入院待产。

2. 休息与活动 依据患者目前的心功能状况考虑其活动与休息的方式，向患者介绍适合本人情况的有氧活动，强调保证休息的重要性。指导患者获得充足睡眠，每天至少有 10h 的睡眠时间。有条件者可以安排午休，休息时宜多取左侧卧位。

3. 合理营养 孕妇需摄取高蛋白质、高维生素、低盐、低脂及富含钙、铁等矿物质的食物，并提倡少量多餐。控制体重增长每月不超过 0.5kg，整个孕期体重增加不宜超过 12kg，以免加重心脏负担。自 16 周起限盐，每日不超过 4~5g。自孕 20 周起补充铁剂预防贫血。多吃蔬菜和水果，预防便秘。

4. 积极防治心力衰竭的诱因 纠正贫血，预防感染，控制诱发心力衰竭的各种因素。及时发现并治疗妊娠期高血压疾病。医护人员应提醒心脏病孕妇尽量避免到公众场所，勿与传染病患者接触，避免感染。帮助患者识别早期心力衰竭的症状和体征。注意有效控制患者的消极情绪。

（二）分娩期护理

无产科手术指征，心功能良好者可经产道分娩。产道及胎儿异常、心功能Ⅲ~Ⅳ级者，宜选择剖宫产术。如合并心力衰竭，需先控制心力衰竭，再行手术。产程开始后直至产后 1 周给予抗生素预防感染。

1. 第一产程 派专人护理，提供心理支持，缓解不良情绪。严密观察产程进展及病情变化情况。一旦发现心力衰竭征象，应立即报告医生，并协助产妇取半坐卧位，遵医嘱行高浓度面罩吸氧、乙酰毛花苷 0.4mg 加入 25% 葡萄糖注射液 20ml 中缓慢静脉注射。

2. 第二产程 应避免产妇屏气用力。应行会阴侧切术、胎头吸引术或产钳术助产以缩短第二产程。

3. 第三产程及第四产程 胎儿娩出后，应在产妇腹部放置 1~2kg 重的沙袋并持续 24h，以防腹压骤降诱发心力衰竭。准确评估出血量，按医嘱给予缩宫素预防产后出血（但禁用麦角新碱，以防静脉压升高）。如患者产后出血过多需输血、输液时，要严格控制输液速度在 20~30 滴 / 分。

（三）产褥期护理

1. 严密观察病情 产后 3 日内，尤其是 24h 内，仍然是发生心力衰竭的危险时期，应严密观察患者生命体征及心功能变化情况。按病情需要记录出入量，防止发生心力衰竭和感染。有早期心力衰竭症状时，立即报告医生及时处理。

2. 活动与休息 保证患者得到充分休息，必要时遵医嘱使用小量镇静剂。指导患者在卧床期间活动下肢，避免发生静脉血栓。

3. 新生儿喂养　指导新生儿喂养，心功能Ⅰ～Ⅱ级的产妇可以哺乳，但应避免过度劳累；心功能Ⅲ级以上者不宜哺乳，应指导回乳，指导人工喂养。

4. 预防感染　加强会阴伤口或腹部伤口的护理，按医嘱给予抗生素预防感染至产后1周。

（四）心理护理

1. 促进家庭成员适应怀孕造成的压力，协助并提高孕妇自我照顾能力，完善家庭支持系统。指导孕妇及家属掌握妊娠合并心脏病的相关知识，使其了解孕妇的身心状况，妊娠的进展情况，监护胎儿的方法以及产时、产后的治疗护理方法，以减轻孕妇及家人的心理焦虑。

2. 给予生理及情绪支持，降低产妇及家属焦虑。护理人员应维持环境安静，并陪伴产妇，给予支持及鼓励，及时提供信息，协助产妇及家属了解产程进展情况，并取得配合，减轻其焦虑感，保持情绪平稳，维护家庭关系和谐。

（五）健康指导

1. 产后根据病情需要定期复查。告知产妇出院后如有不适或异常症状，应及时就诊。

2. 注意休息、保暖，避免劳累及上呼吸道感染，保持心功能状态稳定。

3. 根据产妇的心功能状态，指导其家属做好新生儿的护理。

4. 计划生育指导　建议不宜再妊娠的妇女做绝育手术。心功能良好者于产后1周左右行输卵管结扎术；如有心力衰竭，应充分控制病情后，再行择期手术。未做绝育手术者应严格避孕。

【护理评价】

1. 住院期间，患者心功能稳定，没有出现心力衰竭征象。

2. 孕产妇能描述心力衰竭症状，列举预防心力衰竭和感染的措施。

3. 分娩过程顺利，母儿健康状况良好。

第二节　糖　尿　病

糖尿病（diabetes mellitus，DM）是一种多病因的代谢疾病，是胰岛素分泌和作用缺陷引起的糖、脂肪和蛋白质代谢紊乱。妊娠合并糖尿病对母儿均有很大危害，必须引起重视。

妊娠合并糖尿病包括两种情况，一是糖尿病合并妊娠，又称孕前糖尿病（pregestational diabetes mellitus，PGDM），指妊娠前已有糖尿病者合并妊娠；二是妊娠期糖尿病（gestational diabetes mellitus，GDM），指在妊娠期首次发生或发现的不同程度的糖代谢异常者。妊娠期糖尿病患者的糖代谢异常多能在产后恢复正常，但其将来患糖尿病的机会增加。

【妊娠、分娩对糖尿病的影响】

妊娠可使隐性糖尿病显性化，使既往无糖尿病的孕妇发生妊娠期糖尿病，使原有糖尿病患者的病情加重。

（一）妊娠期

妊娠早期，胎儿不断从母血中摄取葡萄糖，或因早孕反应使孕妇空腹血糖水平低于非妊娠期。因此，应用胰岛素治疗的糖尿病患者容易出现低血糖，严重者可发生酮症酸中毒。

随妊娠进展，孕妇体内各种内分泌激素，如生长激素、肾上腺皮质激素和甲状腺素的分泌量均有所增加，加之胎盘分泌胎盘生乳素、雌激素和孕激素，这些激素均有使血糖升高的作用，导致妊娠晚期抗胰岛素物质增多，胰岛素的用量也随之增加。

（二）分娩期

分娩过程中体力消耗较大，而进食又少，脂肪的氧化分解增强，若不及时调整胰岛素用量，容易导致酮症酸中毒。

（三）产褥期

产后随着胎盘排出，全身内分泌激素逐渐恢复到非妊娠时期的水平，胎盘分泌的抗胰岛素物质迅速减少，所以胰岛素的需要量应相应减少，否则容易发生低血糖。

【糖尿病对妊娠的影响】

妊娠合并糖尿病对母儿的影响及影响程度取决于糖尿病患者的病情及血糖控制水平。病情较重或血糖控制不良，对母儿影响极大。

（一）对孕妇的影响

1. 妊娠期高血压疾病发生率增加　糖尿病患者多有小血管内皮细胞增厚及管腔狭窄，导致组织供血不足，容易并发妊娠期高血压疾病，发生率为正常妇女的 3～5 倍。因此，子痫、胎盘早剥、脑血管意外的发生率随之增高。

2. 感染发生率增加　糖尿病患者的白细胞有多种功能缺陷，趋化性、吞噬功能、杀菌作用均明显降低。因此，糖尿病孕妇容易发生感染，以泌尿生殖系统感染最常见。严重者可发生败血症。

3. 羊水过多的发生率增加　羊水过多的发生率较非糖尿病孕妇多 10 倍，其原因可能与胎儿高血糖、高渗性利尿致胎尿排出增多有关。羊水过多易发生胎膜早破，导致早产。

4. 难产发生率增加　糖尿病孕妇由于糖利用障碍，能量不够，分娩时常发生产程进展缓慢，或宫缩乏力性产后出血。因巨大儿发生率明显增高，常导致胎儿性难产和软产道损伤，使剖宫产发生率增高。

5. 易发生糖尿病酮症酸中毒　由于妊娠期复杂的代谢变化，加之高血糖及胰岛素相对或绝对不足，导致患者体内血糖不能被利用，代谢紊乱进一步发展到脂肪分解加速，血清酮体急剧升高。

（二）对胎儿及新生儿的影响

1. 巨大儿发生率增加　其发生率可高达 25%～42%。其原因与孕妇血糖增高通过胎盘运转，而胰岛素不能通过胎盘，使胎儿长期处于高血糖环境有关。有学者认为，高血糖状态刺激胎儿胰岛细胞，引起胰岛素过度分泌，活化氨基酸系统，促进脂肪、蛋白质合成而发生巨大儿。

2. 胎儿生长受限　其发生率为 21% 左右。多见糖尿病伴有血管病变的患者，因胎盘血管管腔狭窄和供血不足，导致胎儿生长受限。

3. 早产发生率增加　其发生率为 10%～25%。与妊娠期高血压疾病、羊水过多、胎儿窘迫以及出现的其他严重并发症有关，需提前终止妊娠。

4. 畸形儿发生率增加　其发生率为 6%～8%，是非糖尿病孕妇的 3～5 倍。可能与代谢紊乱、缺氧或应用糖尿病治疗药物有关。

5. 围生儿死亡率增加　因糖尿病孕妇多伴有严重血管病变或产科并发症，常常影响胎盘供血，可引起死胎、死产。此外，新生儿低血糖、新生儿呼吸窘迫综合征等围生儿并发症均可危及新生儿的生命。

【临床表现】

妊娠期有三多症状（多饮、多食、多尿），或外阴阴道假丝酵母菌感染反复发作，孕妇体重 ＞90 kg，本次妊娠并发羊水过多或巨大胎儿者，应警惕合并糖尿病的可能。但大多数妊娠期糖尿病患者无明显症状。

【处理原则】

糖尿病患者于妊娠前已有严重的心血管病史，肾功能减退或眼底有增生性视网膜炎者，不宜妊娠，如已妊娠应及早终止。

病情轻者，在内科医师协助下，运用饮食、运动和药物疗法，确保护理对象孕前、孕期及分娩期的血糖维持在正常范围。

加强孕期监护，增加产前检查次数，妊娠早期每周检查一次至第 10 周；妊娠中期每 2 周检查一次；妊娠 32 周后每周检查一次。注意观察血压、水肿、蛋白尿情况，注意监测胎儿安危。

必要时住院观察治疗。

【护理评估】

（一）健康史

了解糖尿病史及糖尿病家族史，有无反复发生外阴阴道假丝酵母菌病、不明原因反复流产、死胎、巨大儿或分娩足月新生儿呼吸窘迫综合征儿史、胎儿畸形、新生儿死亡等不良孕产史等，本次妊娠经过、病情控制及目前用药情况，有无胎儿偏大或羊水过多等潜在高危因素。同时，注意了解有无肾、心血管系统及视网膜病变等并发症情况。

（二）身体状况

1. **症状**　评估孕妇的体重是否增加过多、是否过度肥胖或存在三多症状、或有无反复发作的外阴瘙痒、阴道及外阴假丝酵母菌感染等。因高血糖可导致眼房水、晶体渗透压改变而引起眼屈光改变，患病孕妇可出现视物模糊。

2. **孕妇有无并发症发生**　如低血糖、高血糖、妊娠期高血压疾病、酮症酸中毒、感染等。确定胎儿宫内发育情况，注意有无巨大儿或胎儿生长受限。分娩期重点评估孕妇有无低血糖及酮症酸中毒症状，如心悸、出汗、面色苍白、饥饿感或出现恶心、呕吐、视物模糊、呼吸快且有烂苹果味等。

3. **评估妊娠合并糖尿病的程度**　采用 White 分类法，根据患者的发病年龄、病程长短以及是否存在并发症进行分级，有助于判断病情的严重程度及预后。

A 级：妊娠期出现或发生糖尿病。

A_1 级：用饮食治疗即可控制血糖。

A_2 级：需用胰岛素控制血糖。

B 级：20 岁以后发病，或病程＜10 年。

C 级：10～19 岁发病，或病程长达 10～19 年。

D 级：10 岁以前发病，或病程≥20 年，或合并单纯性视网膜病变。

F 级：任何年龄发病，合并糖尿病性肾病。

R 级：任何年龄发病，眼底有增生性视网膜病变或玻璃体积血。

H 级：任何年龄发病，冠状动脉粥样硬化性心脏病。

T 级：有肾移植史。

（三）心理社会状况

患者会因缺乏糖尿病的相关知识而焦虑，产生无助感。因此，评估的内容还应包括护理对象的情绪以及是否具备糖尿病的相关知识，社会支持系统情况等。

（四）诊断性检查

中华医学会妇产科学分会与中华医学会围产医学分会推荐采用国际和国内推荐的新 GDM 诊断标准，并制定了《妊娠合并糖尿病诊治指南（2014）》，诊断标准如下：

1. **PGDM**　符合以下 2 项中任意一项者，可确诊为 PGDM。

（1）妊娠前已确诊为糖尿病的患者。

（2）妊娠前未进行过血糖检查的孕妇，尤其存在糖尿病高危因素（包括肥胖尤其是重度肥胖、一级亲属患 2 型糖尿病，GDM 史或巨大儿分娩史、多囊卵巢综合征、妊娠早期空腹尿糖反复阳性等）者，首次产前检查时需明确是否存在糖尿病，妊娠期血糖升高达到以下任何一项标准应诊断为 PGDM。

1）空腹血糖（fasting plasma glucose，FPG）≥7.0mmol/L。

2）75 g 口服葡萄糖耐量试验（oral glucose tolerance test，OGTT），服糖后 2 h 血糖≥11.1 mmol/L。

3）伴有典型的高血糖症状或高血糖危象，同时随机血糖≥11.1 mmol/L。

4）糖化血红蛋白≥6.5%（采用美国国家糖化血红蛋白标准化项目（national glycohemoglobin

standardization program，NGSP）/糖尿病控制与并发症试验（diabetes control and complication trial，DCCT）标化的方法，但不推荐妊娠期常规用糖化血红蛋白进行糖尿病筛查。

2. GDM　诊断方法和标准如下：

（1）OGTT：推荐医疗机构对所有尚未被诊断为 PGDM 或 GDM 的孕妇，在妊娠 24～28 周以及 28 周后首次就诊时做 75 g OGTT。

1）OGTT 方法：OGTT 前禁食至少 8h，试验前连续 3 天正常饮食，即每日进食糖类（碳水化合物）不少于 150 g，检查期间静坐、禁烟。检查时，5 min 内口服含 75 g 葡萄糖的液体 300 ml，分别抽取孕妇服糖前及服糖后 1h、2h 的静脉血（从开始饮用葡萄糖水计算时间），放入含有氟化钠的试管中，采用葡萄糖氧化酶法测定血糖水平。

2）OGTT 的诊断标准：服糖前及服糖后 1h、2h，3 项血糖值应分别低于 5.1、10.0、8.5 mmol/L。任何一项血糖值达到或超过上述标准即诊断为 GDM。

（2）孕妇具有 GDM 高危因素或者医疗资源缺乏地区，建议妊娠 24～28 周首先检查 FPG。FPG≥5.1 mmol/L，可以直接诊断 GDM，不必行 OGTT；FPG＜4.4 mmol/L，发生 GDM 可能性极小，可以暂时不行 OGTT。FPG≥4.4 mmol/L 且 ＜5.1mmol/L 时，应尽早行 OGTT。

（3）孕妇具有 GDM 高危因素，首次 OGTT 结果正常，必要时可在妊娠晚期重复 OGTT。

（4）未定期检查者，如果首次就诊时间在妊娠 28 周以后，建议首次就诊时或就诊后尽早行 OGTT 或 FPG 检查。

【护理诊断/问题】

1. 知识缺乏：缺乏有关妊娠合并糖尿病的知识。

2. 有胎儿受伤的危险　与糖尿病引起巨大儿、畸形儿、胎儿肺泡表面活性物质形成不足等有关。

3. 有感染的危险　与糖尿病孕妇体内白细胞的多种功能缺陷有关。

4. 潜在并发症：低血糖。

【护理目标】

1. 患者能叙述有关饮食治疗的意义及方法。

2. 患者能描述与感染有关的症状，可以列举预防感染的措施。

3. 出院时母婴无感染征象。

4. 孕妇及新生儿不发生低血糖。

【护理措施】

（一）孕前期护理

通过全面评估，病情不允许妊娠的，如已达到 White 分类 D、F、R 级，应该采取可靠的避孕措施，已妊娠的应尽早终止妊娠。医护人员要向患者讲解妊娠合并糖尿病的相关知识，为患者提供表达内心感受、焦虑和期望的机会。指导患者认真执行治疗和护理方案，努力使患者血糖控制在正常或接近正常的范围内。

（二）妊娠期护理

由产科和相关科室人员从以下方面加强监护，预防并减少孕产妇和围生儿的并发症，保证母儿健康和安全。

1. 饮食治疗　饮食治疗是妊娠期糖尿病治疗的基础，多数患者仅靠饮食控制就能维持血糖在正常范围。理想的饮食是既能保证母儿需要的热量和营养，又不引起餐后血糖过高。按标准体重每日所需的热量计算，孕早期患者需要的热量与孕前相同，孕中、晚期每日增加热量 837kJ。少量多餐、定时定量进餐对血糖控制非常重要，每日进餐可增至 4～6 次，早、中、晚三餐的能量应控制在每日摄入总能量的 10%～15%、30%、30%，每次加餐的能量可以占 5%～10%。饮食碳水化合物摄入量占总能量的 50%～60% 为宜，每日碳水化合物不低于 150 g 对维持妊娠期血糖正常更为合适。蛋白质摄入量占总能量的 15%～20% 为宜，以满足孕妇妊娠期生理调节及胎儿生长发育之需。脂肪摄入量占总能量的 25% ~ 30% 为宜。膳食纤维每日摄入量 25 ~ 30 g。增加富含维生素 B$_6$、钙、钾、铁、锌、铜的食物，如瘦肉、家禽、鱼、虾、奶制品、新鲜水果和蔬菜等。注意整个孕期体重不应超过 12.5 kg。控制餐后 1h 血糖值在 8 mmol/L 以下而孕妇又无饥饿感为理想，并根据血糖及尿酮体的测定，评价饮食治疗的效果。

2. 运动治疗　糖尿病患者适当的运动能提高机体对胰岛素的敏感性，可降低血糖。运动方式根据患者的具体情况可选择散步、中速步行等，于餐后 1h 进行，运动的时间可自 10 min 开始，逐步延长至 30 min，其中可穿插必要的间歇，适宜的频率为 3 ~ 4 次 / 周。运动时应随身携带饼干或糖果，有低血糖征兆时可及时食用。

3. 药物治疗　大多数 GDM 孕妇通过生活方式的干预即可使血糖达标，不能达标的 GDM 孕妇应首先推荐应用胰岛素控制血糖。胰岛素用量应由内分泌科医生和产科医生共同调整，以皮下注射为主；分娩、手术中或发生酮症酸中毒时可改用静脉滴注。胰岛素用量个体差异大，一般从小剂量开始，并根据病情进行调整，力求将血糖控制在正常范围。因此，注射前认真核对，注射后严密观察。按时测尿糖及血糖以监测病情，保证用药剂量和用药途径准确无误。目前，口服降糖药物二甲双胍和格列本脲在 GDM 孕妇中应用的安全性和有效性不断被证实，但我国尚缺乏相关研究，这 2 种口服降糖药均未纳入我国妊娠期治疗糖尿病的注册适应证。

4. 妊娠期监测

（1）孕妇血糖监测：新诊断的高血糖孕妇、血糖控制不良或不稳定者以及妊娠期应用胰岛素治疗者，应每日监测血糖 7 次，包括三餐前 30 min、三餐后 2h 和夜间血糖；血糖控制稳定者，每周应至少行血糖轮廓试验 1 次，根据血糖监测结果及时调整胰岛素用量；不需要胰岛素治疗的 GDM 孕妇，在随诊时建议每周至少监测 1 次全天血糖，包括空腹血糖及三餐后 2h 血糖共 4 次；GDM 患者妊娠期血糖控制标准为：餐前及餐后 2h 血糖值分别 ≤5.3、6.7 mmol/L。

（2）孕妇并发症的监测：①妊娠期高血压疾病的监测。每次检查时应监测孕妇的血压及尿蛋白，一旦发现并发子痫前期，按子痫前期原则处理。②羊水过多及其并发症的监测。注意孕妇的宫高曲线及子宫张力，如宫高增长过快，或子宫张力增大，及时行 B 超检查，了解羊水量。③酮症酸中毒的监测。妊娠期出现不明原因恶心、呕吐、乏力、头痛甚至昏迷者，注意检查血糖和尿酮体水平，必要时行血气分析，明确诊断。④感染的监测。注意孕妇有无白带增多、外阴瘙痒、尿急、尿频、尿痛等表现，定期行尿常规检测。⑤其他并发症的监测。必要时行甲状腺功能、肾功能、眼底检查和血脂的检测。

（3）胎儿监测：①胎儿发育的监测。在妊娠中期应用超声对胎儿进行产前筛查。妊娠早期血糖未得到控制的孕妇，尤其要注意应用超声检查胎儿中枢神经系统和心脏的发育，有条件者推荐行胎儿超声心动图检查。②胎儿生长速度的监测。妊娠晚期应每 4 ~ 6 周进行 1 次超声检查，监测胎儿发育，尤其注意监测胎儿腹围和羊水量的变化等。③胎儿宫内发育状况的评价。妊娠晚期孕妇应注意监测胎动。需要应用胰岛素或口服降糖药物者，应自妊娠 32 周起，每周行 1 次无应激试验。可疑胎儿生长受限时尤其应严密监测。④促胎儿肺成熟。妊娠期血糖控制不满意以及需要提前终止妊娠者，应在计划终止妊娠前 48 h，促胎儿肺成熟。有条件者行羊膜腔穿刺术抽取羊水了解胎儿肺成熟度，同时羊膜腔内注射地塞米松 10 mg，或采取肌内注射方式，但后者使用后应监测孕妇血糖变化。

（三）分娩期护理

1. 分娩时机的选择

（1）无需胰岛素治疗而血糖控制达标的 GDM 孕妇，如无母儿并发症，在严密监测下可待预产期，到预产期仍未临产者，可引产终止妊娠。

（2）PGDM 及胰岛素治疗的 GDM 孕妇，如血糖控制良好且无母儿并发症，在严密监测下，妊娠 39 周后可终止妊娠；血糖控制不满意或出现母儿并发症，应及时收入院观察，根据病情决定终止妊娠时机。

（3）糖尿病伴发微血管病变或既往有不良孕产史者，需严密监护，终止妊娠时机应个体化。

2. 分娩方式的选择　糖尿病本身不是剖宫产指征。决定阴道分娩者，应制订分娩计划，产程中密切监测孕妇的血糖、宫缩、胎心率变化，避免产程过长。择期剖宫产的手术指征为糖尿病伴严重微血管病变，或其他产科指征。妊娠期血糖控制不好、胎儿偏大（尤其估计胎儿体重≥4 250g 者）或既往有死胎、死产史者，应适当放宽剖宫产指征。

3. 监测血糖　产时每 1~2h 监测一次血糖，控制血糖浓度不低于 5.6 mmol/L。也可按每 4g 葡萄糖加 1U 胰岛素的比例给予补液，以防止低血糖。出现酮症酸中毒、低钾血症等情况均应及时纠正。

4. 监测产程　临产后需严密观察产程进展情况，尤其在产道分娩过程中，要避免产程延长，争取 12h 内结束分娩。如产程超过 16h，患者容易发生酮症酸中毒。

（四）产褥期护理

1. 调整胰岛素的用量　随着胎盘娩出，抗胰岛素的激素水平迅速下降，所以胰岛素的用量需根据产妇的血糖水平及时调整。通常产后 24h 内胰岛素的用量应降到产前用量的一半，48h 减至原用量的 1/3，有的患者甚至可完全不需要用胰岛素治疗。

2. 鼓励母乳喂养　产后母乳喂养可减少产妇胰岛素的应用，且子代发生糖尿病的风险下降。

3. 预防感染　糖尿病产妇较一般产妇更易感染。产后要加强伤口、会阴部的护理并按医嘱使用抗生素预防感染。

（五）新生儿护理

1. 新生儿出生后易发生低血糖，严密监测其血糖变化可及时发现低血糖。建议新生儿出生后 30 min 内行末梢血糖检测。

2. 新生儿均按高危儿处理，注意保暖和吸氧等。

3. 提早喂糖水、开奶，定时滴服葡萄糖注射液，必要时以 10% 葡萄糖注射液缓慢静脉滴注。

4. 常规检查血红蛋白、血钾、血钙及镁、胆红素。

5. 密切注意新生儿呼吸窘迫综合征的发生。

（六）出院指导

1. 向患者说明目前的健康状况，讲解治疗方案的必要性和血糖控制稳定的重要性，教会患者及家属如何监测血糖以及胰岛素的应用和注射方法。

2. 告知用药期间如出现盗汗、头晕、饥饿、手抖等低血糖症状时的应对措施。

3. 指导个人卫生，保持腹部、会阴创口清洁和全身皮肤清洁。

4. 遵医嘱定期复查，有助于发现异常并及时处理。产后空腹血糖反复≥7.0 mmol/L，应视为 PGDM，建议转内分泌专科治疗。

5. 指导有效的避孕措施。

【护理评价】

1. 住院期间，患者能描述治疗方案的实施过程，并主动配合。

2. 出院时，护理对象不存在感染征象，母婴健康状况良好。

第三节　病毒性肝炎

病毒性肝炎是一种由病毒引起的传染病，病原体主要包括甲型肝炎病毒（HAV）、乙型肝炎病毒（HBV）、丙型肝炎病毒（HCV）、丁型肝炎病毒（HDV）和戊型肝炎病毒（HEV）。妊娠的任何时期都有被肝炎病毒感染的可能，其中乙型肝炎病毒感染最常见。国内外报告孕妇病毒性肝炎的发病率为0.8%~17.8%。其发病率约为非妊娠期的6倍，在我国是孕产妇死亡的主要原因之一。

【妊娠对病毒性肝炎的影响】

1. 妊娠期孕妇需要的营养物质增加，尤其在妊娠后期需要量增加明显，如果妊娠期间肝糖原储备不足，罹患病毒性肝炎后不利于疾病的恢复。

2. 孕妇的新陈代谢增加明显，为非妊娠期的20%~30%，营养消耗增多，使肝的负担加重，易感染肝炎病毒，也容易使病毒性肝炎患者的病情加重，重症肝炎的发生率较非妊娠期明显增加。

3. 孕妇体内产生大量内源性雌激素，均需在肝内灭活，而胎儿的代谢产物也需在母体肝内解毒，加重了肝的负担与损害，也影响到病毒性肝炎的恢复和治愈，极易转变为慢性肝炎。

4. 分娩时产妇体力消耗、缺氧、酸性代谢产物增加，手术和麻醉等均可加重肝的负担与损害，易发生急性重型肝炎，危及母儿生命。

【病毒性肝炎对妊娠的影响】

（一）对孕妇的影响

妊娠早期合并病毒性肝炎，可使妊娠反应加重。发生于妊娠晚期，则妊娠期高血压疾病的发生率增高，可能与患者肝对醛固酮灭活能力下降有关。分娩时，产妇因肝功能受损，凝血因子合成功能减退，容易发生产后出血。若为重症肝炎常并发DIC，有全身出血倾向，直接威胁母儿生命。

（二）对围生儿的影响

妊娠早期患病毒性肝炎者，胎儿畸形的发生率约比正常高2倍。由于肝炎病毒可经胎盘感染胎儿，易造成流产、早产、死胎、死产和新生儿死亡，使围产儿死亡率明显增高。

（三）母婴传播

其传播与病毒类型有关。

1. 甲型病毒性肝炎　主要经粪—口途径传播，不会通过胎盘或其他途径传给胎儿。近年国外有报道，妊娠晚期患急性甲型病毒性肝炎的母婴传播，可能与分娩过程中胎儿暴露于污染的母血或粪便有关。

2. 乙型病毒性肝炎　母婴传播是HBV传播的重要途径。占40%~60%。母婴传播有三种途径：①宫内感染，经胎盘或经阴道上行感染；②产时感染，是母婴传播的主要途径，分娩时通过软产道接触母血或羊水传播；③产后感染，与接触母亲唾液或母乳有关。

3. 丙型病毒性肝炎　已证实HCV存在母婴传播。妊娠晚期患丙型病毒性肝炎者容易导致慢性肝炎，最后发展为肝硬化和肝癌。

4. 丁型病毒性肝炎　HDV是一种缺陷性RNA病毒，必须依赖HBV重叠感染引起肝炎。其传播方式与HBV相同，通过体液、血液和注射传播。母婴垂直传播较少见。

5. 戊型病毒性肝炎　主要通过粪—口途径传播，本病的临床表现类似甲型肝炎，孕产妇一旦感染，病情危重且死亡率高。

【处理原则】

妊娠期病毒性肝炎与非妊娠期病毒性肝炎的处理原则是相同的。应注意休息，加强营养，积极进行保肝治疗，预防并治疗肝性昏迷。避免应用可能损害肝的药物。预防并治疗DIC。注意预防感染。观察凝血功能，如有异常及早处理。

此外，应根据病情适时终止妊娠。妊娠早期病情对母儿威胁大者，可在治疗后终止妊娠。妊娠中晚期加强胎儿监护，防治妊娠期高血压疾病，尽量避免终止妊娠，因麻醉、手术均可增加肝的负担。但在各种治疗无效，病情继续发展时，应考虑终止妊娠。避免产程过长，预防产后出血和感染。

【护理评估】

（一）健康史

评估孕妇是否与病毒性肝炎患者有密切接触史，半年内是否有接受输血、注射血制品史等。

同时评估孕妇接受治疗的经过和掌握肝炎相关知识的程度。

（二）身体状况

评估孕妇是否出现不能用妊娠反应或其他原因可解释的症状，如食欲缺乏、恶心、呕吐、腹胀、乏力、畏寒、发热等消化道症状。注意患者有无皮肤巩膜黄染、尿色深黄，或触及肝大、肝区叩击痛、全身皮肤瘙痒等表现。是否并发妊娠期高血压疾病等并发症。

（三）心理社会状况

患者因为妊娠合并病毒性肝炎，担心妊娠过程和结局以及母儿健康，产生焦虑情绪、无助感。部分患者会产生恐惧死亡的心理。

（四）辅助检查

1. 肝功能检查　血清中谷丙转氨酶（alanine aminotransferase，ALT）增高，数值大于正常值 10 倍以上，且持续时间长；血清胆红素＞17μmol/L，尿胆红素阳性。

2. 血清病原学检测　检测血清中抗原和抗体，判断病情。

（1）甲型肝炎：用放射免疫法（radioimmunoassay，RIA）和酶免疫分析法（enzyme immunoassay，EIA）检测血清中 HAV 抗体。

（2）乙型肝炎：乙型肝炎病毒外层含表面抗原 HBsAg，内层含 HBcAg 及核心相关抗原 HBeAg。有关乙型肝炎实验室检测项目及临床意义见表 7-1。

（3）丙型肝炎：血清中出现 HCV 抗体，可诊断为 HCV 感染。

（4）丁型肝炎：急性期 HDV-IgM 出现阳性，一般持续 2～4 周后 HDV-IgG 阳性。

（5）戊型肝炎：急性期血清内可检测出高滴度的 HEV-IgM，恢复期血清内可检测出低水平的 HEV-IgG。

3. 凝血功能检测　主要有纤维蛋白原、凝血酶原等凝血机制的检查。

表 7-1　乙型肝炎病毒血清病原学阳性的临床意义

项目	临床意义
HBsAg	是 HBV 感染的标志，多见于乙型肝炎患者或病毒携带者
HBsAb	曾感染 HBV，或已接种乙肝疫苗后，体内已产生自动免疫
HBeAg	血中有大量 HBV 存在，传染性较强
HBeAb	恢复期，传染性较弱
HBcAb-IgM	乙肝病毒复制阶段，出现于 HBV 感染期
HBcAb-IgG	慢性持续性肝炎或既往感染

【护理诊断 / 问题】

1. 知识缺乏：缺乏有关病毒性肝炎感染途径、传播方式及对母儿影响的知识，缺乏有关自我保健和消毒隔离的知识。

2. 活动无耐力　与病毒感染后机体的基础代谢率增高有关。

3. 营养失调　与肝炎所致食欲缺乏、恶心、呕吐、营养摄入不足有关。

4. 现存或潜在的并发症：产后出血。

【护理目标】

1. 孕产妇摄入的营养能满足机体需要。

2. 孕产妇及家属获得有关的知识。

3. 产妇选择适宜的喂养方式。

4. 产后出血的危险性降低。

【护理措施】

（一）孕前期护理

加强宣传教育工作，提高大众防病意识。重视围婚期保健，感染肝炎病毒者应采取有效措施严格避孕；计划怀孕的妇女应于疾病痊愈后半年，最好 2 年后妊娠。

（二）妊娠期护理

病毒性肝炎的孕妇护理原则上与非妊娠期肝炎患者相同。

1. 保肝治疗　按医嘱给予中西医药物进行保肝治疗，如给予适量维生素和葡萄糖、核苷酸、辅酶 A、辅酶 Q 等药物，达到保肝及促进肝细胞再生的作用。肝炎急性期注意休息，减少体能消耗。慢性肝炎及无症状的乙肝病毒携带者也应注意休息，每日保证 9h 睡眠和适当的午休，避免活动过量。指导患者及时补充蛋白质并选用优质蛋白，补充葡萄糖和多种维生素，宜食清淡低脂饮食，保持大便通畅。

2. 产前监护　除定期产前检查外，还要进行肝功能、凝血功能及血清病原学标识物的检查，动态监测妊娠过程，密切监测母婴健康。严格按照《中华人民共和国传染病防治法》的相关规定进行消毒隔离，防止交叉感染。妊娠合并重症肝炎患者需住院治疗，住院后严密观察生命体征及病情变化情况，准确记录出入量，及时识别肝性脑病的先兆症状。按医嘱进行保肝治疗，限制蛋白质的摄入量，每日 <0.5g/kg；保持大便通畅，减少氨的产生。注意提供低脂肪、低蛋白质、高糖、富含维生素的食物。

（三）分娩期护理

1. 防止交叉感染　将产妇置于隔离待产室和隔离产房，以防交叉感染。严格执行消毒隔离制度，所用物品需要经过 0.2% 过氧乙酸或 5% 漂白粉清液等处理后严格消毒。产时、产后按医嘱应用对肝损害小的广谱抗生素，防止发生感染，以免诱发肝性昏迷。

2. 严密观察产程　严密观察产程进展，无手术指征者宜产道分娩，注意缩短第二产程，必要时助产，减少体力消耗。接产时应防止产道损伤及新生儿产伤、羊水吸入等，以减少母婴传染。

3. 分娩方式　妊娠合并重型肝炎孕妇宜选择有利时机采用剖宫产术迅速终止妊娠，一般在重症患者病情控制 24h 后终止。

4. 防止产后出血　按医嘱于临产前为患者肌内注射维生素 K_1，临产后配新鲜血备用。注意监测患者的凝血功能。胎儿娩出后应用宫缩剂防止子宫出血。产前 4h 及产后 12h 内不宜使用肝素治疗。

（四）产褥期护理

1. 母亲护理　继续使用对肝损害小的广谱抗生素。观察子宫收缩和阴道出血情况，加强伤口和会阴部护理，识别感染征象。关于母乳喂养问题存在争议，近年来一般认为，新生儿经主、被动免疫后，母乳喂养是安全的，但母血 HBsAg 及 HBeAg 同时阳性者最好不采用母乳喂养。不哺乳者可采用生麦芽或芒硝退奶，但不能用雌激素退奶。

2. 新生儿护理　新生儿隔离 4 周。采用主动免疫、被动免疫或联合免疫方式预防 HBV 母婴传播，注射乙肝疫苗或高效价乙肝免疫球蛋白。

（五）出院指导

指导产妇继续保肝治疗，按医嘱合理用药，提供生活护理，使其能得到足够的休息和营养。新生儿出生后产妇按时复查，并落实有效的避孕措施。

【护理评价】

1. 住院期间，孕产妇能摄入足够的营养。

2. 出院前，护理对象能讲述有关康复期的自我保健活动。

3. 产妇能结合自己的情况，合理选择喂养新生儿的方法。

第四节　贫　血

贫血是指循环血液中红细胞数或血红蛋白值低于正常，妊娠合并贫血是妊娠期最常见的一种并发症。在妊娠各期，贫血对母儿均可造成一定危害，严重贫血可导致围生儿及孕产妇死亡。WHO 的资料显示，50% 以上孕妇合并贫血，其中缺铁性贫血最常见，我国统计的发病率为10% ~ 20%。

【贫血与妊娠的相互影响】

铁的受体主要是母体的骨髓和胎儿两部分，两者竞争母体血清中的铁，一般总是胎儿组织占优势。而且铁通过胎盘的转运是单向性的，不论母体是否缺铁，胎儿总按需要摄取，即使母体极度缺铁，也不能逆转运输。因此，在轻度贫血时，缺铁对胎儿影响不大。在重度贫血时，母体骨髓造血功能过度降低，则胎儿生长发育受限，甚至引起早产、死胎。

重度贫血时，孕妇常有心肌缺氧，导致贫血性心脏病。贫血患者机体抵抗力降低容易发生感染，对失血的耐受性也差，故妊娠、分娩、产褥各期的并发症增多，死亡率增高。

【处理原则】

去除诱因，补充铁剂，纠正贫血，严密监护患者病情变化，预防出血、感染及并发症的发生。

【护理评估】

（一）健康史

详细全面地了解患者的饮食习惯，评估有无全身性慢性疾病、月经过多等导致贫血的因素。评估孕妇的贫血程度，了解孕妇对疾病的态度及自我保健意识。评估胎儿宫内发育情况。

（二）身体状况

1. 症状　轻度患者可有皮肤、口唇黏膜和睑结膜苍白。重度贫血有面色苍白，全身无力，头晕眼花，妊娠水肿，活动后心慌气短，易晕厥。严重者可发生贫血性心脏病和充血性心力衰竭。

2. 体征　患者常有口腔炎、舌炎、口角浅裂、皮肤黏膜苍白、皮肤毛发干燥、脱发、指 / 趾甲扁平、脆薄易裂或反甲等。

3. 评估妊娠期贫血程度

WHO 妊娠期贫血诊断标准为血红蛋白（Hb）<110g/L，血细胞比容<0.33。Hb>60g/L 为轻度贫血，Hb≤60g/L 为重度贫血。目前临床倾向于采用 WHO 的标准。我国将妊娠期贫血分为四度：

（1）轻度贫血：RBC（3.0 ~ 3.5）×10^{12}/L，Hb 81 ~ 100g/L；

（2）中度贫血：RBC（2.0 ~ 3.0）×10^{12}/L，Hb 61 ~ 80g/L；

（3）重度贫血：RBC（1.0 ~ 2.0）×10^{12}/L，Hb 31 ~ 60g/L；

（4）极重度贫血：RBC≤1.0×10^{12}/L，Hb≤30g/L。

（三）心理社会状况

重点评估孕产妇的焦虑及抑郁程度，社会支持系统情况，对有关知识的掌握情况。

（四）辅助检查

1. 血象　外周血涂片见小细胞低色素性贫血。血红蛋白<110g/L，红细胞<3.5×10^{12}/L，血细胞压积<0.30。

2. 骨髓象　红细胞系统增生活跃，以中、晚幼红细胞增生为主。各期幼红细胞体积较小，边缘不规则。

3. 血清铁低于 6.5μmol/L。

【护理诊断 / 问题】

1. 知识缺乏：缺乏妊娠合并缺铁性贫血的保健知识及服用铁剂重要性的知识。

2. 活动无耐力　与缺铁性贫血导致乏力有关。

3. 有胎儿受伤的危险　与重度贫血导致胎儿生长发育受限、死胎等有关。

【护理目标】

1. 妊娠期间，母儿维持最佳身心状态，胎儿宫内发育正常。

2. 入院后，孕产妇能说出诱发感染的危险因素，并能列举预防感染的措施。

【护理措施】

（一）孕前期护理

详细评估患者的贫血程度及其对疾病的认识。帮助患者分析并识别引起贫血的原因，为患者提供治疗疾病的信息，积极治疗并纠正贫血状态。

（二）妊娠期护理

1. 定期产前检查　及时发现并评估贫血程度，早期治疗并监测效果。注意胎儿宫内生长发育情况，加强母儿监护，积极预防并发症。指导贫血患者适当减轻日常工作及活动量。血红蛋白 70g/L 以下者，宜卧床休息，减少体力消耗，避免因头晕、乏力等发生意外。重度贫血患者应提前住院，纠正贫血并选择分娩方式。血红蛋白 ≤ 60g/L 且接近预产期或短期内需要进行剖宫产手术者，采取输血（全血或红细胞混悬液）方法可迅速纠正贫血；输血应遵循少量多次的原则，慢速输注，以防发生急性左心衰竭。

2. 饮食指导　指导孕妇饮食，调整日常饮食结构，注意食物的多样化。鼓励孕妇摄取高蛋白、富含维生素 C 和含铁丰富的食物（豆类、黑木耳、紫菜、绿叶蔬菜、蛋类、瘦肉、动物肝等）。

3. 用药指导　根据贫血程度，选用铁剂治疗。一般从妊娠 16 周后按医嘱开始补充铁剂，达到预防目的。血红蛋白在 60g/L 以上的贫血患者采用口服补铁为主的方法，常选用硫酸亚铁、琥珀酸亚铁、葡萄糖酸亚铁等。饭后服用，以减少对胃肠道的刺激，同时服用维生素 C 或酸性果汁以促进铁的吸收。服铁剂时忌饮茶水。口服疗效差或病情严重者，可采用注射方法补充铁剂，因铁的刺激性较强，注射时应深部肌内注射。

（三）分娩期护理

1. 临产前按医嘱给予维生素 K、肾上腺色腙、维生素 C 等药物，并配血备用。

2. 临产后，鼓励产妇进食，保证足够入量；严密观察产程进展情况，预防产程延长，加强胎心监护，必要时可阴道助产以缩短第二产程，减少体能消耗。

3. 预防产后出血，当胎儿前肩娩出后及时使用缩宫素。仔细检查并认真缝合会阴及阴道伤口，严格无菌操作，产后按医嘱给予抗生素预防感染。

（四）产褥期护理

1. 产后 24h 内应卧床休息，有侧切伤口者采用健侧卧位。严密观察子宫复旧及阴道出血的情况，按医嘱应用抗生素预防产后感染。

2. 每天用聚维酮碘溶液清洗外阴，保持会阴部清洁。注意个人卫生，勤换卫生垫及衣裤。

3. 腹部有伤口者，应注意保持伤口敷料干燥、清洁，伤口换药时严格执行无菌操作。

4. 严重贫血的产妇产后不宜哺乳，应指导其回乳方法，向患者解释不宜哺乳的原因，并教会人工喂养的方法。

（五）健康指导

1. 指导患者积极治疗原发病，纠正偏食习惯，增加营养，进食含铁、蛋白质丰富的食物，纠正贫血。

2. 向接受药物治疗的患者讲明药物名称、用药目的、剂量、方法、可能出现的副作用及应对措施。

3．出院后注意休息，保证充足睡眠，保护外阴清洁，防止感染。产褥期如有不适或异常，应及时到医院就诊。

【护理评价】

1．护理对象的妊娠、分娩经过顺利，母儿健康状况良好。

2．出院时护理对象能陈述康复期自我保健措施。

3．出院时母儿无感染征象。

本章小结

　　妊娠合并症是指在妊娠期合并有除产科疾病以外的其他器官或系统疾病。其中以妊娠合并心脏病、糖尿病、病毒性肝炎及贫血较为常见，妊娠合并心脏病及病毒性肝炎是造成孕产妇死亡的重要原因。本章重点内容包括妊娠合并心脏病易发生心衰的时期，妊娠合并心脏病患者的护理，妊娠合并糖尿病患者的护理，妊娠合并病毒性肝炎患者的护理。难点是妊娠合并糖尿病患者的护理。

自测题

一、问答题

1．在分娩期如何护理妊娠合并心脏病的产妇？

2．如何监测妊娠期糖尿病孕妇的血糖？

3．乙型病毒性肝炎的母婴传播途径有哪些？

二、病例分析

案例一：患者，女，26岁，妊娠9周，既往日常活动时即感心悸，近1周夜间常因胸闷需坐起。检查：心率120次/分，呼吸24次/分，肺底部有湿啰音，心界向左扩大，双下肢水肿（＋）。

问题：

1．最可能的临床诊断是什么？

2．请对患者的身心状况进行评估，并做出护理诊断和预期目标？

3．根据患者病情制订相应的护理措施？

案例二：患者，28岁，G_1P_0，早孕反应较重，食欲缺乏，现妊娠8周。体格检查：皮肤黏膜苍白，毛发干燥无光泽，头晕、乏力、气短。实验室检查：血红蛋白50g/L，血细胞比容0.15，血清铁6.0μmol/L。

问题：

1．患者有什么疾病？诊断依据？

2．对患者的身心状况进行评估，做出护理诊断和预期目标？

3．制订相应的护理措施？

案例三：初孕妇，30岁，自述怀孕后进食量多，腹部增大较快。停经16周后自觉胎动。体格检查：体重 89kg，腹围 116cm，宫高 34cm，胎位 ROA，胎心音 148bpm。空腹血糖 5.6mmol/L，餐后 1h 血糖 10.3mmol/L，餐后 2h 血糖 8.6mmol/L。

问题：

1. 患者出现什么问题？最可能的临床诊断及诊断依据是什么？

2. 对患者的身心状况进行评估，针对患者病情做出护理诊断。

3. 制订相应的护理措施（包括饮食计划）。

三、护士执业资格考试模拟题

1. 某心脏病产妇，医生嘱在第三产程于产妇腹部放置沙袋。护士向患者解释放沙袋的目的是

 A. 防止发生心力衰竭

 B. 防止发生产后感染

 C. 防止产后子宫复旧不佳

 D. 防止产后出血

 E. 防止子宫脱垂

2. 初孕妇，23 岁，妊娠 38 周，枕左前位，合并先天性心脏病，心功能 II 级，宫缩规律，宫口开大 8cm，S^{+1}，正确的处理措施为

 A. 立即行剖宫产术结束妊娠

 B. 待宫口开全后，鼓励产妇屏气缩短第二产程

 C. 严密观察产程，宫口开全后行阴道助产，缩短第二产程

 D. 给予缩宫素，加强子宫收缩

 E. 给予洋地黄类药物，预防心力衰竭

3. 对糖尿病产妇的新生儿护理时应注意的是

 A. 新生儿出生后易发生低血糖，严密监测其血糖变化可及时发现低血糖

 B. 新生儿按足月儿处理，注意保暖和吸氧等

 C. 提早喂糖水、开奶，定时滴服葡萄糖溶液，必要时以 10% 葡萄糖注射液缓慢静脉滴注

 D. 常规检查血红蛋白、血钾、血钙及镁等

 E. 密切注意新生儿呼吸窘迫综合征的发生

（邓开玉）

第八章　异常分娩妇女的护理

学习目标

通过本章内容的学习，学生应能：
识记：
1. 说出异常分娩、子宫收缩乏力、子宫收缩过强的定义。
2. 描述产力异常、产道异常、胎儿异常、过度焦虑与恐惧的临床表现。
理解：
1. 解释产力异常、产道异常、胎儿异常、过度焦虑与恐惧的病因。
2. 分析产力异常、产道异常、胎儿异常、过度焦虑与恐惧的处理原则。
应用：
评估异常分娩产妇，并为其制订护理计划。

异常分娩（abnormal labor）俗称难产（dystocia），其影响因素为产力、产道、胎儿及产妇的精神心理因素。这些因素在分娩过程中相互影响，任何一个或一个以上的因素发生异常或者四个因素间相互不能适应而使分娩过程受阻，称为异常分娩。在分娩这一动态过程中，一定条件下，顺产与难产可以相互转化，若处理得当，难产可以转化为顺产，若处理不当，可使顺产转化为难产。因此，当出现异常分娩时，应综合分析导致难产的因素，及时做出判断，恰当处理，保证母儿安全。

第一节　产力异常

产力是分娩的动力，包括子宫收缩力、腹肌和膈肌收缩力以及肛提肌收缩力，其中以子宫收缩力为主。在分娩过程中，子宫收缩的节律性、对称性及极性不正常或强度、频率有改变，称为子宫收缩力异常（abnormal uterine action）。临床上子宫收缩力异常可分为子宫收缩乏力（简称宫缩乏力）和子宫收缩过强（简称宫缩过强）两类，每类又分为协调性子宫收缩和不协调性子宫收缩（图8-1）。

一、子宫收缩乏力

【病因】

子宫收缩乏力（uterine inertia）多由单个或多个因素综合作用引起，常见的有：

1. **头盆不称或胎位异常**　头盆不称或胎位异常如臀位、枕后位、面先露、额先露、横位等

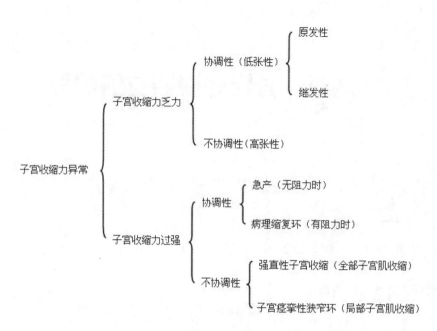

图 8-1 子宫收缩力异常分类

造成先露部下降受阻，不能紧贴子宫下段及宫颈内口，不能引起反射性子宫收缩，是导致继发性子宫收缩乏力的最常见原因。

2. **精神因素** 多见于 35 岁以上的高龄初产妇。产妇因对分娩知识不甚了解而产生恐惧心理及精神过度紧张，导致中枢神经系统功能紊乱而影响正常的子宫收缩。

3. **子宫因素** 多胎妊娠、巨大胎儿、羊水过多等使子宫壁过度膨胀、子宫肌纤维过度伸展，经产妇或曾有急、慢性子宫感染使子宫肌纤维变性，子宫发育不良、子宫畸形（双角子宫等）、子宫肌瘤等均可引起宫缩乏力。

4. **体质和内分泌因素** 身体过于肥胖或健康状态差如营养不良、贫血和其他慢性疾病致体质衰弱；临产后，产妇体内雌激素、缩宫素、前列腺素等合成及释放不足，或雌激素不足致缩宫素受体量少，均可影响子宫肌纤维的收缩能力。

5. **药物影响** 临产后不恰当地使用大剂量镇静剂或镇痛剂，如吗啡、氯丙嗪、硫酸镁、盐酸利托君、苯巴比妥、哌替啶等，可使子宫收缩受到抑制。

6. **其他** 临产后产妇过度疲劳、尿潴留、前置胎盘等均可使宫缩乏力。

【临床表现】

1. **协调性子宫收缩乏力（低张性子宫收缩乏力）** 其特点是子宫收缩虽有正常的节律性、对称性和极性，但收缩力弱，持续时间短而间歇时间长，宫腔压力低（<15mmHg），宫缩<2次/10分钟。当宫缩高峰时，子宫体隆起不明显，用手指压子宫底部肌壁仍可出现凹陷。这种宫缩乏力多属于继发性宫缩乏力，即产程早期宫缩正常，多在宫颈活跃期宫缩减弱。

2. **不协调性子宫收缩乏力（高张性子宫收缩乏力）** 多见于初产妇，其特点是子宫收缩的极性倒置，宫缩的兴奋点不是起自两侧宫角部，而是来自子宫下段或宫体的一处或多处，子宫收缩波由下而上扩散，频率高，节律不协调。宫腔内压力达 20mmHg，宫缩时宫底部不强，而是子宫下段强，宫缩间歇期子宫壁也不完全松弛，致使宫口不能如期扩张，胎先露部不能如期下降，属无效宫缩。产妇自觉下腹部持续疼痛、拒按、烦躁不安，严重者出现脱水、电解质紊乱、肠胀气、尿潴留。此外，因胎儿-胎盘循环障碍，可出现胎儿窘迫。

3. **产程曲线异常** 产程进展的标志是宫口扩张和胎先露部下降。临床上对以上两个指标监护和识别的重要手段主要依赖产程图，子宫收缩乏力时，表现在产程图上的异常主要有8种类型（图8-2）：

（1）潜伏期延长：从临产规律宫缩开始至宫口扩张3cm为潜伏期，初产妇正常约需8h，超过16h为潜伏期延长。

（2）活跃期延长：从宫口开大3cm至宫口开全为活跃期，初产妇正常约需4h，超过8h为活跃期延长。

（3）活跃期停滞：进入活跃期后，宫口不再扩张达2h以上。

（4）第二产程延长：第二产程初产妇超过2h、经产妇超过1h，胎儿尚未娩出。

（5）第二产程停滞：第二产程达1h，胎头下降无进展。

（6）胎头下降延缓：活跃期晚期及第二产程，胎头下降速度初产妇<1.0cm/h，经产妇<2.0cm/h，为胎头下降延缓。

（7）胎头下降停滞：活跃期晚期胎头不下降，停在原处达1h以上。

（8）滞产：总产程超过24h。

以上8种异常产程，可以单独或合并存在。

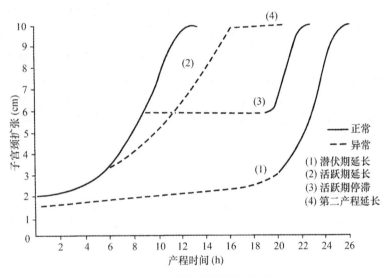

图8-2　异常的宫颈扩张曲线

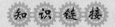

新产程标准及处理的专家共识（2014）

中华医学会妇产科学分会产科学组专家在综合国内外相关领域文献资料的基础上，结合美国国家儿童保健和人类发育研究所、美国妇产科医师协会、美国母胎医学会等提出的相关指南及专家共识，对新产程的临床处理达成以下共识，以指导临床实践。

1. 第一产程潜伏期　①潜伏期延长（初产妇>20 h，经产妇>14 h）不作为剖宫产指征；②破膜后且至少给予缩宫素静脉滴注12～18 h，方可诊断引产失败；③在除外头盆不称及可疑胎儿窘迫的前提下，缓慢但仍然有进展（包括宫口扩张及先露下降的评估）的第一产程不作为剖宫产指征。

2. 第一产程活跃期 ①以宫口扩张 6 cm 作为活跃期的标志；②活跃期停滞的诊断标准：当破膜且宫口扩张≥6 cm 后，如宫缩正常，而宫口停止扩张≥4 h 可诊断活跃期停滞；如宫缩欠佳，宫口停止扩张≥6 h 可诊断活跃期停滞；③活跃期停滞可作为剖宫产的指征。

3. 第二产程延长的诊断标准：①对于初产妇，如行硬脊膜外阻滞，第二产程超过 4 h，产程无进展（包括胎头下降、旋转）可诊断第二产程延长；如无硬脊膜外阻滞，第二产程超过 3 h，产程无进展可诊断；②对于经产妇，如行硬脊膜外阻滞，第二产程超过 3 h，产程无进展（包括胎头下降、旋转）可诊断第二产程延长；如无硬脊膜外阻滞，第二产程超过 2 h，产程无进展则可以诊断。

【对母儿的影响】

1. 对产妇的影响　由于子宫收缩乏力，产程延长，产妇休息不好，进食少，加上体力消耗和过度换气，可出现疲乏无力、肠胀气、排尿困难等，严重时可引起脱水、酸中毒、低钾血症，影响子宫收缩；由于第二产程延长，膀胱被压迫于胎先露部（特别是胎头）与耻骨联合之间，可导致组织缺血、水肿、坏死，形成膀胱阴道瘘、胎膜早破，多次肛诊或阴道检查增加了感染机会；产后宫缩乏力影响胎盘剥离、娩出和子宫壁的血窦关闭，容易引起产后出血。

2. 对胎儿的影响　协调性宫缩乏力容易造成胎头在盆腔内旋转异常，使产程延长，手术产率高，胎儿产伤增多；不协调性宫缩乏力不能使子宫壁完全放松，使胎盘 - 胎儿血液循环受阻，从而导致胎盘供血不足、供氧不足，易发生胎儿窘迫；胎膜早破易造成脐带受压或脱垂，发生胎儿窘迫甚至胎死宫内。

【处理原则】

1. 协调性子宫收缩乏力　无论原发性还是继发性，一旦出现，首先应寻找原因，检查有无头盆不称与胎位异常，阴道检查了解宫颈扩张和胎先露下降情况。如发现有头盆不称或胎位异常，估计不能经阴道分娩者，应及时行剖宫产术；如判断无头盆不称和胎位异常，则首先要改善产妇全身状况，消除紧张恐惧心理，使其得到适当的休息与睡眠，补充营养与水分，满足基本需要。然后根据产程进展情况实施加强宫缩的措施，促使产妇尽快地安全度过分娩。

2. 不协调性子宫收缩乏力　原则上调节子宫收缩，恢复子宫正常节律性和极性，给予适量的强镇静剂如哌替啶、吗啡、地西泮等，使产妇充分休息后恢复为协调性子宫收缩。如经上述处理，不协调性宫缩未能纠正，或伴有胎儿窘迫，或伴有头盆不称，均应行剖宫产。若不协调性子宫收缩已被控制，而子宫收缩力仍弱，可按协调性子宫收缩乏力处理，但在子宫收缩恢复协调性之前，严禁使用缩宫素。

【护理评估】

（一）健康史

评估产妇产前检查的一般资料（产妇的身体发育状况、身高与骨盆测量值、胎儿大小与骨盆关系等）及既往病史，尤其是既往孕产史。

（二）身体状况

1. 体格检查　测量产妇生命体征，观察产妇神志、皮肤弹性等的改变。

2. 产程观察　①用手触摸产妇腹部或用胎儿电子监护仪监测宫缩的节律性、强度和频率的改变情况；②描绘产程图，根据产程曲线，了解产程进展情况；③用多普勒胎心听诊仪监测胎心的变化。

（三）心理社会状况

由于产程延长或产程停滞，产妇及家属显得焦虑、恐惧，担心母儿的安危，请求医护人员尽快帮助产妇解除痛苦，结束分娩。评估产妇支持系统情况，如家庭成员的心理反应、照顾能力及支持态度等。

（四）辅助检查

1. 实验室检查　进行尿液及血生化检查。尿液检查可出现尿酮体阳性；血生化检查可有钠、钾、氯等电解质的改变，甚至二氧化碳结合力降低。

2. Bishop评分　利用Bishop评分法了解宫颈成熟度，判断人工破膜加强宫缩措施的效果（表8-1），满分为13分，＞9分均成功，7～9分成功率为80%，4～6分成功率为50%，≤3分多失败。

表8-1　Bishop 评分法

指标	分　数			
	0	1	2	3
宫口开大（cm）	0	1～2	3～4	5～6
宫颈管消退（%）（未消退为3cm）	0～30	40～50	60～70	80～100
先露位置（坐骨棘＝0）	－3	－2	－1～0	+1～+2
宫颈硬度	硬	中	软	
宫口位置	后	中	前	

【护理诊断／问题】

1. 疲乏　与产程延长、孕妇体力消耗、水及电解质紊乱有关。
2. 有体液不足的危险　与产程延长、过度疲乏影响摄入有关。
3. 焦虑　与产程延长、担心母儿安危有关。
4. 潜在并发症：子宫破裂、产后出血。

【护理目标】

1. 产妇能在产程中保持良好体力。
2. 产妇体液问题得到纠正，水、电解质达到平衡。
3. 产妇情绪稳定，安全度过分娩。
4. 无子宫破裂及产后出血。

【护理措施】

（一）协调性子宫收缩乏力的护理

明显头盆不称或胎位异常不能从阴道分娩者，应积极做好剖宫产的术前准备；估计可经阴道分娩者做好以下护理。

1. 第一产程的护理

（1）一般护理：①保证休息，关心和安慰产妇，消除紧张情绪与恐惧心理，对产程长、过度疲劳或烦躁不安的产妇按医嘱给予镇静剂，如地西泮10mg缓慢静脉推注或哌替啶100mg肌内注射；②鼓励进食，注意营养与水分的补充，鼓励产妇多进食易消化、高热量的饮食，不能进食或入量不足者静脉补充营养，伴有酸中毒时可依据二氧化碳结合力补充适量的5%碳酸氢钠，同时注意纠正电解质紊乱；③保持膀胱和直肠的空虚状态，必要时遵医嘱灌肠，以促进肠蠕动，排出粪便和积气，刺激子宫收缩，自然排尿有困难者可先行诱导法，无效时应予导尿。

（2）加强子宫收缩：如经上述护理措施后子宫收缩仍乏力，且能排除头盆不称、胎位异常和骨盆狭窄，无胎儿窘迫，产妇无剖宫产史，则按医嘱可选择以下方法加强子宫收缩：

1）人工破膜：宫口扩张≥3cm，无头盆不称，胎头已衔接者，可行人工破膜。破膜后先露下降紧贴着子宫下段和宫颈内口，反射性加强子宫收缩，促进产程进展。但破膜前必须先做阴道检查，特别对胎头尚未完全衔接者应除外脐带先露，以免破膜时发生脐带脱垂。破膜时间应选择在两次宫缩之间，以防羊水流出过速而将脐带冲出引起脐带脱垂。同时在破膜后要保持会阴部清洁卫生，使用消毒会阴垫。

2）缩宫素静脉滴注：在处理协调性子宫收缩乏力时，恰当地使用缩宫素十分重要。使用前应除外头盆不称、胎位异常、前置胎盘、胎儿窘迫及有子宫或子宫颈手术史者。先用0.9%氯化钠注射液500ml静脉滴注，调节为4～5滴/分钟，然后加入缩宫素2.5U，摇匀，每隔15～30min观察1次子宫收缩、胎心、血压和脉搏，并予记录。如子宫收缩不强，可逐渐加快滴速，每次增加约6滴，最快不宜超过60滴/分钟，以子宫收缩达到持续40～60s，间隔2～4min为好。在使用缩宫素静脉滴注时，必须专人监护，随时调节剂量、浓度和滴速，避免因子宫收缩过强（持续时间超过1min，间隔少于2min）而发生胎儿窘迫或子宫破裂等严重并发症。

3）地西泮：地西泮能使宫颈平滑肌松弛，软化宫颈，促进宫口扩张，适用于宫口扩张缓慢及宫颈水肿时。常用量为10mg，缓慢静脉推注。

（3）剖宫产术的准备：如经上述处理产程仍无进展，或出现胎儿窘迫及产妇体力衰竭等，应立即做好剖宫产术前准备。

2. 第二产程的护理　经第一产程中各种方法处理后，一般宫缩转为正常，进入第二产程。此时应做好阴道助产和抢救新生儿的准备，密切观察胎心、宫缩和胎先露下降情况。若第二产程出现子宫收缩乏力，在无头盆不称的前提下，也应加强子宫收缩，给予缩宫素静脉滴注，促进产程进展。

3. 第三产程的护理　第三产程期间，与医生继续合作，预防产后出血及感染。按医嘱于胎儿前肩娩出时用缩宫素10U肌内注射或静脉滴注；胎儿、胎盘娩出后加大缩宫素剂量，防止产后出血。同时密切观察子宫收缩、阴道出血及产妇的各项生命体征情况。凡破膜时间超过12h、总产程超过24h、肛查或阴道助产操作多者，应给予抗生素预防感染，并注意产后保暖及及时饮用一些高热量饮品，使产妇得到休息与恢复。

（二）不协调性子宫收缩乏力的护理

关心患者，耐心细致地向产妇解释疼痛的原因，指导产妇宫缩时深呼吸及放松技巧，以缓减疼痛。遵医嘱给予适当的镇静药物，如哌替啶100mg或吗啡10～15mg，让产妇得到充分休息。经过充分休息后，产妇多能恢复为协调性宫缩。如宫缩仍不协调或伴有胎儿窘迫、头盆不称等，应及时通知医生并配合处理。

（三）提供心理支持，减少焦虑与恐惧

鼓励陪伴分娩，重视评估产妇的心理状况，及时给予解释和支持，防止精神紧张。护理人员应保持亲切、关怀、平静和理解的态度，可用语言性和非语言性沟通技巧以示关心。提供有关异常分娩的信息和对母儿的影响并及时将产程进展和护理计划告知产妇及家属，使产妇对分娩有信心，并鼓励家属为产妇提供心理支持。

二、子宫收缩过强

【病因】

目前尚不十分明确，可能与下列因素有关：

1. 急产　多见于经产妇，其主要原因为软产道阻力小。

2. 缩宫素应用不当　个体对缩宫素过于敏感、缩宫素使用不当或剂量过大，均可导致强直性子宫收缩。

3. 胎盘早剥　血液浸润子宫肌层而使子宫强直收缩。

4. 精神紧张、过度疲劳或粗暴地多次宫腔内操作等，引起子宫壁某部肌层呈痉挛性不协调性宫缩过强。

【临床表现】

（一）协调性子宫收缩过强

子宫收缩保持正常的节律性、对称性和极性，仅表现为子宫收缩力过强（宫腔内压力＞50mmHg）、过频（10min 内有 5 次或以上的宫缩且持续时间达 60s 或更长）。当子宫收缩过强，产道无阻力、无头盆不称及胎位异常情况，可使胎儿迅速娩出，造成急产，即总产程不超过 3h，多见于经产妇。产妇往往有痛苦面容，大声喊叫。当胎儿过大、胎位异常或头盆不称时，过强的子宫收缩使子宫体部肌肉不断收缩变厚，子宫下段过度拉长而变薄，子宫上、下段交界处明显上移并形成明显的环状凹陷征象，称为病理缩复环（图 8-3）。此为子宫破裂征象，应及时处理，否则将发生子宫破裂，危及母儿生命。

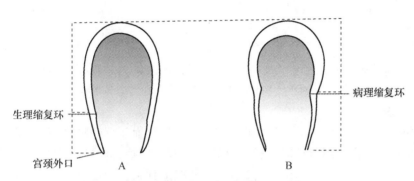

图 8-3　子宫生理缩复环与病理缩复环示意图
A. 生理缩复环；B. 病理缩复环

（二）不协调性子宫收缩过强

1. 强直性子宫收缩　宫颈内口以上的子宫肌层陷于强烈的痉挛性收缩状态，称为强直性子宫收缩。多因不恰当使用缩宫素、明显的头盆不称等因素引起，临床表现子宫收缩极为强烈，宫缩间歇期短或无间歇，产妇烦躁不安、持续腹痛、拒按。触诊胎方位不清，听诊胎心音不清，甚至出现病理缩复环、血尿等先兆子宫破裂征象。

2. 子宫痉挛性狭窄环　在上述原因作用下，子宫壁局部肌肉呈痉挛性不协调性收缩时所形成的环状狭窄，称为子宫痉挛性狭窄环（图 8-4）。狭窄环多发生在子宫上下段交界处、宫颈外口或围绕胎体某一狭窄处（胎颈、胎腰处）。产妇表现为持续性腹痛、烦躁、宫颈扩张缓慢等。与病理缩复环不同的是此环不随宫缩上升。

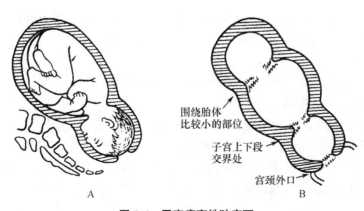

图 8-4　子宫痉挛性狭窄环
A. 狭窄环围绕胎颈；B. 狭窄环容易发生的部位

【对母儿的影响】

1. 对产妇的影响 宫缩过强、过频，产程过快，可致初产妇宫颈、阴道及会阴撕裂；胎先露部下降受阻可发生子宫破裂；接产时来不及消毒可致产褥感染；胎儿娩出后子宫肌纤维缩复不良易发生胎盘滞留或产后出血。

2. 对胎儿及新生儿的影响 宫缩过强、过频影响子宫胎盘的血液循环，胎儿在宫内缺氧，易发生胎儿窘迫、新生儿窒息或死亡。胎儿娩出过快，胎头在产道内受到的压力突然解除，可致新生儿颅内出血。如果来不及消毒即分娩，新生儿易发生感染，若坠地可致骨折、外伤等。

【处理原则】

有急产史的孕妇，在预产期前 1~2 周不宜外出远走，以免发生意外，有条件者应提前住院。临产后不宜灌肠。提前做好接生及抢救新生儿窒息的准备。胎儿娩出时，嘱产妇勿向下屏气，并积极预防母儿并发症。

【护理评估】

（一）健康史

认真查看产前检查记录，了解产妇有无急产史，此次妊娠是否存在胎位及骨盆异常，是不是巨大儿，产程中有无不正确应用宫缩剂或粗暴的阴道操作等。

（二）身体状况

1. 一般检查 测量产妇的身高、体重、体温、脉搏、血压、呼吸等一般情况。

2. 产科检查 子宫收缩持续时间长、宫体硬、间歇期短，触诊胎位不清，听诊胎心不清。如产道无梗阻，则产程进展快，胎头下降迅速。若产道梗阻，腹部可出现病理缩复环，此时子宫下段压痛明显、膀胱充盈或有血尿等子宫破裂的先兆。

（三）心理社会状况

由于临产后子宫收缩强烈，腹部出现持续而剧烈的疼痛、产程进展快等。产妇表现为精神紧张、焦灼不安、合作度欠佳等。

【护理诊断/问题】

1. 疼痛 与过频、过强的子宫收缩有关。

2. 恐惧、焦虑 与担心自身及胎儿安危有关。

3. 潜在并发症：胎儿受损、子宫破裂。

【护理目标】

1. 产妇能应用减轻疼痛的常用技巧。

2. 产妇能了解宫缩过强对母儿的影响，能描述自己的焦虑和应对方法。

3. 母儿安全。

【护理措施】

1. 一般护理 鼓励产妇进食，卧床休息，最好采用左侧卧位，并做好接生及抢救新生儿的准备工作。待产妇主诉有便意时，先判断宫口大小及胎先露下降情况，以防分娩在厕所造成意外伤害。

2. 心理护理 向产妇和家属耐心解释疼痛的原因及有关病情，说明用药或手术的必要性及其治疗效果，消除产妇紧张情绪。

3. 临产期 密切观察产程进展及产妇状况。监测宫缩、胎心及产妇的生命体征，发现异常及时通知医生，迅速、准确地执行医嘱。宫缩过强时按医嘱给予宫缩抑制剂，如 25% 硫酸镁溶液 20ml 加入 25% 葡萄糖注射液 20ml 中缓慢静脉推注，不少于 5min。因硫酸镁有降压、抑制呼吸和心跳的作用，应密切观察产妇膝跳反射、血压、呼吸、心率及胎心变化。若有梗阻，应停止一切刺激，停用缩宫素等。

4. 分娩期及新生儿的护理　分娩时尽可能行会阴侧切术，防止会阴撕裂；胎儿娩出后，应及时检查宫颈、阴道及会阴有无撕裂。遵医嘱给予新生儿肌内注射维生素 K_1，预防颅内出血。

5. 产后护理　观察子宫收缩、宫体复旧、阴道出血及生命体征等情况，指导产妇注意产褥期卫生，做好健康教育及出院指导。若新生儿有异常，应及时处理，同时做好产妇及家属的情绪疏通。

【护理评价】

1. 产妇自述舒适感增加。

2. 产妇情绪稳定，母儿安全。

第二节　产道异常

产道包括骨产道（骨盆腔）及软产道（子宫下段、宫颈、阴道、外阴），是胎儿娩出的通道。产道异常可使胎儿娩出受阻，临床上以骨产道异常多见。

【骨产道异常及临床表现】

骨盆是产道的主要构成部分，其大小、形状与分娩的难易有直接关系。骨盆形态异常或径线过短，致使骨盆腔小于胎先露部可通过的限度，阻碍胎先露部下降，影响产程顺利进展，称狭窄骨盆。狭窄骨盆可以为一个径线过短或多个径线同时过短，也可以为一个平面狭窄或多个平面同时狭窄。当一个径线狭窄时，要观察同一个平面其他径线的大小，再结合整个骨盆腔大小与形态进行综合分析，做出正确判断。

1. 骨盆入口平面狭窄　扁平骨盆最常见，其入口平面呈扁椭圆形，测量骶耻外径≤18cm，骨盆入口前后径≤10cm，对角径≤11.5cm。我国妇女常见以下两种类型：单纯扁平骨盆（图 8-5）和佝偻病性扁平骨盆（图 8-6）。因骨盆入口平面狭窄，主要表现为胎头衔接受阻，胎先露部不能入盆，临产后易致胎膜早破及继发性宫缩乏力。

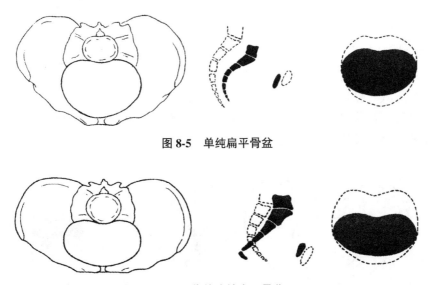

图 8-5　单纯扁平骨盆

图 8-6　佝偻病性扁平骨盆

入口平面狭窄可分3级：Ⅰ级为临界性狭窄，骶耻外径18cm，对角径11.5 cm（入口前后径10cm），绝大多数可以经阴道自然分娩；Ⅱ级为相对性狭窄，骶耻外径16.5～17.5cm，对角径10.0～11.0cm（入口前后径8.5～9.5cm），需经试产后才能决定是否可以经阴道分娩；Ⅲ级为绝对性狭窄，骶耻外径≤16.0cm，对角径≤9.5 cm（入口前后径≤8.0cm），必须以剖宫产结束分娩。

2. 中骨盆及骨盆出口平面狭窄　我国妇女常见漏斗骨盆（男型骨盆）和横径狭窄骨盆（类人猿型骨盆）两种。

（1）漏斗骨盆：骨盆入口平面各径线正常，两侧骨盆壁向内倾斜，状似漏斗。特点是中骨盆及骨盆出口平面均狭窄，坐骨棘间径、坐骨结节间径缩短，耻骨弓角度<90°。坐骨结节间径与出口后矢状径之和<15cm。

（2）横径狭窄骨盆：骨盆入口、中骨盆及骨盆出口横径均缩短，前后径稍长，坐骨切迹宽（图8-7）。测量骶耻外径值正常，但髂棘间径及髂嵴间径均缩短。中骨盆及骨盆出口平面狭窄，产程早期无头盆不称征象，当胎头下降至中骨盆或骨盆出口时，常不能顺利转为枕前位，形成持续性枕横位或枕后位造成难产。同时出现继发性宫缩乏力，活跃晚期及第二产程延长甚至停滞。若中骨盆狭窄程度严重，宫缩又较强，可发生先兆子宫破裂及子宫破裂。强行阴道助产，可导致严重软产道裂伤及新生儿产伤。

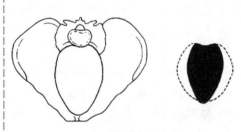

图8-7　横径狭窄骨盆

3. 骨盆三个平面狭窄　骨盆外形属女型骨盆，但骨盆入口、中骨盆及骨盆出口平面均狭窄，每个平面径线均小于正常值2cm或更多，称均小骨盆（图8-8），多见于身材矮小、体形匀称的妇女。若胎儿小、胎位及产力正常，可经阴道分娩，否则可致分娩进展受阻。

【处理原则】

根据骨盆狭窄部位及程度、胎位、胎儿大小、宫缩及宫口情况，结合年龄、产次及既往分娩史，决定分娩方式。除骨盆有明显狭窄外，一般均应试产，在良好宫缩下，观察2～4h。如胎头双顶径已下降至坐骨棘或更低水平，而宫口已开全，产程较长者，可用吸引器或产钳助产；如宫缩好，双顶径仍在坐骨棘水平以上，应考虑剖宫产。

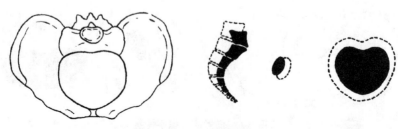

图8-8　均小骨盆

【护理评估】

（一）健康史

了解幼时有无影响骨盆变形的疾病史（佝偻病、结核病）、外伤史及既往分娩史，有无产程延长，分娩困难等。

（二）身体状况

1. 一般检查　观察孕妇体态及发育，是否有身材矮小、跛足、脊柱前凸或侧凸、胸部畸形或悬垂腹。如身高小于145cm，应警惕均小骨盆。

2. 腹部检查

（1）腹部形态：观察腹部外形，测量宫底高度及腹围。

（2）胎位检查：四步触诊判断胎位是否正常。

（3）跨耻征检查：用于判断头盆是否相称。一般情况下，部分初孕妇在预产期前两周或经产妇于临产后，胎头应入盆。如已临产胎头仍未入盆，应行跨耻征检查，估计头盆关系，具体方法为：产妇排空膀胱，仰卧，两腿伸直，检查者将手放在耻骨联合上方，将浮动的胎头向骨盆腔方向推压。如胎头低于耻骨联合平面，表示胎头可以入盆，头盆相称，称为跨耻征阴性；如胎头与耻骨联合在同一平面，表示可疑头盆不称，称为跨耻征可疑阳性；如胎头高于耻骨联合平面，表示头盆明显不称，称为跨耻征阳性。对出现跨耻征阳性的孕妇，应让其取两腿屈曲半卧位，再次行跨耻征检查，如转为阴性，提示骨盆倾斜度异常，而不是头盆不称，仍有经阴道分娩的可能。

3. 骨盆测量　包括骨盆外测量和内测量，详见第二章第四节。

（三）心理社会状况

了解产妇的情绪及身体反应以及了解产妇的心理状态及社会支持系统等情况。

（四）辅助检查

B超检查　观察胎先露和骨盆的关系，通过测量胎头双顶径、胸径、腹围、股骨长度，预测胎儿体重，判断能否顺利通过骨产道。

【护理诊断/问题】

1. 有感染的危险　与胎膜早破、产程延长、手术助产操作等有关。

2. 有新生儿窒息的危险　与产道异常、产程延长有关。

3. 潜在并发症：子宫破裂、胎儿窘迫。

【护理目标】

1. 产妇无感染征象。

2. 新生儿出生状况良好，Apgar评分＞7分。

3. 产妇及胎儿不发生并发症。

【护理措施】

1. 一般护理　产程中注意产妇的一般情况，如进食、休息及有无排尿等，必要时遵医嘱静脉输液、导尿。尽量减少肛查次数，胎膜早破后慎做阴道检查，禁止灌肠。

2. 产程观察　密切观察产程进展，及时发现产程异常。如有明显头盆不称、不能经阴道分娩者，积极做好剖宫产术前准备。轻度头盆不称，在严密监护下试产，试产2～4h胎头仍未入盆并伴胎儿窘迫，则应停止试产，做好剖宫产术前准备，注意有无子宫破裂的先兆（病理性缩复环），一旦出现停止试产，通知医师及时处理。中骨盆平面狭窄及骨盆出口平面狭窄者根据狭窄程度、胎头下降、胎心是否良好等来决定经阴道助产或行剖宫产手术。

3. 心理护理　提供心理及信息支持，及时与产妇、家属沟通，讲解产道异常对母儿的影响，阴道分娩的可能性及优点，提供优质的护理服务，建立良好的护患关系，增强产妇的自信心。主动向产妇说明产程进展情况，减轻产妇的恐惧和不安情绪。

4. 预防产后出血和感染 胎儿娩出后，及时使用宫缩剂、抗生素，预防产后出血和感染。保持外阴清洁，对会阴侧切产妇，严密观察会阴伤口有无红、肿、热、痛等感染征象。对留置导尿管者，保持导尿管通畅，防止感染。

5. 加强新生儿护理 分娩前应做好抢救新生儿的准备。对胎头受压时间过长或手术助产儿，应观察是否有颅内出血或其他损伤症状，并给予及时处理。

【护理评价】

1. 产妇无感染征象，产后体温正常，恶露、白细胞数均正常，伤口愈合良好。

2. 产妇理解对分娩的处理。

3. 产妇及胎儿没有发生因产道异常而致的并发症。

第三节 胎 儿 异 常

胎儿的胎位或发育异常均可导致不同程度的异常分娩，造成难产。分别介绍如下：

【胎位异常及临床表现】

胎位异常（abnormal fetal position）是造成难产的常见因素之一。分娩时除枕前位为正常胎位外，其余均为异常胎位，约占10%，其中胎头位置异常居多，占6%～7%，常见于持续性枕后位或枕横位。臀先露是产前最常见的一种异常胎位，占3%～4%。肩先露极少见。

（一）持续性枕后位、枕横位

在分娩过程中，胎头以枕后位或枕横位衔接。在下降过程中，胎头枕部因强有力的宫缩，绝大多数枕后位能向前旋转成枕前位而自然娩出，若枕部持续位于母体骨盆后方或侧方，于分娩后期仍然不能向前旋转，致使分娩发生困难者，称为持续性枕后位（persistent occiput posterior position，POPP）或持续性枕横位（persistent occiput transverse position，POTP）。临床表现为产程延长，因枕骨位于骨盆后方压迫直肠，产妇于第一产程开始后不久出现肛门坠胀及排便感，而过早使用腹压，且易出现疲乏、肠胀气、尿潴留。由于胎头旋转受阻，常导致协调性宫缩乏力，出现胎儿窘迫征象。

（二）臀先露

臀先露（breech presentation）是最常见的异常胎位，占分娩总数的3%～4%，经产妇多见。由于胎臀小而不规则，分娩时不能紧贴子宫颈，致使软产道不能充分扩张，后出胎头又无明显变形，易导致分娩困难，因此，围生儿死亡率比枕前位高3～8倍，同时孕产妇软产道损伤及感染的机会也增加。孕妇常感肋下有圆而硬的胎头。临产后由于胎臀不能紧贴子宫下段及宫颈内口，导致宫缩乏力，宫口扩张缓慢，产程延长，且易并发胎膜早破、脐带脱垂，导致围生儿死亡或感染。

（三）面先露

分娩过程中，当胎头极度后仰，以面部为先露时称为面先露（face presentation），又称颜面位。多于临产后发现，经产妇多于初产妇，发生率为2‰。临产时，胎头枕部与背部接触，胎儿颜面部不能紧贴子宫下段及宫颈，引起子宫收缩乏力，产程延长。

（四）其他胎位

1. 肩先露 又称横位，是对母儿最不利的胎位，发生率为0.1%～0.25%。临产后由于先露部不能紧贴子宫下段，常出现宫缩乏力和胎膜早破。破膜后可伴有脐带和上肢脱垂等情况，可导致胎儿窘迫甚至死亡。

2. 复合先露 较少见，胎头或胎臀伴有肢体同时进入骨盆。若上肢或下肢和胎头同时入盆，可致梗阻性难产。胎儿可因脐带脱垂或产程延长导致缺氧，从而造成死亡。

【胎儿发育异常及临床表现】

（一）巨大胎儿

胎儿体重达到或超过 4 000g 称为巨大胎儿或超重儿。表现为妊娠后期，腹部较一般足月妊娠明显膨隆，孕妇可出现呼吸困难，自觉腹部及两肋胀痛等症状。常出现头盆不称、软产道损伤、新生儿产伤等。

（二）脑积水

胎头颅腔内、脑室内外有大量脑脊液（500～3 000ml）潴积，致颅腔体积增大，颅缝明显变宽，囟门显著增宽，称脑积水。脑积水胎儿头围可超过 50cm，分娩时可致梗阻性难产、子宫破裂、生殖道瘘等，对母亲有严重危害。

（三）联体双胎

联体双胎在临床上罕见。系单卵双胎在孕早期发育过程中未能分离，或分离不完全所致，可导致梗阻性难产，可经 B 超确诊。

【对母儿的影响】

1. 对产妇的影响　胎位及胎儿发育异常均可导致继发性宫缩乏力，产程延长，常需手术助产。同时易发生软产道损伤，严重者可造成宫颈撕裂、子宫破裂，增加产后出血及感染的机会。若胎头长时间压迫软产道可形成生殖道瘘。

2. 对胎儿和新生儿的影响　由于产程延长、手术助产机会增多，常引起胎儿窘迫和新生儿窒息，使围生儿死亡率高。面先露者，胎儿娩出后面部受压变形，口唇青紫、肿胀，影响吸吮。臀先露者易发生脐带脱垂，还可发生臂丛神经损伤及颅内出血。巨大胎儿出生后易发生低血糖、红细胞增多症等。

【处理原则】

1. 定期产前检查，妊娠 30 周以后胎位有异常者，根据不同情况给予矫正。若矫正失败，需提前 1 周住院待产，根据情况决定分娩方式。

2. 妊娠期一旦发现为巨大胎儿，应及时查找原因，如证实孕妇有糖尿病，应积极治疗，控制血糖，孕 36 周后根据胎儿及胎盘功能、血糖控制情况而决定引产或剖宫产。各种先天畸形一经确诊，应及时终止妊娠。

【护理评估】

（一）健康史

询问产妇既往分娩史，有无头盆不称、胎位不正、糖尿病史，有无分娩巨大胎儿、畸形儿家族史等，是否为过期妊娠以及本次妊娠的营养状况等。

（二）身体状况

评估产妇的一般情况，如身高、骨盆测量值、胎方位。估计胎儿大小、有无羊水过多等。

1. 腹部检查　通过四步触诊可判断胎位是否正常。如在宫底部触及胎臀，胎背偏向母体后方或侧方，前腹壁触及胎体，胎心在脐下偏外侧处听得最清楚，一般为枕后位。如在宫底部触到圆而硬、按压时有浮球感的胎头，在耻骨联合上方触及软而宽、不规则的胎臀，胎心在脐上左／右侧听得最清楚，为臀位。

2. 阴道检查　当宫颈部分开大或开全时行阴道检查，如感到盆腔后部空虚，胎头矢状缝在骨盆斜径上，前囟在骨盆的左（右）前方，后囟在骨盆的右（左）后方，提示为持续性枕后位。若触及软而宽且不规则的胎臀、胎足或生殖器等可确定为臀位。若感胎头很大，颅缝宽、囟门大且紧张，颅骨骨质薄而软，如乒乓球的感觉，则考虑脑积水。阴道检查次数不宜过多，检查前须严格消毒，防止感染。

（三）心理社会状况

产妇及家属往往因产程时间长、身体疲乏而产生急躁情绪，同时因担心自身及胎儿的安危而恐惧。

（四）辅助检查

1．B 超检查　B 超检查能探查胎头的位置、大小及形状，做出胎位及胎儿发育异常的诊断。若探查胎头双顶径＞10cm、胎体较大，则一般为巨大胎儿。

2．实验室检查　疑为巨大胎儿的孕妇，产前可做血糖、尿糖检查，晚期可抽羊水检测胎儿成熟度、胎盘功能等。

【护理诊断/问题】

1．有新生儿窒息的危险　与胎位异常分娩困难有关。

2．焦虑、恐惧　与不了解产程进展或担心分娩的结果有关。

3．潜在并发症：软产道裂伤、子宫破裂。

【护理目标】

1．产妇和家属的焦虑及恐惧程度减轻，能正视现实，配合处理方案。

2．产妇分娩过程顺利，无并发症。

3．新生儿健康。

【护理措施】

1．一般护理　鼓励产妇进食，保持产妇的营养和体力，必要时静脉补充液体。指导产妇合理用力，宫口未开全之前不要过早屏气用力，防止宫颈水肿及体力消耗。

2．心理护理　针对产妇及家属的疑问、焦虑与恐惧，及时向产妇与家属说明实际情况，给予相关知识指导。鼓励产妇增强信心，与医护积极合作，安全度过分娩。如需行剖宫产者，给予术前的有关解释和安慰。

3．密切监测产程的进展　分娩过程中，护理人员宜密切监测胎心音、子宫收缩及产程进展，以便及早发现产程进展异常及胎儿窘迫。如发现异常，立即报告医生并协助处理。

4．做好抢救新生儿的准备　分娩后注意观察新生儿有无产伤，糖尿病母亲所生的新生儿应注意有无低血糖的表现。

5．预防产后出血和感染　遵医嘱及时、准确地应用宫缩剂与抗生素，预防产后出血和感染。

【护理评价】

1．产妇及家属能与医护人员积极配合，顺利度过分娩。

2．无胎儿窘迫、产后出血等并发症发生。

3．新生儿健康，母子平安。

第四节　过度焦虑与恐惧

【病因】

分娩虽然是一个自然生物学过程，然而在人类，分娩往往构成重大的应激事件，尤其对初产妇更容易出现一些心理变化，而焦虑是心理应激最常见的反应。在正常妊娠过程中，孕妇在妊娠早期通常充满信心与期待，尤其胎动开始后，她们更确认自己已经怀孕，而且逐渐接受孩子在身体内成长的事实。随着预产期的临近，且目前孕妇多为初产妇，无生育经验，缺乏正常的妊娠、分娩知识，以及对产时疼痛的畏惧或受亲属或周围其他人发生不良产史的影响，造成对分娩过程的误解，易产生焦虑。同时焦虑的产生与孕妇的个性特征、年龄、文化程度、职业及健康状况有关。

【对母儿的影响】

焦虑和恐惧对分娩过程影响很大，尤其是当孕妇和胎儿因并发症而陷于危险时。临近分娩，如果没有充分的心理准备，产妇的紧张、恐惧和焦虑等不良情绪将伴随产妇进入整个产程。压力和焦虑会引起神经内分泌系统的连锁反应。它会激发交感神经系统，使肾上腺素分泌增加，肾上腺素的分泌增加则引起心跳加快、心排出量增加及血压上升。同时去甲肾上腺素的分泌增加引起周围血管的收缩，血液集中于生命器官，从而使子宫的供血量减少，间接影响到胎儿、胎盘及子宫肌层的氧供，使胎儿宫内缺氧。

压力、焦虑还会促使肝分解肝糖原、释放葡萄糖以满足身体的需要；使支气管扩张、呼吸加速，以供应更多的氧气；刺激下丘脑分泌促肾上腺释放激素，以引发脑垂体释放肾上腺素，刺激肾上腺皮质释放糖皮质激素，血糖上升；脑垂体释放抗利尿激素以保留水分，排出钾离子，钾的丢失会减少子宫肌层的活动。长时间或过度的压力、焦虑会使上述过程持续，使葡萄糖储存减少，使子宫收缩时缺乏可使用的能量。

产妇的恐惧、紧张和疼痛会形成一个恶性循环。恐惧、紧张会导致对疼痛的阈值降低，对疼痛敏感，促使身体释放较多的儿茶酚胺，使身体倍感压力，不断重复上述的机制，最终导致子宫收缩乏力、产程延长及胎儿窘迫等状况。

【处理原则】

了解产妇的心理，实施个性化的心理护理，心理上减轻焦虑与恐惧，生理上减轻分娩疼痛，增强产妇对分娩的信心，确保母婴安全。

【护理评估】

1. 健康史　包括年龄、婚姻、社会经济情况，以前的孕产史，对分娩的相关知识及了解程度，是否具高危因素，对分娩的期待等。

2. 身体状况　在分娩过程中，护理人员要观察产妇对疼痛和焦虑所表现的语言或非语言的行为，同时注意产程进展和胎儿宫内安全。若产妇反抗、激动、过度兴奋等，则有必要进一步评估其焦虑程度。

3. 心理社会状况　评估孕妇常用的应对机制，孕妇及家庭对本次妊娠、分娩的期盼程度，评估孕妇可以得到的支持系统情况。

【护理诊断/问题】

1. 焦虑　与分娩过程的压力有关。

2. 恐惧　与未知分娩过程和结果有关。

3. 个人应对无效　与过度焦虑及未能运用放松技巧有关。

【护理目标】

1. 产妇的焦虑及恐惧程度减轻。

2. 产妇的分娩疼痛减轻。

【护理措施】

1. 加强健康教育　产前对孕妇及家属除进行有关健康知识教育外，还应该开展心理卫生宣教。多给产妇讲述科学的孕产知识，纠正其片面理解，及时、正确地回答孕妇的疑问，教会孕妇孕期监护知识和准确的胎教知识，讲解孕期可能出现心理变化的原因，教会孕妇一些简单的心理调节法，如宣泄法、音乐放松法等，消除人为的焦虑和担心。同时向产妇介绍宫缩及其疼痛情况，指导放松技巧，使孕妇对分娩充满信心。对于一些高危产妇及过度焦虑的孕妇，可在产前鼓励练习呼吸运动及放松技巧，同时可让家庭中的主要成员共同参与，掌握孕妇的妊娠情况及伴随的种种情绪变化，正确对待妊娠、分娩，使孕妇得到系统支持，从而帮助孕妇缓解或减轻甚至消除焦虑及抑郁症状。

2. 交流　在分娩过程中，护理人员要尊重产妇，鼓励安慰产妇，接受产妇的思想、感受和症状的真实性，耐心聆听产妇的述说，认真解答她们的提问，并针对孕妇的不同心态给予心理咨询和指导，以协助她的角色转换，使产妇以最佳的心态进入分娩期。

3. 提供身心上的照顾及指导 产妇临产后，医护人员持续给予产妇心理和情感的支持，并要求丈夫在场，使分娩成为夫妻共同的任务。让临产产妇进入家庭式待产室待产，选择有经验的医护人员与家属共同陪产，建立指导合作型的护患关系。宫缩时指导产妇放松，并注意利用体势语言，如抚摸、擦汗、按摩等以减轻阵痛的不适和得到心理安慰。宫缩间歇时，鼓励产妇进食，保存体力。产程中严密观察宫缩和胎心变化，让产妇随时了解产程进展，增加自然分娩的信心，同时给予有效的助产操作，指导产妇在宫缩时向下用力，在宫缩间歇期放松，等待下一次宫缩时再屏气用力，让产妇觉得自己具有控制力，使产程顺利进行。

4. 在产后提供心理支持 在第三产程及产后，产妇的重要性通常被新生儿所取代，产妇有被忽略的感觉，护理人员要让产妇知道她仍被关心。理解产妇这种高潮突降与矛盾的心情，并且提供一些照顾以减少产后抑郁症的发生。

【护理评价】

1. 产妇情绪稳定、配合分娩。
2. 产妇能运用呼吸运动及放松技巧应对分娩疼痛。

本章小结

分娩的影响因素为产力、产道、胎儿及产妇的精神心理因素，其中任何一个或一个以上的因素发生异常或者四个因素间相互不能适应而使分娩过程受阻，称为异常分娩。产力异常、产道异常、胎儿异常及产妇过度焦虑及恐惧均可能导致异常分娩，给母儿带来严重危害。本章重点内容包括子宫收缩力异常的病因、临床表现、护理评估及护理措施，持续性枕后位及臀先露的临床表现、对母儿的影响、处理原则及护理措施，难点是骨盆狭窄的临床表现及护理。

自 测 题

一、问答题

1. 影响分娩的主要因素有哪些?
2. 不协调性宫缩乏力的处理原则是什么?

二、病例分析

初产妇，28 岁，因停经 39 周，阵发性腹痛 15h，阴道流液 3h 入院。体格检查：骨盆外测量正常，宫底在剑突下 3 横指，先露头，S^{+1}，后囟门在 7~8 点处，宫口已开全，宫缩 20~30s/8min，胎心 158 次/分，膀胱充盈。

1. 该患者最可能的临床诊断是什么? 诊断依据有哪些? 应如何处理?
2. 列出其护理诊断并提出预期目标。
3. 针对该患者制订出相应的护理方案。

三、护士执业资格考试模拟题

（1~2 题共用题干）初产妇，妊娠 37 周入院待产。查体：枕左前位，胎心 140 次/分，规律宫缩达 18h，宫口开大 2cm，宫缩间歇期长，宫缩持续时间短，宫缩达高峰时子宫体不隆起和变硬，无头盆不称。

1. 应考虑该产妇为
   A. 潜伏期延长
   B. 活跃期延长
   C. 活跃期停滞
   D. 胎头下降延缓
   E. 第二产程延长

2. 针对上述情况，应采取的处理措施是
   A. 静脉点滴缩宫素
   B. 产钳助产
   C. 使用镇静剂
   D. 行胎头吸引术
   E. 立即行剖宫产

（蒋　娜）

第九章　分娩期并发症妇女的护理

学习目标

通过本章内容的学习，学生应能：

识记：

1. 说出胎膜早破、产后出血、子宫破裂、羊水栓塞的概念。
2. 描述胎膜早破、产后出血、子宫破裂、羊水栓塞的临床表现。

理解：

1. 解释胎膜早破、产后出血、子宫破裂、羊水栓塞的病因。
2. 分析胎膜早破、产后出血、子宫破裂、羊水栓塞的处理原则。

应用：

评估胎膜早破、产后出血、子宫破裂、羊水栓塞的患者，并为其制订护理计划。

第一节　胎膜早破

胎膜早破（premature rupture of membrane，PROM）是指在分娩发动前胎膜自然破裂，是常见的分娩期并发症，其发生率国内报道为 2.7%～7%。妊娠满 37 周后发生者为足月胎膜早破（PROM），发生率 8%～10%。妊娠不满 37 周发生者为早产胎膜早破（preterm premature rupture of membrane，PPROM），发生率为 2.0%～3.5%，单胎妊娠 PPROM 发生率为 2%～4%，双胎妊娠 PPROM 发生率为 7%～20%。胎膜早破可导致早产及围生儿死亡率增加，可使孕妇宫内感染率与产褥感染率增加。

【病因】

一般认为胎膜早破与以下因素有关：

1. 生殖道感染　可由细菌、病毒或弓虫体上行感染引起绒毛膜羊膜炎，使胎膜局部抗张能力下降而破裂。

2. 胎膜受力不均　胎先露部高浮、头盆不称、胎位异常（臀位、横位）等可使胎膜受压不均导致破裂。

3. 羊膜腔内压力升高　常见于多胎妊娠、羊水过多、腹腔内压力突然增加（剧烈咳嗽、排便困难）等。

4. 营养因素　缺乏维生素 C、锌及铜，可使胎膜张力下降而破裂。

5. 子宫颈因素　子宫颈功能不全、子宫颈环扎术后、子宫颈锥切术后、子宫颈缩短等使宫颈内口松弛、前羊水囊锲入、受力不均及胎膜发育不良而发生胎膜早破。

6. 细胞因子 IL-1、IL-6、IL-8、TNF-α 升高、可激活溶酶体酶破坏羊膜组织导致胎膜早破。

7. 机械性刺激　创伤或妊娠后期性交也可导致胎膜早破。

【临床表现】

1. 症状　90% 患者突感较多液体自阴道流出，可混有胎脂及胎粪，无腹痛等其他产兆，继而少量、间断性排出。当出现咳嗽、打喷嚏、负重等腹压增加时，羊水即流出。

2. 体征　肛诊上推胎先露部，见阴道流液增多。阴道窥器检查时可见液体自宫颈口流出或后穹窿较多积液。胎膜早破可导致脐带被羊水冲脱于胎先露的前方，严重时甚至脐带经阴道显露于外阴部，形成脐带脱垂（prolapse of cord）。

【处理原则】

依据孕周、母胎状况、当地的医疗水平及孕妇和家属意愿 4 个方面进行决策：放弃胎儿，终止妊娠；期待保胎治疗；如果终止妊娠的益处大于期待延长孕周，则积极引产或有指征时剖宫产术分娩。无论任何孕周，明确诊断的宫内感染、胎儿窘迫、胎儿早剥等不宜继续妊娠。

1. 立即终止妊娠放弃胎儿　孕周 <24 周者应终止妊娠，孕 24～27^{+6} 周者可以依据孕妇本人及家属的意愿终止妊娠。

2. 期待保胎治疗　孕 28～35 周无继续妊娠禁忌，应保胎、延长孕周至 34 周，保胎过程中给予糖皮质激素和抗生素治疗，密切监测母胎状况。

3. 终止妊娠　如孕龄达到或超过 35 周，可引产或剖宫产终止妊娠。

【护理评估】

（一）健康史

详细询问病史，了解诱发胎膜早破的原因，确定胎膜破裂的时间、妊娠周数、是否有宫缩及宫内感染。

（二）身体状况

1. 症状　孕妇突感有较多液体自阴道流出，继而少量间断性排出。当咳嗽、打喷嚏、负重等腹压增加时，羊水即流出。

2. 体征　行肛诊检查，触不到羊膜囊，将胎先露上推时，见阴道流液量增加。阴道窥器检查见混有胎脂的羊水自子宫颈口流出。

（三）心理社会资料

由于孕妇突然发生不可自控的阴道流液，可能惊惶而不知所措，担心会影响胎儿及自身的健康，有些孕妇可能开始设想胎膜早破会带来的种种后果，甚至会产生恐惧心理。

（四）辅助检查

1. 阴道液酸碱度检查　正常阴道液呈酸性，pH 为 4.5～5.5。羊水呈弱碱性，pH 为 7.0～7.5。尿液的 pH 为 5.5～6.5。怀疑破膜后，可用 pH 试纸测试，若测得的结果为 pH≥6.5，则视为阳性，准确率为 90%。血液、尿液、宫颈黏液、精液及细菌污染可出现假阳性。

2. 阴道液涂片检查　阴道液干燥片检查有羊齿植物叶状结晶出现，可确定为羊水。

3. 羊膜镜检查　羊膜镜下检查没有见到前羊膜囊，直视到胎先露部，即可确诊为胎膜早破。

4. 生化指标检测　对于上述检查方法仍难确定的可疑 PROM 孕妇，可采用生化指标检测。临床应用最多是针对胰岛素样生长因子结合蛋白 1（insulin like growth factor binding protein-1，IGFBP-1）。但是在有规律宫缩且胎膜完整者中有高达 19%～30% 的假阳性率，所以主要应用于难确诊且无规律宫缩的可疑 PROM 孕妇。

5. 超声检查　对于可疑 PROM 孕妇，超声检测羊水量可能有一定帮助，如果超声提示羊水量明显减少，同时孕妇还有过阴道排液的病史，在排除其他原因导致的羊水过少的前提下，应高度怀疑 PROM，可以结合上述生化指标检测手段诊断 PROM。

6. 羊膜腔感染检测　①羊水细菌培养；②羊水涂片革兰染色检查细菌；③羊水白细胞 IL-6 测定：IL-6≥7.9ng/ml；④血 -C 反应蛋白＞8mg/L，提示羊膜腔感染；⑤降钙素原结果分为 3 级，轻度升高表示感染存在。

【护理诊断／问题】

1. 有感染的危险 与胎膜破裂后，下生殖道内病原体上行感染有关。

2. 有胎儿受伤的危险 与脐带脱垂和早产儿肺部不成熟有关。

【护理目标】

1. 母体不发生感染。

2. 胎儿无并发症发生。

3. 孕妇及家属能有效面对现状。

【护理措施】

（一）一般护理

1. 28～35 孕周者可住院待产。对胎先露部未衔接者应绝对卧床休息，以左侧卧位为宜，如采取平卧位则需抬高臀部，防止脐带脱垂造成胎儿缺氧或宫内窘迫。

2. 加强会阴护理，保持外阴清洁，每日擦洗会阴 2 次，指导患者使用消毒会阴垫，勤换会阴垫，便后清洁外阴。

（二）心理护理

理解和同情患者，引导患者说出其担忧的问题和心理感受，并给予安慰。解释目前母儿的情况及所采取的治疗护理措施的目的意义，取得患者的理解和配合。当胎膜早破并发脐带脱垂时，护士在紧急处理的同时向患者简要说明目前的情况及采取的措施，使患者保持镇静，减轻恐惧感，并配合治疗与护理。

（三）病情观察

1. 密切观察胎心和胎动变化，每日 4 次监测胎心音，必要时胎心监护，指导孕妇自数胎动。监测胎心有异常时，立即阴道检查确定有无隐性脐带脱垂，如有脐带先露或脐带脱垂，应在数分钟内结束分娩。

2. 定时观察羊水性状、颜色、气味等。如为头先露混有胎粪的羊水流出，则是胎儿宫内缺氧的表现，应及时给予吸氧等处理。

3. 监测有无宫缩、宫口扩张等临产征象。

4. 严密观察产妇的生命体征，白细胞计数，了解有无感染的征象。

（四）治疗配合

1. 预防感染 破膜 12h 以上尚未临产者，应预防性使用抗生素，预防感染的发生。

2. 促进胎儿肺成熟 孕龄＜35 周时，胎儿肺发育不成熟，应遵医嘱给予地塞米松，以促胎肺成熟。

3. 适时终止妊娠 如发现脐带脱垂，而胎心未消失者，应在数分钟内结束分娩。孕龄达到 36 周以上且已有分娩发动者，若羊水量正常，可经阴道分娩，采用胎头吸引术或产钳助产；若有胎儿窘迫及产科指征者可行剖宫产术。

（五）健康教育

1. 加强孕期保健。胎位不正者及时纠正；指导患者加强营养，注意妊娠期卫生，积极预防与治疗下生殖道感染；妊娠后期禁止性生活，避免负重及腹部受碰撞；宫颈内口松弛者，应绝对卧床休息，并于妊娠 14～18 周行宫颈环扎术。

2. 孕期一旦出现胎膜早破应立即平卧，并抬高臀部，尽快送往医院。

【护理评价】

1. 孕妇及家属积极配合治疗及护理，对医护工作感到满意。

2. 母儿安全，无并发症发生。

（舒庆霞）

第二节　产　后　出　血

产后出血（postpartum hemorrhage，PPH）是指胎儿娩出后 24h 内出血量超过 500ml，剖宫产时超过 1 000ml。产后出血是分娩期的严重并发症，是我国产妇死亡的首要原因。其发生率占分娩总数的 2%～3%。80% 的产后出血发生在胎儿娩出之后的 2h 之内。

【病因】

临床上引起产后出血的主要原因有子宫收缩乏力、胎盘因素、软产道裂伤、凝血功能障碍，这些原因可共存或相互影响。

（一）子宫收缩乏力

子宫收缩乏力是产后出血的最常见的原因，占产后出血总数的 70%～80%。产后宫缩乏力的原因与产时宫缩乏力的原因一致，可因全身及局部的各种原因引起。

1. 全身因素　产妇精神过度紧张、过量使用镇静剂，产程延长造成产妇体力消耗过多，产妇合并有急、慢性全身性疾病等。

2. 局部因素　①子宫过度膨胀，如多胎妊娠、羊水过多等原因使子宫平滑肌过度伸展失去弹性；②子宫肌纤维发育不良，如子宫肌瘤及子宫发育不良引起子宫肌正常收缩；③子宫肌壁损伤。

（二）胎盘因素

胎盘因素为产后出血的又一重要原因。根据胎盘剥离情况，导致产后出血的胎盘因素有胎盘滞留、胎盘部分残留、胎盘粘连或植入等。

（三）软产道裂伤

好发于巨大儿分娩、急产、阴道助产、软产道组织弹性差、软产道静脉曲张、外阴水肿等情况。

（四）凝血功能障碍

任何原因的凝血功能异常均可引起产后出血。较少见，临床包括两种情况，可以是产妇本身的血液系统疾病引起的出血，如再生障碍性贫血、白血病、原发性血小板减少性紫癜、肝病等。也可以是产科原因引起的，如胎盘早剥、羊水栓塞、死胎、妊娠期高血压疾病等。

【临床表现】

（一）阴道流血

产后出血共同的临床表现为阴道大量流血，胎儿娩出后的 24h 之内，其出血量超过了 500ml。

（二）失血的其他表现

产后出血因出血量较大，往往伴随着贫血、感染等临床表现，严重时甚至出现失血性休克，表现为面色苍白、心慌、出冷汗、头晕、脉搏细弱及血压下降。

（三）不同原因产后出血的临床表现

1. 宫缩乏力

（1）症状：在分娩过程中已伴有产程延长、胎盘剥离时间延长等宫缩乏力表现，其特点是胎盘剥离延缓，或胎盘剥离后子宫出血不止，呈阵发性，流出的血液能凝固。

（2）体征：检查腹部时感到子宫软、轮廓不清。当宫腔有积血时，宫底升高。

2. 软产道裂伤

（1）症状：出血发生在胎儿娩出后，呈持续性，血液鲜红能自凝。

（2）体征：宫颈裂伤多在宫颈 3 点及 9 点处，也可能呈花瓣样，个别可裂至子宫下段。阴道裂伤多在阴道侧壁、后壁和会阴部，多呈不规则裂伤。

3．胎盘因素

（1）症状：胎儿娩出后，胎盘剥离缓慢，未剥离或剥离不全，30min后胎盘仍未娩出，伴有阴道大量出血。

（2）体征：胎盘剥离不全及胎盘剥离后滞留时，宫底可升高；胎盘嵌顿时可见子宫痉挛性狭窄环；胎盘粘连者，徒手剥离胎盘时，发现胎盘较牢固地附着在宫壁上；胎盘植入时，当徒手剥离胎盘时，发现胎盘全部或部分与宫壁连成一体，剥离困难；胎盘和（或）胎膜残留时，胎盘娩出后检查发现胎盘母体面有缺损或胎膜有缺损而边缘有断裂的血管。

4．凝血功能障碍

（1）症状：孕前或妊娠期有全身性出血倾向，血液不凝。

（2）体征：胎盘剥离或产道有损伤时，出现凝血功能障碍，出血不凝，不易止血，全身多处出血。

【处理原则】

查明出血原因，根据不同的病因采取不同的处理措施。基本原则为：迅速止血、有效补充血容量、纠正休克、预防感染。

【护理评估】

（一）健康史

收集病史时应着重注意收集有无与产后出血相关的健康史。例如有无血液系统疾病（再生障碍性贫血、白血病、原发性血小板减少症等）、肝病，在分娩期有无宫缩乏力、产程延长，有无过多使用镇静剂、麻醉剂，有无前置胎盘、羊水过多及多胎妊娠等情况。

（二）身体评估

1．生命体征　注意观察有无血压下降及脉搏细速，如有血压下降，则需观察血压下降的程度；注意体温变化，观察是否有感染征象。

2．评估产后出血量及性状　首先观察阴道出血量的颜色是否新鲜，在出血中是否有血凝块，血液放在体外是否能凝固。产后出血量的观察有面积法、称重法、容积法、目测法等多种方法。目前临床上测量失血量常用的方法有3种。①称重法：失血量（ml）=[胎儿娩出后接血敷料湿重（g）－接血前敷料干重（g）]/1.05（血液比重为1.05g/ml）；②容积法：用产后接血容器收集血液后，放入量杯测量失血量，此方法较准确；③面积法：可按接血纱布血湿面积10cm×10cm＝10ml粗略估计失血量。面积法因为在计算时受到纱布厚度及纱布吸水性等多种因素的影响，不是特别准确，故现在较少使用。

（三）心理社会评估

产后出血发生时，产妇及家属会表现出精神过度紧张、恐惧，担心自己有生命危险，有强烈的求生欲望，希望立即得到救治。

（四）辅助检查

做血型、血常规、出凝血时间、凝血酶原时间、纤维蛋白原（凝血因子）测定、3P试验等有关凝血功能的实验室检查。

【护理诊断／问题】

1．潜在并发症：失血性休克。

2．有感染的危险　与失血后抵抗力低及手术操作有关。

【护理目标】

1．产妇出血量减少，血压、脉搏、尿量正常。

2．产妇未出现感染症状，体温、白细胞计数在正常范围。

【护理措施】

（一）预防措施

1．产前预防　做好孕前宣教工作，建议患有血液系统疾病的不宜妊娠者暂时避孕，等疾病治愈再妊娠。如已妊娠者要及早终止妊娠。妊娠后早做产前检查，酌情增加产前检查的次数，做好孕期监护。

2. 产时预防　正确处理各产程，第一产程严密观察产程进展，及时发现及处理产程延长、宫缩乏力等现象。尽量缩短第二产程，指导产妇屏气用力，正确使用缩宫素，适时进行会阴侧切。第三产程胎儿娩出之后应等待胎盘自然剥离后再协助娩出胎盘，切不可过早牵拉脐带或按摩挤压子宫。胎盘娩出后仔细检查胎盘胎膜的完整性，检查软产道有无裂伤。

3. 产后预防　产后 2h 内，产妇仍需留在产房接受监护，严密观察产妇的阴道流血量、生命体征、子宫收缩及会阴伤口情况，督促产妇排空膀胱、促进子宫收缩，如尿潴留不能排空者则行导尿术。建议及早开奶，刺激子宫收缩，减少产后出血。

（二）病情观察

严密观察产妇的生命体征、精神状态、面色；观察宫缩、宫底高度，有无压痛；观察阴道流血的量、颜色、能否自凝；观察会阴伤口有无血肿，有无肛门坠胀感；记录尿量，有无尿潴留。

（三）治疗配合

产后大出血时，应根据不同的病因配合医生进行止血，此外还应迅速建立静脉通道，遵医嘱输血、输液，以补充血容量，同时应用抗生素防治感染。

1. 宫缩乏力导致的出血　可根据具体情况使用宫缩剂、按摩子宫、填塞宫腔、压迫止血、结扎血管等方法达到止血的目的。

（1）使用宫缩剂：根据产妇情况给予合适的给药方式，如可以肌内注射，也可以静脉滴注，还可以经腹壁子宫体直接注射。①缩宫素 10U 加于 0.9% 氯化钠注射液 500ml 静脉滴注，必要时缩宫素 10U 宫体肌注。②麦角新碱 0.2～0.4mg 肌注，或加入 25% 的葡萄糖注射液 20ml 中静脉缓慢推注，但心脏病、高血压等患者禁用。③前列腺素类药物：米索前列醇 200μg 舌下含化，卡前列甲酯栓 1mg 置于阴道后穹窿，地诺前列酮 0.5～1mg 经腹或直接注入子宫肌层。

（2）按摩子宫

1）单手按摩子宫法：操作者将一手置于产妇腹部，握住子宫底，拇指与其余四指分开，拇指置于子宫前壁，其余四指并拢握住子宫后壁，均匀而有节奏地按摩子宫，促进子宫收缩，是最常用的方法（图 9-1）。剖宫产时直接用手按摩子宫底。

2）双手按摩子宫法：操作者一手置于产妇耻骨联合上缘向下按压下腹中部，将子宫体向上托起时，另一手握住子宫体，使其高出盆腔，两手在子宫底部有节律地按摩子宫（图 9-2），同时间断地用力挤压子宫，将积存在宫腔内的血块及时排出。

3）腹部 - 阴道双手压迫子宫法：操作者一手握拳置于阴道前穹窿向后压迫宫颈，另一手在腹部按压子宫后壁，两手相对紧压并均匀有节律地按摩子宫，刺激子宫收缩（图 9-3）。

（3）宫腔纱布填塞法：用无菌纱布填塞宫腔，具有压迫止血的作用。操作方法为：助手在腹

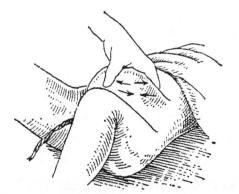
图 9-1　单手按摩子宫

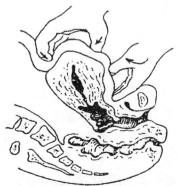
图 9-2　双手按摩子宫

部固定子宫，术者用卵圆钳将特制的宽6~8cm、长1.5~2cm、4~6层无菌不脱脂棉纱布条送入宫腔，从宫底自内向外逐层填塞，不留无效腔（图9-4），起到压迫止血的作用。适用于在子宫全部松弛无力，虽经按摩及宫缩剂等处理仍无效者。该方法会增加患者感染的机会，而且如填塞不紧，可出现宫腔内继续出血，血液积在宫腔内而不流出体外的止血假象，故仅在缺乏输血条件、病情危急时考虑使用。

（4）结扎盆腔血管止血：主要用于子宫收缩乏力、前置胎盘等所致的严重产后出血。可采用结扎子宫动脉或结扎髂内动脉的方法。甚至必要时作为子宫次全切除术的术前准备。

（5）髂内动脉或子宫动脉栓塞：行股动脉穿刺插入导管至髂内动脉或子宫动脉，注入明胶海绵栓塞动脉。栓塞剂可于2~3周后吸收，血管复通。适于产妇生命体征稳定时进行。

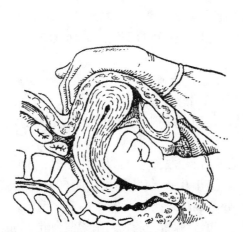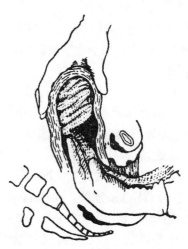

图9-3　腹部-阴道双手压迫子宫法　　　图9-4　子宫腔内填塞纱布条法

（6）切除子宫：经积极抢救无效、危及生命时，行子宫次全切除或子宫全切除。

2. 软产道裂伤导致的出血　应及时按解剖层次逐层缝合裂伤伤口。如有血肿，则应切开血肿、清除积血、彻底止血缝合。必要时可放置引流条，同时注意补充血容量。

3. 胎盘因素导致的出血　要协助胎盘胎膜完整地娩出。如胎盘已经剥离，但尚未排出者，应鼓励产妇排空膀胱，然后轻轻牵拉脐带，按摩挤压宫底协助胎盘娩出即可。如胎盘粘连者，可徒手剥离胎盘。胎盘植入者，可行子宫的次全切手术。如子宫狭窄环所致胎盘嵌顿，应配合麻醉师使用麻醉剂，待环松解后徒手协助胎盘娩出。

4. 凝血功能障碍导致的出血　首先应排除子宫收缩乏力、胎盘因素、软产道损伤等原因引起的出血。尽快输新鲜全血，补充血小板、纤维蛋白原、凝血酶原复合物、凝血因子等。若并发DIC应按DIC处理。

（四）心理护理

做好产妇及家属的解释及安慰工作，解除产妇及家属的恐惧心理。促进产妇保持平静的心态，积极配合医护工作。

（五）一般护理

1. 注意为患者提供安静的环境，吸氧、保暖。

2. 鼓励产妇进食营养丰富易消化饮食，多进富含铁、蛋白质、维生素的食物，如瘦肉、鸡蛋、牛奶、绿叶蔬菜、水果等，注意少量多餐。

（六）健康指导

指导产妇有关加强营养和适量活动的自我保健技巧，继续观察子宫复旧及恶露情况，告之产后复查的时间、目的和意义，使产妇能按时接受检查，以了解产妇的恢复情况，及时发现问题。

同时指导产妇注意产褥期禁止盆浴，禁止性生活。部分产妇分娩24h后，于产褥期内发生子宫大量出血，被称为晚期产后出血，多于产后1~2周内发生，应予以高度警惕，以免导致严重后果。

【护理评价】

1. 产妇阴道流血量减少，血压上升、肤色转为红润。
2. 产妇体温正常，未出现感染症状。
3. 产妇恐惧心理消失，亲子互动增强。
4. 产妇及家属对护理工作感到满意。

（舒庆霞）

第三节　子宫破裂

子宫破裂（rupture of uterus）指在妊娠晚期或分娩期子宫体或子宫下段发生裂开，是直接危及产妇及胎儿生命的严重并发症。近年来由于大力推行计划生育并加强妇女保健工作，子宫破裂的病例在我国显著减少，但随着剖宫产率增加却有上升趋势。

子宫破裂根据发生的时间、部位、程度分为妊娠期破裂和分娩期破裂，子宫体部破裂和子宫下段破裂，完全性破裂和不完全性破裂（完全性破裂指宫壁全层破裂，使宫腔与腹腔相通；不完全性破裂指子宫肌层全部或部分破裂，浆膜层尚未穿破，宫腔与腹腔未相通）。

【病因】

子宫破裂根据破裂原因分为自然破裂和损伤性破裂。自然破裂可发生在梗阻性难产致子宫下段过度延伸而破裂，也可发生在子宫手术后的切口瘢痕处；损伤性破裂是指难产手术操作不规范所致。

1. 梗阻性难产　是引起子宫破裂最常见的原因。骨盆狭窄、头盆不称、胎位异常、胎儿异常、软产道阻塞（宫颈瘢痕、肿瘤或阴道横膈等）等，均可使胎先露部下降受阻，为克服阻力子宫强烈收缩，使子宫下段过度拉长变薄超过最大限度，引起子宫破裂。

2. 瘢痕子宫　是较常见的原因。剖宫产或子宫肌瘤剔除术后的子宫肌壁留有瘢痕，妊娠晚期或分娩期由于宫腔内压力升高可使瘢痕破裂。子宫体部瘢痕常在妊娠晚期自发破裂，多为完全性破裂；子宫下段瘢痕破裂多发生于临产后，多为不完全性破裂。

3. 子宫收缩剂使用不当　胎儿娩出前缩宫素使用指征或剂量不当，或未正确使用前列腺素类制剂等，均可引起子宫收缩过强，加之瘢痕子宫或产道梗阻可发生子宫破裂。

4. 产科手术创伤　多发生于不适当或粗暴的阴道助产手术，如宫口未开全行产钳或臀牵引术常可发生宫颈裂伤延及子宫下段。肩先露无麻醉下行内转胎位术或强行剥离植入性胎盘或严重粘连胎盘，可以造成子宫破裂。毁胎术、穿颅术因操作不慎，也可造成子宫破裂。

【临床表现】

子宫破裂多发生在分娩期，部分发生于妊娠晚期。通常是渐进发展的过程，多数可分为先兆子宫破裂和子宫破裂两个阶段。临床表现与破裂的时间、部位、范围、内出血的量、胎儿及胎盘娩出的情况以及子宫肌肉收缩的程度等有关。

（一）先兆子宫破裂

先兆子宫破裂的四大主要临床表现是子宫形成病理缩复环、下腹部压痛、胎心率改变及血尿出现。

1. 症状　常见于产程长、梗阻性难产因素的产妇。在临产过程中，当子宫收缩加强、胎儿下降受阻时，产妇烦躁不安、疼痛难忍、表情极其痛苦、呼吸急促、脉搏加快，下腹部拒按，出现少量流血。由于胎先露部紧压膀胱使之充血，出现排尿困难，甚至形成血尿。

2. 体征　先兆子宫破裂阶段子宫呈强直性收缩，胎心表现为先加快后减慢或听不清，胎动频繁。由于子宫收缩过频，胎儿供血受阻，表现为胎儿窘迫。因胎先露部下降受阻，强有力的宫缩使子宫下段拉长变薄，而宫体更加增厚变短，两者间形成明显的环状凹陷，称为病理缩复环。腹部检查子宫上下段交界处可见环状凹陷，此凹陷会逐渐上升达脐平或脐部以上，子宫下段压痛明显，甚至出现血尿。这种情况若不及时排除，子宫将很快在病理缩复环处及其下方发生破裂（图9-5）。

（二）子宫破裂

1. 症状　继先兆子宫破裂症状后，产妇突感下腹部撕裂样剧痛，子宫收缩骤然停止，腹痛稍缓解后不久又出现全腹持续性疼痛，伴有面色苍白、出冷汗、脉搏细数、呼吸急促、血压下降等休克征象。

2. 体征　患者出现全腹压痛、反跳痛等腹膜刺激征；腹壁下可清楚扪及胎体，子宫缩小位于侧方，胎心、胎动消失。阴道检查可见鲜血流出，肛查发现曾扩张的宫口回缩，下降中的胎先露升高甚至消失（胎儿进入腹腔内）。

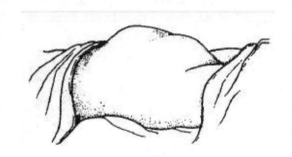

图9-5　子宫先兆破裂时的腹部外观

【处理原则】

1. 先兆子宫破裂　应立即抑制子宫收缩，肌内注射哌替啶100mg，或静脉全身麻醉。立即行剖宫产术，迅速结束分娩。

2. 子宫破裂　在输液、输血、吸氧和抢救休克的同时，无论胎儿是否存活均应尽快做好剖腹探查术前准备。手术方式应根据产妇的全身情况、破裂的部位及程度以及有无严重感染而定，手术前后给予大量广谱抗生素控制感染。

【护理评估】

（一）健康史

评估与子宫破裂相关的既往史与现病史，如有无子宫瘢痕、剖宫产史；此次妊娠有无胎位异常、头盆不称；有无滥用缩宫素、阴道助产手术操作史等。

（二）身体状况

评估产妇宫缩强度、间歇时间的长短，腹部疼痛程度、性质；产妇有无排尿困难；是否出现病理缩复环；监测胎心及胎动情况，了解有无胎儿窘迫表现；产妇的精神状态有无烦躁不安、疼痛难忍的表现。

（三）心理社会状况

主要评估产妇的情绪变化。产妇是否出现恐惧、焦虑的心理，是否担心母儿健康，盼望尽早结束分娩。

（四）相关检查

1. 实验室检查　血常规检查可见血红蛋白值下降，白细胞计数增加。尿常规检查可见有红细胞或肉眼血尿。

2. 腹腔穿刺　可明确腹腔内有无出血。

3. B超检查可协助诊断子宫有无破裂及其部位，可疑病例可行此项检查。

【护理诊断／问题】

1. 疼痛　与强直性子宫收缩、病理缩复环或子宫破裂血液刺激腹膜有关。

2. 组织灌注量无效　与子宫破裂后大量出血有关。

3. 预感性悲哀　与切除子宫及胎儿死亡有关。

【护理目标】

1. 强直性子宫收缩得到抑制，产妇疼痛减轻。

2. 产妇低血容量得到纠正和控制。

3. 产妇情绪得到调整，哀伤程度降低。

【护理措施】

（一）预防措施

1. 建立健全三级保健网，宣传孕妇保健知识，加强产前检查。

2. 对有剖宫产史或有子宫手术史的患者，应在预产期前2周住院待产。

3. 严格掌握缩宫素、前列腺素等子宫收缩剂的使用指征和方法，避免滥用。

（二）病情观察

1. 先兆子宫破裂阶段 密切观察产程进展；注意宫缩强度，有无子宫破裂的先兆征象即病理缩复环出现；注意胎心率的变化。出现宫缩过强及下腹部压痛或腹部出现病理缩复环时，应立即报告医师并停止缩宫素引产及一切操作，同时监测产妇的生命体征，按医嘱给予抑制宫缩、吸氧并做好剖宫产的术前准备。

2. 子宫破裂阶段 严密观察并记录生命体征、出入量；注意胎心、胎动是否存在；急查血红蛋白，评估失血量。

（三）治疗配合

1. 先兆子宫破裂阶段 给产妇吸氧，监测胎心率变化；立即肌注哌替啶100mg抑制宫缩；尽快做好剖宫产术的准备。协助医师向家属交待病情，并获得家属同意签署手术协议书。

2. 子宫破裂阶段 迅速给予吸氧、输液、输血，短时间内补足血容量；补充电解质及碱性药物，纠正酸中毒；做好剖腹探查术前准备，并于术中、术后应用大剂量抗生素以防感染。

（四）心理护理

对胎儿已死亡的产妇，要帮助其度过悲伤阶段，允许其表现悲伤情绪，甚至哭泣，倾听产妇诉说内心的感受。

（五）健康指导

1. 向产妇及家属解释子宫破裂的治疗计划和对再次妊娠的影响。

2. 为产妇及其家属提供舒适的环境，给予生活上的护理，更多的陪伴，鼓励其进食，以更好地恢复体力。

3. 为产妇提供产褥期的休养计划，帮助产妇尽快调整情绪，接受现实，以适应现实生活。

【护理评价】

1. 产妇的血容量及时得到补充，手术过程顺利。

2. 出院时产妇白细胞计数、血红蛋白正常，伤口愈合好。

3. 出院时产妇情绪较为稳定，饮食、睡眠基本恢复正常。

（王桂敏）

第四节 羊 水 栓 塞

羊水栓塞（amniotic fluid embolism）指在分娩过程中羊水突然进入母体血液循环引起急性肺栓塞、过敏性休克、DIC、肾衰竭等一系列病理改变的严重分娩期并发症。是孕产妇死亡的主要原因之一，死亡率高达60%以上。也可发生在妊娠早、中期的流产、引产或钳刮术时。近年研究认为，羊水栓塞主要是过敏反应，故建议命名为"妊娠过敏反应综合征"。

【病因】

一般认为羊水栓塞是由于胎粪污染的羊水中的有形物质（胎儿毳毛、角化上皮、胎脂、胎粪）进入母体血液循环引起。羊膜腔内压力增高，子宫收缩过强、胎膜破裂和宫颈、宫体黏膜损伤处有开放的静脉或血窦，是导致羊水栓塞发生的基本条件。高龄初产和多产妇、自发或人为导致的子宫收缩过强、急产、胎膜早破、前置胎盘、胎盘早剥、子宫不完全破裂、剖宫产等均是羊水栓塞的诱发因素。

【临床表现】

羊水栓塞起病急骤，来势凶险，多发生于分娩过程中，尤其是胎儿娩出前后的短时间内。但也有极少数病例发生于羊膜腔穿刺术中或外伤等情况下。典型临床经过可分为急性休克期、出血期、急性肾衰竭期三个阶段。

1. 休克期　主要发生于产程中或分娩前后一段时间内，尤其是刚破膜不久，产妇突然寒战、出现呛咳、气急、烦躁不安、恶心、呕吐，继而出现呼吸困难、发绀、昏迷、脉搏细数、血压急剧下降，心率加快、肺底部湿啰音。病情严重者，产妇仅在惊叫一声或打一个哈欠或抽搐一下后呼吸心搏骤停，于数分钟内死亡。

2. 出血期　经历休克期幸存者便进入凝血功能障碍阶段，表现为以子宫出血为主的全身出血倾向，如切口渗血、全身皮肤黏膜出血、血尿及消化道大出血等。

3. 急性肾衰竭期　患者出现少尿（或无尿）和尿毒症表现，主要因为循环功能衰竭引起的肾缺血及 DIC 前期形成的血栓堵塞肾内小血管，引起缺血、缺氧，导致肾器质性损害。部分患者在休克出血控制后亦可因肾衰竭死亡。

上述三个阶段的临床表现通常按顺序出现，有时也可不完全出现，或出现的症状不典型。

【处理原则】

及时确诊后应立即抢救产妇，主要原则是抗过敏、纠正呼吸循环功能衰竭和改善低氧血症；抗休克，防止 DIC 和肾衰竭。

【护理评估】

（一）健康史

评估发生羊水栓塞的各种诱因，如是否有胎膜早破或人工破膜、前置胎盘或胎盘早剥、宫缩过强或强直性宫缩、中期妊娠引产或钳刮术及羊膜腔穿刺术等病史。

（二）身体状况

1. 症状　大多发病突然，破膜后开始出现烦躁不安、寒战、恶心、呕吐、气急等先兆症状，继而出现呛咳、呼吸困难、发绀，迅速出现循环衰竭，进入休克或昏迷状态，严重者发病急骤，可于数分钟内迅速死亡。不在短期内死亡者，可出现出血不止，血不凝，身体其他部位如皮肤、黏膜、胃肠道或肾出血。继之出现少尿、无尿等肾衰竭的表现。

2. 体征　心率增快，肺部听诊有湿啰音。全身皮肤黏膜有出血点及瘀斑，阴道出血不止，切口渗血不凝。

（三）心理社会状况

注意评估家属出现的恐惧，甚至否认、愤怒等比较激动的情绪变化。

（四）辅助检查

1. X 线摄片　约 90% 的患者可见肺部双侧弥漫性点状、片状浸润影，沿肺门周围分布，伴轻度肺不张及心脏扩大。

2. 心电图　提示右侧房室扩大，而左心室缩小，ST 段下降。

3. 实验室检查　痰液涂片可查到羊水内容物，腔静脉取血可查出羊水中的有形物质。DIC 各项血液检查指标呈阳性。

【护理诊断／问题】

1. 气体交换受损 与肺动脉高压、肺水肿有关。

2. 组织灌注无效 与 DIC 及失血有关。

3. 有胎儿窘迫的危险 与羊水栓塞、母体呼吸循环功能衰竭有关。

【护理目标】

1. 产妇胸闷、呼吸困难症状有所改善。

2. 产妇能维持体液平衡，并维持最基本的生理功能。

3. 胎儿或新生儿安全。

【护理措施】

（一）羊水栓塞的预防

加强产前检查，注意诱发因素，及时发现前置胎盘、胎盘早剥等并发症并及时处理；严密观察产程进展，正确掌握缩宫素的使用方法，防止宫缩过强；严格掌握破膜时间，人工破膜宜在宫缩的间歇期，破口要小并控制羊水的流出速度；中期引产者，羊膜穿刺次数不应超过 3 次，钳刮时应先刺破胎膜，使羊水流出后再钳夹胎块。

（二）急救措施

一旦出现羊水栓塞的临床表现，应及时识别并立即给予紧急处理。

1. 最初阶段首先是纠正缺氧，解除肺动脉高压，防止心力衰竭，抗过敏，抗休克。

（1）吸氧：取半卧位，立即面罩给氧，或气管插管正压给氧，必要时气管切开，保证供氧，减轻肺水肿，改善脑缺氧。

（2）抗过敏：立即静脉推注地塞米松 20 ~ 40mg，以后依病情继续静脉滴注维持；也可用氢化可的松 500 mg 静脉推注，以后静脉滴注 500 mg 维持。

（3）解除肺动脉高压：按医嘱使用盐酸罂粟碱、阿托品、氨茶碱等药物，并观察治疗反应。阿托品 1 mg，每 10 ~ 20min 静注一次，直至患者面色潮红，微循环改善。盐酸罂粟碱与阿托品合用扩张肺小动脉效果更佳，30 ~ 90mg 加于 25％葡萄糖注射液 20ml 中推注，能解除支气管平滑肌及血管平滑肌痉挛，扩张肺血管、脑血管及冠状动脉。

（4）纠正心力衰竭，消除肺水肿：毛花苷 C 0.4mg 加入 50％葡萄糖注射液 20ml 中静脉推注，必要时 1 ~ 2h 可重复应用，一般于 6h 后再重复一次以达到饱和量。呋塞米 20 ~ 40mg 静推防治急性肾衰竭，必要时 1 ~ 2h 后重复使用，有利于消除肺水肿。

（5）抗休克，纠正酸中毒：右旋糖酐（低分子右旋糖酐）补足血容量后血压仍不回升，可用多巴胺 20mg 加于葡萄糖溶液 250ml 静脉滴注；5％碳酸氢钠注射液 250ml 静脉滴注，及时纠正电解质紊乱。

2. DIC 阶段应早期抗凝，补充凝血因子，应用肝素；肝素过量有出血倾向时，可用鱼精蛋白对抗。晚期抗纤溶同时也可补充凝血因子，防止大出血。

3. 少尿或无尿阶段要及时应用利尿剂，预防与治疗肾衰竭。

4. 预防感染，应选用肾毒性小的广谱抗生素预防感染。

（三）病情观察

1. 监测产程进展，宫缩强度与胎儿情况。

2. 观察出血量，血凝情况，如子宫出血不止，应做好子宫切除术的术前准备。

3. 严密监测患者的体温、脉搏、呼吸、血压变化，定时测量尿量，并记录出入液体量。

（四）产科处理

羊水栓塞发生后，原则上应在产妇呼吸循环功能得到明显改善，并已纠正凝血功能障碍后再处理分娩。

1. 在第一产程发病者，应立即考虑行剖宫产结束分娩以去除病因。

2．在第二产程发病者可根据情况经阴道助产结束分娩。

3．对一些无法控制的子宫出血可考虑同时行子宫切除术。

4．中期妊娠钳刮术中或于羊膜腔穿刺时发生者应立即终止手术，进行抢救。

5．发生羊水栓塞时如正在滴注缩宫素应立即停止。

（五）心理护理

对于神志清醒的患者，应给予鼓励，使其增强信心并相信自己的病情会得到控制。对于家属的恐惧情绪表示理解和安慰，适当的时候允许家属陪伴患者，向家属介绍患者病情的严重性，以取得配合。待病情稳定后与其共同制订康复计划，针对患者具体情况提供健康教育与出院指导。

【护理评价】

1．实施处理方案后，患者胸闷、呼吸困难症状改善。

2．患者血压及尿量正常，阴道流血量减少，全身皮肤、黏膜出血停止。

3．胎儿或新生儿无生命危险，患者出院时无并发症。

本章小结

　　分娩期并发症以胎膜早破及产后出血常见，而产后出血、子宫破裂及羊水栓塞的危害极大，是造成产妇死亡的主要原因。本章重点内容包括胎膜早破的病因、临床表现及护理，产后出血的定义、原因、临床表现及护理，子宫破裂的病因、处理原则及护理。难点是羊水栓塞的病因、病理生理、处理原则。

自测题

一、问答题

1．导致产后出血的原因有哪些？

2．先兆子宫破裂与子宫破裂有何区别？

二、病例分析

张某，女，30岁，G_1P_0。停经35周，双胎妊娠。分娩过程中第二个胎儿娩出后，阴道出血约500ml。检查见胎盘完整，子宫时软时硬，轮廓不清，血色暗红，患者面色苍白，神志淡漠，血压下降。

问题：

1．该产妇出血的原因是什么？

2．列出护理诊断。

3．针对该产妇病情制订出相应的护理措施。

三、护士执业资格考试模拟题

（1~2题共用题干）初孕妇30岁，妊娠40周，规律宫缩4h入院。因产程进展不佳，给予缩宫素静脉滴注，加强宫缩。2h后下腹疼痛难忍，孕妇烦躁不安，呼吸急促，心率110次/分，胎心率100次/分，子宫下段有明显压痛，导尿见血尿。

1. 本病例最可能的诊断为
   A. 先兆子宫破裂
   B. 子宫破裂
   C. 强直性宫缩
   D. 羊水栓塞
   E. 胎盘早剥

2. 最适宜的处理是
   A. 口服地西泮
   B. 消毒后还纳肢体
   C. 立即行剖宫产
   D. 全麻下行内转胎位术
   E. 等待宫口开全后行牵引术

（王桂敏）

第十章 产褥期并发症妇女的护理

学习目标

通过本章内容的学习，学生应能：

识记：
1. 说出产褥感染与产褥病率的概念及区别。
2. 描述产褥感染的病因及临床表现。
3. 说出晚期产后出血的概念、病因及临床表现。

理解：
1. 总结产褥感染护理评估、护理诊断、处理原则及护理措施。
2. 总结晚期产后出血的护理评估和护理措施。

应用：
能够为产褥期疾病妇女提供整体护理。

第一节 产 褥 感 染

产褥感染（puerperal infection）是指分娩期及产褥期生殖道受病原体感染引起局部和全身的炎性变化，发病率为6%。产褥感染与产后出血、妊娠合并心脏病及严重的妊娠期高血压疾病，是导致孕产妇死亡的四大原因。产褥病率（puerperal morbidity）是指分娩24h以后至10日内每日测量口温4次，间隔时间4h，有2次达到或超过38℃。

产褥感染与产褥病率的区别：产褥病率常由产褥感染引起，但也包括产后生殖道以外的其他感染与发热，如泌尿系统感染、乳腺炎、上呼吸道感染等。

【病因】

产褥感染的原因为多方面因素的共同作用。

1. 诱因 正常女性生殖道对外界致病因子侵入有一定防御能力。一旦因分娩降低或破坏女性生殖道防御功能和自净作用，如产妇体质虚弱、孕期贫血、慢性疾病、营养不良、羊膜腔感染、慢性疾病、妊娠晚期性生活，产前产后出血过多、胎膜早破、阴道检查及手术无菌操作不严、产程延长、软产道裂伤等，这些均可成为产褥感染的诱因。

2. 病原体 产褥感染的病原体既可见到单一的病原体感染，也可为多种病原体的混合感染，临床观察发现多为混合感染。病原体以厌氧菌为主，常见的为厌氧性的链球菌及大肠杆菌。

3. 感染途径

（1）内源性感染：正常孕妇生殖道内或身体其他部位有多种病原体寄生，但多数不致病。在机体抵抗力下降或有感染诱因存在时可大量繁殖成为致病菌。近年研究表明，内源性感染更重要，因孕妇生殖道病原体不仅可导致产褥感染，还能通过胎盘、胎膜、羊水间接感染胎儿，导致流产、早产、胎儿生长受限、胎膜早破、死胎等。

（2）外源性感染：指外界病原菌进入产道所致的感染。可通过医务人员消毒不严或被污染衣物、用具、各种手术器械及产妇临产前性生活等途径侵入机体。

【临床表现】

由于感染的病原体不同，感染的病原体数量不同，感染的范围不同导致感染后的临床表现也有较大差别。轻型的仅表现为急性的外阴、阴道炎，体温缓慢上升，维持在低热或中等热。重型的可表现为弥漫性腹膜炎及血栓性静脉炎，体温骤然上升，维持在高热。

1. 急性外阴、阴道、宫颈炎　多见于分娩时的会阴、阴道、宫颈的损伤导致的感染，临床表现为局部组织出现发红、肿胀甚至脓肿，并有脓性分泌物，灼热、疼痛。

2. 急性子宫内膜炎、子宫肌炎　病原体感染至子宫内膜时导致子宫内膜炎，子宫内膜炎时患者恶露增多，且有臭味，下腹部出现疼痛及压痛，体温增高。当病原体侵及子宫肌层时导致子宫肌炎，表现为子宫复旧不良，有压痛，重者出现高热、头痛、寒战、白细胞增高等感染症状。

3. 急性盆腔结缔组织炎　感染未得到控制时，局部感染可通过淋巴或血行扩散到子宫周围组织，引起急性盆腔结缔组织炎。患者出现高热、下腹坠胀痛，阴道检查或肛门检查发现子宫复旧不良，压痛明显。

4. 急性盆腔腹膜炎及弥漫性腹膜炎　感染继续发展，扩散到盆腔浆膜，形成急性盆腔腹膜炎，再进一步可发展成为弥漫性腹膜炎。患者出现全身中毒症状，如高热、寒战、恶心、呕吐、腹胀等，腹部触诊可发现有明显的压痛、反跳痛及肌紧张等腹膜刺激征。炎症在局部可形成腹腔、膈下脓肿，若炎症长时间迁延不愈，发展为慢性盆腔炎则可导致不育。

5. 血栓性静脉炎　因胎盘剥离面的血栓受到病原体的感染，感染后的血栓脱落后引起血栓性静脉炎。多发于产后1~2周，感染后的栓子可引起感染性栓塞性静脉炎，造成脑、肾、盆腔及下肢静脉感染性栓塞。下肢静脉栓塞时患者除有高热外还有下肢持续性疼痛、下肢肿胀、皮肤发白，称为"股白肿"。

6. 脓毒血症及败血症　感染血栓脱落进入血液循环可引起脓毒血症，出现肺、脑、肾脓肿或肺栓塞而致死。若细菌大量进入血液循环并繁殖形成败血症，可危及生命。

【处理原则】

快速清除宫腔残留物等病原组织，有效使用抗生素控制感染，积极抢救中毒性休克、肾衰竭，改善全身状况，增强抵抗力。

【护理评估】

（一）健康史

评估产褥感染的诱发因素，主要包括健康史和孕产史。健康史应注意评估产妇有无贫血、营养不良、慢性疾病等，除此之外应详细询问患者的个人卫生习惯。孕产史包括妊娠经过及分娩经过。妊娠经过包括妊娠期间有无妊娠并发症，如妊娠合并糖尿病、心脏病等，妊娠期间有无泌尿生殖系统炎症，近预产期有无盆浴、性交史。分娩过程中有无出现胎膜早破、产程延长、产道损伤、产后出血、胎盘残留等并发症。

（二）身体状况

感染情况不一样，其症状与体征也有较大差别，应注意生命体征的观察，尤其是体温及热型。如外阴、阴道、宫颈炎时体温增高不明显，弥漫性腹膜炎时患者出现寒战、高热的现象。感染时一般局部有红、肿、热、痛的表现，切口感染针孔处流脓，积脓时可触及边界不清的包块。急性子宫内膜炎时恶露增多伴有明显的臭味，急性子宫内膜炎及子宫肌炎时子宫复旧不良。急性盆腔腹膜炎时直肠子宫陷凹有脓肿形成，后穹窿穿刺抽出脓液。血栓性静脉形成"股白肿"。

（三）心理社会状况

由于感染引起的全身症状及局部疼痛，同时因自己不能照顾孩子而产生不同程度的焦虑与沮丧情绪。家庭经济状况、丈夫及家属对产妇的态度也会影响产妇的情绪。

（四）辅助检查

1. 血液检查　白细胞计数增高，尤其是中性粒细胞计数明显升高；红细胞沉降率加快。

2. 细菌培养及药敏试验　宫腔分泌物、阴道拭子细菌培养及药敏试验，有助于明确诊断。

3. B 超、CT 检查、磁共振成像检查　这些检查可对炎性包块、脓肿、静脉血栓等做出定位及定性诊断。

【护理诊断／问题】

1. 体温过高　与产褥感染有关。

2. 疼痛　与感染有关。

3. 知识缺乏：缺乏关于产褥感染的预防及护理的知识。

【护理目标】

1. 产妇体温正常，无疼痛。

2. 产妇感染无扩散，无感染并发症。

3. 产妇能了解预防产褥感染的知识，并能主动积极配合治疗与护理。

【护理措施】

（一）一般护理

1. 做好妊娠期卫生宣教，让患者养成良好的卫生习惯，防止炎症的发生。

2. 积极治疗妊娠期的阴道炎、外阴炎等，减少产褥期感染机会。

3. 保证产妇充足休息与睡眠，休息时鼓励采取半卧位或抬高床头，有利于炎症的局限及恶露的流出。

4. 饮食上给予高热量、高蛋白质、高维生素、易消化的饮食，鼓励患者多饮水，必要时遵医嘱静脉补液。保证入量 3 000ml/d，尿量 2 000ml/d 以上，以维持水、电解质和酸碱的平衡。

（二）症状护理

1. 做好生命体征的测量，如遇到患者高热时可行物理降温，降温期间要密切注意体温变化，观察降温效果。

2. 协助患者做好口腔护理、皮肤护理及会阴护理，及时更换会阴垫，保持床单清洁干燥，以防感染加重。

3. 密切观察恶露的颜色、量、气味。密切观察疼痛情况，让患者保持大小便通畅，以减轻盆腔充血，从而减轻疼痛。

4. 遵医嘱合理使用抗生素，配合医生做好清宫、脓肿引流、阴道后穹窿穿刺术的准备及护理工作。

（三）健康指导

养成良好的卫生习惯，大小便后应及时清洗会阴，勤换会阴垫，患者使用的会阴清洁用物应及时清洁和消毒。指导患者产后饮食、休息、活动、用药、复查等保健知识。

【护理评价】

1. 产妇体温下降到正常范围。

2. 通过治疗及护理，产褥感染症状消失。

3. 产妇了解产褥感染的原因，产妇能讲述预防产褥感染的措施。

第二节　晚期产后出血

分娩24h后，在产褥期内发生的子宫大量出血，称为晚期产后出血（late postpartum hemorrhage）。产后1~2周发病最常见，亦有迟至产后6周发病，又称产褥期出血。

【病因】

近年来随着各地剖宫产率的升高，晚期产后出血的发生率有上升趋势。晚期产后出血的病因有胎盘、胎膜残留，蜕膜残留，子宫胎盘附着面感染或复旧不全，剖宫产术后子宫伤口裂开等。

【临床表现】

1. 胎盘、胎膜残留　是晚期产后出血的最常见的原因。多发生于产后10天左右，残留在宫腔内的胎盘组织变性、坏死形成胎盘息肉。坏死组织脱落时，引起大量出血。临床表现为产后数周甚至数月之后发生反复或突然的大量阴道流血，血性恶露持续时间延长。检查子宫复旧不良，可有残留组织。

2. 蜕膜残留　产后一周内蜕膜脱落，随恶露排出。若蜕膜剥离不全残留在宫腔中，可导致子宫复旧不良，影响恶露的排出，引起晚期产后出血。临床表现为产后1周左右突发的大量阴道流血，宫腔刮出物病理检查可见坏死蜕膜组织，混以纤维、玻璃样变的蜕膜细胞和红细胞，但不见绒毛。

3. 子宫胎盘附着面感染或复旧不全　子宫胎盘附着面血管在分娩后即有血栓形成，继而血栓机化，血管被完全阻塞，出血停止。子宫内膜重新生长，使子宫内膜得以修复。若胎盘附着面感染、复旧不全则形成的血栓溶解，血窦又重新开放，引起大量出血。多发生在产后2周左右，表现为突然大量阴道流血。

4. 剖宫产术后患者子宫伤口裂开　多见于子宫下段剖宫产横切口两侧端。近年子宫下段横切口剖宫产广泛开展，有关横切口裂开引起大出血的报道屡见不鲜。引起切口愈合不良而出血的原因主要有：

（1）子宫下段横切口两端切断子宫动脉向下斜行分支，造成局部供血不足。

（2）横切口选择过低或过高。

（3）缝合技术不当。

5. 其他　产后子宫滋养细胞肿瘤、子宫黏膜下肌瘤等均可引起晚期产后出血。

【处理原则】

1. 在应用抗生素、宫缩剂的基础上查明原因，对症处理。

2. 对怀疑有胎盘、胎膜残留者给予刮宫，刮出物送病理检查。

3. 剖宫产术后切口裂开者，如少量阴道流血，密切观察；大量阴道流血者应剖腹探查。

4. 若是肿瘤要做相应的处理。

【护理评估】

（一）健康史

询问患者妊娠期、分娩期及产褥期的资料，如有无子宫肌瘤、是否有多次人工流产史、分娩方式、有无急产、产程延长、胎盘胎膜娩出情况及完整性等。

（二）身体状况

评估产妇全身情况、子宫复旧及伤口愈合情况。检查宫底高度、子宫软硬度、有无压痛及其疼痛程度、观察会阴部有无疼痛、局部红肿、硬结及脓性分泌物，并观察恶露量、颜色、性状、气味等。用窥阴器检查阴道、宫颈及分泌物的情况，双合诊检查宫颈有无举痛、子宫一侧或双侧是否扪及包块。

（三）心理社会状况

晚期产后出血一旦发生，产妇及家属会表现出恐惧、紧张的情绪。评估产妇的情绪与心理状态，是否存在心理沮丧、烦躁与焦虑情绪。

（四）辅助检查

1. 血、尿常规　了解感染与贫血情况。

2. 病原菌和药敏试验　选择有效广谱抗生素。

3. B超检查　了解子宫大小、宫腔内有无残留物及子宫切口愈合状况等。

4. 病理检查　宫腔刮出物或切除子宫标本应送病理检查。

【护理诊断／问题】

1. 组织灌注量改变　与大出血有关。

2. 有感染的危险　与手术操作、失血后机体抵抗力降低有关。

3. 活动无耐力　与贫血、产后体质极度虚弱有关。

4. 焦虑　与不能很好照顾婴儿和哺乳，担心自己身体是否能很好康复有关。

【护理目标】

1. 患者血容量得到恢复，血压、脉搏、尿量正常。

2. 产妇没有出现感染。

3. 产妇主诉疲乏感觉减轻。

4. 患者能说出心里感受，情绪稳定，积极配合治疗和护理。

【护理措施】

（一）一般护理

1. 提供安静的环境，保证患者充足的休息与睡眠。

2. 密切观察患者的生命体征、子宫收缩、阴道流血及腹部伤口情况，并详尽记录患者的意识状态、皮肤颜色、血压、脉搏、呼吸及尿量。

3. 鼓励患者进食高热量、高维生素、高蛋白质的饮食，促进伤口的愈合。

（二）症状护理

1. 保持静脉通道，充分做好输血和急救的准备。若为剖宫产产妇子宫切口裂开所致大出血，应在开放静脉通道的同时做好剖腹探查的术前准备。

2. 定时外阴清洁消毒，观察子宫收缩情况，有无压痛，恶露量、色、味等，遵医嘱应用抗生素预防感染。

（三）健康指导

1. 健康教育　针对产妇的具体情况，指导其如何加强营养，有效地纠正贫血，适当锻炼以促进身体的康复过程。

2. 出院指导　出院后，指导家属观察宫缩情况及恶露情况，发现异常情况及时返院就诊。

【护理评价】

1. 患者出血减少，生命体征平稳，切口生长良好。

2. 患者及家属对医护工作满意。

本章小结

　　产褥期母体各系统除乳房外是一个恢复的过程，如出现感染、出血及精神心理因素出现异常，会影响母体恢复。产褥期并发症常见的是产褥感染及晚期产后出血。本章重点内容包括产褥感染的临床表现及护理，晚期产后出血的临床表现。难点是产褥感染及晚期产后出血的临床表现。

自 测 题

一、问答题

1. 说出产褥感染和产褥病率的定义。

2. 简述产褥感染的类型及护理评估要点。

二、病例分析

　　26岁初产妇，产后4日感头痛发热，伴恶心呕吐，下腹部疼痛。体格检查：体温40℃，下腹压痛、反跳痛、腹肌紧张。妇科检查：子宫复旧不良，有压痛。

　　问题：

1. 患者有什么问题？最可能的临床诊断是什么？

2. 对患者的身心状况进行评估，如何根据病情做出护理诊断？

3. 如何根据患者病情制订护理措施？

三、护士执业资格考试模拟题

（1～2题共用题干）产妇，27岁，产后第3天出现高热，体温达39.0℃，下腹压痛，恶露增多，有臭味。查体：子宫体软，子宫底脐上1指，余无明显异常。

1. 应考虑该产妇为

　　A. 急性子宫内膜炎

　　B. 下肢血栓性静脉炎

　　C. 急性盆腔结缔组织炎

　　D. 急性盆腔腹膜炎

　　E. 急性宫颈炎

2. 针对该产妇的护理措施，**错误**的是

　　A. 及时更换会阴垫，保持会阴部清洁

　　B. 给予物理降温

　　C. 遵医嘱给予抗生素

　　D. 盆浴

　　E. 取半卧位

（胡蘅芬）

第十一章　妇科疾病患者护理计划的制订

学习目标

通过本章内容的学习，学生应能：

识记：

1. 说出妇科病史采集方法及内容。
2. 描述妇科检查的内容、方法及注意事项。

理解：

解释妇科护理病历中心理社会评估的内容及重要性。

应用：

1. 能够运用护理程序对妇科疾病患者进行整体护理。
2. 学会理解、尊重患者，保护患者隐私。

　　病史采集和体格检查是妇科临床实践的基本技能，盆腔检查是妇科所特有的检查方法。由于妇科病史涉及患者隐私，有不同于其他科室的特点。所以，护理人员应熟知妇科病史的采集方法和检查方法。

【病史采集方法】

　　要获得真实可靠详细的病史资料，首先要建立融洽的护患关系，取得患者的信任。要做到态度和蔼、语言亲切，耐心细致地询问病史和进行体格检查，尽可能保护患者的隐私。

　　妇科疾病患者的护理评估方法有会谈、身体检查及实验室检查等。病史资料可以来源于患者、患者家属或亲友、体格检查结果、病史记录或其他专业工作人员等。病史采集须按一定的顺序，通过交谈、观察、查阅各种检查记录等方法获得妇女生理、心理、社会等各方面的资料。

【病史内容】

（一）一般项目

　　包括患者的姓名、年龄、民族、婚姻状况、文化程度、职业、籍贯、宗教信仰、家庭住址、联系方式（电话号码）、入院日期、入院方式、病史陈述者及记录时间等。若非患者本人陈述，应注明陈述者与患者的关系。

（二）主诉

　　指患者就诊的主要症状（或体征）及持续时间。主诉一般采用症状学名称，避免使用病名。临床常见的妇科症状有：外阴瘙痒、白带异常、阴道流血、下腹疼痛、下腹包块、闭经（或停经）、不孕等。如有两项或两项以上主诉，可按其发生的顺序列出：例如患者有停经、阴道流血、腹痛三种主要症状时，要按其发生时间的顺序将主诉书写为：停经 ×× 日，阴道流血 ×× 日，腹痛 ×× 日。如果是在妇科普查中发现的问题，而患者本人无任何自觉症状者，主诉应写为：

普查发现"×××"××日。

（三）现病史

现病史是病史的主要组成部分，包括本次疾病的发生、发展及诊疗的详细情况。应围绕主诉按时间顺序详细描述发病全过程，包括发病原因、诱因、最初症状及严重程度；主要症状的性质、部位、程度、持续时间。除主要症状外，还要了解其他伴随症状及相互关系，了解病情发展过程，是否就医、治疗，治疗和护理的内容及效果，健康教育的效果。了解患者心理反应、食欲、大小便、睡眠、体重变化、活动能力、自我感觉，角色关系，应激能力等。

（四）既往史

既往史指患者以往的健康状况和疾病情况，特别是妇科疾病史。包括以往的一般健康状况、疾病史、传染病史、预防接种史、手术外伤史、药物过敏史、重要药物应用史等，既往饮食与排泄习惯，惯用的应对措施。

（五）月经史

了解初潮年龄、月经周期、月经期、月经量及经期伴随症状。月经量多少可询问每日更换卫生巾次数，并询问有无血块、经前有无不适、有无痛经及痛经的部位；常规询问末次月经时间，若有流血情况不同于以往者，还应了解前次月经情况。绝经后患者应询问绝经年龄、绝经后有无阴道流血、阴道分泌物异常或其他不适。月经史的简单书写方式为：初潮年龄$\frac{经期}{周期}$。如14岁初潮，周期28～30日，经期5～6日，可记录为$14\frac{5\sim6}{28\sim30}$。

（六）婚育史

包括婚姻状况及生育情况。婚姻状况包括婚次、每次结婚年龄及配偶情况等。生育情况包括足月产、早产、自然流产或人工流产次数及现存子女数。可用数字简写表达，依次为：足-早-流-存或孕$_\times$产$_\times$（$G_\times P_\times$）。如足月产1次，无早产，流产2次，现存子女1人，可简写为1-0-2-1。分娩过程中有无异常，采用何种计划生育措施及效果等。

（七）个人史

包括生活起居，出生地和曾居住地区，个人嗜好，生活状况及自理程度，与疾病有关的职业、工种、劳动条件等。

（八）家族史

家庭成员如丈夫、父母、兄弟、姐妹及子女的健康状况，家庭成员中有无遗传性疾病、可能与遗传有关的疾病以及传染病等。

【体格检查】

在采集病史后，做全身检查、腹部检查和盆腔检查。除急诊外，一般可按以下顺序进行检查。

（一）全身检查

测量体温、脉搏、呼吸、血压、身高、体重，观察营养状况、精神状态、面容、体态、全身发育及毛发分布、皮肤、浅表淋巴结（特别是锁骨上淋巴结、腹股沟淋巴结）、头面部、颈部、胸部、乳房（注意其发育、皮肤有无凹陷、肿块或分泌物）、心肺、脊柱及四肢的情况等。

（二）腹部检查

腹部检查是妇科患者体格检查的一个重要组成部分，应在盆腔检查之前进行。患者平卧，露出腹部，视诊观察腹部是否隆起、有无腹壁瘢痕、静脉曲张、妊娠纹、腹壁疝、腹直肌分离。触诊腹壁厚度，肝、脾、肾有无肿大及压痛，腹部有无压痛、反跳痛、肌紧张。有无包块，若有应记录其大小（以cm为单位或用相当于妊娠子宫月份表示）、部位、形态、质地、活动度、表面是否光滑、有无压痛。叩诊时注意鼓音、浊音分布范围，有无移动性浊音。必要时听诊了解肠鸣音情况。

（三）盆腔检查

又称妇科检查，是妇科特有检查，指对外阴、阴道、宫颈、宫体及双侧附件的检查。

物品准备：一次性垫单、无菌手套、阴道窥器、一次性宫颈刮板或宫颈采样器、玻片、棉拭子、长镊子、消毒液、液状石蜡或肥皂水、生理盐水等。

1. 注意事项

（1）环境温度适宜，保护患者隐私，可用屏风遮挡。

（2）除尿失禁患者外，检查前嘱患者排空膀胱，不能自解小便者应导尿。需尿液检查者，应先取尿液标本送检，然后再行盆腔检查。大便充盈者也应排便后或灌肠后进行检查。

（3）患者取膀胱截石位，臀部置检查床边缘，臀下垫一次性垫单，两手放于身体两侧或放于胸前，使腹肌放松，便于检查。

（4）检查者要关心体贴患者，态度要严肃认真，语言亲切，检查前向患者做好解释工作，检查时动作要轻柔，检查仔细，检查部位准确。

（5）每人使用一套检查器械，如阴道窥器、镊子、手套等。每检查一人应更换置于臀下的一次性垫单，以防交叉感染。

（6）月经期、阴道出血时一般不做阴道检查。若必须检查时，应外阴消毒后再行检查，检查时使用无菌手套及器械，以防感染。

（7）无性生活史者禁做双合诊和阴道窥器检查，而仅限于直肠 - 腹部检查（肛诊）。确需做双合诊检查者，应与患者及家属说明情况并经同意后才可进行。

（8）男性工作人员给患者进行检查时，需有其他医护人员或女性人员在场，以避免患者心理紧张和发生不必要的误会。

（9）怀疑有盆腔病变的腹壁肥厚、高度紧张不能合作者，盆腔检查不满意时，可行 B 超检查。必要时可在骶管麻醉下进行盆腔检查，以做出比较准确的判断。

2. 检查方法及步骤

（1）外阴部检查：观察外阴发育，阴毛分布及疏密情况，有无损伤、充血、水肿、溃疡、畸形、赘生物或肿块等。观察皮肤和黏膜的色泽，有无萎缩、增厚或变薄。分开小阴唇，暴露前庭、尿道口和阴道口，观察周围黏膜色泽、分泌物及有无赘生物。检查处女膜是否完整。嘱患者用力向下屏气，观察有无阴道前后壁膨出、直肠膨出、子宫脱垂和尿失禁等。

（2）阴道窥器检查：根据患者年龄、身高及阴道口大小和阴道壁松弛程度，选用合适的阴道窥器。将阴道窥器两叶合拢，用润滑剂润滑窥器两叶前端，以减轻插入阴道口时的不适感。如拟做宫颈细胞学检查或阴道分泌物涂片检查，为避免影响检查结果，不宜使用润滑剂，可改用生理盐水润滑。放置窥器时，以一手拇指及示指分开两侧小阴唇，暴露阴道口，另一手持阴道窥器沿阴道后壁斜行缓慢插入阴道内，边推进边旋转，将窥器两叶转正并逐渐张开，直至完全暴露宫颈、阴道壁及穹窿部。固定窥器于阴道内。取出窥器时，先将两叶合拢再取出。

1）检查阴道：观察阴道壁黏膜颜色，皱襞多少，有无畸形、溃疡、赘生物或囊肿。注意阴道分泌物的量、性状、色泽，有无臭味。分泌物异常者应进行涂片检查或培养找滴虫、假丝酵母菌、淋菌等。

2）检查宫颈：观察宫颈大小、颜色、外口形状、有无出血、糜烂、撕裂、外翻、腺体囊肿、息肉、赘生物、畸形，宫颈管内有无出血或分泌物。同时可采集宫颈鳞 - 柱状上皮交界处细胞或宫颈分泌物进行涂片检查和培养标本。

（3）双合诊：是盆腔检查中最重要的项目。检查者一手示指和中指涂润滑剂后放入阴道内，另一手放在腹部，两手配合检查为双合诊（图 11-1、图 11-2）。目的是检查阴道、宫颈、子宫、输卵管、卵巢、宫旁结缔组织和韧带以及骨盆腔内其他脏器和组织有无异常情况。

（4）三合诊：即经腹部、阴道、直肠联合检查称三合诊（图 11-3），是双合诊的补充检查，检查内容除双合诊内容外，还可以了解后倾或后屈子宫的大小、盆腔后壁的情况以及触诊直肠阴道膈、直肠子宫陷凹、骶骨前方及直肠内有无病变等。

（5）直肠 - 腹部诊：检查者一手示指伸入直肠，另一手在腹部配合进行的检查。适用于未婚、

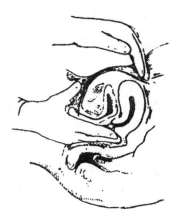

图 11-1　双合诊检查　　　　　图 11-2　双合诊检查子宫附件

阴道闭锁或其他原因不宜做阴道检查的患者。检查内容同双合诊和三合诊。

3. 盆腔检查结果记录

外阴：发育情况、婚产式（未婚，已婚未产或经产式），发现异常应详细记录。

阴道：是否通畅、黏膜情况，分泌物量、色、性状、气味等。

宫颈：大小、硬度；有无糜烂、撕裂、息肉、腺体囊肿；有无接触性出血，有无宫颈举痛等。

宫体：位置、形态、大小、硬度、活动度、有无压痛等。

附件：有无肿块、增厚及压痛，有肿块者要记录其位置、大小、硬度、活动度、表面是否光滑、有无压痛、疼痛的性质及部位，与子宫及盆壁的关系。左右两侧情况分别记录。

（四）辅助检查

血、尿、粪、阴道或宫颈分泌物等检查，相关的实验室检查及相应的物理检查如 B 超、X 线、内窥镜等。

图 11-3　三合诊检查

【心理社会评估】

心理社会评估是护理评估不可少的一部分。与其他患者一样，妇科患者也有各种不同的心理社会问题。由于妇科疾病具有涉及隐私的内容，患者容易产生害羞、焦虑或恐惧的心理，应给予重视。

1. 精神状态　评估患者仪表、行为、语言、情绪、思维过程、定向能力、沟通交流能力、判断力等。

2. 对目前健康问题的理解　评估患者对自己目前所患疾病的性质和程度的理解程度。

3. 应激水平和应对措施　评估患者面对压力和应激常用的应对方式，以及对本次疾病所采取的应对方式。

4. 个性特征　即个性类型。如依赖、独立型，紧张、松弛型，主动、被动型，内向、外向型，为制订护理措施提供依据。

5. 其他心理社会状况　如动机、价值观、信仰、生活方式、家庭状况、经济状况等。

【可能的护理诊断】

将收集到的主观、客观资料进行整理、分析，确定护理对象的健康问题，根据患者的问题做出护理诊断。护理诊断应包括患者的潜在性问题、现存性问题和合作性问题。妇科患者护理诊断常有焦虑、自我形象紊乱、恐惧、预感性悲哀、知识缺乏、疼痛、皮肤完整性受损、尿潴留、舒适的改变、活动无耐力等。确认护理诊断后，按照其重要性和紧迫性排列先后顺序，根据患者病情的轻重缓急采取护理措施。按生理、心理、社会等几个方面分类，按 NANDA 所规定的护理诊断名称排列、书写护理对象的护理诊断。

【护理目标】

护理目标是通过护理干预，护士期望患者达到的健康状态或在行为上的改变，也是评价护理效果的标准。护理目标的确定有利于护理措施的制订和实施，目标是护理患者应达到的结果，不是护理行动本身。目标应是具体的，可被测量或观察到的，应避免不明确或含糊之词。目标应在患者能力范围之内，鼓励患者及家属参与讨论并共同制订。常见的护理目标如：患者能叙述自己所接受的手术的必要性并积极配合手术前准备，能列举应对化疗药物不良反应的措施，在住院期间不发生院内交叉感染，手术前焦虑程度减轻或缓解，夜间睡眠好等。

【护理措施】

护理措施是护士为患者提供的具体护理活动，为协助患者达到护理目标所制定的具体工作内容。包括观察患者病情变化，减轻症状，促进舒适，采用预防方法，进行心理疏导、用药指导和健康教育等。不同的护理诊断采用不同的护理措施。对现存的护理问题应制定减少、去除相关因素的措施。对潜在的护理问题如潜在的感染应制定预防性措施，达到杜绝危险发生的目的。护理措施要有针对性，要让患者理解并参与护理措施的实施。护理措施与医疗计划一致，要有科学性，每项措施都应有措施依据，保证措施安全。

【护理评价】

护理评价是对整个护理效果的鉴定。评价的目的是检查护理目标是否达到，在此基础上，对患者的健康进行重新估计。评价原有的问题是否正确，是否解决，是否有发展的可能或又有新的健康问题，并重新评价护理计划。

1. 护理诊断依然存在，措施适宜则继续执行。

2. 护理诊断依然存在或又有新的护理问题，护理措施、目标不恰当致结果甚微或需增加护理措施，需修订预期目标及措施等。

3. 问题已解决，目标已全部实现，其相应的护理措施可以停止。

4. 对可能性问题进行排除和确定。

【护理记录】

护理记录作为病历的一部分，是医疗诉讼中重要的证据之一，是处理医疗事故的重要法律文件。

书写原则：及时、准确、完整、清晰，与医疗文书保持一致。及时、准确、完整地书写护理病程记录是护理记录的基本原则，是减少医疗纠纷的基础。护理记录必须及时，不得拖延和提早，更不能漏记，应维持记录最新资料。记录必须在时间、内容及可靠程度上真实无误，尤其对患者的主诉和行为应进行详细、真实、客观的描述，不应有护理人员的主观解释和有偏见的资料。记录的时间应为实际给药、治疗、护理的时间。有书写错误时应在错误字词上划线删除并在上面签名。护理记录的各项内容，尤其是护理表格应按要求逐项填写，避免遗漏。记录应连续，不留空白。每项记录后签全名，以示负责。如患者出现病情恶化、拒绝接受治疗和护理、请假外出、并发症先兆等特殊情况，应详细记录并及时汇报。护理文书记录内容应尽量简洁、流畅、重点突出。记录中应使用医学术语和公认的缩写，字迹清晰，字体工整，保持表格整洁，不得涂改、剪贴和滥用简化字。

附1

问诊记录

主诉：停经 55 天，腹痛伴阴道流血 1 天，量增多 1⁺ 小时。

现病史：月经一向规律，停经 45 天后出现恶心、呕吐等早孕反应，一周前尿妊娠试验阳性。两天前抬举重物后，出现下腹隐痛，未做处理。昨天阴道有血性分泌物，腹痛加剧。近 2 小时阴道流血增多，色红，少于月经量。

月经史：$14\dfrac{3\sim5}{28\sim30}$ 天，量中等，经期无不适，平素白带不多。

婚育史：24 岁结婚。

孕产史：0-0-1-0，2013 年 5 月 28 日人流 1 次。

末次月经（LMP）：2014 年 6 月 14 日。

末次前月经（PMP）：2014 年 5 月 16 日。

避孕措施：避孕套避孕。

既往史：2013 年 5 月 28 日人流 1 次。无其他疾病，无药物过敏史。

个人史和及家族史：本人无烟酒嗜好。配偶身体健康。父母及兄弟身体健康，家族无遗传性疾病及传染病。

体格检查记录

全身检查：BP 100/70mmHg，P 80 次 / 分，R 16 次 / 分，一般情况好，心肺（-），腹平软，未触及肝、脾。

妇科检查：

外阴：发育正常，已婚未产式。

阴道：通畅，有出血，色红，量少于月经量。

宫颈：光滑，正常大小，软，颜色微蓝。

子宫：前位，增大如鸡蛋大小，软，活动，无压痛。

附件：右侧增厚，压痛（-），左侧（-）。

处理：略。

印象 / 初诊：略。

附2

妇科护理记录

病例摘要：

患者 43 岁，因月经量增多，经期延长 2 年，症状加重 6 个月，量多伴血块，入院求治。患者常感头晕、乏力、心悸。

月经史：$14\dfrac{5\sim6}{26\sim28}$ 天。生育史：1-0-1-1。于 2006 年人工流产后采用工具避孕。

体检：贫血貌。子宫前位，宫体增大，表面结节感，触及质地硬包块，无明显压痛。

实验室检查：血红蛋白：82g/L。B 超检查子宫体有 120mm×60mm×80mm 和 100mm×50mm×60mm 大小两个包块，向宫腔内外突起。诊断为子宫肌瘤，拟行手术治疗。

患者于 2014 年 10 月 18 日在家属陪同下步行入院，准备手术治疗。

入院查体：T 36.7℃，P 70 次 / 分，R 20 次 / 分，BP 120/80mmHg，身高 156cm，体重 54kg。神清合作，发育正常，自主体位，一般情况好。心肺（-）。

妇科检查：外阴已婚经产型，阴道通畅，宫颈光滑，宫颈口呈横裂型，宫体表面呈结节状突起，质地硬，似妊娠 3$^+$ 月子宫大小，活动度尚好，无明显压痛。双侧附件（-）。

护理病程记录

2014-10-18 16:00

患者 43 岁，因月经量增多，经期延长 2 年，症状加重 6 个月，量多伴血块，入院求治。B 超检查提示"子宫肌瘤"，准备手术治疗，于今日入院。于上午 10 点对患者进行了常规宣教，同时进行术前血、尿、粪三项常规及出凝血时间、心电图和胸透检查，结果正常。

目前患者情况尚好，大小便正常，食欲好，睡眠差，已通知医生，并遵医嘱给予氯氮（利眠宁）10mg，今晚开始睡前服用，连续 3 日。夜班护士请注意患者夜间睡眠情况。次日晨留空腹血查肝、肾功能。

2014-10-22 11:00

患者于今日上午 8 点在持续硬膜外麻醉下行腹部全子宫切除术。术中输全血 600ml 和 5% 葡萄糖盐水 1 000ml，手术经过顺利。患者 11 点返回病房。

查 T 36.1℃，P 90 次/分，R 20 次/分，BP 90/60mmHg。输液中，保持导尿管通畅，尿液清晰，血压平稳，神志清醒。帮助患者去枕平卧 6h。每 15min 协助患者活动一次下肢，每 2h 协助患者翻身、咳嗽、做一次深呼吸，继续观察生命体征。

2014-10-22 11:30

患者 P 84 次/分，R 20 次/分，BP 90/60mmHg。神志清醒，左手臂输液通畅，刀口敷料清洁，尿管通畅，尿液清晰，尿量约 100ml，未见阴道流血。协助患者活动双下肢。

2014-10-22 12:00

患者 P 84 次/分，R 20 次/分，BP 100/60mmHg。神志清醒，刀口敷料清洁、干燥，尿管通畅，尿液清晰，尿量约 300ml，未见阴道流血。

2014-10-22 12:30

患者 P 80 次/分，R 20 次/分，BP 100/70mmHg。神志清醒，刀口敷料清洁、干燥，尿管通畅，尿液清晰，未见阴道流血。

2014-10-22 13:00

患者 P 80 次/分，R 20 次/分，BP 100/70mmHg。神志清醒，刀口敷料清洁、干燥，尿管通畅，尿液清晰，未见阴道流血。协助患者翻身一次。

2014-10-23 16:00

术后第 1 天，患者 T 38℃，P 76 次/分，R 16 次/分，BP 110/75mmHg。主诉刀口疼痛，遵医嘱给哌替啶肌内注射。刀口敷料清洁、干燥，未见阴道流血。心、肺听诊（-）。肠鸣音活跃，尚未排气。嘱患者多翻身、多活动。今日输液 2 000ml。尿管通畅，尿液清，保留导尿管持续开放，明晨拔管。继续观察患者疼痛情况及刀口情况。

2014-10-24 16:00

术后第 2 天，患者 T 37℃，P 76 次/分，R 16 次/分，BP 110/75mmHg。诉刀口疼痛减轻。今日输液 2 000ml。敷料清洁干燥，未见阴道流血。心、肺听诊无异常。诉已肛门排气，未排便。上午 8 点拔除保留导尿管，10 点自解小便约 400ml。已通知患者可进少量半流质饮食。

2014-10-25 16:00

患者一般情况良好，准备明日出院。已做出院宣教，内容有：休息 2 个月，1 个月后门诊复查，保持外阴清洁。有异常随时就诊。患者获悉信息，感到满意。

本章小结

　　病史采集和体格检查是妇科临床实践的基本技能，盆腔检查是妇科所特有的检查方法。妇科病史的内容包括一般项目、主诉、现病史、既往史、月经史、婚育史、个人史、家族史。在采集病史后，做全身检查、腹部检查和盆腔检查。盆腔检查又称妇科检查，是妇科特有检查，指对外阴、阴道、宫颈、宫体及双侧附件的检查，方法有外阴检查、阴道窥器检查、双合诊检查、三合诊检查及肛腹诊检查。妇科疾病患者完成身体评估后，还应按护理程序进行心理社会评估，做出护理诊断，制定护理目标，实施护理措施，进行护理评价，及时、准确、完整地书写护理记录。本章的重点是妇科病史的内容，妇科检查的方法及注意事项；难点是妇科检查方法。

自测题

一、简答题

1. 妇科患者有哪些特点？护士应如何做好护理？
2. 妇科检查时有哪些注意事项？
3. 描述双合诊检查的具体操作方法。

二、案例分析

　　女性患者，18岁，未婚，无性生活史。主诉近日在下腹部可摸到一包块，怀疑肿瘤，食欲不良，睡眠不好。在家人陪同下就诊。

　　问题：

1. 如何对此患者进行病史采集？
2. 如果做妇科检查，哪项检查适宜？
3. 评估患者的心理社会状况。

三、护士执业资格考试模拟题

1. 有关妇科双合诊检查，哪项是**错的**
   A. 先排空膀胱
   B. 取膀胱截石位
   C. 适于所有妇科患者
   D. 用具消毒，防止交叉感染
   E. 是妇科最常用检查方法

2. 王某，36岁，近几天感到外阴瘙痒，白带增多，呈稀薄状且有腥臭味，应建议她到医院做
   A. 阴道分泌物悬滴检查
   B. 子宫颈刮片
   C. 子宫颈管涂片
   D. 阴道侧壁涂片
   E. 阴道窥器检查

（郑海燕）

第十二章　女性生殖系统炎症患者的护理

学习目标

通过本章内容的学习，学生应能：

识记：

1. 说出女性生殖器官的自然防御功能、生殖系统炎症的传播途径。
2. 描述外阴炎、前庭大腺炎、阴道炎、宫颈炎、盆腔炎性疾病、尖锐湿疣、淋病及梅毒的临床表现。

理解：

1. 解释外阴炎、前庭大腺炎、阴道炎、宫颈炎、盆腔炎性疾病、尖锐湿疣、淋病及梅毒的病因。
2. 分析各种女性生殖系统炎症的处理原则。

应用：

评估女性生殖系统炎症疾病患者，并为其制订护理计划。

第一节　概　　述

女性生殖系统炎症是妇科常见疾病，可发生于任何年龄，以生育年龄最为多见。

基于女性生殖系统的解剖、生理特点，炎症可发生于任何部位。正常女性生殖系统具有比较完善的自然防御系统，一般不引起炎症。当大量应用抗生素、体内激素变化或免疫力下降时，阴道内菌群失调，可形成条件致病菌，引起炎症发生。

【女性生殖器官的自然防御功能】

女性生殖器官的解剖、生理生化特点具有比较完善的自然防御功能，增强了对感染的防御能力。主要有以下几个方面：

1. 两侧大阴唇自然合拢，遮掩阴道口、尿道口，防止外界微生物污染。
2. 由于盆底肌的作用，阴道口闭合，阴道前、后壁紧贴，从而抵御外界病原体的侵入。
3. 阴道上皮在卵巢分泌的雌激素作用下，增生变厚，从而具有增强抵抗病原体入侵的能力。同时，阴道上皮细胞内含有丰富的糖原，在阴道杆菌的作用下分解为乳酸，维持阴道正常的酸性环境（pH 在 3.8～4.4 之间），使适宜于在碱性环境中生长的病原体受到抑制，此称阴道的自净作用。
4. 宫颈内口紧闭，宫颈管黏膜分泌的黏液形成"黏液栓"，堵塞子宫颈管，阻止病原体侵入。
5. 育龄妇女子宫内膜周期性剥落，是消除宫腔内感染的有利条件。
6. 输卵管黏膜上皮细胞的纤毛向宫腔方向摆动及输卵管的蠕动作用，均有利于阻止病原体侵入。

7. 宫颈黏膜和子宫内膜聚集有淋巴细胞、中性粒细胞、巨噬细胞及补体等，均有抗感染能力。

【病原体】

1. 细菌　大多数为化脓菌如葡萄球菌、链球菌、大肠埃希菌、厌氧菌、变形杆菌、淋病奈瑟菌、结核分枝杆菌等。

2. 原虫　以阴道毛滴虫最为多见，少见的有阿米巴原虫。

3. 真菌　以假丝酵母菌为主。

4. 病毒　以疱疹病毒、人乳头瘤病毒为多见。

5. 螺旋体　多为苍白密螺旋体。

6. 衣原体　以沙眼衣原体多见，易引起输卵管黏膜炎。

7. 支原体　为正常阴道菌群，为条件致病菌。

【传播途径】

1. 沿生殖道黏膜上行蔓延　病原体侵入外阴、阴道后，沿黏膜表面上行，通过宫颈、子宫内膜、输卵管黏膜到达卵巢及腹腔，是非妊娠期、非产褥期盆腔炎性疾病的主要感染途径。如葡萄球菌、淋病奈瑟菌及沙眼衣原体多以此方式扩散。

2. 经血液循环播散　病原体先侵入其他系统形成病灶，再经血液循环感染生殖器官。如结核分枝杆菌主要以此方式传播。

3. 经淋巴系统扩散　病原体由外阴、阴道、宫颈及宫体等创伤处的淋巴管侵入后，经淋巴系统扩散至盆腔结缔组织、子宫附件与腹膜，是产褥感染、流产后感染及放置宫内节育器后感染的主要传播途径，多见于链球菌、大肠埃希菌、厌氧菌感染。

4. 直接蔓延　腹腔其他脏器感染后直接蔓延到内生殖器，如阑尾炎、腹膜炎等可引起输卵管炎。

【炎症的转归】

1. 痊愈　炎症发生后，若患者抵抗力强、病原体致病力弱或治疗及时、抗生素应用恰当，病原体完全被杀灭、炎症很快被控制、炎性渗出物全部被吸收，即为痊愈。痊愈后组织结构、功能一般可以恢复正常，不留痕迹。但如果坏死组织、炎性渗出物机化形成瘢痕或粘连，则组织结构和功能不能完全恢复。

2. 转为慢性　若炎症治疗不及时、不彻底或病原体对抗生素不敏感，机体防御功能和病原体的作用处于相持状态，可使炎症长期存在而转为慢性。少数患者也可无明显急性炎症的表现而直接表现为慢性炎症。当机体防御功能增强或治疗方法得当时，炎症可被控制而逐渐好转。一旦机体抵抗力下降，慢性炎症可急性发作。

3. 扩散与蔓延　若患者抵抗力降低、病原体作用强时，炎症可经淋巴和血行扩散或蔓延到邻近器官，严重时可形成败血症而危及生命。由于现今抗生素的快速发展，此种情况已不多见。

【治疗原则】

1. 控制炎症　积极寻找病因，针对病原体选用敏感的抗生素进行局部或全身治疗，要求及时、足量、规范、彻底、有效地使用，必要时加用辅助药物以提高疗效。

2. 加强预防　注意个人卫生，保持外阴清洁、干燥。增加营养、增强体质，提高机体抵抗力。定期进行妇科检查，及早发现并积极治疗。

3. 物理或手术治疗　物理治疗主要有微波、短波、超短波、激光、冷冻、离子透入（可加入各种药物）等，也可指导患者进行坐浴、冲洗、热敷等，以促进局部血液循环，改善组织营养状态，提高新陈代谢，利于炎症吸收和消退。手术治疗可根据情况选择经阴道、经腹部手术或腹腔镜手术，以切除病灶、彻底治愈为原则，避免遗留病灶有再复发的机会。

4. 中药治疗　根据具体情况选用清热解毒、清热利湿或活血化瘀的中药。

【护理评估】

（一）健康史

询问患者的年龄、发病可能的诱因，了解月经史、婚育史、生殖系统手术史、肺结核病史、糖尿病史，有无不洁性生活史，有无吸毒史或输血史，有无接受大剂量雌激素治疗或长期应用抗生素治疗史，流产后有无感染史，采用的避孕措施以及个人卫生及月经期卫生保健情况等；发病后有无发热、寒战、腹痛、阴道分泌物增多，分泌物的颜色、性质、量及气味等，是否伴随排尿、排便的改变及此次疾病的治疗经过和效果等。

（二）身体状况

1. 症状　询问患者外阴瘙痒、疼痛、烧灼等主观症状，阴道分泌物是否增多以及分泌物的颜色、性质、量及气味，是否有腹痛及腰骶部疼痛等症状。

2. 体征　仔细观察生殖系统的局部变化，有无红、肿、热、痛，阴道黏膜炎性改变情况及后穹隆分泌物的量及性状；宫颈充血、水肿、糜烂、肥大的程度，双合诊和三合诊检查子宫大小、位置、质地、活动度，有无压痛、抬举痛等，附件有无水肿、增厚、压痛以及肿块等。

（三）心理社会状况

通过与患者接触、交谈，观察其行为变化，了解不同的情绪及心理问题。多数患者尤其是一些未婚或未育女性，在出现典型的临床症状后，常因害羞、焦虑、恐惧、担心遭人耻笑等原因而未能到医院就诊，或自行寻找非正规部门处理，导致延误病情。

（四）辅助检查

检查血、尿常规，在阴道分泌物中找病原体，必要时做血培养、阴道拭子或宫腔内容物拭子培养以及药敏试验。对有接触性出血或血性白带者，为与子宫恶性肿瘤相鉴别，需行宫颈细胞学检查，必要时做分段诊断性刮宫术。同时可借助 B 超、阴道镜、宫腔镜及腹腔镜等确定诊断。

【护理诊断/问题】

1. 有皮肤完整性受损的危险　与炎性分泌物刺激引起局部瘙痒有关。

2. 疼痛　与局部炎性刺激有关。

3. 焦虑　与治疗效果不理想有关。

4. 知识缺乏　缺乏外阴清洁知识和预防炎症发生的知识。

【护理目标】

1. 患者接受治疗后瘙痒症状减轻，不搔抓外阴。

2. 患者诉说疼痛的程度减轻，舒适感加强。

3. 患者情绪稳定，能积极配合治疗。

4. 患者改变不良生活习惯。

【护理措施】

1. 一般护理　嘱患者多休息，避免劳累，急性炎症期如急性盆腔炎时应卧床休息。指导患者增加营养，进食高热量、高蛋白、高维生素饮食。发热期间多饮水。

2. 缓解症状　及时、准确地收集各种检查标本，准确执行医嘱。指导患者保持会阴部清洁，勤换内裤，定时更换消毒会阴垫，便后冲洗及会阴擦洗时遵循由前向后、从尿道到阴道，最后肛门的原则，避免交叉感染。炎症急性期时，嘱患者采取半卧位姿势，以利于分泌物积聚于子宫直肠陷凹而使炎症局限。疼痛明显者，按医嘱给予止痛剂。局部奇痒时，嘱咐患者避免搔抓，并按医嘱给予止痒药膏。对于需局部用药者，耐心教会患者用药的方法及注意事项。

3. 心理护理　由于炎症部位在生殖器，患者往往有害羞心理，不愿及时就诊，护理人员应耐心向患者解释，同时要尊重患者，用通俗易懂的话语与患者及家属及时沟通。妇科诊治时的体位、方法往往使患者感到不安，护理人员要尽可能陪伴并保护患者的隐私。耐心向患者解释各种治疗的目的、作用、方法、副作用及注意事项。与患者及家属共同讨论治疗及护理方案，尽可能减轻患者的恐惧及焦虑，争取家人的理解和支持，必要时提供直接帮助。

4. 密切观察病情　认真观察用药效果及病情变化，仔细观察用药反应，有异常情况及时报告，做好记录。

5. 健康教育　指导患者穿着棉织品内裤，治疗期间避免去公共浴池、游泳池，并禁止性生活。注意经期、孕期、分娩期及产褥期卫生，解释夫妻双方同时接受治疗的必要性及坚持治疗的重要性。指导患者应定期进行妇科检查，及早发现异常并接受治疗。

【护理评价】

1. 治疗期间，患者自述舒适感增加并积极配合治疗。

2. 患者用药方法正确并能坚持治疗。

3. 患者全身、局部症状和体征消失，实验室检查指标在正常范围。

4. 患者能正确复述预防及保健措施。

第二节　外阴部炎症

一、外阴炎

外阴炎（vulvitis）主要指外阴部皮肤与黏膜的炎症。由于外阴部暴露于外，又与阴道、尿道、肛门毗邻，与外界接触多，因此容易发生炎症，其中以大、小阴唇最多见，严重时可波及整个外阴部。

【病因】

阴道分泌物增多、尿液、粪便等刺激均可引起外阴不同程度的炎症。其次如粪瘘、尿失禁或尿瘘患者的大小便污染，糖尿病患者糖尿的长期刺激等。此外，穿着化纤内裤、紧身衣、月经垫等导致局部透气性差以及外阴部不洁致细菌感染等情况也可引起外阴部炎症。

【临床表现】

外阴皮肤瘙痒、疼痛或有烧灼感，尤以活动、性交、排尿时加重。病情严重时形成外阴溃疡而致行走不便。检查可见局部充血、肿胀，常有抓痕，重者形成溃疡、湿疹，长期慢性炎症使外阴局部皮肤或黏膜增厚、粗糙，甚至皲裂。

【治疗原则】

包括病因治疗和局部治疗。积极寻找诱因，去除病因。如发现有糖尿病应及时治疗，若有尿瘘、粪瘘应及时行修补术。保持局部清洁、干燥，局部可用 1∶5 000 高锰酸钾溶液坐浴。若有皮肤破溃，可涂擦抗生素软膏或中药治疗。急性期还可选用微波、红外线局部物理治疗。

【护理评估】

（一）健康史

询问患者疾病史、分娩史、手术史，个人生活卫生习惯，疾病治疗用药情况以及治疗效果，月经期等特殊时期的生理卫生知识。

（二）身体状况

1. 症状　外阴皮肤黏膜瘙痒、疼痛、烧灼感，性交、排便、排尿时加重。

2. 体征　急性期病变外阴部充血、肿胀、糜烂，有抓痕，重者溃疡或湿疹；慢性期外阴皮肤或黏膜增厚、粗糙、皲裂甚至苔藓样变。

（三）心理社会状况

了解患者和家属对疾病的认识及重视程度，有无社交障碍，是否担心治疗效果。

【护理诊断 / 问题】

1. 皮肤黏膜完整性受损　与病原体的侵蚀、炎症分泌物刺激有关。

2. 舒适改变　与外阴瘙痒有关。

3. 焦虑　与疾病影响正常性生活及治疗效果不佳有关。

【护理目标】

1. 患者皮损修复。

2. 患者舒适感增强。

3. 患者焦虑缓解。

【护理措施】

1. 一般护理　嘱患者注意休息，炎症严重时卧床休息，忌食辛辣等刺激性食物。不要搔抓外阴皮肤，避免破溃或合并感染。

2. 指导治疗　指导患者积极治疗原发病，教会患者坐浴的方法，包括溶液的配制、温度、坐浴的时间及注意事项。通常采用 1∶5 000 高锰酸钾溶液坐浴，温度以 40℃ 左右为宜，每日 2 次，每次 15～30min，5～10 次为一个疗程。坐浴时要使会阴部浸没于溶液中。注意溶液浓度不要太浓，以防灼伤皮肤，月经期应停止坐浴。局部严禁搔抓，勿用刺激性肥皂擦洗。按医嘱正确用药。外阴破溃者为预防继发感染应使用柔软无菌会阴垫，减少摩擦和混合感染。

3. 健康教育　指导患者注意个人卫生，勤换内裤，保持外阴部清洁、干燥，尤其在经期、孕期、分娩期及产褥期更要注意做好卫生工作。不穿化纤内裤和紧身衣，穿棉质内衣裤。

【护理评价】

1. 患者外阴受损部位愈合，皮肤恢复弹性。

2. 患者舒适度增加，无不适主诉。

3. 患者有良好的心态，能配合医生诊治。

二、前庭大腺炎

前庭大腺炎（bartholinitis）是病原体侵入前庭大腺引起的炎症。前庭大腺位于两侧大阴唇后 1/3 深部，腺管开口于阴道前庭后方小阴唇与处女膜之间的沟内。在性兴奋时分泌黏液起润滑作用。由于其解剖位置的特殊性，在性交、流产、分娩或其他情况污染外阴时，病原体容易侵入而引起炎症。急性炎症发作时，细菌先侵犯腺管，腺管口因炎症肿胀阻塞，渗出物不能外流、积存而形成脓肿，称前庭大腺脓肿（abscess of bartholin gland）。

【病因】

主要致病菌有葡萄球菌、链球菌、大肠球菌、淋病奈瑟菌及厌氧菌等。近年来，淋病奈瑟菌所致前庭大腺炎有明显增多趋势。

【临床表现】

炎症多发生于一侧。初起时局部肿胀、疼痛、有烧灼感，甚至行走不便，有时可致大小便困难。患者可出现发热等全身症状。检查见局部皮肤红肿、发热，压痛明显，患侧前庭大腺开口处有时可见白色小点。当脓肿形成时，疼痛加剧，表面皮肤发红、变薄，肿块呈鸡卵大小，触及有波动感，周围组织水肿。脓肿可自行破溃引流，但如果破口小，引流不畅，炎症持续不消退，可反复急性发作。

【治疗原则】

取前庭大腺开口处分泌物进行细菌培养和药敏试验，根据病原体选用抗生素，并可选用清热、解毒的蒲公英、金银花、连翘等中药局部热敷或坐浴；脓肿形成后可切开引流并造口。

【护理评估】

（一）健康史

了解患者的婚姻状况、生育史，既往是否患有外阴阴道炎或前庭大腺炎，其治疗用药情况及治疗效果等。

（二）身体状况

1. 症状　局部肿胀、疼痛、灼热感，行走不便，有时会致大小便困难。可伴有发热、周身不适、乏力等，慢性期可有性交不适或外阴坠胀感。

2. 体征　局部皮肤红肿、发热、压痛明显；脓肿形成时，触之有波动感，囊肿大时可在外阴部后方，大阴唇外侧触及突起的囊肿。

（三）心理社会状况

了解患者和家属对疾病的认识及重视程度，有无社交障碍，有无因炎症反复发作担心治疗效果。

【护理诊断/问题】

1. 体温过高　与感染有关。
2. 舒适的改变　与脓肿或囊肿形成有关。
3. 焦虑　与疾病的反复发作有关。

【护理目标】

1. 患者体温恢复至正常范围。
2. 患者不适感消失，对治疗、护理满意。
3. 患者焦虑缓解，情绪稳定。

【护理措施】

1. 一般护理　急性期卧床休息，进清淡、营养、易消化饮食，保证足够的液体摄入，保持局部清洁。

2. 对症护理　急性期按医嘱给予抗生素及止痛剂，局部热敷或坐浴，增加舒适感。脓肿或囊肿拟行手术者协助做好术前准备和术后引流，引流条需每日更换。外阴用1∶5 000氯己定（洗必泰）棉球擦洗，每日2次。

3. 健康教育　注意月经期、孕期及产褥期卫生，每天清洗外阴，更换内裤。月经期、产褥期禁止性交，经期使用消毒卫生垫预防感染。

【护理评价】

1. 体温维持在正常范围。
2. 患者不适感消失。
3. 患者情绪稳定。

第三节　阴　道　炎

一、滴虫阴道炎

【病因】

滴虫阴道炎（trichomonal vaginitis）是常见的阴道炎，由阴道毛滴虫引起。阴道毛滴虫属厌氧性寄生原虫，呈梨形，无色透明如水滴，体积为多核白细胞的2～3倍，其顶端有4根鞭毛，体侧有波动膜，虫体随波动膜的波动而活动。适宜滴虫生长的温度为25～40℃、pH为5.2～6.6的潮湿环境。滴虫生活史简单，只有滋养体而无包囊期，滋养体生命力较强，能在3～5℃生存21日，在46℃生存20～60min，在半干燥环境中约生存10h，在pH为5.0以下或7.5以上的环境中则不生长。滴虫阴道炎患者的阴道pH一般在5.0～6.5，多数>6.0。月经前后阴道pH发生变化，月经后接近中性，故隐藏在腺体及阴道皱襞中的滴虫于月经前后常得以繁殖，引起炎症的发作。它能消耗或吞噬阴道上皮细胞内的糖原，阻碍乳酸生成，以降低阴道酸度而有利于繁殖。滴虫不仅寄生于阴道，还常侵入尿道或尿道旁腺，甚至膀胱、肾盂以及男方的包皮皱褶、尿道或前列腺中。

【传播途径】

1. 直接传播　经性交直接传播，是主要的传播途径。由于男性感染滴虫后常无症状，易成为感染源。

2. 间接传播　经公共浴池、浴盆、浴巾、游泳池、坐式便器、衣物等间接传播，还可通过污染的器械及敷料等传播。

【临床表现】

潜伏期为 4～28 日。典型表现为阴道分泌物增多伴外阴瘙痒。分泌物呈稀薄泡沫状，若有其他细菌混合感染则呈脓性，有臭味。瘙痒部位主要为阴道口及外阴，间或有灼热、疼痛、性交痛等，严重者可有尿频、尿急、排尿困难等泌尿道刺激症状。阴道毛滴虫能吞噬精子，并能阻碍乳酸生成，影响精子在阴道内存活，可致不孕。

检查时见阴道黏膜充血，严重者有散在出血斑点，甚至宫颈有出血斑点，形成"草莓样"宫颈，后穹隆有多量白带，呈灰黄色、黄白色稀薄液体或黄绿色脓性分泌物，常呈泡沫状，有臭味。分泌物呈脓性是因为其含有白细胞，若合并其他感染则呈黄绿色；呈泡沫状、有臭味是由于滴虫无氧酵解糖类，产生腐臭气体。带虫者阴道黏膜常无异常改变。

【治疗原则】

主要采用局部治疗与全身治疗相结合的方法，其中全身用药效果好，可杀灭阴道毛滴虫，恢复阴道正常的 pH，保持阴道的自洁状态。强调夫妻双方同时治疗，以切断传播途径。

【护理评估】

（一）健康史

询问有无不良卫生习惯，既往有无阴道炎病史，其发作情况以及治疗经过等。

（二）身体状况

了解阴道分泌物的性质、颜色、气味及量，有无不适，外阴皮肤色泽及完整情况，阴道黏膜及宫颈上有无散在出血斑点。

（三）心理社会状况

了解患者和家属对疾病的认识及重视程度，有无社交障碍，有无因治疗效果不佳、反复发作的担忧，有无丈夫同时治疗的障碍。

（四）辅助检查

典型病例容易诊断，若在阴道分泌物中找到滴虫即可确诊。

【护理诊断/问题】

1. 舒适改变　与外阴瘙痒、灼痛及白带增多有关。

2. 焦虑　与治疗效果不佳，反复发作有关。

3. 知识缺乏　与对阴道炎感染途径的认识及预防知识的缺乏有关。

4. 皮肤完整性受损　与阴道炎症有关。

【护理目标】

1. 患者阴道分泌物正常，瘙痒、疼痛症状减轻或消失。

2. 患者情绪缓解。

3. 患者能说出该疾病的起因、防范措施及护理要点。

4. 患者外阴皮肤完整。

【护理措施】

1. 一般护理　注意休息，少吃刺激性食物。保持外阴清洁、干燥，尽可能避免搔抓外阴部以免皮肤破损。治疗期间勤换内裤、禁止性生活。其内裤、坐浴及洗涤用品应煮沸 5 ~ 10min，以避免交叉感染和保证疗效。并嘱患者的配偶同时治疗。

2. 心理护理　耐心向患者介绍滴虫阴道炎的相关知识，解释只要坚持按医嘱用药，该病容易治愈，以增强患者的信心，允许患者表达心中的担忧，消除其无助感，使其愉快地接受治疗。

3. 指导患者配合检查　做分泌物培养之前，告知患者取分泌物前 24 ~ 48h 应避免性交、阴道灌洗、局部用药及培养的目的。分泌物取出后应及时送检并注意保暖，否则滴虫活动力减弱，造成辨认困难。

4. 用药指导　全身用药方法为：甲硝唑 400mg，每日 2 次，7 日为一疗程；对初次患者单次口服甲硝唑 2g 或替硝唑 2g，可收到同样效果。交代患者服药后可出现食欲减退、恶心、呕吐等胃肠道反应，偶有头痛、皮疹、白细胞减少等，一旦发现应报告医生并停药。药物可通过胎盘进入胎儿体内，并可由乳汁排泄，故孕 20 周前或哺乳期妇女禁用。对于不能耐受口服或不适宜全身用药者可以局部单独给药，也可全身及局部联合用药。局部用药法方法：甲硝唑阴道泡腾片 200mg 塞入阴道穹窿部，每晚 1 次，7 日为 1 疗程。局部用药前，可先用 1% 乳酸液或 0.1% ~ 0.5% 醋酸液冲洗阴道，改善阴道内环境，以提高疗效。同时告知患者在月经期间应暂停坐浴、阴道冲洗及阴道用药。

5. 健康指导　指导患者定期接受妇科普查，努力提高自我保护意识。治愈前避免到游泳池、浴池等公共场所。患者应该及时就医，坚持彻底治疗。治疗后滴虫检查为阴性时，仍应于下次月经干净后继续治疗 1 个疗程，以巩固疗效。月经干净后复查白带，连续 3 个月检查均阴性，方可称为治愈。性伴侣应同时进行治疗，治疗期间禁止性交。

【护理评价】

1. 患者自诉阴道分泌物正常，瘙痒、疼痛症状减轻或消失。
2. 患者自诉情绪缓解。
3. 患者能说出该疾病的起因、防范措施及护理要点。
4. 患者外阴皮肤完整。

二、外阴阴道假丝酵母菌病

【病因】

外阴阴道假丝酵母菌病（vulvovaginal candidiasis，VVC）是由假丝酵母菌引起的常见外阴阴道炎。80% ~ 90% 的病原体为白假丝酵母菌，10% ~ 20% 为非白假丝酵母菌（光滑假丝酵母菌、近平滑假丝酵母菌、热带假丝酵母菌等）引起。酸性环境适宜假丝酵母菌生长，假丝酵母菌对热的抵抗力不强，加热至 60℃后 1h 即可死亡，但对干燥、日光、紫外线及化学制剂的抵抗力较强。

白假丝酵母菌是一种条件致病菌，正常情况下系阴道内常驻菌种，其繁殖、致病、发病取决于宿主抵抗力以及阴道内环境的变化。当阴道内糖原增加、酸度增高时，最适合白假丝酵母菌的繁殖而引起炎症。有假丝酵母菌感染的阴道 pH 在 4.0 ~ 4.7，通常 <4.5。因而假丝酵母菌病多见于孕妇、糖尿病患者及接受大量雌激素治疗者。此外，长期应用抗生素抑制乳酸杆菌的生长，改变了阴道内微生物之间的相互制约关系，有利于假丝酵母菌生长。大量应用免疫抑制剂如皮质类固醇激素或免疫缺陷综合征，机体抵抗力降低。其他诱因有胃肠道假丝酵母菌感染、应用含高剂量激素的避孕药、穿紧身化纤内裤、肥胖等。后者可使会阴局部温度及湿度增加，假丝酵母菌易于繁殖引起感染。

【传播途径】

1. 内源性感染　为主要感染方式，假丝酵母菌除寄生阴道外，还可寄生于人的口腔、肠道，这三个部位的假丝酵母菌可互相自身传染，当局部环境条件适合时易发病。

2. 直接传播　部分患者可通过性交直接传染。

3. 间接传染　少数患者通过接触感染的衣物间接传染。

【临床表现】

主要表现为外阴、阴道奇痒，灼痛，严重时坐卧不宁，异常痛苦，还可伴有尿频、尿痛及性交痛。尿痛的特点是排尿时尿液刺激水肿的外阴及前庭导致疼痛。急性期白带增多，白带的特征是白色稠厚呈凝乳或豆渣样。检查见外阴红斑、水肿，常伴有抓痕，小阴唇内侧及阴道黏膜附有白色膜状物，擦除后露出红肿黏膜面，急性期还可能见到糜烂及浅表溃疡。

【治疗原则】

1. 消除诱因　积极治疗原发病，及时停用广谱抗生素、雌激素、皮质类固醇激素。

2. 局部用药　合理选用杀灭假丝酵母菌的药物，可局部用药，也可全身用药，主要以局部短疗程抗真菌药物为主。①咪康唑栓剂，每晚1粒（200mg），连用7日；或每晚1粒（400mg），连用3日；或1粒（1 200mg），单次用药。②克霉唑栓剂，每晚1粒（150mg），连用7日；或早、晚各1粒（150mg），连用3日；或1粒（500mg），单次用药。③制霉菌素栓剂，每晚1粒（10万U），连用10~14日。局部用药前可用2%~4%碳酸氢钠液冲洗阴道，改变阴道酸碱度，造成不利于假丝酵母菌生长的条件。

3. 全身治疗　若局部用药不能耐受者、未婚妇女或不愿采用局部用药者，可选用伊曲康唑、酮康唑、氟康唑等口服。

【护理评估】

（一）健康史

了解患者有无糖尿病病史，有无长时间使用抗生素或雌激素类药，是否为妊娠期。

（二）身体状况

了解患者白带的量、性状、气味。阴道黏膜有无白色膜状物覆盖以及有无糜烂、溃疡。

（三）心理社会状况

了解患者有无因外阴瘙痒、反复发作而焦虑；了解患者及家属对疾病的认识及理解程度，有无丈夫同时治疗的障碍。

（四）辅助检查

对有症状或体征的女性，若在阴道分泌物中找到假丝酵母菌的芽孢或假菌丝即可确诊。若有症状而多次湿片检查为阴性，为确诊是否为非白假丝酵母菌感染，可采取培养法。

【护理诊断/问题】

1. 皮肤、黏膜完整性受损　与外阴瘙痒有关。

2. 焦虑　与治疗效果不佳，反复发作，孕妇担心对胎儿影响有关。

3. 知识缺乏：缺乏预防外阴阴道假丝酵母菌病的知识。

4. 舒适的改变　与外阴瘙痒、疼痛、分泌物增多有关。

【护理目标】

1. 患者皮肤完整性受到保护。

2. 患者焦虑缓解，情绪稳定。

3. 患者能讲述该病的有关知识及注意事项并积极治疗。

4. 患者阴道分泌物正常，瘙痒、疼痛症状减轻或消失。

【护理措施】

1. 一般护理　注意对患者的健康及卫生知识做好宣传指导，促进恢复阴道自净作用，增强阴道局部防御力。指导患者保持外阴清洁干燥。内裤、坐浴及洗涤用物应煮沸消毒5~10min以消灭病原体，避免交叉重复感染。

2. 心理护理　耐心向患者介绍外阴阴道假丝酵母菌病的相关知识，解释只要坚持按医嘱用药，该病容易治愈，以增强患者的信心。

3. 用药指导

（1）鼓励患者坚持用药，不要随意中断疗程，但因唑类药物有肝毒性，故用药前及用药中应监测肝功能，有肝炎病史者禁用。

（2）为提高疗效，在局部用药前可先用2%～4%碳酸氢钠液坐浴或冲洗阴道。告知患者阴道冲洗时药液的浓度、温度和治疗时间，冲洗前药液要充分溶化，液温一般以40℃为宜，防止因药物浓度过浓和温度过高引起化学性阴道炎及表皮烫伤。

（3）在月经期间暂停坐浴、阴道冲洗及阴道用药。

（4）妊娠期合并外阴阴道假丝酵母菌感染者，为避免胎儿感染，应禁服唑类药物并坚持局部治疗，甚至到妊娠8个月。

4. 健康指导　积极治疗糖尿病，正确使用抗生素、雌激素，避免诱发假丝酵母菌病。向患者讲解患病的原因，消除顾虑及时就医。做好卫生宣教，养成良好的卫生习惯，每日用温开水洗外阴、换内裤，切忌搔抓。妊娠期患者要积极治疗，否则新生儿易感染，发生"鹅口疮"。

【护理评价】

1. 患者皮肤受损愈合。

2. 患者焦虑缓解，情绪稳定。

3. 患者能正确讲述假丝酵母菌病的有关知识及注意事项。

4. 患者不适感消失。

三、细菌性阴道病

【病因】

细菌性阴道病（bacterial vaginosis，BV）为阴道内正常菌群失调所致的一种混合感染，但临床及病理特征无炎症改变。正常阴道内以乳酸杆菌占优势。细菌性阴道病时，阴道内乳酸杆菌减少而其他细菌大量繁殖。主要有加德纳菌、厌氧菌（动弯杆菌、普雷沃菌、紫单胞菌、类杆菌、消化链球菌等）以及人型支原体，其中以厌氧菌居多。促使阴道正常菌群失调的原因尚不清楚，可能与个人卫生不良、多个性伴侣、频繁性交或阴道灌洗使阴道碱化有关。

【临床表现】

10%～40%患者无临床症状，有症状者主要表现为阴道分泌物增多，有鱼腥臭味，尤其性交后加重，可伴有轻度外阴瘙痒或烧灼感。分泌物呈均匀一致的量较多的灰白色、稀薄白带。妇科检查可见分泌物黏附于阴道壁，但黏度低，易从阴道壁拭去，黏膜无充血现象。

【治疗原则】

应选用抗厌氧菌药物，如甲硝唑、克林霉素。甲硝唑能够抑制厌氧菌生长，但不影响乳酸杆菌生长，为首选药物。甲硝唑400mg口服，每日2～3次，连用7日。但甲硝唑对支原体效果差。

【护理评估】

（一）健康史

询问个人生活卫生习惯，是否经常进行阴道灌洗或使用洁尔阴等坐浴；了解性生活情况等。

（二）身体状况

了解阴道分泌物的颜色、性质、量、气味及患者有无不适。检查阴道黏膜是否完整及有无附着物的情况。

（三）心理社会状况

了解患者和家人对治疗的重视与支持程度，患者的性生活及性卫生情况。患者有无对疾病的发展、治疗效果等方面的担忧等。

（四）辅助检查

1. 线索细胞检查　取少许阴道分泌物放在玻片上，加1滴0.9%氯化钠注射液混合，高倍显微镜下寻找线索细胞。细菌性阴道病时线索细胞大于20%。

2. 胺臭味试验　取少许阴道分泌物放在玻片上，加入10%氢氧化钾溶液1～2滴，产生烂鱼肉样腥臭味，系因胺遇碱释放氨所致。

【护理诊断/问题】

1. 舒适改变　与分泌物增多、外阴瘙痒有关。

2. 焦虑　与疾病反复发作及外阴异常气味有关。

3. 知识缺乏：缺乏细菌性阴道病的预防知识。

【护理目标】

1. 患者不适感消失，阴道分泌物正常。

2. 患者焦虑缓解，情绪稳定。

3. 患者能讲述该病的防治知识及注意事项。

【护理措施】

1. 一般护理　注意性卫生，避免过频或无保护的性生活。孕期注意个人卫生，保持外阴的清洁干燥，避免交叉感染。

2. 心理护理　耐心向患者介绍细菌性阴道病的相关知识，解释只要坚持按医嘱用药，该病容易治愈，以增强患者的信心，允许患者表达心中的担忧，消除其无助感，使其愉快地接受治疗。

3. 用药指导　全身用药方法为：首选甲硝唑 400mg，每日 2 次，口服，7 日为一疗程；或克林霉素 300mg，每日 2 次，连服 7 日。局部用药法方法：甲硝唑栓剂，每晚 1 次，7 日为一疗程；或 2% 克林霉素软膏涂阴道壁，每次 5g，每晚 1 次，7 日为一疗程。

4. 健康指导　本病虽与多个性伴侣有关，但是治疗性伴侣后并未改善其治疗效果及降低其复发率，因此，性伴侣可不做常规治疗。治疗后无症状者不需常规随访。对症状持续者或复发者，应告知患者复诊，接受治疗。可选择与初次治疗不同的药物。

【护理评价】

1. 患者无不适感，对治疗效果满意。

2. 患者情绪稳定。

3. 患者能正确讲述该病的防治知识及相应的应对方法。

四、萎缩性阴道炎

【病因】

萎缩性阴道炎（atrophic vaginitis）常见于自然绝经或卵巢去势后妇女，也可见于手术切除双侧卵巢、卵巢功能早衰、盆腔放疗后、营养不良等妇女。因卵巢功能衰退，雌激素水平下降，阴道黏膜萎缩变薄，阴道上皮内糖原含量减少，阴道内 pH 增高，多为 5.0 ~ 7.0，嗜酸性乳酸杆菌不再为优势菌，局部抵抗力下降，杀灭病原菌的能力降低。加之血供不足，当受到刺激或损伤时，毛细血管容易破坏，出现阴道不规则点状出血，如细菌侵入繁殖，可引起萎缩性阴道炎。

【临床表现】

主要表现为外阴灼热不适、瘙痒及阴道分泌物增多。分泌物稀薄，呈淡黄色，严重感染时可呈脓性或脓血性白带，有的还可有点状出血，有臭味。由于阴道黏膜萎缩，可伴有性交痛。妇科检查见阴道呈萎缩性改变，上皮皱襞消失、萎缩、菲薄。阴道黏膜充血，有散在小出血点或点状出血斑，重时有浅表溃疡。溃疡面可与对侧粘连，严重时造成狭窄甚至闭锁，炎症分泌物引流不畅导致阴道或宫腔积脓。

【治疗原则】

增加机体及阴道抵抗力，抑制细菌生长，补充雌激素。常用 1% 乳酸或 0.5% 醋酸冲洗阴道，增加阴道酸度。阴道冲洗后，将甲硝唑 200mg 或诺氟沙星 100mg 放入阴道深部，每日 1 次，7 ~ 10 日为一个疗程。同时可针对病因给予小剂量雌激素，局部或全身用药。局部用药可用雌激素软膏局部涂抹，每日 1 ~ 2 次，14 日为一个疗程。全身用药可口服尼尔雌醇，但乳癌或子宫内膜癌患者慎用。

【护理评估】

（一）健康史

询问患者年龄，卵巢的发育和功能情况，月经史，是否绝经、绝经时间，有无妇科手术史及盆腔放射治疗史等。

（二）身体状况

了解白带颜色、性状、量、气味，有无外阴瘙痒、灼痛及膀胱刺激症状。检查阴道黏膜皱襞，有无出血点、溃疡等。

（三）心理社会状况

了解患者和家人对治疗的重视与支持程度，患者有无对疾病的发展、治疗效果等方面的担忧等。

（四）辅助检查

应取阴道分泌物检查，显微镜下见大量基底层细胞及白细胞而无滴虫及假丝酵母菌。

【护理诊断/问题】

1. 舒适改变　与外阴瘙痒、阴道分泌物增多有关。

2. 焦虑　与治疗效果不佳，担心疾病性质有关。

3. 皮肤完整性受损　与外阴阴道炎症有关。

4. 知识缺乏：缺乏萎缩性阴道炎的预防知识。

【护理目标】

1. 患者对护理治疗效果满意，自觉症状消失。

2. 患者焦虑情绪减轻或消失。

3. 患者皮肤受损恢复。

4. 患者能正确讲述疾病原理及药物的使用方法。

【护理措施】

1. 一般护理　注意休息，进食清淡饮食。保持外阴部清洁，勤换内裤。

2. 心理护理　耐心向患者讲述该病发生的原因，使患者知晓相关知识并及时治疗，对患者提出的问题及时回答，消除恐惧心理，使患者以积极乐观的态度配合治疗。

3. 用药指导　告知患者严格按医嘱正确用药，并传授局部用药方法。嘱患者上药前洗净双手及会阴，以减少感染的机会。自己上药有困难者，指导其家属协助用药或医务人员帮助使用。

4. 健康指导　坚持每年至少接受1次妇科普查，发现异常及时就医。加强围绝经期妇女的健康教育，使其掌握萎缩性阴道炎的预防措施。

【护理评价】

1. 患者不适症状消失，舒适感增强。

2. 患者焦虑缓解，情绪稳定。

3. 患者皮肤完好。

4. 患者能正确讲述药物的使用方法及注意事项。

第四节 宫 颈 炎

宫颈炎（cervicitis）是妇科最常见的疾病，包括宫颈阴道部炎症及子宫颈管黏膜炎症，临床上以宫颈管黏膜炎症常见。正常情况下，宫颈具有多种防御功能，包括黏膜免疫、体液免疫及细胞免疫，是阻止下生殖道病原体进入上生殖道的重要防线，但宫颈易受性交、分娩及宫腔操作的损伤，加之宫颈管单层柱状上皮抗感染能力较差，并且由于宫颈管黏膜皱襞多，一旦发生感染，很难将病原体完全清除，而导致宫颈炎症。

【病因】

病原体主要为性传播疾病病原体和内源性病原体。如淋病奈瑟菌、沙眼衣原体，主要见于性传播疾病的高危人群。沙眼衣原体及淋病奈瑟菌均感染子宫颈管柱状上皮，沿黏膜面扩散引起浅层感染，病变以子宫颈管明显。除子宫颈管柱状上皮外，淋病奈瑟菌还常侵袭尿道移行上皮、尿道旁腺及前庭大腺。

【临床表现】

大部分患者无症状。有症状者主要表现为阴道分泌物增多。由于病原体、炎症的范围及程度不同，分泌物的量、性质、颜色及气味也不同。可为乳白色黏液状，或呈淡黄色脓性，或血性白带。阴道分泌物刺激可引起外阴瘙痒及灼热感。此外，还可出现经间期出血、性交后出血等症状。若合并尿路感染，可出现尿频、尿急、尿痛。

妇科检查时可见宫颈充血、水肿、黏膜外翻，有黏液脓性分泌物附着甚至从宫颈管流出，宫颈管黏膜质脆，容易诱发出血。若为淋病奈瑟菌感染，因尿道旁腺、前庭大腺受累，可见尿道口、阴道口黏膜充血、水肿及多量脓性分泌物。

知 识 链 接

在以往的临床分类中，宫颈炎分为急性宫颈炎和慢性宫颈炎，而慢性宫颈炎包括宫颈糜烂、宫颈息肉、宫颈肥大、宫颈腺囊肿、宫颈黏膜炎五类。但随着阴道镜的发展以及对宫颈病理生理认识的提高，"宫颈糜烂"这一术语在西方国家的妇产科教材中已被废弃，而改称宫颈柱状上皮异位。最新观点认为，大多数"宫颈糜烂"其实是由于鳞-柱上皮交界外移形成的宽大转化区及柱状上皮异位而成，是一种正常现象，无需治疗，只需定期进行宫颈细胞学筛查；其余的除宫颈黏膜炎外，宫颈息肉、宫颈肥大、宫颈腺体囊肿均不属于宫颈感染性疾病，故现已取消慢性宫颈炎的概念。

【治疗原则】

对表现为糜烂样改变者，若为无症状的生理性柱状上皮异位无需处理。对糜烂样改变伴有分泌物增多、乳头状增生或接触性出血，可给予局部治疗。其中物理疗法是最常用的有效治疗方法，临床常用的方法有激光治疗、冷冻治疗、红外线凝结疗法及微波疗法等。但是若为宫颈管黏膜炎，需行全身治疗，根据分泌物培养和药敏试验结果，选用抗生素治疗。

【护理评估】

（一）健康史

了解既往史、婚育史、手术史、有无宫颈损伤或产褥感染等情况，评估患者个人卫生习惯。有无不洁性生活史或多个性伴侣。

（二）身体状况

评估阴道分泌物的颜色、性状及量。外阴瘙痒、腰酸及下腹部坠痛感。有无尿急、尿频、尿痛等泌尿道症状。妇科检查可见宫颈充血、红肿，有脓性分泌物自管口流出，宫颈黏膜外翻，有触痛，且常有接触性出血。淋病奈瑟菌感染还可见到尿道口、阴道口黏膜充血、水肿以及多量脓性分泌物。

（三）心理社会状况

患者因有不洁性生活史而产生恐惧心理，出现典型症状但又不敢及时就医，又加重了患者思想负担。

（四）辅助检查

需做宫颈涂片，先除外宫颈上皮内瘤样变及早期宫颈癌后再进行治疗。

【护理诊断/问题】

1. 组织完整性受损　与宫颈糜烂有关。

2. 焦虑　与出现接触性出血或血性白带有关。

3. 疼痛　与炎症刺激有关。

【护理目标】

1. 患者自诉舒适感增加。

2. 患者焦虑缓解，情绪稳定。

3. 患者症状好转或消失。

【护理措施】

1. 一般护理　注意个人卫生，加强会阴部护理，保持外阴清洁、干燥，减少局部摩擦。针对病原体选择有效抗生素，按医嘱及时、足量、规范应用。

2. 心理护理　给患者关怀与安慰，耐心解答个体提出的问题，解释该病发病率高且容易复发，解除患者的思想负担，引导患者积极配合治疗，使机体尽快康复。

3. 物理治疗的护理　物理治疗的原理是将宫颈糜烂面的单层柱状上皮破坏，结痂脱落后新的鳞状上皮覆盖创面，为期3~4周，病变较深者，需6~8周，宫颈恢复光滑外观。接受物理治疗的患者应注意：①治疗前常规做宫颈刮片细胞学检查；②有急性生殖器炎症者列为禁忌；③治疗时间选择在月经干净后3~7日；④术后应每日清洗外阴2次，保持外阴清洁，在创面尚未愈合期间（4~8周）禁止性交、盆浴和阴道冲洗；⑤嘱咐患者术后均有阴道分泌物增多，在宫颈创面痂皮脱落前，阴道有大量黄水流出，在术后1~2周脱痂时可有少量血水或少许流血，如出血量多者需急诊处理，局部用止血粉或压迫止血，必要时加用抗生素预防感染；⑥复查时间一般为两次月经干净后3~7日，未痊愈者可择期再做第二次手术。

4. 健康指导　进行个人卫生与保健知识宣教，讲解宫颈炎发生的可能原因、不良后果及彻底治疗的重要性；指导妇女定期进行妇科检查，及时发现有症状的宫颈炎患者并积极治疗；指导选择合适的节育措施，避免多次流产，产后发现宫颈裂伤应及时缝合。

【护理评价】

1. 患者症状缓解，舒适度增加。

2. 患者积极配合检查与治疗。

第五节　盆腔炎性疾病

盆腔炎性疾病（pelvic inflammatory disease，PID）是指女性上生殖道的一组感染性疾病。包括子宫内膜炎、输卵管炎、输卵管卵巢脓肿、盆腔腹膜炎。盆腔炎性疾病多发生在性活跃期及未绝经的妇女，若未能得到及时、彻底治疗，可导致不孕、输卵管妊娠、慢性盆腔疼痛以及炎症反复发作，从而严重影响到妇女的身心健康。

> **知 识 链 接**
>
> 既往将盆腔炎分为急性盆腔炎和慢性盆腔炎两类，目前认为慢性盆腔炎组织中并无病原体，故改称盆腔炎性疾病后遗症。盆腔炎性疾病后遗症是指盆腔炎性疾病未得到及时正确治疗，可能发生的一系列后遗症。主要病理改变为组织破坏、广泛粘连、增生及瘢痕形成，导致输卵管阻塞、输卵管增粗、输卵管卵巢肿块、输卵管积水或输卵管卵巢囊肿，盆腔结缔组织炎的遗留改变为主韧带、宫骶韧带增生、增厚，若病变广泛可使子宫固定。

【病因】

目前一般认为引起盆腔炎的病原体有两类：一类是内源性病原体，即原寄居于阴道内的菌群包括需氧菌和厌氧菌；另一类是外源性病原体，如淋病奈瑟菌、沙眼衣原体、结核杆菌、铜绿假单胞菌等。根据其发病过程和临床表现可分为急性盆腔炎性疾病和盆腔炎性疾病后遗症。

【临床表现】

（一）急性盆腔炎性疾病

1. 轻者 常无症状或症状轻微，可表现为下腹疼痛、阴道分泌物增多，发热等。妇科检查可发现宫颈举痛或宫体及附件区压痛等。由于症状轻微或无症状，常延误治疗而导致上生殖道后遗症。

2. 重者 若病情严重可有寒战、高热、头痛、食欲缺乏。月经期发病可出现经量增多、经期延长，非月经期发病可有白带增多。腹膜炎者可出现恶心、呕吐、腹胀、腹泻等消化系统症状。若有脓肿形成，可有下腹部包块及局部压迫症状。体格检查发现：患者呈急性病容，体温升高，心率加快，腹胀，下腹部有压痛、反跳痛及肌紧张，肠鸣音减弱或消失。妇科检查可见阴道充血，并有大量脓性分泌物，将宫颈表面的分泌物拭净，若见脓性分泌物从宫颈口外流，说明宫颈黏膜或宫腔有急性炎症；穹隆有明显触痛，宫颈充血、水肿、举痛明显；宫体稍大，有压痛，活动受限；子宫两侧压痛明显。若为单纯输卵管炎，可触及增粗的输卵管，有明显压痛；若为输卵管积脓或输卵管卵巢脓肿，则可触及包块且压痛明显。

（二）盆腔炎性疾病后遗症

患者可出现低热、乏力等，临床多表现为不孕、异位妊娠、慢性盆腔疼痛或盆腔炎性疾病反复发作等症状。妇科检查：子宫大小正常或稍大，常呈后位、活动受限或粘连固定、触痛；宫旁组织增厚，触痛；附件区可触及索条状物、活动受限，有触痛。如果子宫被固定或封闭于瘢痕化的组织中，则呈"冰冻骨盆"状态。

【治疗原则】

采用支持疗法、药物疗法和手术疗法等措施控制炎症、消除病灶。针对易感病原体，联合选用最有效的抗生素。此外，抗生素的应用还应遵循足量、足疗程的原则，一般通过静脉给药，兼顾厌氧菌与需氧菌的控制。如脓肿形成，经药物治疗无效、输卵管脓肿或输卵管卵巢脓肿不消失且已局限化、脓肿破裂时均应手术治疗，清除脓肿或脓液。

【护理评估】

（一）健康史

了解患者月经史、生育史、性生活史以及分娩方式、有无难产，了解既往手术史，如宫腔手术操作史等。

（二）身体状况

1. 症状 了解患者有无发热、寒战、下腹疼痛，有无食欲缺乏、恶心、呕吐、腹胀、腹泻及尿痛、尿频、排尿困难、里急后重等情况。

2. 体征　测量生命体征，检查有无分泌物自阴道排出，盆腔有无压痛、炎性包块等现象。

（三）心理社会状况

急性盆腔炎性疾病如果未得到及时治疗或者治疗不彻底，往往可发展成盆腔炎性后遗症，经久不愈。需评估患者及家属对该疾病的认识程度，有无因发展为后遗症而担忧。

【护理诊断/问题】

1. 舒适改变　与炎症刺激组织有关。

2. 体温过高　与急性发作期感染有关。

3. 有排便异常的危险　与盆腔炎性包块压迫有关。

【护理目标】

1. 患者舒适感增强，炎症得到控制。

2. 患者体温恢复正常范围，实验室检查正常。

3. 患者排泄正常，无不适感。

【护理措施】

1. 一般护理　嘱患者卧床休息，取半卧位以利于分泌物引流或使脓液积聚于直肠子宫陷凹。鼓励进食，给予高热量、高蛋白质、高维生素饮食，补充液体，注意酸碱平衡。对高热患者，采用物理降温，出汗多时，及时更衣、更换床单，保持会阴部清洁，如会阴部有伤口要定时用消毒液擦洗，有腹胀者行胃肠减压。尽量避免不必要的妇科检查，以免炎症扩散。

2. 心理护理　与患者建立良好的护患关系，关心患者的疾苦，稳定患者情绪，解除患者思想顾虑，增强对治疗的信心。同时，争取家属的理解与支持，减轻患者的恐惧与焦虑。

3. 对症护理　对于急性盆腔炎性疾病，根据病原体的特点及时选择足量有效的抗生素治疗，注意纠正电解质紊乱和酸碱失衡状态，做好病情和用药反应的观察，定时测体温、脉搏、血压，并做好记录，有异常及时报告医生并配合处理。若需要手术治疗，则为患者提供相应的手术前后护理。若为盆腔炎性后遗症，则选择物理治疗，能促进盆腔局部血液循环，改善组织营养状态，提高新陈代谢，有利于炎症吸收和消退。也可结合患者特点，选择清热利湿、活血化瘀或温经散寒、行气活血等中药治疗，从而达到治疗目的。

4. 防治盆腔炎性后遗症　为了有效预防盆腔炎性后遗症的发生，应需注意：①严格掌握手术指征，遵循无菌操作原则，为患者提供高质量的围手术期护理；②及时诊断并积极治疗盆腔炎性疾病；③注意性生活卫生，减少性传播疾病。

5. 健康教育　做好经期、孕期及产褥期的卫生宣教。指导性生活卫生，减少性传播疾病，经期禁止性交。患有急性盆腔炎性疾病时，应及早到医院，进行正规诊治，以防发生盆腔炎性疾病后遗症。

【护理评价】

1. 患者体温恢复至正常范围。

2. 患者不适症状消失。

3. 患者心情愉悦，生活能自理。

第六节　女性性传播疾病

一、尖锐湿疣

尖锐湿疣（condyloma acuminata）又称生殖器疣或性病疣，是由人乳头瘤病毒（human papilloma virus，HPV）感染引起鳞状上皮疣状增生病变的性传播疾病。近年常见，其发病率仅次于淋病居第二位，常与多种性传播疾病同时存在。

【病因及感染途径】

人乳头瘤病毒属环状双链 DNA 病毒，目前共发现 100 多个型别，其中有 30 多个型别与生殖道感染有关。根据是否有发展为生殖道恶性肿瘤的可能性，分为高危型、中危型及低危型。每型人乳头瘤病毒与特殊的临床损害有关，且各有好发部位。生殖道尖锐湿疣主要与低危型人乳头状瘤病毒 6 型和 11 型感染有关。早年性交、多个性伴侣、免疫力低下，吸烟及高性激素水平等是发病的高危因素。人乳头瘤病毒主要感染上皮细胞，其复制需要分化好的鳞状上皮，温暖、潮湿的外阴皮肤黏膜交界处有利于其生长繁殖。妊娠、糖尿病及患有细胞免疫功能低下的全身疾病时，尖锐湿疣生长迅速，且不易控制。

尖锐湿疣在我国南方城市多见，好发年龄 16~35 岁。其主要传播途径是经性交直接传播，95% 以上患者由此得病；偶有通过污染衣物、器械间接传播。新生儿则可通过患病母亲的产道传播。

【临床表现】

患者以年轻女性居多。临床症状常不明显，可有外阴瘙痒、灼热或性交后疼痛不适。病灶特征：多发性鳞状上皮增生，初为散在或成簇状增生或白色小乳头状疣，柔软有细的指样突起。病灶增大后互相融合呈鸡冠状或菜花状，顶端有角化或感染溃疡。病变多发生在外阴性交时易受损伤的部位如阴唇后联合、小阴唇内侧、阴道前庭、尿道口等部位。如妊娠期合并尖锐湿疣则生长迅速，数目多，体积大，多区域，多形态，巨大尖锐湿疣可阻塞产道。

【治疗原则】

目前尚无根除方法，治疗原则为去除外生疣体，改善症状和体征。根据其病灶大小选择不同的治疗方案。小病灶采用局部治疗和物理治疗。局部治疗用 0.5% 鬼臼毒素酊、50% 三氯醋酸、5% 酞丁安软膏、5% 氟尿嘧啶软膏及 25% 足叶草脂酊等药物涂于患处。物理治疗则一般采用微波配合中药治疗，其疗效较好，复发率低。对于大病灶及复发的顽固性病灶应及时取活检排除恶变，再采用手术方法切除病灶。配偶或性伴侣需同时接受治疗。

【护理评估】

（一）健康史

了解患者是否有外阴瘙痒、灼痛或性交后疼痛。潜伏期 1~8 个月，平均 3 个月。

（二）身体状况

1. 症状　了解患者是否有小而柔软的淡红色疣状丘疹，是否逐渐增多增大。

2. 体征　观察疣状丘疹大小程度，是否呈乳头状、鸡冠状或菜花状，有无发生糜烂、渗液，有无恶臭。

（三）心理社会状况

患者顾虑较多，因害怕隐私暴露，常出现焦虑，情绪低落等，影响患者的工作和生活。

（四）辅助检查

1. 细胞学检查　可见挖空细胞。

2. 聚合酶链反应　可检测 HPV，此方法简便、快捷。

【护理诊断/问题】

1. 组织完整性受损　与疣状丘疹有关。

2. 焦虑　与担心隐私暴露及反复发作有关。

3. 舒适改变　与外阴瘙痒、灼痛有关。

【护理目标】

1. 患者外阴皮肤修复良好。

2. 患者焦虑缓解，情绪稳定。

3．患者自诉舒适感增加。

【护理措施】

1．心理护理 以耐心、热情、诚恳的态度对待患者，了解并解除其思想顾虑、负担，使患者做到患病后及早到医院接受正规诊断和治疗。

2．患病孕妇护理 妊娠期做好外阴护理，由于分娩后病灶有可能消退，故主张孕期可暂不处理。如果病灶大，影响阴道分娩者应选择剖宫产，并为其提供相应的手术护理。

3．健康教育 嘱患者保持外阴清洁，避免混乱的性关系。被污染的衣裤、生活用品等要及时消毒，避免交叉感染。坚持治疗，治疗期间避免性生活。

【护理评价】

1．患者外阴皮肤修复良好。

2．患者焦虑缓解，情绪稳定。

3．患者自诉舒适感增加。

二、淋病

淋病（gonorrhea）是最常见的女性性传播疾病，也是目前世界上发病率最高的性病，是由革兰染色阴性的淋病奈瑟菌（简称淋菌）所引起。主要侵袭黏膜，以生殖、泌尿系统黏膜的柱状上皮与移行上皮为主。可见于不同年龄组妇女，以 20～30 岁有性交史的妇女多见。

孕妇感染淋病并不少见，占 1%～8%。妊娠期任何阶段感染淋菌，对妊娠预后均有影响。妊娠早期淋菌性宫颈管炎患者，可导致感染性流产与人工流产后感染。妊娠晚期易因淋菌性宫颈管炎使胎膜脆性增加，易发生胎膜早破，使孕妇发生羊膜腔感染综合征，导致滞产。分娩后产妇抵抗力低，若有损伤易发生淋病播散，引起子宫内膜炎、输卵管炎，严重时可致播散性淋病。对胎儿的威胁则是早产和胎儿宫内感染，早产发病率约为 17%。胎儿感染易引起胎儿生长受限、胎儿窘迫，甚至死胎、死产。经阴道分娩的新生儿可发生淋菌性结膜炎、肺炎，甚至出现淋菌败血症，使围生儿死亡率明显增加。

【病因及感染途径】

淋菌喜潮湿、怕干燥，最适宜的培养温度为 35～36℃，在潮湿的衣裤、毛巾、被褥中可生存 10～17h，离体后在完全干燥的情况下 1～2h 死亡，对一般消毒剂或肥皂敏感。人对其有易感性，人类是淋菌的唯一天然宿主，感染后淋菌侵入男性前尿道、女性尿道及宫颈等处，由于其表面的菌毛含有黏附因子，因而黏附到柱状上皮细胞的表面进行繁殖，并沿生殖道黏膜上行，通过柱状上皮细胞的吞噬作用进入细胞内繁殖，导致细胞溶解破裂，淋菌遂被排至细胞外的黏膜下层。淋菌内毒素及淋菌表面外膜产生的脂多糖与补体结合产生一种化学毒素，能诱导中性粒细胞聚集和吞噬引起局部急性炎症，出现充血、水肿、化脓和疼痛。当细菌进入尿道腺体和隐窝后，腺管开口及隐窝被阻塞，潜藏的细菌成为慢性淋病的主要病灶。

成人淋病绝大多数是通过性交经黏膜受感染，多为男性先感染淋菌后再传播给女性，可波及尿道、尿道旁腺、前庭大腺等处，以宫颈管受感染最为多见。若病情继续发展，沿生殖道黏膜上行，可引起子宫内膜炎、输卵管黏膜炎（或积脓）、盆腔腹膜炎及播散性淋病。急性淋病若治疗不当，可迁延不愈或反复急性发作。间接传播途径主要通过接触染菌衣物、毛巾、床单等物品及消毒不彻底的检查器械等，所占比例很小。

【临床表现】

潜伏期 3～7 日，大多数患者感染后并无症状，易被忽视或致他人感染。如有症状，初期病变局限于下生殖道、泌尿道，并随病情发展可累及上生殖道。按病理过程分为急性和慢性两种。

1．急性淋病 患者在感染后 1～14 日有尿频、尿急、尿痛等急性尿道炎的症状，白带增多呈黄色、脓性，外阴部红肿、有烧灼样痛。继而出现前庭大腺炎、急性宫颈炎的表现。如病程发展至上生殖道时，可发生急性子宫内膜炎、急性输卵管炎及积脓、输卵管卵巢脓肿、盆腔脓肿、弥漫性腹膜炎，甚至中毒性休克。患者可有发热、寒战、恶心、呕吐、下腹两侧疼痛等。

2. 慢性淋病　急性淋病未经治疗或治疗不彻底可逐渐转为慢性淋病。患者可出现慢性尿道炎、尿道旁腺炎、前庭大腺炎、慢性宫颈炎、慢性输卵管炎、输卵管积水等相应症状。淋菌可长期潜伏在尿道旁腺、前庭大腺或宫颈黏膜腺体深处，作为病灶可引起反复急性发作。

【治疗原则】

治疗应尽早彻底，遵循及时、足量、规范的用药原则。急性淋病以药物治疗为主，由于耐青霉素菌株的增多，目前首选药物以第三代头孢菌素为主。对轻症者可应用大剂量单次给药方法使血液中有足够高的药物浓度杀灭淋菌；重症者应连续每日给药，保证足够的治疗时期以彻底治愈。由于 20% ~ 40% 的淋病可同时合并沙眼衣原体感染，因此可同时应用抗衣原体药物。孕期禁用喹诺酮类及四环素类药物，性伴侣应同时治疗。慢性淋病患者单纯药物治疗的效果差，需采用综合治疗方案。

【护理评估】

（一）健康史

了解患者是否有症状，女性淋病的特点是症状轻微，无症状者高达 60% 以上。若为妊娠合并淋病，可引发胎儿生长受限、胎儿窘迫，甚至导致死胎、死产。

（二）身体状况

1. 症状　了解患者是否出现尿频、尿急、尿痛等急性尿道炎的症状，外阴部是否红肿、烧灼样痛，是否继而出现前庭大腺炎、急性宫颈炎的表现。

2. 体征　评估外阴、阴道、尿道口及宫颈有无充血，宫颈口有无脓性分泌物流出；有无宫颈举痛；双侧附件区是否增厚、压痛；下腹两侧是否有压痛、反跳痛、肌紧张。

（三）心理社会状况

患者顾虑较多，因害怕隐私暴露，常出现焦虑，情绪低落等，影响患者的工作和生活。

（四）辅助检查

1. 分泌物涂片　取宫颈管分泌物涂片，行革兰染色，在中性粒细胞内见到革兰阴性双球菌，可初步诊断。

2. 淋病奈瑟菌培养　取宫颈管分泌物做淋病奈瑟菌培养是诊断淋病的金标准。

3. 聚合酶链反应　有较高的敏感性和特异性。

【护理诊断 / 问题】

1. 知识缺乏：缺乏关于性传播疾病的知识。

2. 焦虑　与担心隐私暴露及反复发作有关。

3. 舒适改变　与外阴瘙痒、分泌物增多有关。

【护理目标】

1. 患者症状和体征消失。

2. 患者焦虑缓解，情绪稳定。

3. 患者自诉舒适感增加。

【护理措施】

1. 一般护理　在淋病急性期时嘱患者卧床休息，做好严密的床边隔离。将患者接触过的生活用品进行严格消毒灭菌，污染的手需经消毒液浸泡消毒等，防止交叉感染。

2. 心理护理　尊重患者，给予适当的关心、安慰，解除患者求医的顾虑。向患者强调急性期及时、彻底治疗的重要性和必要性，解释头孢类药物治疗的作用及效果，帮助患者树立治愈的信心。

3. 用药护理 根据医嘱正确及时给药，并注意有无药物过敏反应。孕期禁用喹诺酮类药物。淋病孕妇娩出的新生儿，用1%红霉素眼膏涂抹双眼，以预防淋菌眼炎，并预防性使用头孢类药物。

4. 健康指导 治疗期间严禁性交，指导患者治疗结束后4～7日复查分泌物，以后每月查1次，连续3次阴性，方能确定治愈。因为淋病患者有同时感染滴虫和梅毒的可能，所以随访期应同时监测阴道滴虫、梅毒血清反应。还要教会患者自行消毒隔离的方法，指导患者将内裤、浴盆、毛巾煮沸消毒5～10min，所接触的物品及器具宜用1%苯酚溶液浸泡。在淋病高发地区，孕妇应在产前常规筛查淋菌，可于妊娠早、中、晚期各做一次宫颈分泌物涂片镜检淋菌，或做淋菌培养，以便尽早确诊和治疗。

【护理评价】

1. 患者对本病相关知识有了一定了解，并取得了治疗效果。

2. 患者能说出并运用减轻焦虑的应对措施。

三、梅毒

【病因】

梅毒（syphilis）是由苍白密螺旋体引起的慢性全身性性传播疾病。苍白密螺旋体在体外干燥条件下不易生存，一般消毒剂及肥皂水均可杀灭。但其耐寒力强，4℃存活3日，-78℃保存数年，仍具有传染性。

【传播途径】

1. 直接传播 最主要的传播途径是性接触传播，占95%。未经治疗的患者在感染后1年内最具传染性。随病期延长，传染性逐渐减弱，病期超过4年者基本无传染性。

2. 间接传播 少数患者可因医源性途径、接吻、哺乳、衣裤、被褥、浴具等直接接触患者的皮肤黏膜而间接感染，个别患者可通过输入有传染性患者的血液而感染。

3. 垂直传播 患梅毒的孕妇即使病期超过4年，其螺旋体仍可通过胎盘感染给胎儿，引起先天梅毒，一般先天梅毒儿占死胎30%左右。若孕妇软产道有梅毒病灶，新生儿可通过软产道感染，但不属于先天梅毒。

【临床表现】

梅毒的潜伏期2～4周。不同期别的梅毒患者临床表现不同：①一期梅毒主要表现为硬下疳；②二期梅毒主要表现为梅毒疹；③三期梅毒主要表现为永久性皮肤黏膜损害，愈后留有瘢痕。故早期主要表现为皮肤黏膜损害，晚期能侵犯心血管、神经系统等重要脏器，产生各种严重症状和体征，造成劳动力丧失甚至死亡。

【对胎儿及婴幼儿的影响】

患梅毒孕妇能通过胎盘将螺旋体传给胎儿引起晚期流产、早产、死胎或分娩先天梅毒儿。若胎儿幸存，娩出先天梅毒儿（也称胎传梅毒儿），病情较重。早期表现有皮肤大疱、皮疹、鼻炎及鼻塞、肝脾大、淋巴结肿大等；晚期先天梅毒多出现在2岁以后，表现为楔状齿、鞍鼻、间质性角膜炎、骨膜炎、神经性耳聋等，病死率及致残率均明显升高。

【治疗原则】

治疗原则是早期诊断，及时治疗，用药足量，疗程规范。

【护理评估】

（一）健康史

了解患者的年龄、性接触史，是否有多个性伴侣等。

（二）身体状况

1. 症状 了解患者皮肤黏膜有无损害，有无侵犯心血管、神经系统等全身重要脏器，是否造成劳动力丧失或死亡。

2. 体征　观察女性外阴、阴道、宫颈、肛门、口唇或乳头等处有无无痛性红色炎性硬结，有无溃疡，躯干、四肢、面部、前额部有无斑丘疹、滤泡疹或脓疱疹。

（三）心理社会状况

患者顾虑较多，因害怕隐私暴露，常出现焦虑，情绪低落等，因害怕经久不治，往往陷入恐惧当中，严重影响患者的工作和生活。

（四）辅助检查

1. 病原学检查　在一期梅毒的硬下疳部位取少许渗出液，显微镜下检测到病原体即可确诊。

2. 梅毒血清学检查　测定血清特异性抗体。

【护理诊断/问题】

1. 知识缺乏：缺乏关于性传播疾病的知识。

2. 焦虑　与担心治疗效果不佳及反复发作有关。

3. 组织完整性受损　与硬结、溃疡等局部病变有关。

【护理目标】

1. 患者症状和体征消失。

2. 患者焦虑缓解，情绪稳定。

3. 患者皮肤修复完好。

【护理措施】

1. 心理护理　正确对待患者，尊重患者，帮助其建立治愈的信心和生活的勇气。

2. 健康指导　治疗期间禁止性生活，性伴侣应同时进行检查及治疗，治疗后接受随访。治愈标准为临床治愈及血清学治愈。各种损害消退及症状消失为临床治愈。抗梅毒治疗2年内，梅毒血清学试验由阳性转为阴性，脑脊液检查阴性，为血清学治愈。治疗后至少2年内不妊娠。

3. 随访指导　经充分治疗后，应随访2~3年。第1年每3个月复查1次，以后每半年复查1次，包括临床及非密螺旋体抗原血清试验。若在治疗后6个月内血清滴度未下降至1/4，应视为治疗失败或再感染，除需重新加倍治疗剂量外，还应行脑脊液检查，观察有无神经梅毒。多数一期梅毒在1年内、二期梅毒在2年内血清学试验转阴。少数晚期梅毒血清非密螺旋体抗体滴度低水平持续3年以上，可判为血清学固定。

4. 孕妇护理　建议所有孕妇在初次产科检查时做梅毒血清学筛查，必要时在妊娠末期或分娩期重复检查，以明确诊断、及时治疗。对用药的孕妇提供相应护理，使患有梅毒的孕妇了解治疗方案，用药目的、原则及注意事项，取得配合。目前，首选青霉素治疗，青霉素过敏者，可选用盐酸红霉素，但疗效较差。四环素和多西环素禁用于孕妇。妊娠晚期患者采用红霉素治疗同样有效，但不能防治先天梅毒，可改用头孢类抗生素，如头孢类过敏，最好采用青霉素脱敏法处理。所有已确诊为先天梅毒的新生儿均需按医嘱接受治疗，若青霉素过敏，可改用红霉素。在治疗过程中，要求患者主动配合，并严格按医嘱及时、足量、规范完成治疗方案。

【护理评价】

1. 患者对本病相关知识有了一定了解，并取得了治疗效果。

2. 患者能说出并运用减轻焦虑的应对措施。

本章小结

　　女性生殖系统炎症是妇科常见疾病。炎症可发生于任何部位。常见的炎症有外阴炎、阴道炎、宫颈炎、盆腔炎性疾病（包括子宫内膜炎、输卵管炎、输卵管卵巢脓肿、盆腔腹膜炎）。女性性传播疾病也容易发生在生殖器官，常见的有淋病、尖锐湿疣。本章重点内容包括各种生殖系统炎症及性传播疾病的病因、临床表现、处理原则、护理评估及护理措施，难点是各种阴道炎的区别、盆腔炎性疾病的临床表现。

　自　测　题

一、问答题

1. 女性生殖系统有哪些自然防御机制？

2. 比较滴虫阴道炎、外阴阴道假丝酵母菌病及细菌性阴道病的阴道分泌物特点、护理措施有何不同？

二、案例分析

　　患者王某，女，诉近 1 周来白带增多，稀薄泡沫状，外阴瘙痒、灼痛，且伴有尿频、尿痛。妇科检查见：阴道黏膜充血，后穹窿见多量白带，呈黄白色泡沫状，阴道分泌物悬滴法阳性。

　　问题：

1. 该患者最恰当的处理方法是什么？

2. 列出其护理诊断。

3. 针对该患者制订出相应的护理措施。

三、护士执业资格考试模拟题

1. 外阴奇痒，白带呈豆腐渣样，最有可能的诊断是
   A. 外阴阴道假丝酵母菌病
   B. 滴虫阴道炎
   C. 宫颈炎
   D. 萎缩性阴道炎
   E. 前庭大腺炎

2. 滴虫阴道炎最主要的传播途径是
   A. 血液
   B. 性交
   C. 污染的器械
   D. 游泳池
   E. 衣服、浴巾

3. 患者，女，56 岁，卵巢癌术后 2 年，近几天出现外阴瘙痒，灼热感，白带增多伴血性，呈淡黄色，最有可能的诊断是
   A. 卵巢癌复发
   B. 外阴炎
   C. 外阴阴道假丝酵母菌病
   D. 萎缩性阴道炎
   E. 滴虫阴道炎

（蒋　娜）

第十三章　女性生殖内分泌疾病患者的护理

学习目标

通过本章内容的学习，学生应能：

识记：

1. 说出功能失调性子宫出血、痛经、原发性闭经及继发性闭经的定义。
2. 描述功能失调性子宫出血、痛经、绝经综合征的临床表现。

理解：

1. 解释功能失调性子宫出血、绝经综合征的病因、发病机制及护理措施。
2. 分析功能失调性子宫出血的治疗原则，闭经的病因、辅助检查方法和意义，痛经的病因、发病机制，绝经综合征的治疗原则。

应用：

评估女性生殖内分泌疾病患者，并为其制订护理计划。

女性生殖内分泌疾病是妇科常见病，主要是由于下丘脑—垂体—卵巢轴功能异常所致，常表现为月经周期、月经期、月经量的异常及伴发某些异常症状，临床常见的有功能失调性子宫出血、闭经、痛经、经前期综合征、绝经综合征及多囊卵巢综合征等。

第一节　功能失调性子宫出血

功能失调性子宫出血（dysfunctional uterine bleeding，DUB）简称功血，是指由于生殖内分泌轴功能紊乱造成的异常子宫出血，而全身及内外生殖器官无明显器质性病变存在。常表现为月经周期长短不一、经期延长、经量过多或不规则阴道流血。根据卵巢的功能状况，分为无排卵型功血和排卵型功血两类，其中无排卵型功血约占85%。

【病因及发病机制】

功血的发生是促性腺激素或卵巢激素在释放或调节方面的暂时性变化，机体内部受外界因素诸如精神过度紧张、忧伤、环境、温度的骤变、全身性疾病、肥胖或遗传因素的影响，均可通过大脑皮层和中枢神经系统影响下丘脑—垂体—卵巢轴的相互调节。其次，营养不良、贫血及代谢紊乱也可影响激素的合成、转运和对靶器官的效应而导致月经失调。

（一）无排卵型功血

无排卵型功血主要发生于青春期少女和绝经过渡期妇女。青春期少女，下丘脑和垂体的功能发育不成熟，与卵巢间未建立稳定的周期性调节，对雌激素的正反馈作用不敏感，垂体分泌的 FSH 相对不足，无 LH 高峰形成有关，因此，尽管有成批的卵泡生长，却无排卵。绝经过渡期妇女，则因卵巢功能衰退，卵泡耗竭，对垂体促性腺激素反应低下；雌激素分泌量减少，对下丘脑和垂体的负反馈作用弱，于是促性腺激素水平升高，但不能形成排卵前的高峰，致使内膜无激素支持，发生坏死而剥脱出血。生育年龄妇女也可因过度劳累、压力、流产、手术或疾病等应激因素干扰引起短暂的无排卵或因肥胖、多囊卵巢综合征、高催乳素血症等长期存在的因素引起持续无排卵。

各种原因引起无排卵型功血均可导致子宫内膜受单一雌激素刺激且无孕酮对抗而引起雌激素撤退性出血或雌激素突破性出血。同时子宫内膜随着体内雌激素水平的波动而交替出现脱落、修复、增生，故呈现不同程度的增生性改变，子宫内膜病理改变的形式有子宫内膜增生症（包括单纯型增生、复杂型增生、不典型增生）、增殖期子宫内膜及萎缩型子宫内膜等三种。

（二）排卵型功血

排卵型功血少见，多见于生育年龄妇女。卵巢虽有排卵功能，但黄体功能异常，常见有两种类型：黄体功能不足和子宫内膜不规则脱落（即黄体萎缩不全）。黄体功能不足是由于神经内分泌调节功能紊乱，导致卵泡期 FSH 缺乏，使卵泡发育缓慢，雌激素分泌减少，子宫内膜表现为腺体分泌不足，间质水肿，也可观察到腺体与间质发育的不同步现象，造成月经周期缩短。而子宫内膜不规则脱落在月经周期中卵巢有排卵，黄体发育良好，但萎缩过程延长，内膜持续受到孕激素影响以致不能如期完整脱落，使子宫内膜不规则脱落，于月经第 5～6 日仍能见到分泌期内膜，月经期延长，出血淋漓不尽。

【临床表现】

（一）无排卵型功血

无排卵型功血最常见的症状是子宫不规则出血，特点是月经周期紊乱，经期长短不一，出血量异常，多为停经数周或数月后大量出血，持续 2～3 周甚至更长时间，也有表现为长时间少量出血，淋漓不断。出血期无下腹疼痛或其他不适，失血多或时间长者常伴贫血，甚至失血性休克。妇科检查子宫大小在正常范围，出血时子宫稍软。

（二）排卵型功血

排卵型功血表现为月经周期正常或缩短，出血时间延长。黄体功能不全或过早萎缩时，月经周期可能缩短至 21 天左右，因此月经频发，经前期点滴出血，易致不孕或流产。黄体萎缩不全者，子宫内膜不规则脱落，月经周期正常，而经期延长，可长达 9～10 天，出血量多且淋漓不净，常易并发感染。妇科检查生殖器官无器质性病变。

【治疗原则】

（一）无排卵型功血

出血阶段应迅速有效地止血及纠正贫血，血止后尽可能明确病因，并根据病因进行治疗，选择合适方案调整月经周期或诱发排卵，预防复发及远期并发症。青春期少女以止血、调整月经周期、促使卵巢功能恢复和排卵为主；绝经过渡期妇女止血后以调整周期、减少出血量，防止子宫内膜病变为原则。

（二）排卵型功血

1. 黄体功能不足　促进卵泡发育，刺激黄体功能及黄体功能替代。

2. 子宫内膜不规则脱落　调节下丘脑—垂体—卵巢轴的反馈功能，使黄体及时萎缩，恢复黄体功能。

【护理评估】

（一）健康史

询问患者年龄、月经史、婚育史、避孕措施、既往史、有无慢性疾病（肝疾病、血液病、高血压、代谢性疾病等）和不孕、流产、产后出血、严重产褥感染史。了解起病诱因、伴随症状、子宫出血的特点、目前流血情况、流血前有无停经史及诊治经过。

（二）身体评估

不同的功血患者有上述相应的临床表现，需进一步评估患者的精神和营养状态，有无肥胖、贫血貌、出血点、紫癜、黄疸和其他病态，注意甲状腺有无肿大，乳房发育情况，盆腔检查排除生殖器官的器质性疾病。

（三）心理社会评估

评估患者及家属的压力原因、对治疗的信心，尤其是年轻患者常因害羞或其他顾虑而不及时就诊、随着病程延长并发感染或止血效果不佳、大量出血、引发对不孕或早期妊娠流产的恐惧和焦虑。绝经过渡期患者常常担心疾病严重程度，疑有肿瘤而焦虑不安、恐惧等。

（四）辅助检查

1. 诊断性刮宫　经前期或月经来潮 6h 内（最迟不超过 12h）刮宫，无排卵型功血子宫内膜病检无分泌期变化；黄体功能不足在月经来潮前刮宫，子宫内膜显示分泌反应落后至少 2 日。子宫内膜不规则脱落者常选择在月经周期第 5～6 日进行刮宫，能见到残留的分泌期子宫内膜与出血坏死组织及新增生的内膜混杂共存。不规则流血或大出血患者可随时进行刮宫。诊刮时应注意刮出物的性质和量，及时送检。

2. 宫腔镜检查　宫腔镜下可见子宫内膜状况，同时了解宫腔有无粘连，尤其在宫腔镜直视下选择病变区进行活检，诊断价值高。

3. 基础体温测定　基础体温（basal body temperature，BBT）呈单相型，提示无排卵（图 13-1）。排卵型功血黄体功能不足者基础体温呈双相型，排卵后体温上升缓慢，上升幅度偏低，升高时间仅维持 9～10 日即下降（图 13-2）。子宫内膜不规则脱落者，基础体温呈双相型，但下降缓慢（图 13-3）。

4. 宫颈黏液结晶检查　月经前出现羊齿植物叶状结晶提示无排卵。

5. 阴道脱落细胞涂片检查　根据细胞涂片所表现的各层鳞状上皮细胞成分及数量不同，判断体内雌激素水平，间接反映卵巢功能。无排卵型功血表现为中、高度雌激素影响。

6. 激素水平测定　测定血雌、孕激素水平以了解卵巢功能，测定血睾酮、催乳素水平及甲状腺功能以排除其他内分泌疾病。

7. 其他　还可做血常规检查，了解有无贫血及其程度。

【护理诊断/问题】

1. 疲乏　与子宫异常出血导致的继发性贫血有关。

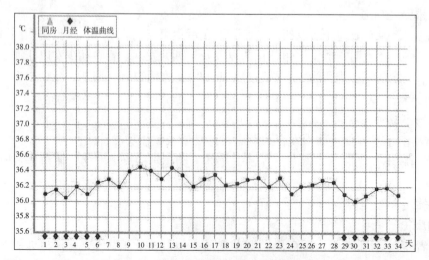

图 13-1　基础体温单相型（无排卵型功血）

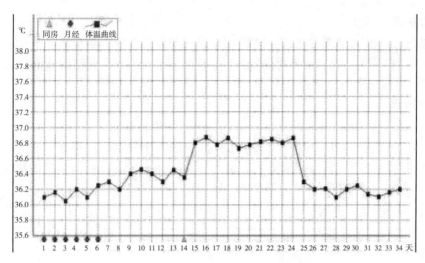

图 13-2　基础体温双相型（黄体期缩短）

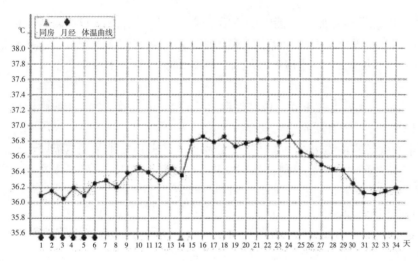

图 13-3　基础体温双相型（黄体萎缩不全）

2. 有感染的危险　与长期阴道流血致机体抵抗力下降和上行性感染有关。

3. 焦虑　与担心今后生育和治疗效果有关。

4. 舒适改变　与月经紊乱导致的工作、学习不方便和性激素治疗的副作用有关。

5. 知识缺乏：缺乏正确使用性激素的知识。

【护理目标】

1. 患者子宫出血被控制，贫血得到及时纠正。

2. 患者体温正常，无生殖道及全身感染征象。

3. 患者情绪稳定，能正确对待疾病，以正常心态评价自我，焦虑减轻或消失。

4. 患者能说出增加舒适感的方法并实施。

5. 患者能讲述正确使用性激素的方法，具备不良反应的应对能力。

【护理措施】

（一）一般护理

1. 指导患者注意休息，保证充足睡眠，适当锻炼以增强体质。

2. 加强营养，向患者推荐含铁较多的食物，根据患者的饮食习惯，为患者制订个人的饮食计划，保证患者获得足够营养，改善全身情况。

（二）心理护理

提供心理支持，主动与患者交谈，耐心倾听患者的诉说。对不孕患者，介绍病因、治疗方法及效果，提供更多相关信息，使患者摆脱焦虑、树立信心。也可交替使用放松技巧，如看电视、听广播、看书等分散患者的注意力。

（三）病情观察

1. 观察并记录患者的生命体征、出入量。嘱患者保留出血期间使用的会阴垫，以便准确地估计出血量。注意有无出冷汗、发绀、恶心等表现。出血量较多者，应采取平卧位、吸氧、保暖，迅速建立静脉通道，并遵医嘱做好输液、备血、输血、止血准备，执行治疗方案维持患者正常血容量。

2. 严密观察与感染有关的征象，如体温、脉搏、子宫压痛等，监测白细胞计数和分类，如有感染征象，应及时记录并报告医生协助处理。

（四）治疗配合

已婚妇女止血首选刮宫术，未婚女性用性激素止血，可单一应用，也可雌、孕激素联合应用止血。

1. 刮宫术　既能迅速止血，又能明确诊断。适用于绝经过渡期妇女或病程长的已婚育龄期妇女。绝经过渡期出血患者激素治疗前宜常规刮宫，最好在宫腔镜下行分段诊断性刮宫，以排除子宫腔内细微的器质性病变。护士应积极配合，做好术前准备，术中配合及术后护理，刮出物送病检。

2. 性激素止血　大量出血患者，应在性激素治疗 8h 内见效，24～48h 内出血基本停止。若 96h 以上仍不止血，应考虑有器质性病变存在。

（1）孕激素：使子宫内膜由增生期转变为分泌期，停药后发生孕激素撤药性出血，内膜能较完整地脱落，类似生理性的月经来潮，临床又称"药物性刮宫"。适用于体内有一定雌激素水平的患者，睡前服用效果较好。合成孕激素常用的有两类，常用 17- 羟孕酮衍生物（醋酸甲羟孕酮、甲地孕酮）和 19- 去甲基睾酮衍生物（炔诺酮等）。

（2）雌激素：适用于无排卵型青春期功血。应用雌激素可提高体内雌激素浓度，使子宫内膜再生、修复创面而止血。常用苯甲酸雌二醇、结合雌激素。

（3）雌孕激素联合用药：性激素联合用药的效果优于单一用药。青春期和育龄期功血可用孕激素占优势的口服避孕药，目前常用第三代短效口服避孕药（复方去氧孕烯片、复方孕二烯酮片或炔雌醇环丙孕酮片），绝经过渡期功血可用孕酮及丙酸睾酮或三合激素（孕酮 12.5mg，苯甲酸雌二醇 1.25mg，丙酸睾酮 25mg）。

（4）其他止血药物：肾上腺色腙（卡巴克洛）或酚磺乙胺可减少微血管的通透性，氨基己酸、氨甲环酸等可抑制纤维蛋白溶酶，有减少失血的作用。

3. 调整月经周期

（1）雌、孕激素序贯疗法：即人工周期，为模拟自然月经周期中卵巢的内分泌变化，将雌、孕激素序贯应用，使子宫内膜发生相应变化，引起周期性脱落。适用于青春期功血或育龄期功血内源性雌激素水平较低者，经治疗患者常能自发排卵。给药方法：妊马雌酮 1.25mg 于出血第 5 日起，每晚 1 次，连服 21 日，于服用雌激素 11 日后每日加用醋酸甲羟孕酮 10mg，连用 10 日，两药同时停药，停药后 3～7 日出血。连用 3 个周期为一疗程。

（2）雌、孕激素合并应用：雌激素使子宫内膜再生修复，孕激素可以限制雌激素引起的内膜增生程度。适用于育龄期功血内源性雌激素水平较高同时有避孕要求者。常用短效口服避孕药，一般于出血第 5 日起，每晚 1 片，连服 21 日，撤药后出血量较少。连用 3 个周期为一疗程。

（3）后半周期疗法：适用于青春期或活组织检查为增殖期内膜的功血患者。可于月经周期后半期（撤药性出血的第 16～25 日）使用醋酸甲羟孕酮或孕酮，连用 3 个周期为一疗程。

4. 促进排卵　促排卵治疗可从根本上防止功能失调性子宫出血的复发，适用于青春期和育龄期功血，尤其是不孕症患者。常用的药物有：

（1）氯米芬：适用于体内有一定雌激素水平者。于月经周期第 5 日开始服用，每晚 50mg，连用 5 日，一般用 3~4 个周期。如 1 个疗程后仍无排卵，则下一周期可增量至每日 100mg。但不宜长期连续服用，以防卵巢过度刺激综合征或多胎妊娠的发生。

（2）人绒毛膜促性腺激素：当卵泡发育接近成熟时开始给人绒毛膜促性腺激素 1 000U 肌内注射，次日增至 2 000U，第 3 日增至 5 000U，可引起排卵。

（五）健康教育

1. 指导患者应加强营养，适当锻炼身体，提高健康水平。

2. 对需做基础体温测量的患者，告知其测量和记录方法。

3. 对使用性激素患者，告知服药期间可能出现的不良反应及应对措施，说明规范性治疗的重要性，治疗时应周密计划，制订合理方案，尽可能使用最低有效剂量，并需严密观察用药后的不良反应，以免性激素使用不当而引起出血。用药时注意：指导患者遵医嘱按时按量服药，不得随意停服和漏服；用药期间有异常出血时要及时就诊；性激素药物减量时，必须按规定在血止后才能开始，每 3 日减量一次，每次减量不得超过原用量的 1/3，直至维持量。维持量服药的时间，按停药后发生撤退出血的时间，与患者上一次行经时间综合考虑，使无出血日期达 21 日即可停药。大剂量口服雌激素，可有恶心、呕吐等不良反应，应指导患者于饭后或睡前服用效果较好。

4. 指导患者注意个人卫生，做好会阴护理，出血多时应及时更换会阴垫，保持局部清洁，每日用温开水擦洗外阴 1~2 次，遵医嘱用抗生素治疗，有效控制感染。

【护理评价】

1. 患者说出疲乏对生活的影响，并在他人的帮助下提高对活动的耐受能力。

2. 患者按规定正确服用性激素，服药期间药物副作用程度轻。

3. 患者未发生感染，表现为体温正常，血中白细胞正常，血红蛋白得到纠正。

第二节　闭　　经

闭经（amenorrhea）是妇科常见症状，表现为无月经或月经停止。通常根据既往有无月经来潮将闭经分为原发性闭经（primary amenorrhea）和继发性闭经（secondary amenorrhea）两类。原发性闭经指年龄超过 15 岁、第二性征已发育仍无月经来潮，或年龄超过 13 岁、第二性征尚未发育，且无月经来潮者。继发性闭经是指以往曾建立正常月经周期，后因某些病理性原因致月经停止连续 6 个月以上者，或按自身原来月经周期计算，停止 3 个周期以上者。其对健康的影响在于：①因无排卵致不孕；②雌激素水平低落致闭经，可引起骨质疏松和生殖道萎缩；③有一定雌激素水平的闭经，因无孕酮对抗可引起子宫内膜增生过长，甚至子宫内膜癌；④青春期女孩无月经者的精神心理障碍问题增加等。根据闭经发生原因，可分为生理性闭经和病理性闭经两大类。青春期前、妊娠期、哺乳期及绝经后的月经不来潮均属生理现象，不属本节讨论内容。

【病因】

正常月经的建立和维持有赖于下丘脑—垂体—卵巢轴的神经内分泌正常调节，靶器官子宫内膜对性激素的周期性反应和下生殖道的通畅，其中任何一个环节发生障碍均可出现月经失调，甚至闭经。

（一）原发性闭经

较少见，多为遗传学原因或先天性发育缺陷引起，也可因功能失调及继发疾病发生于青春期之前。常见原因有米勒管发育不全综合征、性腺发育不全、雄激素不敏感综合征、对抗性卵巢综合征、性腺功能减退等。

（二）继发性闭经

发生率明显高于原发性闭经，病因复杂。根据病变部位分为以下几种：

1. 下丘脑性闭经　是最常见的一类闭经，以功能性原因为主，由于下丘脑功能失调而影响垂体，进而影响卵巢引起闭经。如精神应激（精神创伤、环境改变、盼子心切等）、神经性厌食、剧烈运动、药物抑制（奋乃静、氯丙嗪及甾体类避孕药）、颅咽管瘤等。

2. 垂体性闭经　腺垂体器质性病变或功能失调可影响促性腺激素的分泌，继而影响卵巢功能而引起闭经。如垂体梗死（常见希恩综合征）、垂体肿瘤、空蝶鞍综合征、先天性垂体发育不全所致的原发性垂体促性腺功能低下等。

3. 卵巢性闭经　因卵巢分泌的性激素水平低下，子宫内膜不发生周期性变化而致闭经。如卵巢功能早衰、卵巢切除或卵巢组织遭受破坏、卵巢功能性肿瘤及多囊卵巢综合征等。

4. 子宫性闭经　由于子宫内膜对于卵巢激素不能产生正常反应而引起闭经。如子宫内膜严重损伤、手术切除子宫、先天性无子宫、子宫发育不全或子宫腔内放射治疗后。

5. 下生殖道发育异常　包括宫颈闭锁、处女膜闭锁、阴道发育异常等均可引起经血流出障碍而发生闭经，此属假性闭经。

6. 其他内分泌腺功能异常所致闭经　常见疾病为甲状腺功能减退或亢进、肾上腺皮质功能亢进、肾上腺皮质肿瘤、糖尿病等。

【治疗原则】

明确病因后改善全身情况，进行心理治疗和病因治疗。因某种疾病或因素引起的下丘脑—垂体—卵巢轴功能紊乱者，可用激素替代治疗。

【护理评估】

（一）健康史

详细询问患者的生长发育史、月经史、婚育史、家族史、发病诱因、伴随症状及治疗经过和效果等情况。

（二）身体状况

注意观察患者全身发育状况、营养、精神状态、智力情况。测量身高、体重、四肢与躯干比例，五官特征，有无多毛。检查内外生殖器官，有无先天缺陷、畸形或其他疾病。第二性征发育情况，如音调高低、阴毛及腋毛分布、乳房发育及有无乳汁分泌、骨盆是否具有女性特征等。

（三）心理社会状况

患者常因闭经担心影响今后的生育、夫妻感情、性生活和自身健康，且由于治疗病程长、效果不明显，表现为情绪低落、焦虑、紧张、对治疗和护理丧失信心，故需了解患者及家属的压力原因、焦虑程度、对治疗的信心及自我观念的影响等。

（四）辅助检查

闭经检查项目多，检查步骤复杂，根据需要进行选择。

1. 药物撤退试验　用于评估体内雌激素水平，以确定闭经程度。

（1）孕激素试验：为评估内源性雌激素水平的简单、快速方法。临床上常用孕酮20mg，肌内注射，每日1次，连用5日；或口服甲羟孕酮10mg，连用5日。停药3～7出现撤药性出血为阳性，提示子宫内膜已受一定水平的雌激素影响，在外源性孕激素作用下发生分泌期变化，停药后内膜剥落而出血。若孕激素试验无出血为阴性，说明患者体内雌激素水平低下，对孕激素无反应，应做雌、孕激素序贯试验。

（2）雌、孕激素序贯试验：每晚口服妊马雌酮1.25mg或已烯雌酚1mg，连续21日，最后10日加服醋酸甲羟孕酮，每日10mg，停药后3～7出现撤药性出血为阳性，提示子宫内膜正常，闭经是由于体内雌激素水平低落所致，需进一步寻找原因。如无撤药性出血为阴性，应再重复试验一次，若仍无出血，提示子宫内膜有缺陷或被破坏，可诊断为子宫性闭经。

2. 子宫功能检查　了解子宫、子宫内膜状态和功能。包括诊断性刮宫、子宫输卵管碘油造影、宫腔镜等检查。

3. 卵巢功能检查　包括基础体温测定、B 超监测卵泡发育、宫颈黏液结晶检查、阴道脱落细胞检查、激素测定、卵巢兴奋试验等。

（1）甾体激素测定：测定血雌二醇、孕酮及睾酮等。血孕酮水平升高，提示有排卵；雌激素水平低，提示卵巢功能不正常或衰竭；睾酮水平高，提示可能为多囊卵巢综合征或卵巢男性化肿瘤。

（2）卵巢兴奋试验：又称 HMG 刺激试验。用 HMG 连续肌内注射 4 日，了解卵巢是否产生雌激素。若卵巢对垂体激素无反应，提示病变在卵巢；若卵巢有反应，则病变在垂体或垂体以上，可做垂体兴奋试验。

4. 垂体功能检查　雌、孕激素序贯试验阳性提示患者体内雌激素水平低落，为确定原发病因在卵巢、垂体或下丘脑，需做以下检查：

（1）垂体激素测定：用放射免疫法测定血 PRL、FSH、LH 水平等。血 PRL 正常值为 $0 \sim 20 \mu g/L$，$> 25 \mu g/L$ 时称高催乳激素血症。PRL 升高时应进一步做头颅 X 线摄片或 CT 检查，排除垂体肿瘤。若 FSH > 40U/L，提示卵巢功能衰竭；若 LH > 25U/L 或 LH/FSH > 3 时，高度怀疑为多囊卵巢综合征；若 FSH、LH 均 < 5U/L，提示垂体功能减退，病变可能在垂体或下丘脑，可做垂体兴奋试验查找病变部位。

（2）垂体兴奋试验：又称 GnRH 刺激试验，可了解垂体对 GnRH 的反应性。静脉注射 LHRH 15 ~ 60min 后 LH 较注射前高 2 ~ 4 倍以上，说明垂体功能正常，病变在下丘脑；若经多次重复试验 LH 值无升高或升高不显著，说明垂体功能减退，病变在垂体。

5. 影像学检查　盆腔 B 超检查，了解子宫的发育状况、形态大小、内膜厚度，卵巢的形态大小，动态观察卵泡发育情况；子宫输卵管造影了解有无子宫畸形、宫腔粘连、生殖器结核或其他病变；做 CT 或 MRI，了解有无盆腔肿瘤、垂体肿瘤等。

6. 内镜检查　行宫腔镜检查能确定有无宫腔粘连。腹腔镜检查可直接观察卵巢及子宫情况，有无发育异常、肿瘤、多囊卵巢综合征等。

7. 其他检查　疑有先天性畸形者，应进行染色体核型分析及分带检查。考虑闭经与甲状腺功能异常有关者应测定血 T_3、T_4、TSH。闭经与肾上腺功能有关时测定尿 17- 酮、17- 羟类固醇或血皮质醇。怀疑多囊卵巢综合征者还需测定胰岛素、雄激素。

【护理诊断／问题】

1. 功能障碍性悲哀　与长期闭经及治疗失败担心丧失女性形象有关。

2. 焦虑　与担心影响生育、性生活和健康有关。

【护理目标】

1. 患者能够接受闭经的现实，客观地评价自己，积极配合检查与治疗。

2. 患者情绪稳定，焦虑减轻或消失，能正确对待疾病，以正常心态评价自我。

【护理措施】

1. 一般护理　鼓励患者增加营养，加强锻炼，增强体质，注意劳逸结合，尤其是营养不良、工作紧张引起闭经者。如为肥胖引起的闭经，指导患者低热量饮食，富含维生素和矿物质，嘱咐患者适当增加运动量。

2. 心理护理　加强心理护理，建立良好护患关系。观察患者情绪变化，有无引起闭经的精神因素存在。向患者讲解引起闭经原因，因治疗周期长，要耐心地按时按规定接受有关检查，获取正确检查结果，才能解除患者担心疾病及其影响的心理压力，增强治疗信心。鼓励患者表达自己的感情，促进社会交往，消除自我否定心理，保持心情舒畅。对神经性厌食症者，应给予精神心理疏导疗法。

3. 用药指导　激素治疗是闭经的重要治疗方法，对需用激素治疗的患者，应说明激素的作用、副作用和注意事项，告知有关具体用药的时间、方法，指导其按医嘱用药。

4. 健康指导　对患者进行闭经原因、治疗方法等相关知识的健康指导。告知患者坚持规范治疗，接受全身系统检查，才能有满意的治疗效果。注意患者体重增减情况及与闭经的关系，告知患者适当锻炼、适度运动、合理饮食、保持理想体重。采取适当的释放精神压力的方式，可预防下丘脑性闭经；有甲状腺功能亢进或减退症、糖尿病等内分泌疾病应尽早治疗。对先天畸形如处女膜闭锁等，告知患者尽早手术，保持经血流出通畅。

【护理评价】

患者以客观的态度评价自我，主动与他人交流病情及治疗效果，保持较好情绪。

第三节　痛　　经

痛经（dysmenorrhea）为妇科最常见的症状之一，凡在月经前后或月经期出现下腹疼痛、坠胀，伴腰酸或合并头痛、乏力、头晕、恶心等其他不适，程度较重以致影响工作及生活质量者，称为痛经。痛经分为原发性痛经和继发性痛经两类。原发性痛经是指生殖器官无器质性病变者，占痛经90%以上，常见于青春期女性，多在初潮后1～2年发病。继发性痛经是指因盆腔器质性病变而引起的痛经，如子宫内膜异位症、子宫腺肌病、盆腔炎性疾病或宫颈狭窄等，常见于生育期妇女。本节仅叙述原发性痛经的有关问题。

【病因及发病机制】

研究表明，子宫内膜合成和释放前列腺素（prostaglandin，PG）增加是原发性痛经的主要原因，排卵后孕酮能促进子宫内膜合成前列腺素F（PGF），故分泌期子宫内膜剥脱时经血PG含量显著高于增生期内膜经血中浓度，因经血中的$PGF_{2\alpha}$刺激子宫平滑肌痉挛性收缩、子宫张力升高、子宫肌壁缺血产生剧烈疼痛；过多的前列腺素进入血液循环可引起恶心、呕吐、腹泻、晕厥等症状。原发性痛经还受精神神经因素、遗传因素、免疫因素等影响，内在或外来的应激可使痛阈降低，患者焦虑、恐惧以及生化代谢物质的产生均可通过中枢神经系统刺激盆腔痛觉纤维而产生痛经。

【临床表现】

原发性痛经常见于青少年期，初潮后1～2年发病，30岁以后发生率下降，因此时排卵周期多已建立。疼痛多自月经来潮后开始，最早出现在经前12h，行经第1日疼痛最剧烈，持续2～3日缓解；疼痛程度不一，重者呈痉挛性，疼痛部位在下腹中线耻骨上，可放射致外阴、肛门、腰骶部甚至大腿内侧，疼痛性质为胀坠痛或痉挛性疼痛。严重时可伴有恶心、呕吐、腹泻、头晕、乏力、四肢厥冷、出冷汗等。妇科检查无异常发现。

【治疗原则】

痛经的治疗以避免精神紧张和过度劳累，心理治疗，对症治疗为原则。疼痛不能忍受时使用镇痛、镇静、解痉药，口服避孕药有治疗痛经的作用，未婚少女可行雌、孕激素序贯疗法减轻症状，还可配合中医中药治疗。

【护理评估】

1. 健康史　了解患者的年龄、月经史与婚育史，详细询问有无诱发痛经的相关因素，疼痛与月经的关系，疼痛发生的时间、部位、性质、程度，疼痛加重及缓解的时间，伴随症状及用药情况等，评估个案有效缓解疼痛的方法。

2. 身心状况　原发性痛经根据月经期下腹坠痛，妇科检查无阳性体征。痛经患者常怕月经来潮引起下腹部疼痛，尤其是工作和学习紧张更容易出现恐惧心理。

3. 辅助检查　可做超声检查、腹腔镜检查、子宫输卵管造影检查、宫腔镜检查，用于排除子宫内膜异位、子宫肌瘤、盆腔感染等疾病。腹腔镜检查是最有价值的辅助诊断方法。

【护理诊断／问题】

1. 疼痛　与子宫痉挛性收缩、子宫肌组织缺血缺氧有关。

2. 焦虑　与长期痛经造成的精神紧张有关。

【护理目标】

1. 患者的疼痛症状缓解，且能陈述缓解症状的措施。

2. 患者月经来潮前及行经期无紧张、恐惧感。

【护理措施】

1. 一般护理　指导患者合理休息，加强营养和锻炼，增强体质，注意经期卫生，热敷下腹部局部和进食热的饮料（热茶、热汤等）有助于缓解疼痛。

2. 病情观察　注意患者痛经发生的时间、性质、程度，观察疼痛时有无伴随症状，了解引起疼痛的精神因素。疼痛不能忍受时可行非麻醉性镇痛治疗，适当应用镇痛、镇静、解痉药。

3. 心理护理　原发性痛经应重视心理治疗，告知患者月经来潮是生理现象，消除患者紧张、恐惧心理，讲解有关痛经的生理知识，关心并理解患者的不适，避免精神刺激或过度疲劳。

4. 用药指导　对疼痛不能忍受时可适当用前列腺素合成酶抑制剂，防止子宫痉挛性收缩，从而减轻或消除痛经。如布洛芬缓释片 0.3g 或氟芬那酸 200mg，每日 2～3 次，月经来潮即开始服药，连续 2～3 日。对同时有避孕要求的痛经妇女，遵医嘱给予口服避孕药，用药后可抑制排卵，使黄体生成障碍，从而无内源性孕酮产生，减少前列腺素生成，达到避孕及治疗痛经的双重效果。对未婚少女可用雌、孕激素序贯疗法，还可配合中医中药治疗。

5. 健康指导　向患者介绍女性月经期生理卫生常识，告知正常月经来潮时有轻微不适，调整心理和情绪，保持身心健康。指导月经期避免吃生、冷、辛辣、刺激性食物，注意经期卫生和保暖，经期禁止性生活，合理休息，加强营养和体育锻炼，指导给予均衡饮食。

6. 生物反馈疗法　增加患者自我控制感，指导应对压力的技巧。

【护理评价】

1. 患者诉说痛经症状减轻，并能够列举减轻疼痛的应对措施。

2. 患者恐惧的行为表现和体征减少，在心理和生理上的舒适感增加。

3. 患者自诉在月经期睡眠良好。

第四节　绝经综合征

绝经综合征是指妇女绝经前后出现性激素波动或减少所致的一系列躯体及精神心理症状。绝经（menopause）分为自然绝经和人工绝经。自然绝经是由于卵巢卵泡活动的丧失引起月经永久停止，无明显病理或其他生理原因。人工绝经是手术切除双侧卵巢或医源性丧失双侧卵巢功能（化学治疗或放射治疗）。人工绝经患者更易发生绝经综合征。

【病因及发病机制】

绝经前后最明显的内分泌变化是卵巢功能衰退，随后表现为下丘脑—垂体功能退化。

1. 雌激素　卵巢功能衰退的最早征象是卵泡对 FSH 敏感性降低，FSH 水平升高。绝经过渡早期雌激素水平波动很大，甚至高于正常卵泡期水平。系因 FSH 升高对卵泡过度刺激引起 E_2 分泌过多所致。整个绝经过渡期雌激素水平并非逐渐下降，只是在卵泡停止生长发育时，雌激素水平才急速下降。绝经后卵巢不再分泌雌激素，妇女循环中仍有低水平雌激素，主要来自肾上腺皮质和来自卵巢的雄烯二酮经周围组织中芳香化酶转化的雌酮。绝经过渡期妇女循环中雌酮高于 E_2。

2. 孕酮　绝经过渡期卵巢尚有排卵功能，仍有孕酮分泌。但因卵泡期延长，黄体功能不良，导致孕酮分泌减少。绝经后无孕酮分泌。

3. 雄激素　绝经后雄激素来源于卵巢间质细胞及肾上腺，总体雄激素水平下降。其中雄烯二酮主要来源于肾上腺，量约为绝经前的一半。

4. 促性腺激素　绝经过渡期 FSH 水平升高，呈波动型，LH 仍在正常范围，FSH/LH 仍＜1；绝经后雌激素水平降低，诱导下丘脑释放 GnRH，FSH 升高较 LH 明显，FSH/LH＞1。卵泡闭锁导致雌激素和抑制素水平降低以及 FSH 水平升高，是绝经的主要信号。

5. GnRH　GnRH 脉冲式分泌的幅度增加，并与 LH 相平衡，说明下丘脑和垂体间仍保持良好功能。

6. 抑制素　绝经后妇女血抑制素水平下降，较雌二醇下降早且明显，可能成为反映卵巢功能衰退更敏感的指标。

【临床表现】

1. 近期症状

（1）月经紊乱：月经紊乱是绝经过渡期的常见症状，由于无排卵，表现为月经周期不规则、经期持续时间长及经量增多或减少。此期症状的出现取决于卵巢功能状态的波动变化。

（2）血管舒缩症状：主要表现为潮热，是雌激素减低的特征性症状。其特点是反复出现短暂的面部、颈部及胸部皮肤阵阵发红，伴有轰热，继之出汗。一般持续 3~5min。症状轻者每日发作数次，严重者十余次或更多，夜间或应激状态易促发。该症状可持续 1~2 年，有时长达 5 年或更长。潮热发作严重影响妇女的工作、生活和睡眠，是绝经后期妇女需要性激素治疗的主要原因。

（3）自主神经失调症状：常出现如心悸、眩晕、头痛、失眠、耳鸣等自主神经失调症状。

（4）精神神经症状：主要包括情绪、记忆及认知功能症状。表现有忧郁、焦虑、多疑等。可有兴奋型和抑郁型两种表现：①兴奋型表现为情绪烦躁、激动易怒、失眠多梦、多言多语、注意力不集中、大声哭闹等神经质样症状；②抑郁型表现为焦虑、内心不安、惊慌、恐惧、缺乏自信、记忆力减退、行动迟缓，严重者对外界冷淡、丧失情绪反应甚至发展成严重的抑郁性神经官能症。

2. 远期症状

（1）泌尿生殖道症状：主要表现为泌尿生殖道萎缩症状，出现外阴、阴道干燥，性交困难及反复阴道感染。排尿困难、尿急、尿失禁，易反复发作膀胱炎，常有压力性尿失禁。

（2）骨质疏松：绝经后妇女雌激素缺乏使骨质吸收增加，导致骨质快速丢失而出现骨质疏松。50 岁以上妇女半数以上会发生绝经后骨质疏松，一般发生在绝经后 5~10 年内，最常发生在椎体。

（3）阿尔茨海默病：近来研究发现雌激素缺乏对发生阿尔茨海默病可能有潜在的危险，表现为老年痴呆、记忆丧失、失语失认、定向计算判断障碍及性格行为情绪改变。

（4）心血管病变：绝经后妇女动脉粥样硬化、心肌缺血、心肌梗死、高血压和脑出血，冠心病发生率及并发心肌梗死的死亡率也随年龄而增加。可能与雌激素低下和雄激素活性增强有关。

【治疗原则】

治疗目的应能缓解近期症状，并能早期发现、有效预防骨质疏松症、动脉硬化等老年性疾病。根据个案具体情况选择心理治疗，配合对症治疗或激素替代治疗，以控制绝经过渡期症状。

1. 一般治疗　绝经过渡期精神神经症状可因神经类型不稳定，或精神状态不健全而加剧，应进行心理疏导；适量镇静剂促进睡眠；谷维素调节自主神经功能；倡导健康的生活方式，注意劳逸结合、健康饮食、锻炼身体、戒烟戒酒。

2. 激素替代治疗　激素替代治疗是针对绝经相关健康问题而采取的一种医疗措施，可有效缓解绝经相关症状，从而改善生活质量。从卵巢功能开始衰退并出现相关症状时即可开始用药治疗。

（1）适应证：①缓解绝经症状（血管舒缩症状及泌尿生殖道萎缩症状）；②预防骨质疏松。

（2）禁忌证：①绝对禁忌证包括已知或怀疑妊娠、原因不明的阴道出血、已知或怀疑患有乳腺癌或子宫内膜癌、已知或怀疑患有性激素相关的恶性肿瘤、6个月内患有活动性静脉或动脉血栓栓塞性疾病、严重肝肾功能损害、血卟啉症、耳硬化症、与孕激素相关的脑膜瘤；②相对禁忌证有子宫肌瘤、子宫内膜增生症、子宫内膜异位症、尚未控制的糖尿病及严重高血压、家族性高脂血症、血栓栓塞史或血栓形成倾向、胆囊疾病、癫痫、偏头痛、哮喘、高泌乳素血症、系统性红斑狼疮、乳腺良性疾病和乳腺癌家族史。

（3）制剂及剂量的选择：主要药物为雌激素，原则上尽量选用天然雌激素，常用药物有结合雌激素、戊酸雌二醇、17β-雌二醇、尼尔雌醇等。剂量及用药方案应个体化，以最小有效剂量为佳。

（4）用药途径及方案：①口服给药。片剂以口服给药为主，常用方案有周期序贯疗法、连续序贯疗法、连续联合治疗、单一雌激素治疗（用于无子宫的妇女）等。②胃肠道外给药。经阴道给药的有栓剂、霜剂、软膏、阴道环等。③经皮肤给药的有皮肤贴膜、涂胶、皮下埋植剂等。④肌内给药有油剂。

（5）用药时间：从卵巢功能开始减退并出现绝经相关症状后即可开始应用。用于缓解血管舒缩症状及泌尿生殖道萎缩症状的治疗，时间以3～5年为宜。为防治骨质疏松症，用药时间至少持续3～5年，间日给药最为安全有效。

（6）副作用及危险性：①子宫出血。多为突破性出血，必须高度重视，查明原因，B超检查子宫内膜厚度，必要时行诊断性刮宫，排除子宫内膜病变。②性激素副作用。雌激素剂量过大可引起乳房胀、白带多、头痛、水肿、色素沉着等；孕激素的副作用有抑郁、易怒、乳房痛和水肿等。③子宫内膜癌。长期单用雌激素治疗，可使子宫内膜异常增殖及子宫内膜癌的危险性增加。对有子宫的妇女，在用雌激素时必须加用孕激素，降低子宫内膜癌的危险。④乳腺癌。有资料表明，雌孕激素治疗时间超过5年，有增加乳腺癌的危险。

3. 非激素类药物　钙剂、维生素D等。

【护理评估】

1. 健康史　了解患者的年龄、月经史、生育史。询问月经周期、月经量有无改变，有无高血压、肝病、糖尿病及其他内分泌疾病等。

2. 身心状况　绝经综合征患者因雌激素水平下降，可出现一系列症状。评估患者有无卵巢功能减退及雌激素不足引起的症状、家庭因素和社会环境诱发的症状、个性特点与精神因素引起的症状。进行全身检查，注意精神状态，血压升高程度，皮肤、毛发的变化，乳房的变化，泌尿系统及生殖系统的变化等。了解妇女在绝经过渡期家庭和社会环境的变化、精神状态及个性特征引起心情不愉快、忧虑、多疑、孤独等。

3. 辅助检查　酌情做X线和心电图检查，血、尿雌激素水平测定，血脂检查，阴道脱落细胞检查和内分泌检查。

【护理诊断／问题】

1. 自我形象紊乱　与月经紊乱、出现精神和神经症状等绝经综合征症状有关。

2. 焦虑　与绝经过渡期内分泌改变、家庭和社会环境改变、个性特点、精神因素等有关。

3. 有感染的危险　与绝经过渡期膀胱黏膜变薄致反复发作膀胱炎有关，与内分泌及局部组织结构改变致机体抵抗力下降有关。

4. 知识缺乏：缺乏绝经过渡期自我保健的知识。

【护理目标】

1. 患者能够积极参与社会活动，正确评价自己。

2. 患者能够描述自己的焦虑心态和应对方法。

3. 患者在绝经过渡期不发生膀胱炎、阴道炎等感染。

【护理措施】

（一）一般护理

1. 合理安排膳食，养成良好的饮食习惯，摄入足量蛋白质、维生素及含钙丰富食物，必要时可补充钙剂。

2. 坚持体格锻炼，增强体质，多进行户外运动如散步或慢跑等，增加日晒时间，可促进血液循环，有利于延缓衰老及骨质疏松的发生。

（二）心理护理

1. 对患者进行心理疏导，帮助患者理解绝经过渡期是正常生理过程，讲明绝经的原因、绝经前后身体的变化，使患者了解大多数人围绝经期出现症状是能安全度过的，使她们掌握必要的保健知识，以积极乐观的态度对待老年期的到来，减轻或消除焦虑心理。对精神紧张，情绪不稳定或失眠者，遵医嘱口服谷维素 20mg，每日 3 次或睡前服艾司唑仑 2.5mg 以助睡眠。

2. 主动与患者交谈，通过语言、表情、态度、行为方式等去影响患者的认知、情绪和行为，使护理人员和患者双方发挥积极性，相互配合，达到缓解症状的目的。

3. 使其家属了解围绝经期妇女可能出现的症状，并给予同情、安慰和鼓励。

（三）用药指导

告知患者在医生的严格指导下用药。向其讲解激素替代治疗的特点，帮助患者了解用药的目的、适应证、禁忌证、药物剂量、用药时间、药物的副作用。告知用性激素治疗者应定期随访，长期用药者一般要求每年随访一次。

（四）健康指导

1. 建立咨询门诊，介绍减轻症状的方法，对绝经过渡期妇女进行饮食和运动的指导。适当增加钙质和维生素 D 摄取，减少因雌激素降低而导致的骨质疏松。

2. 重视绝经过渡期妇女的预防保健工作，提高此期妇女的自我保健意识和自我保健知识水平。积极防治绝经过渡期妇女常见病及多发病，如高血压、冠心病、糖尿病、骨质疏松症、萎缩性阴道炎、子宫脱垂、尿失禁等。

3. 指导绝经过渡期妇女科学合理地安排每天的生活和工作。生活应有规律，积极参加社区公益娱乐活动和体育锻炼，劳逸结合，转移注意力，调养身心，正确对待性生活。

4. 指导绝经过渡期妇女自我调节情绪，保持健康的心理状态，情绪乐观、稳定，不悲观，不攀比，热爱家人和生活，不吸烟。

【护理评价】

1. 患者认识到绝经是女性正常生理过程，能以乐观、积极的态度对待，积极参与社区活动。

2. 与家人、亲戚及朋友关系融洽，互相理解。

3. 绝经过渡期妇女无感染性疾病发生。

本章小结

　　女性生殖内分泌疾病是妇科常见病，常表现为月经周期、月经期、月经量的异常及伴发某些异常症状，临床常见的有功能失调性子宫出血、闭经、痛经、经前期综合征、绝经综合征及多囊卵巢综合征等。本章重点内容包括功能失调性子宫出血的临床表现、处理原则、护理评估及护理措施，闭经的原因及辅助检查，痛经的临床表现，绝经综合征的临床表现。难点是功能失调性子宫出血的病因及发病机制、护理评估及护理措施，闭经的原因及辅助检查，绝经综合征的病因及发病机制。

自测题

一、简答题

1. 功血有哪些类型？各型功血的治疗原则是什么？功血患者用性激素止血治疗时如何指导其用药？

2. 闭经的原因有哪些？解释孕激素试验及雌、孕激素序贯试验的临床意义。

3. 绝经综合征有哪些近期及远期症状？

二、案例分析

　　患者女，28岁，半年前行手术流产后一直未来月经。既往月经规律，2年前顺产一男婴。追问病史，手术流产后腹痛、发热、阴道分泌物呈脓性；经抗炎治疗近1月后好转。妇科检查：子宫大小正常，宫体后位，无明显压痛和宫颈举痛，双附件稍厚，阴道壁光滑，无异味。患者心情低落，急于知道不来月经的原因，担心自己的生活情况。

　　问题：

1. 该患者可能的临床诊断是什么？

2. 分析护理诊断有哪些？

3. 该患者应采取哪些护理措施？

三、护士执业资格考试模拟题

1. 某女，24岁，已婚，停经39天后出现阴道流血，持续7天，不伴腹痛，基础体温测定呈单相型，应考虑的诊断是

　　A. 无排卵型功血

　　B. 子宫内膜不规则脱落

　　C. 黄体功能不全

　　D. 自然流产

　　E. 异位妊娠

2. 某女，月经周期规律，近半年来月经期延长至8~9天，建议其诊刮取内膜活检，时间为

　　A. 月经干净后3天

　　B. 月经周期第5天

　　C. 月经周期第8天

　　D. 月经来潮6h内

　　E. 两次月经之间

（郑海燕）

第十四章　妊娠滋养细胞疾病患者的护理

学习目标

通过本章内容的学习，学生应能：

识记：

1. 说出妊娠滋养细胞疾病的定义、种类。

2. 陈述葡萄胎及妊娠滋养细胞肿瘤的临床表现及随访指导。

理解：

1. 分析妊娠滋养细胞疾病的处理原则。

2. 比较葡萄胎及妊娠滋养细胞肿瘤的临床病理特征。

应用：

评估妊娠滋养细胞疾病患者，并为其制订护理计划。

妊娠滋养细胞疾病（gestational trophoblastic disease，GTD）是一组来源于胎盘绒毛滋养细胞的疾病。按照滋养细胞增生程度、有无绒毛结构、侵蚀能力及其生物学特性不同，分为葡萄胎、侵蚀性葡萄胎、绒毛膜癌及胎盘部位滋养细胞肿瘤，其中除葡萄胎外，后三者统称为妊娠滋养细胞肿瘤（gestational trophoblastic neoplasia，GTN）。

滋养细胞疾病绝大部分继发于妊娠，本章也主要讨论妊娠滋养细胞疾病。

第一节　葡　萄　胎

妊娠后胎盘绒毛滋养细胞增生、间质水肿变性，形成大小不一的水泡，水泡间借细蒂相连成串形如葡萄，故称为葡萄胎，也称水泡状胎块（hydatidiform mole，HM）。葡萄胎是一种滋养细胞的良性病变，可发生在任何年龄的生育期妇女，35岁以上或20岁以下好发，经产妇多见，可能与该年龄段易发生异常受精有关。有过1次或2次葡萄胎妊娠者，再次发生葡萄胎的概率分别为1%和15%~20%。另外，营养不良、病毒感染、孕卵异常、细胞遗传学异常、地区差异等可能与发病有关。东南亚国家或地区的发病率比欧美国家高。

【分类】

1. 完全性葡萄胎（complete hydatidiform mole）　表现为宫腔内充满水泡状组织，没有胎儿及其附属物，有较高恶变率，常见。

2. 部分性葡萄胎（partial hydatidiform mole）　表现为有胚胎，胎盘绒毛部分水泡状变性，并有滋养细胞增生，恶变罕见。

【病理】

病变仅局限于子宫腔内，不侵入肌层，也不发生远处转移。完全性葡萄胎大体检查水泡状物大小不一，水泡壁薄，透亮，内含黏液性液体，其间由纤细的纤维素相连，水泡间空隙混有血块及蜕膜碎片。水泡状物占满整个宫腔，无胎儿及其附属物痕迹。镜下为滋养细胞呈不同程度的增生，绒毛间质水肿呈水泡样，间质内胎源性血管消失。部分性葡萄胎仅部分绒毛变为水泡，常合并胚胎或胎儿，胎儿多已死亡，合并足月儿极少且常伴发育迟缓或多发性畸形。镜下见部分绒毛水肿，常呈扇形，轮廓不规则，滋养细胞增生程度较轻，间质内可见胎源性血管。

【临床表现】

1. 完全性葡萄胎　由于诊断技术的广泛应用，患者在尚未出现症状或仅有少量阴道流血时已能做出诊断并治疗，因此症状典型的葡萄胎已少见，典型症状有：

（1）停经后阴道流血：为最常见的症状。多数患者在停经后 8～12 周左右开始出现不规则阴道流血，时断时续，开始量少，以后逐渐增多，也可因反复大量出血造成贫血及继发感染，有时在血中可发现水泡状物。

（2）子宫异常增大、变软：由于滋养细胞异常增生及水泡状变化，或因宫腔内积血，大多数患者的子宫大于停经月份，质地极软。少数患者因水泡状物及血块的排出、绒毛水泡退行性变或停止发展的缘故，其子宫大小可能与停经月份相符或小于停经月份。

（3）妊娠呕吐：出现时间较正常妊娠早，持续时间长且症状严重。发生严重呕吐未及时纠正者可致水、电解质紊乱。

（4）妊娠期高血压疾病征象：多见于子宫异常增大和 HCG 水平异常增高者，可在妊娠早期出现高血压、蛋白尿、水肿等症状，且症状严重，易发展为子痫前期，子痫罕见。

（5）卵巢黄素化囊肿：大量 HCG 刺激卵巢卵泡内膜细胞发生黄素化而形成囊肿，称为卵巢黄素化囊肿。常为双侧性，大小不等，囊壁薄，表面光滑，活动度好。一般无症状，偶可发生扭转而致急腹症。黄素化囊肿常在水泡状胎块清除后 2～4 个月自行消退。

（6）腹痛：为阵发性下腹隐痛。一般发生在阴道流血前，因葡萄胎生长迅速、子宫急速增大所致或是葡萄胎流产的表现。如为黄素化囊肿急性扭转或破裂时则为急性腹痛。

（7）甲状腺功能亢进征象：约 7% 的患者出现轻度甲状腺功能亢进，表现为心动过速、皮肤潮湿和震颤，血清游离 T_3、T_4 水平升高。但突眼少见。

2. 部分性葡萄胎　除阴道流血外，患者常没有完全性葡萄胎的典型症状，子宫大小与停经月份多相符或小于停经月份，妊娠呕吐少见并较轻，多无子痫前期症状，常无腹痛及卵巢黄素化囊肿。易误诊为不全流产或过期流产，需对流产组织进行病理检查才能确诊。

【处理原则】

1. 清除宫腔内容物　葡萄胎一经确诊应及时清宫。一般先用大号吸管吸宫，待子宫缩小后再谨慎刮宫，并将刮出物送病理检查。

2. 子宫切除术　对年龄较大、无生育要求者可行手术治疗，保留两侧卵巢，术后随访。

3. 预防性化疗　葡萄胎的恶变率各家报告不同，为 8%～20%，对于年龄大于 40 岁、刮宫前子宫比相应的妊娠月份明显大或短期内迅速增大、清宫后血 HCG 下降缓慢、卵巢黄素化囊肿直径 >6 cm、滋养细胞高度增生或伴有不典型增生、出现可疑转移灶、无条件随访的患者可采用预防性化疗。

4. 卵巢黄素化囊肿的处理　一般不需处理，随着 HCG 的下降会自然消失。若发生急性扭转，可在 B 超或腹腔镜下做穿刺吸液，多能自然复位。若扭转时间较长发生坏死，则需做患侧附件切除术。

【护理评估】

（一）健康史

询问患者的年龄、月经史、生育史、既往病史（包括妊娠滋养细胞疾病史）、家族史，本次妊娠反应的时间、程度等。

（二）身体状况

1. 症状   ①评估阴道流血情况：包括阴道流血的量、性质、时间、是否有水泡状物排出等；②评估腹痛情况：包括疼痛部位、时间、性质、程度；③评估有无妊娠呕吐：包括呕吐的次数、呕吐物的量、色、性状，有无水、电解质紊乱表现等；④评估有无头晕、乏力、面色苍白等贫血症状。

2. 体征   ①评估子宫大小是否与停经月份相符、能否触及胎体，听到胎心音；②评估有无蛋白尿、水肿、高血压等妊娠期高血压疾病征象；③评估有无心动过速、皮肤潮湿和震颤等甲状腺功能亢进征象；④评估有无心率加快、血压下降等休克表现。

（三）心理社会状况

一旦确诊，患者及家属可有极大的不安，担心此次妊娠的结局及对今后生育的影响，并表现出对清宫手术的恐惧、焦虑等情绪。

（四）辅助检查

1. 超声检查   是诊断葡萄胎的重要辅助检查方法，最好采用经阴道彩色多普勒超声，完全性葡萄胎可见增大的子宫内充满雪花状光片或小囊样无回声区，呈"落雪状"，水泡较大时呈"蜂窝状"，未见正常的胎体影像；一侧或双侧卵巢可探及囊肿。多普勒胎心仪听不到胎心音。

2. 人绒毛膜促性腺激素（HCG）测定   患者的血、尿HCG处于高值范围且持续不降或超出正常妊娠水平，在停经8～10周后仍持续上升。

3. DNA倍体分析   流式细胞计数是最常用的倍体分析方法。完全性葡萄胎的染色体核型为二倍体，部分性葡萄胎为三倍体。

4. 母源表达印迹基因检测   完全性葡萄胎母源基因表达缺失，部分性葡萄胎父源基因及母源基因均有表达。

【护理诊断/问题】

1. 焦虑   与担心清宫手术及预后有关。

2. 自尊紊乱   与分娩的期望得不到满足及对将来妊娠担心有关。

3. 有感染的危险   与长期阴道流血、贫血，造成免疫力低下有关。

4. 知识缺乏：缺乏疾病的相关信息及葡萄胎随访的知识。

【护理目标】

1. 患者焦虑程度减轻，能积极配合完成清宫手术。

2. 患者能接受葡萄胎及流产的结局。

3. 患者感染能及时得到预防和控制。

4. 患者能陈述随访的重要性和具体方法。

【护理措施】

（一）一般护理

嘱患者进食高蛋白质、高维生素、易消化食物；保证充足睡眠，适当活动；保持会阴清洁，勤换会阴垫，每日擦洗会阴1～2次，流血时间长者遵医嘱予以抗生素预防感染。

（二）心理护理

评估患者对疾病的心理承受能力，鼓励患者表达不能得到良好妊娠结局的悲伤，对疾病、治疗手段的认识，确定其主要的心理问题。向患者及家属讲解葡萄胎的疾病知识，说明清宫手术的必要性。告诉患者疾病治愈一年后可正常妊娠，以减轻不良心理反应程度，增强战胜疾病的信心。

（三）病情观察

观察腹痛及阴道流血情况，评估出血量及流出物的性质，检查流出物内有无水泡状组织。流血过多时，密切观察血压、脉搏、呼吸等生命体征。

（四）治疗配合

清宫术前嘱患者排空膀胱，配血备用，建立静脉通路，选用大号吸管，并准备好缩宫素和抢救药品及物品，以便大出血时及时抢救。术中严密观察生命体征及有无呼吸困难、咳嗽等肺栓塞的表现。术后将刮出物送病理检查，并注意挑选较小的及靠近宫壁的葡萄状组织送检以提高阳性检出率。葡萄胎清宫不易一次吸刮干净，一般于1周后再次刮宫。

（五）健康指导

1. 饮食与休息　指导患者术后保证营养摄入，适当活动，保证充足睡眠，保持外阴清洁，以防感染。每次刮宫手术后禁止性生活及盆浴1个月。

2. 随访指导　定期测定HCG，葡萄胎清宫后每周1次，直至连续3次阴性，以后每个月一次共6个月，此后再每2个月一次共6个月，自第一次阴性后共计1年。在随访同时应注意有无阴道异常流血、咳嗽、咯血及其他转移灶症状，定时做妇科检查、盆腔B超及X线胸片检查。

3. 计划生育指导　葡萄胎患者随访期间严格避孕1年，HCG呈对数下降者阴性后6个月可以妊娠，下降缓慢者应延长避孕时间。可选用阴茎套及口服避孕药避孕，一般不选用宫内节育器，以免混淆子宫出血的原因或造成子宫穿孔，但在葡萄胎清宫后月经恢复正常时放置宫内节育器也不会造成子宫穿孔或子宫出血。

【护理评价】

1. 患者及家属能理解清宫手术的重要性，积极配合治疗、护理。

2. 患者情绪稳定，焦虑减轻，治愈疾病的信心增强。

3. 患者生命体征稳定，血象正常，未发生感染。

4. 患者及家属了解随访的重要性，能正确参与随访。

第二节　妊娠滋养细胞肿瘤

妊娠滋养细胞肿瘤是滋养细胞的恶性病变，包括侵蚀性葡萄胎、绒毛膜癌和胎盘部位滋养细胞肿瘤。后者临床罕见，本节不做介绍。

妊娠滋养细胞肿瘤60%继发于葡萄胎，30%继发于流产，10%继发生于足月妊娠或异位妊娠，其中侵蚀性葡萄胎全部继发于葡萄胎妊娠，绒癌可继发于葡萄胎妊娠，也可继发于非葡萄胎妊娠。

侵蚀性葡萄胎（invasive mole）是指葡萄胎组织侵入子宫肌层或转移至子宫以外的其他组织器官，引起局部组织破坏。多发生在葡萄胎清宫后6个月内，侵蚀性葡萄胎具有恶性肿瘤的行为，但恶性程度不高，多为局部侵犯，仅4%的患者并发远处转移，预后较好。

绒毛膜癌简称绒癌（choriocarcinoma），是指恶变的滋养细胞失去绒毛或葡萄胎样结构，散在地侵蚀子宫肌层或转移到其他器官造成破坏。多发生于育龄期妇女，继发于葡萄胎者多于葡萄胎清宫后1年以上，恶性程度极高，早期就可通过血行转移至全身，在化疗药物问世前，死亡率高达90%以上。随着诊断技术和化疗的发展，患者的预后已得到极大改善。

【病理】

侵蚀性葡萄胎大体检查可见子宫肌壁内有大小不等、深浅不一的水泡状组织。宫腔内可有原发病灶，也可无原发病灶。当病灶侵蚀子宫浆膜层时，子宫表面见紫蓝色结节。侵蚀较深时可穿透子宫浆膜层或阔韧带。镜下可见侵入子宫肌层的水泡状组织的形态与葡萄胎相似，可见绒毛结构及滋养细胞增生和分化不良。绒毛结构也可退化仅见绒毛阴影。

绒癌多原发于子宫，肿瘤常位于子宫肌层内，也可突入宫腔或穿破浆膜，单个或多个，无固定形态，与周围组织分界清，质地软而脆，海绵样，暗红色，伴明显出血坏死。镜下表现为滋养细胞不形成绒毛或水泡状结构，极度不规则增生，排列紊乱，广泛侵入子宫肌层及血管，周围大片出血、坏死。肿瘤不含间质和自身血管，瘤细胞靠侵蚀母体血管获取营养。

【临床表现】

1. 无转移妊娠滋养细胞肿瘤　多数继发于葡萄胎后，仅少数继发于流产或足月产后。

（1）不规则阴道流血：为最主要的症状。在葡萄胎清宫术后、流产或足月产后出现不规则阴道流血，量多少不定，也可表现为一段时间的正常月经后停经，然后又出现阴道流血。长期阴道流血者可继发贫血。

（2）子宫复旧不全或不均匀增大：葡萄胎清宫后4~6周子宫未恢复到正常大小，质地软，也可表现为子宫不均匀增大。

（3）卵巢黄素化囊肿：由于HCG持续作用，在葡萄胎清宫术后、流产或足月产后，黄素化囊肿可持续存在。

（4）假孕症状：由于肿瘤分泌HCG及雌、孕激素的作用，表现为乳房增大，乳头、乳晕着色，甚至有初乳样分泌，外阴、阴道、宫颈着色，生殖道质地变软。

（5）腹痛：一般无腹痛。当癌组织侵蚀子宫壁穿破浆膜层时可引起急性腹痛及腹腔内出血症状。黄素化囊肿发生扭转或破裂时也可出现急性腹痛。

2. 转移性妊娠滋养细胞肿瘤　大多为绒癌，肿瘤主要经血行播散，转移发生早且广泛。最常见的转移部位是肺（80%），其次是阴道（30%），盆腔（20%）、肝（10%）和脑（10%）等部位也可发生转移。由于滋养细胞的生长特点是破坏血管，各转移部位症状的共同特点是局部出血。

（1）肺转移：常见症状为咳嗽、咯血、胸痛及呼吸困难，常急性发作，偶可因肺动脉滋养细胞瘤栓形成，造成急性肺梗死，出现肺动脉高压、急性肺功能衰竭。

（2）阴道转移：转移灶常位于阴道前壁，呈紫蓝色结节，破溃时可引起不规则阴道流血，甚至大出血。

（3）肝转移：多同时伴有肺转移，表现为上腹部或肝区疼痛，若病灶突破肝包膜可出现腹腔内出血，导致死亡。

（4）脑转移：为主要致死原因。按病情进展可分为三期：①瘤栓期，表现为一过性脑缺血症状，如暂时性失语、失明、突然跌倒等；②脑瘤期，瘤组织增生侵入脑组织形成脑瘤，出现头痛、喷射样呕吐、偏瘫、抽搐直至昏迷；③脑疝期，脑瘤增大及周围组织出血、水肿，表现为颅内压增高，脑疝形成，压迫生命中枢，最终死亡。

（5）其他部位转移：包括脾、肾、膀胱、消化道、骨等，其症状视转移部位而异。

【治疗原则】

以化疗为主，手术和放疗为辅。病灶在子宫，化疗无效时可行子宫切除。年轻患者行子宫切除时可考虑保留卵巢。

【护理评估】

（一）健康史

采集个人及家属的既往史，包括滋养细胞疾病史、药物使用及药物过敏史。重点收集葡萄胎第一次刮宫的资料，包括时间、水泡大小、量等；了解刮宫次数及刮宫后阴道流血的量、质、时间，子宫复旧情况，收集血、尿HCG随访的资料，肺X线检查结果，询问原发病灶及转移灶症状的主诉，是否用过化疗及化疗的时间、药物剂量、疗效及用药后的机体反应情况等。

（二）身体状况

1. 症状　①评估转移灶症状：有无咳嗽、咯血、胸痛及呼吸困难，有无上腹部或肝区疼痛，有无失语、失明、头痛、喷射样呕吐、偏瘫、抽搐、昏迷；②评估阴道流血情况：阴道流血的量、持续时间，是继发于流产、足月产还是葡萄胎之后；③评估腹痛情况：疼痛部位、时间、程度、性质等。

2. 体征　①评估腹腔内出血征象：有无贫血、感染、休克等；②评估盆腔情况：阴道壁内有无紫蓝色结节，子宫复旧情况，子宫大小、质地、有无压痛，双侧附件情况等。

（三）心理社会状况

本病病程较长，患者及家属可能会出现严重的抑郁、悲观情绪。担心疾病的预后，害怕化疗药物的毒副作用，担心手术切除子宫失去女性特征和生育能力，加上昂贵的医疗费用，使患者对治疗和生活失去信心。

（四）辅助检查

1. 血 HCG 测定　为妊娠滋养细胞肿瘤主要诊断依据。符合下列标准中的任何一项，且排除妊娠物残留或妊娠，即可诊断：①血 HCG 测定 4 次呈平台状态（±10%），并持续 3 周或更长时间，即 1、7、14、21 日；②血 HCG 测定 3 次升高（>10%），并至少持续 2 周或更长时间，即 1、7、14 日。非葡萄胎后妊娠滋养细胞肿瘤主要诊断标准：足月产、流产和异位妊娠后 4 周以上，血 HCG 仍持续高水平或一度下降后又上升，已排除妊娠物残留或再次妊娠。

2. 胸部 X 线片　是诊断肺转移的重要方法。肺转移者最初 X 线征象为肺纹理增粗，以后发展为片状或小结节阴影，典型表现为棉球状或团块状阴影。

3. 妇科检查　子宫增大，质软，发生阴道宫颈转移时局部可见紫蓝色结节。

4. 其他　B 超、CT、MRI 等，脑部 CT 检查显示转移灶或查脑脊液中 HCG 含量以确诊有无脑转移。

5. 组织学检查　在子宫肌层或子宫外转移灶中若见到绒毛结构或退化的绒毛阴影，诊断为侵蚀性葡萄胎；若仅见大量滋养细胞浸润和出血坏死，未见绒毛结构则诊断为绒癌。

【护理诊断 / 问题】

1. 活动无耐力　与腹痛、化疗副作用有关。
2. 焦虑　与接受化疗、担心预后有关。
3. 角色紊乱　与较长时间住院及化疗有关。
4. 潜在并发症：肺转移、阴道转移、脑转移。

【护理目标】

1. 患者的体力能满足自理的需求。
2. 患者能讲出恐惧的原因，积极配合治疗护理。
3. 患者适应角色改变。
4. 患者并发症及时被发现，及时予以相应处理。

【护理措施】

（一）一般护理

嘱患者进食高蛋白、高维生素、易消化食物。保证充足睡眠与休息，减少体力消耗。保持外阴清洁，避免感染。

（二）心理护理

评估患者及家属的心理反应，建立良好的护患关系，让患者宣泄痛苦心理及失落感，帮助患者分析可利用的支持系统，纠正消极的应对方式。让患者及家属了解滋养细胞肿瘤对化疗均很敏感，提供有关化疗及其护理的信息，帮助她们树立战胜疾病的信心。

（三）病情观察

观察腹痛及阴道流血情况，记录出血量，出血多者除密切观察患者生命体征外，及时做好手术准备。识别转移灶症状，发现异常应立即通知医生并配合处理。

（四）治疗配合护理

化疗者按化疗护理（见本章第三节）；手术治疗者，按妇科手术前后护理常规实施护理。

（五）转移患者的护理

1. 肺转移患者的护理

（1）卧床休息，减轻患者消耗，有呼吸困难者给予半卧位并吸氧。

（2）按医嘱给予镇静剂及化疗药物。

（3）大量咯血时有窒息、休克甚至死亡的危险，如发现应立即通知医生，同时给予头低足高侧卧位并保持呼吸道的通畅，轻击背部，排出积血。

2. 阴道转移患者的护理

（1）限制走动，密切观察阴道有无转移病灶破溃出血，禁止不必要的阴道检查。

（2）配血备用，准备好各种抢救器械和物品。

（3）如发生溃破大出血时，应立即通知医生并配合抢救。用无菌长纱条填塞阴道压迫止血。填塞的纱条一般于 24~48h 内取出，如出血未止则再用无菌纱条重新填塞，记录取出和再次填入的纱条数。同时给予输血、输液，按医嘱用抗生素预防感染。

3. 脑转移患者的护理

（1）尽量卧床休息，起床时应有人陪伴，防止瘤栓期一过性脑缺血症状导致意外损伤。

（2）按医嘱给予静脉补液，给予止血剂、脱水剂、吸氧、化疗等。

（3）采取必要的护理措施预防跌倒、咬伤、吸入性肺炎、角膜炎、压疮等发生。

（4）做好 HCG 测定、腰穿、CT 等项目的检查配合。

（5）昏迷、偏瘫者按相应的护理常规实行护理。

（六）健康教育

1. 健康指导　指导患者进食高蛋白质、高维生素、易消化食物，以增强机体的抵抗力。讲明坚持化疗的重要性，保持外阴清洁，注意休息，有转移者应卧床休息。

2. 出院后随访　出院后严密随访。第 1 次在出院后 3 个月，然后每 6 个月 1 次至 3 年，此后每年 1 次直至 5 年，此后每两年 1 次。随访内容同葡萄胎。

3. 计划生育指导　随访期间严格避孕，应于化疗停止≥12 个月方可妊娠，避孕方式同葡萄胎清宫后。有阴道转移者严禁性生活。

【护理评价】

1. 患者的体力能满足自理的需求。

2. 患者能配合治疗，树立战胜疾病的信心。

3. 患者能适应角色改变，能较好处理与家人的关系，诊治过程积极。

4. 患者并发症及时被发现，并得到相应处理。

第三节　化疗患者的护理

化学药物治疗（简称化疗）使许多恶性肿瘤患者的症状得到缓解，有的甚至达到基本根治，目前已成为治疗恶性肿瘤的主要方法之一。滋养细胞疾病是所有肿瘤中对化疗最敏感的一种，随着化疗方法和化疗药物的发展，绒癌患者的死亡率已大为下降。

【常用化疗药物种类】

1. 细胞毒素类　烷化剂类，作用于 DNA、RNA、酶或蛋白质。如环磷酰胺、氮芥等。

2. 抗代谢类　可影响与阻断核酸的合成。如氟尿嘧啶、甲氨蝶呤、阿糖胞苷等。

3. 抗生素类　抑制酶的作用和有丝分裂或改变细胞膜来干扰 DNA。如放线菌素 D、丝裂霉素、博莱霉素等。

4. 激素类　改变内环境进而影响肿瘤生长，有的还能增强机体对肿瘤侵害的抵抗力。常用的有他莫昔芬、己烯雌酚、泼尼松等。

5. 生物碱类　主要干扰细胞类纺锤体的形成，使细胞停留在有丝分裂中期。如长春新碱、羟喜树碱等。

6. 其他　顺铂、羟基脲等。

【药物作用机制】

化疗药物的主要作用机制为：①影响去氧核糖核酸（DNA）的合成；②直接干扰核糖核酸（RNA）复制；③干扰转录、抑制信使核糖核酸（mRNA）的合成；④阻止纺锤丝的形成；⑤阻止蛋白质的合成。

抗肿瘤药物既能抑制肿瘤细胞的生长，也能影响机体正常细胞的代谢，故均有一定的毒性。

【常用化疗方案及给药途径】

化疗方案选择目前国内外已基本一致，低危患者首选单一药物化疗，高危患者首选联合化疗。单一化疗常用药物有：氟尿嘧啶、甲氨蝶呤、放线菌素 D 等，联合化疗首选 EMA-CO 方案和以 5-Fu 为主的联合化疗方案。给药途径有静脉注射、肌内注射、口服、腹腔内给药、动脉灌注等。

【化疗药物常见毒副反应】

1. 骨髓抑制　主要表现为外周血白细胞和血小板计数减少，对红细胞影响较少。在停药后均可自然恢复，有一定的规律性。

2. 消化系统损害　最常见的为恶心、呕吐，多数在用药后 2～3 日开始，5～6 日后达高峰，停药后即逐步好转。一般不影响继续治疗。还有消化道溃疡，以口腔溃疡为明显，多数是在用药后 7～8 日出现，一般于停药后能自然消失。

3. 药物中毒性肝炎　主要表现为用药后血转氨酶值升高，偶见黄疸，停药后一定时期恢复正常，但未恢复时不能继续化疗。

4. 泌尿系统损伤　环磷酰胺对膀胱有损害，顺铂、甲氨蝶呤对肾有一定的毒性，肾功能正常者才能应用。

5. 皮疹和脱发　皮疹最常见于应用甲氨蝶呤后，严重者可致剥脱性皮炎，脱发最常见于应用放线菌素 D，一个疗程即可全脱，但停药后均可生长。

【护理评估】

（一）健康史

采集患者既往用药史，尤其是化疗史及药物过敏史。记录既往接受化疗过程中出现的药物毒副作用及应对情况。询问有关造血系统、肝、肾及消化系统疾病史。采集患者的肿瘤疾病史：发病时间、治疗方法及效果，目前的病情状况。

（二）身体状况

测量生命体征，了解患者一般情况（意识状态、发育、营养、面容与表情），观察皮肤、黏膜、淋巴结有无异常，了解患者的日常生活规律，了解原发肿瘤的症状和体征以便给护理活动提供依据。

（三）心理社会状况

患者往往对化疗的副作用有恐惧感，对疾病的预后及化疗效果产生焦虑、悲观情绪，也可因长期的治疗产生经济困难而闷闷不乐或烦躁，甚至丧失治疗信心。

（四）辅助检查

测血、尿常规、肝肾功能、血小板计数等，化疗前如有异常则暂缓治疗。每天或隔天测血常规一次，为用药提供依据，用药前若白细胞低于 $4.0 \times 10^9/L$ 者不能用药，用药期间若白细胞低于 $3.0 \times 10^9/L$，需考虑停药。

【护理诊断/问题】

1. 营养失调：低于机体需要量　与化疗所致的消化道反应有关。
2. 体液不足　与化疗所致恶心、呕吐、腹泻有关。
3. 自我形象紊乱　与化疗所致的脱发有关。
4. 有感染的危险　与化疗引起的白细胞减少有关。

【护理目标】

1. 患者能满足机体的营养需要。
2. 患者能接受自己形象的改变。
3. 患者无感染发生。

【护理措施】

（一）一般护理

指导患者进食高蛋白、高维生素、低脂、清淡易消化食物，多饮水，少量多餐；保持口腔、外阴清洁，避免感染；保持病室整洁，创造舒适的休养环境，保证充足的休息与睡眠，促进患者康复。

（二）心理护理

认真倾听患者主诉，关心安慰患者以取得信任。提供国内外及本科室治疗滋养细胞疾病的相关信息，增强战胜疾病的信心。鼓励患者克服化疗不良反应，帮助患者度过脱发等所造成的心理危险期。

（三）病情观察

经常巡视患者，观察体温变化，判断有无感染；观察有无牙龈出血、鼻出血、皮下淤血或阴道活动性出血等倾向；观察有无上腹疼痛、恶心、腹泻等肝损害的症状和体征，如有腹痛、腹泻，应严密观察次数及性状，并报告医生以警惕假膜性结肠炎；观察有无尿频、尿急、血尿等膀胱炎症状；观察有无皮疹等皮肤反应。如有上述发现，应即刻报告医生。

（四）用药护理

1. 准确测量并记录体重　化疗时应根据体重来正确计算和调整药量，一般在每个疗程用药前及用药中各测一次体重，应在早晨、空腹、排空大小便后进行测量，酌情减去衣物重量。如体重不准确，用药剂量过大，可发生中毒反应，过小则影响疗效。

2. 正确使用药物　根据医嘱严格"三查八对"，正确溶解和稀释药物，并做到现配现用，一般常温下不超过 1h，合理安排给药顺序，对放线菌素 D、顺铂等需严格避光。

3. 合理使用及保护静脉　化疗药物对血管刺激性大，应有计划地由远端开始选择静脉并注意保护，妥善固定针头防止滑脱、药物外渗。对外周血管条件差、药物刺激性强、化疗时间长、经济条件允许者可行深静脉置管（PICC、输液港），以保护静脉，减少反复穿刺的痛苦。用药前先注入少量生理盐水，确认针头在静脉中后再注入化疗药物。如发现药物外渗应立即停止滴入并更换注射部位。遇到局部刺激较强的药物，如氮芥、放线菌素 D 等外渗，可采用硫代硫酸钠局部封闭，如长春新碱外渗可采用透明质酸酶局部封闭，其他药物可采用生理盐水或普鲁卡因局部封闭，以防止局部组织坏死、减轻疼痛和肿胀。化疗结束前用生理盐水冲管，以降低穿刺部位拔针后的残留浓度，减少刺激，保护血管。

4. 严格控制输液速度，保证药物在规定的时间内完成。

（五）药物毒副作用的护理

1. 口腔护理　应保持口腔清洁，预防口腔炎症。口腔溃疡多在用药后 7~8 日出现，一般于停药后能自然消失。已有口腔溃疡者，用软毛牙刷刷牙或用清洁水漱口，进食前用消毒溶液漱口，给予温凉的流食或软食，避免刺激性食物，可在进食前 15min 用丁卡因溶液涂敷溃疡面以减少进食疼痛。进食后漱口并用甲紫、冰硼散等局部涂抹。鼓励患者进食促进咽部活动，减少咽部溃疡引起的充血、水肿、结痂。

2. 止吐护理　采取有效措施，减轻恶心、呕吐症状。如提供患者喜欢的可口清淡饮食、少量多餐，创造良好的进餐环境；化疗前后给予镇吐剂，合理安排用药时间，减少化疗所致的恶心、呕吐。对不能自行进餐者，主动提供帮助。患者呕吐严重时应补充液体，以防电解质紊乱。

3. 骨髓抑制的护理　按医嘱定期测定白细胞计数，若低于 3.0×10^9/L 应报告医生考虑停药，对于白细胞计数低于正常的患者要采取预防感染的措施，严格无菌操作。如白细胞低于 1.0×10^9/L 者要进行保护性隔离、减少探视、禁止带菌者入室、净化空气，遵医嘱应用抗生素、输新鲜血或白细胞等。

4. 肝、肾损害护理　化疗期间应定期检查肝、肾功能，遵嘱给予保肝措施，鼓励多饮水，碱化尿液，减轻化疗所致的毒副作用。肝、肾功能受到严重损害者应暂停用药，待功能恢复后方可用药。

5. 动脉化疗并发症的护理　动脉灌注化疗可因穿刺损伤或患者凝血机制异常而出现穿刺部位血肿或大出血。术后应密切观察穿刺部位有无渗血、皮下淤血或大出血，用沙袋压迫穿刺部位 6h，穿刺肢体制动 8h，卧床休息 24h。若有渗血应及时更换敷料，出现血肿及大出血者立即对症处理。

6. 其他　有皮肤色素沉着及脱发者，应向患者解释停药后可逐渐恢复。如发现皮疹应及时治疗，防止剥脱性皮炎的发生。保持皮肤清洁干燥，不用刺激性物质如肥皂等。协助脱发者选购合适的发套，避免因外观改变所致的负性情绪。

（六）健康指导

讲解化疗护理的常识，教会患者化疗时的自我护理。讲明坚持化疗的重要性，指导患者坚持正规化疗；保持皮肤、外阴清洁干燥，预防感染；鼓励进食高蛋白、高维生素、低脂、易消化的饮食，避免油腻、辛辣、刺激性食物，少量多餐，多饮水，进食前后漱口，保持口腔清洁。注意休息，保证充足睡眠以减少消耗。

【护理评价】

1. 患者能坚持进食，保证摄入量，未发生水电解质紊乱。
2. 患者能以平和的心态接受自己形象的改变。
3. 患者血管未发生意外损伤。
4. 患者住院期间未出现严重感染，病情好转或痊愈。

本章小结

妊娠滋养细胞疾病是一组来源于胎盘绒毛滋养细胞的疾病，包括葡萄胎、侵蚀性葡萄胎、绒毛膜癌及胎盘部位滋养细胞肿瘤，后三者统称为妊娠滋养细胞肿瘤。葡萄胎是一种滋养细胞的良性病变，转移或恶变后发展为侵蚀性葡萄胎或绒毛膜癌。绒毛膜癌是一种高度恶性的滋养细胞肿瘤，随着诊断技术和化疗的发展，绒毛膜癌患者的预后已得到极大改善。本章重点内容包括妊娠滋养细胞疾病的临床表现、处理原则、护理评估及护理措施。难点是葡萄胎、侵蚀性葡萄胎及绒毛膜癌的鉴别。

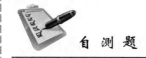

自 测 题

一、问答题

1. 简述葡萄胎清宫术后随访的时间与内容。

2. 试述化疗的副作用及护理要点。

二、病例分析

王女士，25岁，已婚。因停经3个月，不规则阴道流血1月余，出血增多半天而入院。病程中早孕反应较剧，无咳嗽、腹痛，大小便正常。体格检查：体温37.5℃，血压110/75mmHg，两肺呼吸音清。盆腔检查：阴道中量暗红色血液伴有水泡状物，宫颈光滑，宫体如孕4个月大小，质软，右侧附件触及6cm×8cm大小的囊性肿物，左侧附件触及6cm×4cm大小的囊性肿物。实验室检查：血红蛋白90g/L，白细胞总数$8.0×10^9$/L，中性粒细胞0.75，淋巴细胞0.2。B型超声检查宫腔内充满弥漫分布的光点和小囊样无回声区，无胎儿结构。

问题：

1. 该患者的疾病诊断是什么？

2. 该患者主要的护理诊断是什么？

3. 给该患者制订相应的护理措施。

三、护士执业资格考试模拟题

（1~2题共用题干）

已婚妇女，32岁，1年前行人工流产并行绝育术，近3个月阴道不规则流血。妇科检查：子宫稍大、双附件区未查异常，尿HCG（+），胸片见右肺有1cm直径的两个阴影，边缘模糊。

1. 可能的诊断是

　　A. 异位妊娠

　　B. 不全流产

　　C. 功能失调性子宫出血

　　D. 侵蚀性葡萄胎

　　E. 绒毛膜癌

2. 首选处理应为

　　A. 刮宫术

　　B. 后穹隆穿刺术

　　C. 子宫全切术

　　D. 化学药物治疗

　　E. 腹腔镜手术

（张细梅）

第十五章　妇科手术患者的护理

第一节　妇科腹部手术患者的一般护理

腹部手术是妇科疾病常用的一种治疗手段。手术既是治疗过程，又是创伤过程，充分的术前准备及精心的术后护理是保证手术顺利进行、患者术后如期恢复的关键。

【腹部手术的种类】

妇产科腹部手术按手术范围，主要分为剖腹探查术、全子宫切除术、次全子宫切除术、附件切除术、全子宫加附件切除术、子宫癌根治术、剖宫产术、肿瘤细胞减灭术等；根据手术的缓急程度，将手术分为择期手术、限期手术和急诊手术。

【手术适应证】

子宫本身及附件病变，性质不明的盆腔肿块，妇科急腹症及阴道分娩困难者。

一、妇科腹部手术患者的术前护理

【护理评估】

（一）健康史

了解患者的一般情况如年龄、职业、婚姻状况等；了解月经史及婚育史；了解过敏史；了解既往健康状况，评估年老患者身体各器官退化状况，是否伴有慢性病、老年病，肥胖患者是否伴有高血压、糖尿病等，易致术中出血过多或术后伤口愈合缓慢，有无手术史及手术的种类等；询问饮食和睡眠情况，若有异常要评估原因以便及时纠正；有无烟酒嗜好。

（二）身体状况

1. 症状　根据各疾病特点评估患者出现的症状。如外阴癌外阴部有结节、肿块或色素改变，子宫肌瘤患者可有月经改变、腹部包块、白带增多等症状，宫颈癌可有接触性出血、阴道排液、疼痛等症状，子宫内膜癌有绝经后不规则阴道流血、阴道排液等症状。

219

2. 体征　评估患者生命体征，一般情况，心、肺、肝、肾等重要脏器功能状态，行盆腔检查了解子宫及附件情况。

（三）心理社会状况

评估患者及其家属对所患疾病、手术过程及预后的了解程度。如有的患者对生殖器官的功能认识不足，认为切除子宫后会导致性欲降低、失去第二性征而造成自我形象紊乱。有的患者对医院的陌生环境不适应，对手术过程不了解，担心术中疼痛，担心切除子宫、卵巢后影响生育等而出现焦虑、恐惧等心理。家属在患者术后的康复过程中起着重要作用，应评估家属对患者的理解和支持程度。

（四）辅助检查

1. 实验室检查　包括血、尿、便三大常规检查、凝血功能测定、水电解质水平测定、肝功能、肾功能、空腹血糖测定等。

2. 影像学检查　包括 B 超、胸部 X 线片等。

3. 其他检查　如心电图，了解心脏功能。

【护理诊断 / 问题】

1. 知识缺乏：缺乏疾病发生、发展及治疗相关知识。

2. 焦虑 / 恐惧　与担心手术是否顺利及术后恢复有关。

3. 抉择冲突　与手术方式难以决定有关。

4. 舒适度减弱　与手术前的准备工作有关。

【护理目标】

1. 患者对疾病的相关知识增加。

2. 患者焦虑程度减轻。

3. 患者能叙述如何避免因术前准备带来负面影响的方法。

【护理措施】

（一）一般护理

1. 饮食　指导患者摄入高热量、高蛋白、高维生素类的饮食，必要时静脉补充营养，纠正贫血，保证机体以最佳营养状态接受手术。

2. 休息　在等待手术期间，患者应尽可能保证充足的睡眠，若休息不好，直接影响手术的顺利进行，必要时遵医嘱给适量的镇静药物。

（二）心理护理

当患者确定手术后，会产生很多心理问题。如住院后生活方式改变而引起不适应，对手术本身及手术疼痛的恐惧，担心手术时身体的过度暴露，手术后性生活的和谐等。护士应该用通俗的语言向患者解释疾病的相关知识，手术过程，耐心解答患者的疑问，让患者在术前做好充分的思想准备，以轻松的心情配合手术，顺利度过手术期。

（三）术前指导

选择患者喜欢的方式和环境进行术前健康指导。

1. 提供手术相关知识　术前使患者了解术后可能出现的症状及缓解症状的方式；讲解手术的必要性和重要性，介绍医院的先进设备及医疗技术，术前必要的准备内容及检查。纠正患者的身心状况，使患者的机体处于手术的最佳状态。

2. 指导适应性功能锻炼　指导患者练习预防术后并发症的活动。教会患者深呼吸、咳嗽、咳痰的方法，即指导患者双手按住切口两侧，限制腹部活动的幅度，深吸气后再用力咳嗽，重复训练；教会患者在他人协助下翻身、肢体运动及上下床的方法，以利于术后的康复。让患者反复练习，直到其掌握为止。

（四）术前准备

1. 观察生命体征　生命体征与患者的病情及手术能否顺利进行密切相关，应按医嘱监测。术前 3 日，每 8h 测体温、呼吸、脉搏各 1 次，每日测血压 1 次。若发现患者发热（ T>37.5℃ ）、血压升高等，应及时报告医生。若需要推迟手术，应向患者及家属说明原因，取得患者及家属的理解。

2. 手术前一日护理

（1）护士应认真核对医嘱，获取正式签字的手术同意书。

（2）清洁：让患者沐浴、更衣、理发、修剪指甲等。

（3）做普鲁卡因、青霉素等药物过敏试验，并记录结果；做好血型测定和交叉配血。

（4）将手术通知单及麻醉通知单送交手术室。

（5）皮肤准备：目的是防止术后切口感染，采用顺毛、短刮的方式剃净手术区域的毛发，备皮范围上自剑突下，两侧至腋中线，下达大腿上 1/3 处及外阴部的皮肤。腹腔镜手术因第一穿刺点位于脐缘，所以尤应注意脐窝部的清洁，用棉签蘸液状石蜡清洁脐窝的污垢后再用 75% 的乙醇消毒。备皮的同时注意手术野皮肤有无异常，备皮完毕后用清水洗净、拭干。备皮时间超过 24h，应重新准备。

知 识 链 接

　　有研究表明，备皮时间越接近手术时间感染率越低，即术前即刻备皮者的伤口感染明显低于术前 1 日，可以避免手术前 1 日剃毛时造成的皮肤微小创伤所引起的潜在感染。

（6）胃肠道准备：目的是防止麻醉剂使肛门括约肌松弛，大便污染手术台；减轻术中、术后肠胀气，使术中手术野清晰暴露，同时为涉及肠道手术做好准备。

1）一般妇科腹部手术（全子宫切除术、附件切除术等）：应于手术前 1 晚进食易消化的食物（粥、面条等），术前 8h 禁食，4h 禁饮；术前一日用温肥皂水或生理盐水清洁灌肠 1~2 次，也可口服缓泻剂，患者至少能排便 3 次以上。怀疑异位妊娠者禁止灌肠。

2）可能涉及肠道的手术（卵巢癌减灭术）：肠道准备应从术前 3 日开始。术前 3 日进食无渣半流质饮食，按医嘱口服肠道抑菌药物；术前 2 日进流质饮食，术前一日或手术当日清晨行清洁灌肠，直至排出的灌肠液无大便残渣为止。

（7）阴道准备：经腹行子宫全切的患者，一般术前 3 日用消毒液（常用的有 0.2% 的聚维酮碘液、1 : 5 000 高锰酸钾溶液、0.1% 的苯扎溴铵液）进行阴道冲洗，每日 1 次。手术当日清晨用消毒液行宫颈、阴道消毒，消毒后用大棉签蘸干，也可在宫颈、穹窿部位涂 1% 甲紫或亚甲蓝，作为术者切除子宫的标记。

（8）充分休息：护士应为患者创建一个安静、舒适的环境，保证患者在术前得到充分的休息；为缓解患者的焦虑情绪，可按医嘱给患者适量的镇静剂（地西泮、苯巴比妥）。确保患者在术前处于最佳状态，提高对手术的耐受力。

3. 手术当日护理

（1）手术日晨，护士应测量患者的生命体征，了解有无月经来潮，了解患者的自我感受，如有异常情况，及时向医生汇报，以便及时处理。

（2）术前取下患者的饰物、义齿及贵重物品交于家属保管，更换清洁衣裤，用布帽将头发罩好。

（3）膀胱准备：为了避免术中损伤膀胱、预防尿潴留等并发症发生，术前 30min 常规留置导尿管，保持引流通畅。近年逐渐实行手术室麻醉后导尿，减少了患者痛苦。

（4）遵医嘱术前30min注射基础麻醉药物：目的在于缓解患者的紧张情绪，增强手术麻醉效果，常用的为苯巴比妥和阿托品。

（5）送患者去手术室前，病房护士与手术室护士在患者床前要认真核对受术者的姓名、年龄、床号、住院号、手术名称等病历资料，核对无误后签字，并协助将患者送手术室。做好术后护理准备。

【健康指导】

1. 介绍疾病的相关知识、术前准备的内容、目的及配合技巧。

2. 讲解手术治疗的必要性及手术的范围，介绍如何预防术后并发症，并教会患者术后康复训练的技巧。

3. 告知患者及家属合理的饮食、充足的睡眠、稳定的情绪可增加患者对手术的耐受，得到患者及家属的支持和配合。

【护理评价】

1. 患者的焦虑症状得以缓解，精神状态良好。

2. 患者与医务人员积极配合，完成各项术前准备工作。

3. 患者能叙述与自己疾病相关的手术护理知识。

二、妇科腹部手术患者的术后护理

术后护理指从手术完毕至患者出院这段时期的护理，目的是让患者能尽快康复，防止各种手术并发症的发生。术后护理恰当与否，直接关系到手术的效果、机体的恢复。针对患者存在的问题，采取相应的护理措施。努力使患者尽早摆脱"患者"的角色，发挥其主观能动性，提高患者的自护能力。

【护理评估】

（一）健康史

详细查阅手术记录单、麻醉师和手术室护士的交接记录单等，详细了解患者术中情况，如麻醉的方式、手术的方式及范围、术中出血情况及尿量、输血、输液及用药情况等。

（二）身体状况

1. 生命体征　测量患者的血压、脉搏、呼吸和体温。观察血压的变化，观察患者脉搏的节律及频率是否正常，呼吸的频率与深度是否正常，了解患者的体温有无变化。

2. 神志　了解麻醉的方式，观察麻醉患者的神志变化以了解麻醉恢复的情况。

3. 手术切口　观察手术部位伤口敷料是否干燥、有无渗血、渗液。

4. 疼痛　及时评估患者术后疼痛的部位、性质、程度，了解患者的止痛方式以及使用止痛剂后疼痛的缓解程度。

5. 引流管　了解引流管的放置部位和作用，观察引流管是否通畅，评估引流管的量、性状和颜色，是否有异味等；了解术中是否有腹腔内用药。妇科腹部手术常见的引流管有导尿管、盆腔引流管、腹腔引流管及胃肠减压管等。

（三）辅助检查

根据患者的情况选择相应的检查。

（四）心理社会状况

患者往往会因为术后的疼痛和其他不适而产生焦虑、不安、恐惧、失眠等反应。同时也会担心手术是否成功，有无并发症而出现焦虑等心理反应。

【护理诊断/问题】

1. 自理缺陷　与术后伤口疼痛、留置各种引流管有关。

2. 疼痛　与手术创伤有关。

3. 有感染的危险　与手术创伤及术后机体抵抗力下降有关。

【护理目标】

1. 患者无术后感染。

2. 患者疼痛减轻。

3. 患者如期恢复舒适度。

【护理措施】

1. 床边交接　术后患者被送回病房时，值班护士应与麻醉师及手术室护士当面进行详细的床边交班，了解患者的手术中的情况以便观察病情。测量血压及脉搏，检查静脉通道及各类引流管是否通畅并固定，避免脱落。

2. 体位安置　根据手术及麻醉方式决定术后体位。

（1）全麻：患者在未完全清醒前，去枕平卧，头偏向一侧，稍垫高一侧肩胸，以免呕吐物、分泌物呛入气管引起窒息或吸入性肺炎。

（2）硬膜外麻醉：患者手术后可垫枕平卧 6～8h，枕不宜高过肩；术后次日晨可取半卧位。

（3）蛛网膜下腔麻醉：又称腰麻，患者应去枕平卧 12h，以防脑脊液流出致颅内压降低而引起的头痛。

护士应经常巡视病房，维持患者的正确体位，协助活动，预防术后并发症。

3. 观察生命体征　术后 15～30min 观察一次生命体征（血压、呼吸、脉搏）并记录，平稳后改 4h 一次；24h 以后，每日测 4 次，正常后再测 3 日。由于手术创伤刺激机体的炎症性反应，术后 1～3 日体温会略有升高，一般不超过 38℃，不需特殊处理；如果体温持续升高，或正常后再次升高，应警惕是否有感染存在。

4. 留置尿管的护理　术后应保持留置尿管的通畅。妇科腹部手术后尿管一般留置 24～48h，广泛性子宫切除和盆腔淋巴结清除术后需留置尿管 7～14 日。术后每小时尿量应不少于 50ml。留置尿管期间，保持局部清洁，防止发生泌尿系统感染。

（1）尿管通畅：保持尿管通畅，注意尿液的量、颜色及性质。

（2）清洁外阴：保持外阴清洁干燥，每日擦洗 2 次，防止上行感染。

（3）更换集尿袋及导尿管：集尿袋应每周更换 2 次；需长期留置导尿管的患者应每周更换导尿管 1 次，并冲洗膀胱，同时保持引流通畅，防止尿潴留及逆流而引起的感染。

> **知识链接**
>
> 集尿袋更换时间目前尚无统一的标准。有学者认为普通集尿袋的更换时间以 1 次／周较合适，也有学者认为普通集尿袋 3 天更换 1 次为宜，而不同的教材也有不同的要求。研究结果表明，每天更换 1 次集尿袋和每周更换 1 次集尿袋的患者，尿细菌培养阳性者明显高于每周更换 2 次集尿袋者（P＜0.05）。集尿袋每周更换者，由于时间过长，膀胱黏膜碎屑脱落，集尿袋或引流管内出现浑浊、结晶现象，容易导致细菌感染，而每天更换集尿袋者，则由于频繁更换集尿袋破坏了密闭引流系统，增加了导尿管末端和集尿袋连接处的污染机会，导致尿路感染率明显增高。

（4）训练膀胱：拔除导尿管前 3 日夹闭尿管，每 2～4h 开放 1 次，以促进膀胱功能的恢复。

（5）饮水、自解小便：拔除导尿管后应嘱咐患者多饮水、及时排尿，防止感染。如自行排尿有困难的应采取诱导排尿的方法，必要时需重置导尿管。排尿后测残余尿量每日1次，2~4次均少于100ml说明膀胱功能恢复较好；若超过100ml需继续留置导尿管。

5. 留置引流管的护理   妇科患者腹部手术后腹腔或盆腔引流管的留置时间一般为2~3日。医生会根据患者的手术情况和引流量决定保留时间。护士应每日更换引流袋，并注意引流液的颜色、量及性状，并做好记录。一般负压引流液24h不超过200ml。

6. 饮食护理   一般的腹部手术患者，手术当天禁食，术后24h可进食流质饮食，应忌牛奶、豆浆、含糖等食物，防止肠胀气；待肛门排气后再给予半流质饮食，再逐渐过渡到普食。如涉及肠道的手术患者，术后应禁食到肛门排气后才进流质饮食，然后再逐渐过渡到半流质、普食。鼓励患者术后进食高热量、高蛋白、高维生素类的食物，以促进伤口愈合及机体的恢复。

7. 促进活动与休息   应鼓励患者早下床适量活动，可增加肺通气量，减少肺部感染概率；可促进肠蠕动，有利于肠功能恢复，防止肠胀气和肠粘连；增加血液循环，有利于伤口愈合；有利于恢复膀胱功能，防止尿潴留。如暂不能下床的患者，也应鼓励其多翻身、多进行肢体活动，防止下肢静脉栓塞。

8. 缓解疼痛   一般麻醉药停用后6h作用消失，作用消失后至术后24h疼痛最明显，2~3日后会逐渐减轻。护士应在评估患者疼痛的基础上给予止痛。术后24h内可用哌替啶止痛。手术次日可采取半卧位，可减少腹部肌肉的张力，从而缓解伤口的疼痛。

9. 腹胀护理   术后腹胀多因术中肠管受到刺激使肠蠕动减弱所致。一般术后48h恢复正常肠蠕动，一经排气，腹胀即可缓解。如术后48h肠蠕动仍未恢复且腹胀严重者，应查明原因，并采取相应措施，可采取热敷下腹部、生理盐水低位灌肠等。若肠蠕动恢复但仍未排气，可针刺足三里，肛管排气，或遵医嘱皮下注射新斯的明等。术后早期下床活动可改善胃肠功能，预防或减轻腹胀。

10. 尿潴留护理   尿潴留是术后常见的并发症，也是发生膀胱感染的主要原因之一。术中麻醉导致术后排尿反射抑制加之不习惯卧床排尿等因素影响，容易引起尿潴留。可采用定时排尿，建立排尿反射如听流水声、下腹热敷、按摩等方法。如无效，可采用尿管导尿，一次导尿量不要超过1 000ml，以免患者腹压骤降引起虚脱。定时夹尿管，每3~4h定期开放，逐渐恢复膀胱的功能。

11. 伤口血肿及感染的护理   妇产科手术切口多为清洁封闭伤口，能迅速愈合。若发现敷料浸湿、伤口明显压痛、肿胀、有波动感，伤口可能伴有血肿或感染。护士应及时通知医生，及时更换敷料，安慰患者，协助医生清洁伤口，抗感染。

（五）出院准备和健康指导

出院前详细向患者介绍出院计划，给予必要的健康教育。健康教育计划内容包括自我照顾技巧、家庭护理技巧、生活形态改变后的适应、环境调整、出院后的饮食、用药、运动、性生活恢复的时间、随访时间、可能的并发症及疾病转归等，护士应针对患者制订个体化指导。

（六）急诊手术患者的护理要点

妇科常见的急诊手术有异位妊娠腹腔大出血，卵巢囊肿蒂扭转、破裂等。发病急，病情重，患者及家属心情紧张，遇到急诊手术患者，护士应反应迅速、动作敏捷，协助医生做好抢救及手术准备。

1. 心理护理   由于病情危急，患者及家属非常紧张。应专人特护，给予安慰，家属配合做好术前准备。

2. 快速做好术前准备   配合医生询问病史，简明扼要。观察病情，记录生命体征。尽快做好备皮、输液、配血、导尿、家属签订手术协议书等术前准备工作。

3. 术后按一般腹部手术后患者护理。

【护理评价】

1. 患者自述疼痛减轻，安静入睡。

2. 患者机体营养平衡，无消瘦、皮肤干燥等营养不良表现。

3. 患者伤口无感染征象。

知 识 链 接

　　目前仍有一部分患者对妇科手术缺乏正确认识，她们除了担心手术后切口感染、疼痛外，还担心术后性功能改变、体形改变等而影响夫妻生活，这些担心无疑会加重患者的心理负担。如果能及时对患者进行心理疏导，就可以减轻或消除她们的焦虑和恐惧，使每个患者都能以最佳的心理状态接受手术，保证手术顺利进行；预防术后并发症，使患者早日康复。因此妇科手术患者的护理具有其特殊性。

第二节　外阴、阴道手术患者的一般护理

外阴、阴道手术也是妇科常用的手术，与腹部手术不同的是，其手术部位神经及血管丰富且邻近尿道和肛门，患者容易出现疼痛、感染和出血等相关的护理问题，同时由于手术部位涉及女性的外生殖系统，隐私性强，所以患者的心理问题也应引起重视。

【外阴、阴道手术的种类】

根据手术方式来分，外阴手术分为处女膜切开术、前庭大腺造口术、外阴癌根治术等；阴道或经阴道手术分为阴道成形术、尿瘘修补术、会阴裂伤修补术、经阴道黏膜下子宫肌瘤摘除术、经阴道子宫切除术等。

【手术适应证】

外阴、阴道及宫颈病变、损伤、畸形，生殖道瘘，子宫脱垂，阴道前后壁膨出，黏膜下子宫肌瘤，子宫良性病变经阴道子宫切除术。

一、外阴、阴道手术患者的术前护理

【护理评估】

（一）健康史

询问患者的一般情况、月经史、婚育史、既往疾病史、手术史、过敏史等。注意了解患者的年龄、婚姻状况，如先天性无阴道患者多为青春期或新婚女性，而子宫脱垂者常见中老年妇女。了解患者发病时间和病情变化，确定是否需要急诊手术，决定手术方式及范围。

（二）身体评估

评估患者的生命体征，了解患者的基本情况，特别是本次发病情况，如有异常给予及时处理。进行辅助检查，评估患者的全身及局部情况。

（三）心理社会评估

外阴及阴道是女性患者的隐私部位，特别是年轻未婚女性，常表现出羞怯，不愿暴露外阴接受检查，容易出现焦虑、自尊紊乱等心理反应。手术后还会影响患者的性生活，加重患者的心理顾虑。还应了解家属，特别是丈夫的反应，评估患者在家庭中的角色功能是否因疾病而改变。

（四）辅助检查

1. 实验室检查　包括血、尿、便三大常规检查、凝血功能测定、水电解质水平测定、肝功能、肾功能、空腹血糖测定等。

2. 影像学检查　包括 B 超、胸部 X 线摄片等。

3. 其他检查　如心电图，了解心功能。

【护理诊断/问题】

1. 自尊紊乱　与手术暴露或切除外阴有关。

2. 知识缺乏：缺乏疾病的治疗及护理知识。

【护理目标】

1. 患者焦虑程度减轻，能配合医护人员进行检查和治疗。

2. 患者获得疾病的治疗、护理知识，维持自尊。

【护理措施】

术前的护理措施与腹部手术的护理基本相同，但由于外阴、阴道的位置靠近肛门，血管、神经丰富，又是人体隐私部位，故其护理有特殊性。

1. 心理护理　针对外阴、阴道手术患者的心理特征，应特别注意保护患者的隐私，进行检查或术前准备时避免人员过多，尽量减少暴露部位。同时争取患者家属特别是丈夫的理解与配合。

2. 皮肤准备　术前 1 日做好皮肤准备，备皮范围上至耻骨联合上 10cm，下至会阴部、肛门周围、腹股沟及大腿内侧上 1/3。若外阴部皮肤有破溃、感染或湿疹的患者，应治愈后再行手术。

3. 肠道准备　由于阴道与肛门邻近，术后排便易污染手术视野，因此外阴、阴道手术前应做好充分的肠道准备，准备内容及方法与腹部手术前可能涉及肠道的手术准备基本相同（术前 3 日进食无渣半流质饮食，按医嘱口服肠道抑菌药物；术前 2 日进流质饮食，术前一日或手术当日清晨行清洁灌肠，直至排出的灌肠液无大便残渣为止）。

4. 阴道准备　术前 3 日开始进行阴道准备，一般行阴道冲洗或坐浴，每日 2 次，手术当日清晨行阴道及宫颈消毒，特别注意阴道穹隆部位的消毒，消毒后用干棉球擦干。

5. 膀胱准备　外阴、阴道患者去手术室前一般不放置导尿管，嘱患者排空膀胱，将无菌导尿管带入手术室，备手术中使用。

【护理评价】

1. 患者能正确自我评价，表达自我感受，处事交往良好。

2. 患者能说出治疗方式及护理要点并能积极配合。

二、外阴、阴道手术患者的术后护理

【护理评估】

其评估内容与方法同腹部手术患者。由于手术部位在外阴或阴道，接近尿道口、阴道口及肛门，故应特别注意术后患者的疼痛程度、部位和性质，早期判断局部有无感染、血肿发生。

【护理诊断/问题】

1. 疼痛　与疾病的部位及手术创伤有关。

2. 有感染的危险　与疾病及手术的部位接近尿道口、阴道口及肛门有关。

3. 情境性自我贬低　与手术暴露隐私部位所致的羞怯感有关。

4. 性生活型态改变　与手术有关。

【护理目标】

1. 患者疼痛逐渐减轻。

2. 患者无感染发生。

3. 患者自我贬低的心理状态得到纠正。

4. 患者性生活协调。

【护理措施】

术后护理基本同腹部手术，但还应特别注意以下几个方面：

1. 体位安置 根据不同手术采取相应的体位。如外阴癌行外阴根治术后的患者应采取平卧位，双腿外展屈膝，膝下垫软枕头，以减少腹股沟及外阴部的张力，促进切口愈合；处女膜闭锁及有子宫的先天性无阴道患者，术后应采取半卧位，有利于经血流出；行阴式子宫切除术、阴道前后壁修补术或盆底修补术后的患者以平卧位为宜，以免增加阴道内伤口张力，影响其愈合，禁止半卧位；膀胱阴道瘘修补术后患者应相对瘘口位置采取健侧卧位，以减少尿液对修补瘘口处的浸泡，有利于瘘口愈合。

2. 切口护理 外阴、阴道肌肉组织少、张力大，不易愈合，应注意观察局部切口有无出血、渗液、红肿热痛等感染征象。还应观察局部皮肤的颜色、温度、有无坏死。注意阴道分泌物的量、性质、颜色、有无异味。外阴加压包扎者还应观察双下肢的皮温、足背动脉搏动情况。阴道内留置纱条一般在术后 12~24h 内取出，取出时注意核对数量。此外术后患者应保持外阴清洁、干燥，勤换内衣裤及床单，每日外阴擦洗 2 次，大便后加洗 1 次。

3. 疼痛护理 外阴部神经末梢丰富，对疼痛非常敏感，要及时给予有效的止痛措施。遵医嘱给予止痛剂或使用自控镇痛泵，并注意观察用药后的止痛效果。

4. 尿管护理 术后留置尿管时间根据手术范围及病情而定，一般留置尿管 5~7 日，尿瘘修补术后需留置 7~14 日。留置尿管期间按保留导尿管患者的常规护理进行护理。

5. 肠道护理 为防止术后大便对切口的污染及解大便时对切口的牵拉，应控制首次排便的时间，以利于切口的愈合，防止感染的发生。涉及肠道的手术应在患者排气后抑制肠蠕动，按医嘱用药，并配合控制饮食，控制术后 3~4 日不排便。术后第 5 日起给予缓泻剂如液状石蜡等，软化大便，以利排出。

6. 健康指导 向患者讲解腹部压力增加会影响切口的愈合，应避免增加腹压的动作，如长时间蹲、用力大便、咳嗽等。出院后一般休息 3 个月，此期禁止性生活；3~6 个月内避免重体力劳动。出院 1 个月后到门诊检查术后恢复情况，并于术后 3 个月再次到门诊复查，经医生检查确定切口完全愈合后方可恢复性生活。告知患者如有阴道流血、阴道分泌物增多等异常情况应及时就诊。

【护理评价】

1. 患者自述疼痛减轻或消失，无痛苦表情。

2. 患者在住院期间无感染发生。

3. 患者能正确面对疾病，积极正确地进行自我评价。

4. 患者能叙述术后维持正常性生活的应对措施。

本章小结

手术是妇科疾病常用的一种治疗手段。妇产科腹部手术按手术范围，主要分为剖腹探查术、全子宫切除术、次全子宫切除术、附件切除术、全子宫加附件切除术、子宫癌根治术、剖宫产术、肿瘤细胞减灭术、处女膜切开术、前庭大腺造口术、外阴癌根治术、阴道成形术、尿瘘修补术、会阴裂伤修补术等；按手术途径分为经腹部手术、经阴道手术、经腹腔镜手术及经阴道和腹腔镜联合手术等；按手术的缓急程度分为择期手术、限期手术和急诊手术。手术既是治疗过程，又是创伤过程，充分的术前准备及精心的术后护理是保证手术顺利进行、患者术后如期恢复的关键。

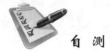

自 测 题

一、问答题
1. 简述宫颈癌患者术后留置导尿管的护理。
2. 简述子宫全切术术前的阴道护理。

二、护士执业资格考试模拟题
1. 广泛子宫切除和盆腔淋巴结清除术后留置尿管的时间为
   A. 1~2 天
   B. 3~4 天
   C. 5~6 天
   D. 7~8 天
   E. 10~14 天
2. 子宫肌瘤患者经腹行子宫全切术，下述术前准备**不必要**的是
   A. 做好心理护理
   B. 观察生命体征
   C. 术前 3 日进无渣饮食
   D. 术前 3 日每日阴道冲洗
   E. 手术日按时给术前用药
3. 妇科腹部手术备皮范围正确的是
   A. 上自脐下，两侧至腋中线，下至外阴部
   B. 上自脐下，两侧至腋中线，下至外阴部及大腿上 1/3
   C. 上自剑突下，两侧至腋中线，下至外阴部及大腿上 1/3
   D. 上自剑突下，两侧至腋中线，下至大腿上 1/3
   E. 上自剑突下，两侧至腋中线，下至阴阜及大腿上 1/3

（周　芳）

第十六章 女性生殖器官肿瘤患者的护理

学习目标

通过本章内容的学习，学生应能：

识记：

1. 描述子宫颈癌、子宫肌瘤、子宫内膜癌及卵巢肿瘤的临床表现。
2. 陈述子宫颈癌、子宫肌瘤、子宫内膜癌及卵巢肿瘤的治疗原则及主要治疗方法。

理解：

1. 解释子宫颈癌、子宫肌瘤、子宫内膜癌及卵巢肿瘤的病因或发病相关因素。
2. 分析子宫颈癌、子宫肌瘤、子宫内膜癌及卵巢肿瘤的病理特点。
3. 比较子宫颈癌、子宫内膜癌及卵巢肿瘤的转移途径及临床分期。
4. 归纳外阴癌的临床表现和治疗方法。

应用：

运用护理程序评估女性生殖器官肿瘤患者，并为其制订出相应的护理计划。

女性生殖系统肿瘤以子宫和卵巢的肿瘤最多见，良性肿瘤中以子宫肌瘤发病率最高，恶性肿瘤发病率占首位的是子宫颈癌，其次为子宫内膜癌和卵巢恶性肿瘤。由于子宫颈癌普查普治工作的开展，其5年生存率显著提高。目前对卵巢癌的早期诊断和治疗已成为妇科专家普遍关注的问题。

第一节 外 阴 癌

外阴癌（carcinoma of vulva）是外阴的恶性肿瘤，占女性生殖道恶性肿瘤的3%~5%。平均发病年龄为60岁。

【病因】

长期慢性炎症刺激外阴、慢性外阴营养障碍性疾病、免疫力下降、疱疹Ⅱ型病毒和人乳头瘤病毒等为共同的致癌因素。过早绝经，内分泌失调者，外阴癌的发病率偏高；据统计外阴癌患者比一般妇女绝经早3~5年。

【病理】

95%为鳞状细胞癌，其他有恶性黑色素瘤、基底细胞癌、前庭大腺癌等。转移途径以直接浸润和淋巴转移为主，晚期可发生血行转移。

【临床分期】

2014年国际妇产科联盟（FIGO）制定了新的分期标准（表16-1）。

表 16-1 外阴恶性肿瘤的临床分期（FIGO，2014 年）

分期	肿瘤范围
Ⅰ期	肿瘤局限于外阴
Ⅰ A	肿瘤局限于外阴或会阴，最大径线≤2cm，间质浸润≤1.0mm，淋巴结无转移
Ⅰ B	肿瘤局限于外阴或会阴，最大径线 >2cm，间质浸润 >1.0mm，淋巴结无转移
Ⅱ期	肿瘤侵犯下列任何部位：下 1/3 尿道、下 1/3 阴道、肛门，淋巴结无转移
Ⅲ期	肿瘤有或无侵犯下列任何部位：下 1/3 尿道、下 1/3 阴道、肛门，有腹股沟 - 股淋巴结转移
Ⅲ A（ⅰ）	1 个淋巴结转移（肿瘤最大径线≥5mm）
Ⅲ A（ⅱ）	1~2 个淋巴结转移（肿瘤最大径线 <5mm）
Ⅲ B（ⅰ）	≥2 个淋巴结转移（肿瘤最大径线≥5mm）
Ⅲ B（ⅱ）	2~3 个淋巴结转移（肿瘤最大径线 <5mm）
Ⅲ C	阳性淋巴结伴囊外扩散
Ⅳ期	肿瘤侵犯其他区域（上 2/3 尿道，上 2/3 阴道）或远处转移
Ⅳ A（ⅰ）	肿瘤侵犯下列任何部位：上尿道和（或）阴道黏膜、膀胱黏膜、直肠黏膜或固定在骨盆壁
Ⅳ A（ⅱ）	腹股沟 - 股淋巴结出现固定或溃疡形成
Ⅳ B	任何部位（包括盆腔淋巴结）的远处转移

注：浸润深度指肿瘤从接近最表皮乳头上皮 - 间质连接部处至最深浸润点的距离

【治疗原则】

以手术治疗为主，辅以放射治疗与化学药物治疗。

1. 手术治疗　是外阴癌的主要治疗手段。手术范围取决于病变部位、临床分期、癌细胞分化程度、浸润深度以及患者的年龄、身体状况等。一般行外阴根治术及双侧腹股沟淋巴结清扫术。

2. 放射治疗　适用于：①术前局部照射，癌灶缩小后再进行手术；②局部残存癌灶或复发癌的治疗；③外阴广泛切除术后盆腔淋巴结照射治疗；④有手术禁忌，晚期不宜手术者可行姑息性放射治疗。

3. 化学药物治疗　多用于晚期癌或复发癌的综合治疗。常用药物为铂类、氟尿嘧啶及博来霉素等，可采用静脉注射或局部动脉灌注。

【护理评估】

（一）健康史

评估患者年龄，了解患者有无糖尿病、高血压等病史，既往有无外阴瘙痒史或外阴赘生物史等，有无性传播疾病史。

（二）身体状况

1. 症状　主要症状是外阴部有结节、肿块或色素改变，常伴有疼痛或瘙痒史，搔抓后破溃、出血。癌组织侵犯血管可致大出血，侵犯直肠或尿道时，产生尿频、尿急、尿痛、血尿、便秘、便血等症状。需评估外阴瘙痒的时间及程度，局部组织有无破溃及出血，评估有无疼痛，疼痛的部位及程度。

2. 体征　癌灶大多生长在大阴唇，其次生长在小阴唇、阴蒂、会阴、尿道口及肛门周围等。早期局部可见丘疹、结节或小病灶，晚期病灶呈溃疡状、乳头状或不规则肿物。癌组织脆而易溃烂并继发感染，流出脓性或血性分泌物。当出现淋巴转移时腹股沟淋巴结肿大、固定。应评估病灶的大小、部位、色素改变的情况，外阴有无硬结或异常分泌物附着。

（三）心理 - 社会评估

评估患者对疾病的反应，患者会出现震惊、怀疑、恐惧、害怕疼痛与死亡等复杂情绪，随着诊治，患者会因为害怕疾病影响日常生活而烦躁，在疾病确诊后害怕手术，同时担心手术导致皮肤黏膜完整性受损而发生自尊低下等心理变化；患者家属得知病情后会出现恐惧与焦虑，无法正视患者的病情。与患者交流病情会出现隐瞒与回避现象。

（四）辅助检查

根据病史、临床表现和病理组织学检查可确诊。发现外阴可疑病变者，局部皮肤涂抹 1% 甲苯胺蓝，待干后用 1% 醋酸擦洗脱色，在可疑病灶部位或利用阴道镜定位后做活检。

【护理诊断/问题】

1. 恐惧或焦虑　与害怕疾病影响日常生活、担心手术害怕疼痛与死亡等复杂情绪有关。
2. 疼痛　与晚期癌肿侵犯神经、血管、淋巴系统有关。
3. 有感染的危险　与手术创面大且接近肛门、安置引流管有关。
4. 自我形象紊乱　与手术切除外阴有关。

【护理目标】

1. 患者疼痛减轻、呈现舒适感。
2. 患者治疗期间不发生感染。
3. 患者焦虑或恐惧减轻，接受身体变化，正确面对自我，积极配合治疗。

【护理措施】

（一）一般护理

1. 积极治疗外阴瘙痒、性传播疾病或感染性疾病。有外阴结节、溃疡或外阴营养不良性疾病时及时就诊治疗。
2. 每日清洗外阴，注意保持外阴清洁与干燥，避免外阴搔抓导致皮肤破溃。
3. 鼓励患者摄入营养丰富的饮食。

（二）心理护理

倾听患者的倾诉，给予相应的解释，鼓励患者及家属参与到护理计划制订中。检查治疗时，注意保护患者隐私。给手术患者讲解手术相关知识，做好术前指导，减轻患者对手术的恐惧和对预后的忧虑，积极配合治疗。

（三）病情观察

注意外阴瘙痒的时间、部位与程度，局部有无破溃、出血，有无疼痛，观察局部病灶的大小、部位、色素改变的情况，外阴有无硬结或菜花样改变。

（四）手术治疗患者的护理

1. 术前准备　外阴癌患者多为老年妇女，除按一般外阴、阴道手术患者做好术前准备（详见第十五章第二节）外，还应协助做好高血压、糖尿病等内科疾病的检查和治疗。根据手术范围做相应的术前准备，需植皮的患者要进行供皮区剃毛、消毒并用治疗巾包裹，并将术后要使用的棉垫、绷带消毒备用。

2. 术后护理　①术后患者应取平卧位，膝下垫软垫，双腿屈膝外展。积极止痛，保持外阴局部干燥、清洁；②术后 2 日，遵医嘱用红外线照射会阴及腹股沟部，每日 2 次，每次 15~20min，促进创面愈合；③保持引流通畅，观察切口渗血及引流物的量、性状等；④鼓励活动上半身及上肢，协助下肢及足部的被动活动，防止褥疮发生；⑤指导患者合理进食，术后第 5 日，按医嘱给予液状石蜡 30ml 口服，每日 1 次，共 3 日，促进排便。

（五）放疗患者的护理

放疗期间观察照射区皮肤颜色、结构及完整性，询问患者有无干燥、瘙痒及疼痛等。一般在照射后 8~10 日出现皮肤的反应，如红斑或脱屑，可在观察下继续放疗，若出现水泡或溃疡，则停止照射，保持局部清洁干燥，遵医嘱涂擦 1% 甲紫溶液、抗生素软膏等。

（六）健康指导

保持外阴清洁，做好出院后定期随访。术后 1 年内每 1～2 月随访 1 次，第 2 年每 3 个月随访 1 次，第 3～5 年每 6 个月随访 1 次。

【护理评价】

1. 患者诉说疼痛缓解或可以忍受。

2. 患者治疗期间体温正常，切口无红、肿、热等感染征象。

3. 患者能够讨论手术带来的身体变化并接受现状。

第二节　子 宫 颈 癌

子宫颈癌（cervical cancer）是最常见的女性生殖系统恶性肿瘤，其发病有明显的地区差异。宫颈癌的患病年龄分布呈双峰状，即好发于 35～39 岁和 60～69 岁，20 岁以前极少见，70 岁以后发病率也逐渐下降。由于子宫颈癌癌前病变阶段长，通过宫颈细胞学检查可使宫颈癌早期发现并早期治疗，使宫颈癌的发病率及死亡率逐年下降。

【病因】

病因至今尚不清楚，但大量国内外资料认为，宫颈癌的发生与以下因素有关：①与经济状况、种族、地理环境等因素有关；②与早婚、早育、多产、性卫生不良、性生活紊乱有关；③与宫颈慢性疾患有关；④与人乳头状瘤病毒（HPV）16、18、31、33 等各高危亚型、人巨细胞病毒（HCMV）及疱疹病毒Ⅱ型（HSV-2）等感染有关，低危型 HPV 与宫颈癌没有直接关系；⑤与高危男子（是指有阴茎癌、前列腺癌或前妻患宫颈癌者）有性接触的妇女；⑥男性包皮垢作用，由于包皮口狭小、包茎外翻困难，包皮垢不能定期清理干净，导致宫颈炎、宫颈糜烂甚至宫颈发生癌变危险。

【病理】

宫颈的鳞-柱上皮交接处是宫颈癌的好发部位。生理因素和某些外来致癌因素刺激可导致宫颈鳞-柱上皮交界反复移动，活跃的未成熟细胞或增生的鳞状上皮可向非典型方向发展，形成宫颈上皮内瘤样病变，并继续发展成为镜下早期浸润癌和浸润癌（图 16-1）。

1. 宫颈上皮内瘤变（cervical intraepithelial neoplasia，CIN）　包括宫颈不典型增生和原位癌，宫颈不典型增生的病理特征是：鳞状上皮细胞分化不良，排列紊乱，细胞核增大深染，有多核、分裂象异常等。根据异常细胞及其侵犯上皮的程度，宫颈不典型增生分为轻、中、重度。宫颈原位癌仅限于上皮层内，未穿透基底膜，无间质浸润。通常 CIN 分为 3 级，Ⅰ级指轻度不典型增生，Ⅱ级指中度不典型增生，Ⅲ级指重度不典型增生及原位癌。

2. 宫颈浸润癌　主要是宫颈鳞状细胞癌，占宫颈癌的 75%～80%；来源于宫颈管表面和宫颈管内腺体柱状上皮的宫颈腺癌只占 20%～25%，分为黏液腺癌和鳞腺癌两型。

（1）镜下早期浸润癌：在原位癌的基础上，镜下发现有癌细胞穿破基底膜，但浸润深度不超过 5mm，宽度不超过 7mm，且无癌灶互相融合现象，也无侵犯间质内血管迹象。

（2）浸润癌：癌组织侵入间质的深度已超过 5mm，或在淋巴管、血管中发现癌栓。

【转移途径】

1. 直接蔓延　最常见，向下侵犯阴道，向上可累及子宫下段及宫体，向两侧扩散到宫旁和阴道旁组织，甚至延伸至骨盆壁，向前后可侵犯膀胱及直肠。

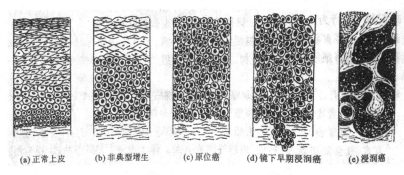

(a)正常上皮　(b)非典型增生　(c)原位癌　(d)镜下早期浸润癌　(e)浸润癌

图 16-1　宫颈正常上皮 - 上皮内瘤变 - 浸润癌

2. 淋巴转移　是子宫颈癌转移的主要途径，癌组织局部浸润后可侵入淋巴结，最初受累的淋巴结有宫颈旁、髂内、闭孔、髂外淋巴结，继而受累的淋巴结有骶前、髂总、腹股沟和腹主动脉旁淋巴结。晚期还可以出现左锁骨上淋巴结转移。

3. 血行转移　较少见，多发生在晚期，主要转移部位有肺、肝、肾、脊柱等处。

【临床分期】

采用国际妇产科联盟（FIGO）2014 年最新修订的临床分期法（表 16-2 和图 16-2）。

表 16-2　子宫颈癌的临床分期（FIGO，2014 年）

期别	肿瘤范围
Ⅰ期	癌灶局限于子宫颈
Ⅰa 期	肉眼未见癌灶，仅在显微镜下可见浸润癌，间质浸润≤5mm，水平扩散≤7mm
Ⅰa$_1$ 期	间质浸润≤3mm，水平扩散≤7mm
Ⅰa$_2$ 期	间质浸润>3mm，≤5mm，水平扩散≤7mm
Ⅰb 期	肉眼可见癌灶局限于宫颈，或显微镜下可见病变>Ⅰa 期
Ⅰb$_1$ 期	肉眼可见癌灶最大直径≤4cm
Ⅰb$_2$ 期	肉眼可见癌灶最大直径>4cm
Ⅱ期	癌灶超过宫颈，宫旁浸润未达盆壁；癌累及阴道，但未达阴道下 1/3
Ⅱa 期	癌灶累及阴道上 2/3，无明显宫旁浸润
Ⅱa$_1$ 期	肉眼可见癌灶最大直径≤4cm
Ⅱa$_2$ 期	肉眼可见癌灶最大直径>4cm
Ⅱb 期	有明显宫旁浸润，但未达盆壁
Ⅲ期	癌灶扩散到盆壁，肛诊癌灶与盆壁间无缝隙，癌灶累及阴道下 1/3，除外其他原因所致的肾盂积水或肾无功能
Ⅲa 期	癌灶累及阴道下 1/3，但未达盆壁
Ⅲb 期	癌灶已达盆壁，或有肾盂积水或肾无功能
Ⅳ期	癌灶扩散超出真骨盆或浸润膀胱或直肠黏膜
Ⅳa 期	癌灶浸润膀胱和（或）直肠黏膜
Ⅳb 期	有远处转移

【治疗原则】

应根据患者年龄、临床分期和全身状况综合分析后确定。常用治疗方法有手术治疗、放射治疗及化学治疗等，可根据情况综合应用。

1. 保守治疗　适用于 CIN Ⅰ级和 CIN Ⅱ级，给予激光、微波等物理疗法及抗炎治疗，每 3～6 个月随访刮片一次。

2. 手术治疗 适用于 CIN Ⅲ 级、Ⅰ a～ Ⅱ a 期患者，无严重内外科并发症，无手术禁忌证者。根据病情选择不同术式。CIN Ⅲ 级多行全子宫切除术。年轻有生育要求者，可行宫颈锥切术并定期复查。对无手术禁忌证的 Ⅰ a₁ 期行经腹全子宫切除术及阴道切除 2cm，Ⅰ a₂～ Ⅱ a 期采用广泛子宫切除术和盆腔淋巴结清除术。年轻患者卵巢若正常可保留卵巢。术后病理检查发现淋巴结、宫旁组织和手术切除的阴道边缘有病灶浸润，术后应进行放疗和化疗。

3. 放射治疗 是治疗宫颈癌的主要方法，适用于 Ⅰ b 期及其以后各期患者。常用方法有腔内照射和腔外照射两种，放疗具有疗效高、危险少的优点，但可引起放射性直肠炎、膀胱炎等并发症，还有个别患者对放疗不敏感。

4. 手术及放射综合疗法 适用于宫颈病灶较大者，术前放疗，待癌灶缩小后再行手术。或手术后证实淋巴结或宫旁组织有转移者，放疗作为术后的补充治疗。

5. 化学药物治疗 可作为手术或放疗的辅助治疗，适用于晚期或复发转移的宫颈癌患者。有效的药物有顺铂、环磷酰胺、阿霉素、博来霉素等，多采用以顺铂为主的联合化疗方案。

【护理评估】

早期发现、早期诊断、早期治疗是提高患者 5 年存活率的关键。

（一）健康史

重点了解婚育史、性生活史，特别是与高危男子有性接触的病史。注意未治疗的慢性宫颈炎、遗传、种族、地理、经济状况等诱发因素，详细记录既往妇科检查发现、子宫颈刮片细胞学检查结果及处理经过。

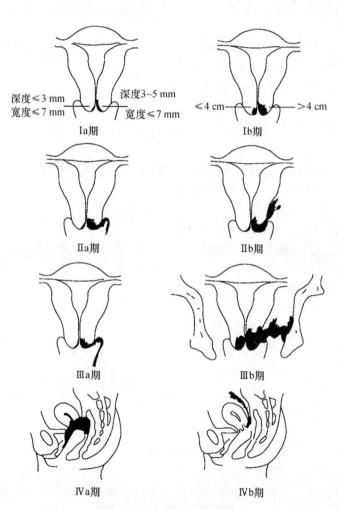

图 16-2 宫颈癌临床分期

（二）身体状况

1. 症状　不典型增生、原位癌、镜下早期浸润癌一般无症状，也无明显体征，多在普查中发现。Ⅰb期及以后各期可出现症状。接触性出血和绝经后出血常为宫颈癌的最早症状。阴道流血、排液和疼痛为晚期明显症状，出血量增多或出血时间延长可致贫血。当恶性肿瘤穿破邻近器官壁时可形成瘘管。晚期患者还可出现消瘦、发热等全身衰竭状况。

（1）阴道出血：最早表现为性交后或双合诊检查后少量出血，称接触性出血。以后则在月经间期或绝经后出现少量不规则出血甚至大出血。宫颈癌合并妊娠者常因阴道流血而就医。一般外生型癌出血较早且血量多，内生型癌出血较晚。

（2）阴道排液：最初量不多，白色或淡黄色，无臭味。随着癌组织破溃和继发感染，患者常诉阴道可排出大量米汤样、脓性或脓血性液体，伴恶臭。

（3）晚期症状：根据癌瘤侵犯范围出现继发症状，如尿频、尿急、肛门坠胀、便秘、下腹痛、坐骨神经痛、下肢肿痛等。严重时癌瘤压迫或侵犯输尿管，可出现肾盂积水甚至尿毒症。患者因长期消耗出现恶病质。

2. 体征　原位癌和早期浸润癌，局部可无明显改变，仅见不同程度的糜烂，触之易出血。随着宫颈浸润癌的生长发展，宫颈局部表现常见以下四种类型（见图16-3）：

（1）外生型：又称菜花型，此型最常见。癌组织向外生长，最初呈息肉样或乳头状隆起，继而发展为向阴道内突出的菜花样赘生物，质脆易出血。

（2）内生型：又称浸润型。癌组织向宫颈深部组织浸润，宫颈肥大、质硬，表面光滑或仅有表浅溃疡，整个宫颈段膨大如桶状。

（3）溃疡型：外生型或内生型病变进一步发展，癌组织坏死脱落，可形成凹陷性溃疡。严重者宫颈为空洞所代替，形如火山口。

（4）颈管型：癌灶发生在子宫颈外口内，隐蔽于宫颈管，侵入宫颈及子宫下段供血层，并转移到盆壁的淋巴结。不同于内生型，该型是由特殊的浸润性生长扩散到宫颈管。

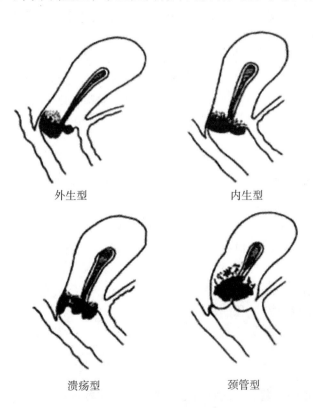

外生型　　　　　　　　内生型

溃疡型　　　　　　　　颈管型

图16-3　宫颈癌类型（巨检）

通过双合诊或三合诊可见不同类型子宫颈癌临床表现中所描述的局部体征。妇科检查应注意宫旁双侧是否增厚，呈结节状，阴道后穹隆是否受累，三合诊了解宫旁有无增厚、变硬及侵犯范围。癌灶浸润阴道壁时，局部见有赘生物，浸润盆腔，形成"冰冻骨盆"。

（三）心理 - 社会状况

早期宫颈癌患者在普查中发现宫颈细胞学检查报告异常时，会感到震惊和怀疑，随着检查的深入，会产生悲观、恐惧感，害怕疼痛、被遗弃和死亡等心理状态。当确诊后会经历否认、愤怒、妥协、忧郁、接受期的心理反应阶段，家属会表现为恐惧、焦虑、无法正视患者病情，与患者交流会采取隐瞒与回避等方法。

（四）辅助检查

子宫颈癌在出现典型症状和体征后，一般多为浸润癌，诊断多无困难，活组织病理检查可确诊。早期宫颈癌往往无症状，体征也不明显，需借助下列辅助检查确诊。

1. 宫颈刮片细胞学检查　是发现早期宫颈癌的主要方法，普遍应用于防癌普查。必须在宫颈鳞 - 柱上皮交接处进行。

2. 液基细胞学检查　是采用液基薄层细胞检测系统检测宫颈细胞，并进行细胞学分类诊断的宫颈癌细胞学检查技术，与传统的巴氏涂片检查相比明显提高了标本的满意度及宫颈异常细胞检出率。对宫颈癌细胞的检出率可达到100%，同时还能发现部分癌前病变。

3. 碘试验　正常宫颈阴道部鳞状上皮含糖原，可被碘染成棕色，而宫颈管柱状上皮及异常鳞状上皮如鳞状上皮化生、宫颈炎、宫颈癌前病变及宫颈癌均无糖原存在而不着色。在碘不着色区进行宫颈活组织检查，可提高宫颈癌前病变及宫颈癌诊断的准确率。

4. 阴道镜检查　对宫颈刮片细胞学检查Ⅲ级或Ⅲ级以上者，阴道镜可将病变放大 6 ~ 14 倍，直接观察宫颈上皮及血管的细微形态变化，根据检查所见确定活检部位，以提高活检的正确率，阴道镜下多点活检准确率可达 98% 左右。

5. 宫颈和宫颈管活组织检查　是确诊宫颈癌前病变和宫颈癌的最可靠和不可缺少的方法。一般分别在宫颈鳞 - 柱上皮交接处的 12、3、6 和 9 点处取活检。在碘试验不着色区和阴道镜指导下活检，可提高诊断准确率。

6. 宫颈锥形切除　当宫颈刮片多次检查结果为阳性而活检阴性，或活检为原位癌，而临床不能排除浸润癌时，应行宫颈锥形切除连续病理切片检查，现已很少使用。

7. 宫颈环形电切除术　在细胞学和阴道镜下，如果怀疑 CIN Ⅱ级、CIN Ⅲ级、宫颈早期浸润癌或原位癌时，可进行宫颈环形电切除术（loop electrosurgical excision procedure，LEEP），术后将切除组织送病检。

【护理诊断 / 护理问题】

1. 恐惧　与宫颈癌诊断后担心生命受到威胁，生活质量降低有关。

2. 疼痛　与晚期病变浸润或广泛性子宫切除术后创伤有关。

3. 排尿异常　与宫颈癌根治术导致膀胱张力下降有关。

4. 有感染的危险　与阴道流血、手术及放化疗引起机体抵抗力降低有关。

【护理目标】

1. 患者恐惧感减轻，能够配合治疗。

2. 患者疼痛减轻，无感染征象。

3. 患者膀胱功能恢复，排尿正常。

【护理措施】

（一）一般护理

1. 鼓励患者摄入足够的营养　注意纠正患者不良的饮食习惯，以多样化食谱满足患者需要，少食多餐，维持体重。

2. 指导患者注意居室及个人卫生　注意室内空气流通，保持床单清洁，协助患者勤擦身、更衣，每天冲洗会阴2次，便后及时冲洗外阴并更换会阴垫，促进舒适。

（二）心理护理

利用挂图、网络资料，向患者介绍宫颈癌的相关知识，评估患者目前的身心状况及接受诊治方案的反应，向患者介绍各种诊治过程、可能出现的不适及有效的应对措施，协助患者接受各种诊治方案以取得其合作，让患者以乐观的心情接受治疗，减轻恐惧心理。

（三）病情观察

1. 观察阴道流血的量，血压、脉搏、面色等有无改变，将病情变化及时报告医生。

2. 观察阴道排液量、颜色、性状、气味，协助患者取半坐卧位。

3. 对宫颈癌手术后患者，除按常规护理外，尤其注意观察阴道残端有无渗血，腹腔或盆腔引流管及导尿管是否畅通，密切观察腹痛情况，有无淋巴囊肿形成，发现异常及时报告医生并配合处理。

4. 晚期宫颈癌患者注意观察下腹、腰骶部的疼痛程度，必要时遵医嘱给镇痛剂。

5. 密切观察放疗、化疗后的患者的副作用，按医嘱给予对症处理。

（四）手术患者的护理

1. 术前护理　手术前3天选用消毒剂或洗必泰消毒宫颈及阴道。菜花型宫颈癌患者有活动性出血可能，需用消毒纱条填塞止血，应认真交班，按时取出或更换纱布。手术前夜认真做好清洁灌肠，观察患者生命体征，发现异常及时与医师联系。

2. 术后护理　宫颈癌根治术涉及范围广，应每隔0.5~1h观察并记录生命体征及出入量，平稳后再改为每4h1次。注意保持各种引流管及阴道引流通畅，认真观察并记录引流液性状及量。按医嘱于术后48~72h取出引流管，术后7~14日拔除尿管。拔除尿管前3天开始夹管，每2~4h开放一次，定时间断放尿以训练膀胱功能，促使恢复正常排尿功能。拔管后多饮水，1~2h排尿1次，如不能自解应及时处理，必要时再次留置尿管。指导卧床患者在床上进行肢体活动，以预防长期卧床并发症的发生。术后需放疗、化疗者按相关要求进行护理，参见本章第四节子宫内膜癌的护理。

（五）健康教育

1. 宣传预防保健知识　普及防癌知识，开展性卫生教育，提倡晚婚、晚育、少育。积极治疗慢性宫颈炎，及时诊治宫颈上皮内瘤样病变，以阻断宫颈癌的发生。健全妇女防癌保健网，定期开展妇女疾病的普查普治，30岁以上妇女应每1~2年普查1次，进行妇科检查及宫颈细胞学检查，有异常者应进一步处理。绝经前后有月经异常或有接触性出血者，应及时就医。

2. 做好出院指导　护士要鼓励患者及家属积极参与出院康复计划的制订过程。对出院患者说明定期随访的重要性，出院后第1年内，于出院后1个月行首次随访，以后每2~3个月复查1次。出院后第2~3年，每6个月复查1次。出院后第3~6年，每12个月复查1次。除询问病情、进行临床检查外，定期进行胸透及血常规检查。有症状者应及时随访。护士应帮助患者调整自我，根据患者具体状况提供有关术后生活方式的指导，包括根据机体康复情况适当增加活动量或恢复日常工作，适当参加社会交往活动，术后6个月后根据术后复查结果确定是否恢复性生活。

【护理评价】

1. 患者住院期间能配合医护人员完成各项诊疗工作。

2. 患者能说出出院后的康复计划。

3. 患者术后没有各种并发症发生。

4. 患者焦虑减轻，重拾生活信心。

第三节　子宫肌瘤

子宫肌瘤（myoma of uterus）是女性生殖系统最常见的良性肿瘤，多见于30～50岁之间的妇女，由于很多患者无症状，或肌瘤较小不易发现。因此临床报告肌瘤的发生率低于实际发病率。

【病因】

确切的发病因素尚不清楚，一般认为主要与雌激素刺激有关。近年来研究认为，子宫肌瘤的发生与孕激素、生长激素也有一定关系。绝经后肌瘤生长停止，甚至萎缩。另外，细胞遗传学研究显示，部分子宫肌瘤存在12号染色体长臂重排、7号染色体部分缺失或三倍体异常等细胞遗传学的异常。

【病理】

1. 大体病理　典型的肌瘤为实质性的球形结节，单个或多个，大小不一，表面光滑，与周围肌组织界限清楚。肌瘤表面有被压缩的肌纤维束和结缔组织构成的假包膜覆盖。肌瘤剖面呈灰白色漩涡状或编织状。纤维组织成分多者肌瘤质硬，肌细胞多者肌瘤偏软。

2. 镜检　肌瘤由平滑肌与纤维组织交叉排列组成，呈漩涡状。细胞呈梭形，大小均匀，核染色较深。

3. 继发变性　当肿瘤生长快时血运不足，发生中心性缺血，可引起急性或慢性退行性变，常见变性有玻璃样变、囊性变、红色变、肉瘤变及钙化。其中红色变性多见于妊娠期和产褥期。

【分类】

按肌瘤生长的部位可分为子宫体肌瘤和子宫颈肌瘤，前者占92%，后者仅占8%。子宫体部的肌瘤可向不同的方向生长，根据其发展过程中肌瘤与子宫肌壁的关系分为以下三类（见图16-4）：

1. 肌壁间子宫肌瘤　最常见，占60%～70%。肌瘤位于子宫肌壁内，周围均为肌层包围。

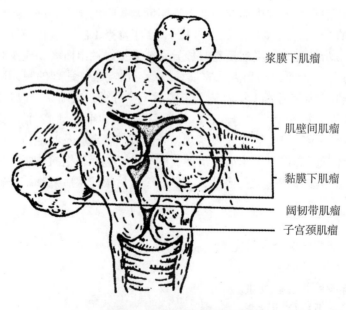

浆膜下肌瘤

肌壁间肌瘤

黏膜下肌瘤

阔韧带肌瘤

子宫颈肌瘤

图16-4　各型子宫肌瘤示意图

2. 浆膜下子宫肌瘤　这类肌瘤占 20%。肌瘤突起于子宫体表面，上面覆盖子宫浆膜层，若肌瘤继续向浆膜面生长，仅有宫体细蒂与子宫肌壁相连，称带蒂的浆膜下肌瘤。肌瘤向宫旁生长突入阔韧带前后叶之间，称为阔韧带肌瘤。

3. 黏膜下肌瘤　临床较少见，约占 10%。肌瘤向宫腔方向生长，突出于子宫腔，表面覆盖子宫内膜，称为黏膜下肌瘤。黏膜下肌瘤易形成蒂，在宫腔内生长犹如异物刺激引起子宫收缩，使肌瘤经宫颈逐渐排入阴道称为带蒂的黏膜下肌瘤。

子宫肌瘤大多数为多个，各种类型的肌瘤发生于同一子宫，称为多发性子宫肌瘤，也可为单个肌瘤生长。

【治疗原则】

应根据患者年龄、症状、生育要求、肌瘤大小和数目、生长部位等情况综合分析后选择治疗方案。

1. 随访观察　肌瘤小、无症状，一般不需治疗，尤其是近绝经期的妇女，可每 3～6 个月随访检查一次。

2. 药物治疗　肌瘤不超过 8 周妊娠子宫大小、症状轻、近绝经年龄或全身情况不能胜任手术者，在排除子宫内膜癌的情况下，可给予药物对症治疗。

（1）雄激素：对抗雌激素使子宫内膜萎缩，减少出血，使近绝经期妇女提前绝经。常用药物有甲基睾丸素及丙酸睾酮。每月总量不超过 300mg，以免引起男性化。

（2）抗雌激素制剂：月经明显增多者可用他莫昔芬治疗，每次 10mg，每日 2 次，连服 3～6 个月。用药后月经量明显减少，停用后肌瘤又逐渐增大，副作用为出现潮热、急躁、出汗、阴道干燥等绝经综合征症状。

（3）促性腺激素释放激素类似物（GnRh-a）：通过抑制垂体和卵巢功能降低体内雌激素水平，达到治疗目的。

（4）米非司酮：作为抗孕激素药物，近年用于子宫肌瘤的治疗，也可作为术前辅助治疗或对近绝经患者的治疗。

（5）其他药物：月经量多时可使用子宫收缩剂及其他止血补血药物。

3. 手术治疗　可采用开腹或腹腔镜或宫腔镜下手术。

（1）子宫全切术或子宫次全切除术：对肌瘤较大（子宫大于 10 周妊娠子宫大小）或症状明显、继发贫血、经药物治疗无效及不需保留生育功能者，可行子宫全切术或子宫次全切除术。年龄在 50 岁以下，卵巢外观正常者可保留卵巢。

（2）子宫肌瘤摘除术：适用于年轻希望生育且输卵管通畅，浆膜下、肌壁间单个或数量较少的肌瘤患者。

（3）经阴道肌瘤摘除术：突出于阴道内的黏膜下肌瘤可经阴道摘除，对位于宫腔内的黏膜下肌瘤，部分病例可在宫腔镜下行电切术。

4. 介入治疗　包括子宫动脉栓塞术、子宫肌瘤射频消融术和高强度聚焦超声治疗等，具有保留子宫、恢复快等优点。

【护理评估】

（一）健康史

应注意评估既往月经史、生育史，是否有不孕或自然流产史；评估并记录是否长期使用雌激素；收集发病后月经变化情况，子宫肌瘤压迫所伴随其他症状，并排除因妊娠、内分泌失调及癌症所致的子宫出血；曾接受的治疗经过、疗效及用药后机体反应等。当肌瘤迅速增大或停经后仍有症状出现者，应排除其恶变可能。

（二）身体状况

1. 症状　多数患者无症状，仅于盆腔检查或 B 超检查时发现。症状与肌瘤的生长部位、生长速度及有无变性有关。

（1）月经改变：为肌瘤患者的主要症状。浆膜下肌瘤常无月经改变，黏膜下肌瘤及较大肌壁间肌瘤表现为月经量过多，经期延长。黏膜下肌瘤若伴有坏死、溃疡，则表现为不规则阴道出血。

（2）腹部包块：偶然情况下扪及包块。包块常位于下腹正中，质地硬，形态可不规则。

（3）白带增多：肌瘤使子宫腔面积增大，内膜腺体分泌旺盛，故白带增多。脱出于阴道内的黏膜下肌瘤表面极易感染、坏死，可产生大量脓血性排液，伴臭味。

（4）腹痛、腰酸：一般情况下不引起疼痛，较大肌瘤压迫引起盆腔淤血出现下腹部坠胀及腰骶部酸痛，经期由于盆腔充血症状更加明显。浆膜下肌瘤发生蒂扭转时，可出现急性腹痛。肌瘤红色变性时可出现剧烈疼痛伴恶心、呕吐、发烧、白细胞升高。黏膜下肌瘤脱出宫口时可引起阵发性腹痛。

（5）压迫症状：子宫前壁肌瘤压迫膀胱可发生尿频、尿急，宫颈肌瘤压迫尿道可发生排尿困难或尿潴留，后壁肌瘤可压迫直肠发生便秘等症状。

（6）不孕或流产：子宫肌瘤可能影响精子进入宫腔；宫腔变形，子宫内膜充血等可妨碍受精、孕卵着床，造成不孕或流产。

（7）贫血：长时间出血可致继发性贫血，患者有头晕、全身乏力、心悸、面色苍白等症状。

2. 体征

（1）腹部检查：肌瘤较大时，在耻骨联合上可触及质硬、无压痛、不规则肿块。

（2）盆腔检查：通过双合诊或三合诊，不同类型子宫肌瘤有相应的局部体征。①浆膜下肌瘤：子宫不规则增大，表面呈结节状，带蒂肌瘤有细蒂与子宫体相连，可活动；阔韧带肌瘤位于子宫一侧，与子宫分不开，常把子宫推向对侧；②肌壁间肌瘤：子宫呈均匀性增大，肌瘤较大时，可在子宫表面摸到突起结节或球形肿块，质硬；③黏膜下肌瘤：肌瘤位于宫腔内时，子宫呈均匀性增大，脱出宫颈外口时，窥器检查可见带蒂的黏膜下肌瘤脱出于宫颈口外，呈粉红色，表面光滑，可有溃疡及继发感染坏死。

（三）心理 - 社会状况

当患者得知患有子宫肌瘤时，由于缺乏思想准备和肿瘤相关知识，首先害怕患了恶性肿瘤，随之会为如何选择处理方案而无所适从，或因接受手术治疗而恐惧、不安，迫切需要咨询指导。若月经有改变者，因影响性生活和日常生活，会有焦虑、烦躁等状况。

（四）辅助检查

B 超为常用的检查方法，也可借助探针探测宫腔深度及方向，也可以子宫输卵管碘油造影、宫腔镜及腹腔镜检查，迅速明确诊断。

【护理诊断 / 问题】

1. 知识缺乏　与缺乏对子宫肌瘤的正确认识，不知道子宫切除术后保健知识，不配合治疗与随访有关。

2. 焦虑　与担心肌瘤恶变、害怕手术，选择治疗方案时无助有关。

3. 有感染的危险　与失血和手术引起机体抵抗力下降有关。

4. 潜在并发症：与经量增多及术中出血导致贫血有关。

【护理目标】

1. 患者获得子宫肌瘤的相关知识。

2. 患者营养状况改善，贫血得到纠正，无感染征象。

3. 患者恐惧、不安情绪减轻或消失。

【护理措施】

（一）一般护理

为患者提供舒适整洁的环境，保持外阴清洁，摄入高蛋白、高能量、高维生素、含铁丰富的饮食，禁止吃含有雌激素类的药物与食物，防止贫血和感染。

（二）心理护理

宣传子宫肌瘤的相关知识，告知患者为良性肿瘤，恶变率低，预后好，增强患者治病信心，为患者提供表达内心焦虑、恐惧、期望的机会。与患者分析住院期间及出院后可能利用的资源与支持系统，参与决定治疗与护理方案，减轻无助感。对于患者及其家属担心术后影响女性性征与性生活者，给予相关医学知识的指导。

（三）病情观察

嘱无症状肌瘤患者每3～6个月随访观察1次，动态观察肌瘤生长速度。对出血多需住院治疗者，应仔细询问有无头晕、眼花、嗜睡、乏力等贫血症状，严密观察阴道出血情况，注意收集会阴垫，评估出血量并记录其生命体征变化。对腹痛患者应注意观察腹痛性质、程度、部位及持续时间。对腹部包块出现压迫症状者，注意观察有无大小便的异常。

（四）治疗配合

1. 随访观察　对随访观察的患者护士应告知并督促其每3～6个月随访一次，随访期间注意监测肌瘤情况，询问患者症状的变化，若发现肌瘤增大或症状明显，积极配合医生做相应处理。

2. 药物治疗　对药物治疗的患者，应向其讲解药物的使用方法、剂量、可能出现的副作用，嘱患者严格遵医嘱用药，切不可擅自增减剂量或停药。

3. 手术治疗　术前护理和术后护理参见第十五章。

（五）健康教育

1. 为患者提供院外随访观察治疗方案。让保守治疗的患者明确疾病相关知识、知道随访观察时间、目的及联系方式，按时进行随访及治疗，以便根据病情调整治疗方案。向服药患者讲明药物名称、用药目的、剂量、方法、可能出现的副作用及处理措施，若采用雄激素治疗者，每月总剂量不得超过300mg。

2. 对手术后患者做好出院指导。让术后患者了解术后1个月返院检查的内容、具体时间、地点及联系人等。患者的性生活、日常活动恢复均需经过术后复查，全面评估身心状况后确定。任何时候出现不适或异常症状，需及时随诊。

【护理评价】

1. 患者能说出疾病的临床特点及治疗和护理的相关知识。

2. 患者没有贫血表现。

3. 患者情绪稳定，积极参与健康教育计划。

第四节　子宫内膜癌

子宫内膜癌（endometrial carcinoma）又称子宫体癌，是发生于子宫内膜的恶性肿瘤，以腺癌为主。发病率在女性生殖道恶性肿瘤中仅次于宫颈癌，居第二位。其平均发病年龄为60岁。随着我国妇女老龄化、生活改善及某些妇女因疾病大量使用雌激素，使该病的发生率呈上升趋势。

【病因】

子宫内膜癌的确切病因尚不清楚。可能与下列因素有关：

1. 子宫内膜长期受雌激素刺激而无孕酮对抗。

2. 体质因素　子宫内膜癌患者常伴有肥胖、高血压、糖尿病及其他心血管疾病，上述疾病是子宫内膜癌的高危因素，临床上称之为子宫内膜癌"三联征"。

3. 子宫内膜增生症　1987 年国际妇科病理协会将子宫内膜增生分为单纯性增生、复杂性增生和不典型增生，分别约有 1%、3%、30% 可发展成为子宫内膜癌。

4. 遗传因素　约 20% 的子宫内膜癌患者有一定的家族史。

5. 其他　未婚或已婚未孕、绝经延迟、多囊卵巢综合征等发病率高。

【病理】

1. 大体病理　根据病变形态和范围分为两种类型：

（1）局限型：常发生于子宫底部黏膜，呈息肉状或小菜花状，表面有溃疡，易出血。

（2）弥漫型：子宫内膜大部分或全部被癌组织侵犯，病灶呈不规则菜花样突入子宫腔，质脆，色灰白或浅黄色，表面有出血及坏死，有时形成溃疡。

2. 显微镜检查　按组织细胞学特征分为：

（1）子宫内膜样腺癌：最常见，占子宫内膜癌的 80%～90%。内膜腺体异常增生活跃，排列紊乱，上皮呈复层。癌细胞异型明显，核大、深染、核分裂活跃。

（2）腺癌伴鳞状上皮分化：腺癌组织中含有正常鳞状上皮，称腺角化癌或腺棘皮癌。癌组织中有腺癌和鳞癌两种成分称腺鳞癌。

（3）透明细胞癌：呈腺管状结构，出现透明的鞋钉样细胞，癌细胞胞质丰富、透亮，核深染、异型，恶性程度较高，易早期转移。

（4）浆液性乳头状腺癌：呈复杂乳头状结构，细胞复层和芽状结构明显，部分病例有砂粒体形成，恶性程度高，易累及肌层及向腹膜扩散。

【转移途径】

早期病变局限于子宫内膜。其特点为生长缓慢，转移较晚。转移途径主要是直接蔓延和淋巴转移，晚期可血行转移。

1. 直接蔓延　癌灶沿子宫内膜蔓延，可侵犯输卵管、卵巢以及盆腹腔；侵犯宫颈、阴道；侵犯肌层甚至浆膜并可广泛种植在盆腹腔腹膜、大网膜等。

2. 淋巴转移　为主要的转移方式。当癌灶浸润至深肌层，或扩散到宫颈管，或癌组织分化不良时，易发生淋巴转移。其转移途径与癌灶生长部位有关。

3. 血行转移　较少见，晚期可经血行转移到肺、肝、骨等。

【治疗原则】

治疗原则是手术为主，放疗、化疗及药物治疗为辅，治疗方案应根据肿瘤累及范围及组织学类型，结合患者年龄及全身性情况而定。

【护理评估】

（一）健康史

收集病史时应高度重视患者的高危因素。高危因素有老年、肥胖、高血压、糖尿病、绝经期推迟、不孕不育以及停经后接受雌激素补充治疗等病史。要高度警惕育龄妇女曾用激素治疗效果不佳的月经失调史，需详细询问并记录检查治疗过程及出现症状后机体反应等情况。

（二）身体状况

1. 症状　子宫内膜癌的早期症状不明显，多数患者在普查或因其他原因做检查时偶然发现。随着病情进展，可表现为：

（1）阴道流血：是最重要和最早出现的症状，常表现为绝经后出血，出血量不多；绝经前患者月经紊乱，表现为不规则出血或持续性出血。

（2）阴道排液：早期往往为浆液性或浆液血性白带，合并感染可出现脓性或脓血性排液，有恶臭。

（3）疼痛：晚期肿瘤压迫周围组织或神经组织时可引起下腹及腰骶部疼痛，并可向腿部放射。

（4）全身症状：晚期患者可出现贫血、消瘦、恶病质、全身衰竭等。

2. 体征 早期患者妇科检查子宫正常大小，随病情发展，子宫增大变软。有时可扪及转移性结节或肿块。宫腔积脓时，子宫明显增大，极软。

3. 临床分期 采用国际妇产科联盟（FIGO）2014 年最新修订的分期（见表 16-3）。

表 16-3 子宫内膜癌分期（FIGO，2014）

分期	标准
Ⅰ^a 期	肿瘤局限于子宫体
Ⅰ A^a 期	无或<1/2 肌层浸润
Ⅰ B^a 期	≥1/2 肌层浸润
Ⅱ^a 期	肿瘤累及子宫颈间质，未超出子宫体^b
Ⅲ^a 期	肿瘤局部扩散 / 区域扩散
Ⅲ A^a 期	肿瘤累及子宫浆膜层和（或）附件^c
Ⅲ B^a 期	阴道和（或）宫旁受累^c
Ⅲ C^a 期	盆腔和（或）腹主动脉旁淋巴结转移^c
Ⅲ C1^a 期	盆腔淋巴结转移
Ⅲ C2^a 期	腹主动脉旁淋巴结转移，有 / 无盆腔淋巴结转移
Ⅳ^a 期	肿瘤侵及膀胱和（或）直肠黏膜，和（或）远处转移
Ⅳ A^a 期	肿瘤侵及膀胱和（或）直肠黏膜转移
Ⅳ B^a 期	远处转移，包括腹腔内转移和（或）腹股沟淋巴结转移

a：G1、G2 或 G3

b：宫颈管内膜腺体受累仅限于Ⅰ期，不再是Ⅱ期

c：细胞学检查阳性应单独报告，但不影响分期

（三）心理 - 社会状况

当患者出现症状并需要接受各种检查时，多有紧张、不安、担心、恐惧、悲观无助等心理，会担心检查结果不好或检查过程带来的不适。部分患者有因为害怕连累子女而选择放弃治疗的心理。

（四）辅助检查

对绝经过渡期有异常阴道出血、绝经后阴道出血或排液的妇女，特别是有高危因素者，应考虑到有子宫内膜癌的可能，可进行以下检查协助诊断。

1. 分段诊断性刮宫 是早期诊断子宫内膜癌最常用的方法。该方法通常要求先环刮宫颈管，后探宫腔，再行宫腔搔刮内膜，标本分瓶存放固定并做好标记，送病理检查。病理检查结果是确诊子宫内膜癌的依据。

2. 宫腔细胞学检查 将宫腔吸管或宫腔刷放入宫腔，吸取分泌物进行细胞学检查，可用于供筛选检查子宫内膜癌患者。

3. 宫腔镜检查 可直接观察子宫内膜病灶的生长情况，并在直视下取活检送病理检查。

4. B 超检查 典型的内膜癌声像图表现为子宫增大，大于相应年龄，宫腔内见不均质的回声区，形态不规则，内膜线消失。有时见肌层内不规则回声紊乱区，边界不清，可提示肌层浸润的程度。

5. 其他 必要时可选用 CT、MRI、血清 CA125 等检查以协助诊断。

【护理诊断 / 问题】

1. 营养失调：低于机体需要量 与放化疗导致机体摄入量不足有关

2. 知识缺乏：缺乏术前常规、术后锻炼及活动和营养等方面的知识。

3. 焦虑和恐惧 与害怕子宫内膜癌不能治愈，担心术后生活质量有关。

【护理目标】

1. 患者摄入营养与机体需要量相符。

2. 患者获得子宫内膜癌的相关知识。

3. 患者焦虑与恐惧减轻。

【护理措施】

（一）一般护理

合理饮食，加强营养。鼓励患者多进食营养丰富的食物，增强机体的抵抗力，必要时静脉补充营养进行支持疗法。保持外阴清洁，预防感染的发生。

（二）心理护理

评估患者对疾病及有关诊治过程的认知程度，提供疾病知识，告诉患者子宫内膜癌病程发展缓慢，Ⅰ期和Ⅱ期病例占80%，5年生存率约占80%，只要早期发现与治疗则预后较好，增强患者治病信心，缓解焦虑。鼓励其家属多与患者交流，为患者提供安静、舒适的睡眠环境，教会患者应用放松等技巧促进睡眠。向患者及家属介绍住院环境、检查与治疗过程、可能出现的不适等，以求得主动配合。

（三）病情观察

1. 观察阴道流血的量，血压、脉搏、面色等有无改变，将病情变化及时报告医生。

2. 观察阴道排液量、颜色、性状、气味，协助患者取半坐卧位。

3. 晚期癌患者注意观察下腹、腰骶部的疼痛程度，必要时遵医嘱给镇痛剂。

4. 密切观察放疗、化疗后的患者的副作用，按医嘱给予对症处理。

（四）治疗配合

1. 手术治疗 参见本章第二节宫颈癌的护理。

2. 放射治疗 放射治疗适用于老年患者、有严重内科并发症不能耐受手术者或晚期不宜手术者，可于术前或术后加用放射治疗，提高疗效。在腔内置入放射源期间，患者要绝对卧床，进行床上肢体运动。取出放射源后，鼓励患者逐渐下床活动及完成自理生活项目。

3. 化学治疗 化学治疗适用于晚期不能手术或治疗后复发者。接受盆腔内放疗者，事先灌肠并留置导尿管，以保持直肠、膀胱空虚状态，避免放射性损伤。按第十四章第三节要求护理。

4. 药物治疗 对晚期或复发癌，合并内、外科疾病不宜手术者，年轻、早期、要求保留生育功能者，以及雌、孕激素受体阳性者，均可采用孕激素治疗，主张高效、大剂量、长期服用，至少8～12周才能评价疗效，患者需要具备配合治疗的耐心。用药的副作用为水钠潴留、药物性肝炎等，但停药后即好转。也可用他莫昔芬（三苯氧胺），会出现绝经综合征的表现，轻度的白细胞、血小板计数下降等骨髓抑制表现，用药过程中护士要注意观察，发现不良反应立即报告医生并协助处理。

（五）健康教育

1. 普及防癌知识 大力宣传定期进行防癌检查的重要性，30岁以上妇女每年接受一次妇科检查，尤其注意有高危因素的人群。对于绝经过渡期、月经紊乱及绝经后出现不规则阴道流血者建议进行相关检查，以排除子宫内膜癌的可能。严格掌握雌激素的用药指征，加强用药期间的监护与随访。

2. 出院指导 出院后应定期随访，术后2年内，每3～6个月1次；术后3～5年每6～12个月1次。发现异常及时就诊，随访中可根据患者康复情况调整随访间期。对出院后需要服药患者，详细讲解服药方法及注意事项，若患者行子宫根治术后、服药或放射治疗后，有可能出现阴道分泌物减少、性交痛等症状，可指导患者使用局部水溶性润滑剂，增进性生活舒适与协调。

【护理评价】

1. 患者能说出疾病的临床特点及治疗和护理的相关知识，主动参与治疗过程。
2. 患者情绪稳定，积极参与健康教育计划的制订，睡眠质量提高。
3. 患者如期恢复体力，生活自理。

第五节　卵　巢　肿　瘤

卵巢肿瘤是女性常见的生殖器肿瘤，占女性生殖器肿瘤的1/3，其中10%为恶性，可发生于任何年龄。卵巢恶性肿瘤的发生与家族史、高胆固醇饮食及内分泌因素有关，此为卵巢肿瘤发病的高危因素。卵巢位于盆腔深部，由于缺乏早期诊断方法，恶性肿瘤以腹腔种植转移和淋巴转移为主，患者就诊时往往已属晚期，疗效不佳，5年生存率仅25%～30%，死亡率高居妇科恶性肿瘤首位，成为严重威胁妇女生命和健康的主要肿瘤。

【组织学分类】

卵巢肿瘤组织学类型繁多，是全身各脏器肿瘤病理类型最多的器官。一般采用2003年世界卫生组织（WHO）根据卵巢肿瘤的组织发生学制定的国际统一分类方法（表16-4）。

表16-4　卵巢肿瘤组织学分类法（WHO，2003）

组织学分类（所占比例）	种　类
上皮性肿瘤（50%～70%）	浆液性肿瘤、黏液性肿瘤、子宫内膜样肿瘤、透明细胞肿瘤、移行细胞肿瘤、鳞状细胞肿瘤、混合性上皮肿瘤及未分化和未分类肿瘤
生殖细胞肿瘤（20%～40%）	畸胎瘤（含成熟型、未成熟型、单胚性和高度特异性，成熟型中以囊性为主）、无性细胞瘤、内胚窦瘤、胚胎性癌、多胚瘤、非妊娠性绒毛膜癌混合型肿瘤
性索 - 间质细胞肿瘤（5%）	颗粒细胞瘤、卵泡膜细胞瘤、纤维瘤、睾丸母细胞瘤及两性母细胞瘤
转移性肿瘤（5%～10%）	体内任何部位原发性癌均可能转移到卵巢，如库肯勃瘤

【常见的卵巢肿瘤及病理特点】

1. 上皮性肿瘤　发生于卵巢表面生发上皮，是最常见的卵巢肿瘤，占50%～70%。发病年龄大多在30～60岁，上皮性肿瘤分为良性、交界性和恶性。

（1）浆液性囊腺瘤：约占卵巢良性肿瘤的25%。多为单侧，球形，大小不等，表面光滑，囊性，壁薄，囊内充满淡黄色清澈液体。有单纯性及乳头状两型，前者多为单房，囊壁光滑；后者常为多房，内见乳头，偶见向囊外生长。镜下见囊壁为纤维结缔组织，内衬单层立方形或柱状上皮，间质内见砂粒体，系钙盐沉淀所致。

（2）浆液性囊腺癌：是最常见卵巢恶性肿瘤，占40%～50%。多为双侧，囊实性，结节状或分叶状，切面呈多房，腔内充满乳头，质脆，囊液混浊。镜下见囊壁上皮明显增生，复层排列，癌细胞为立方形或柱状，细胞异型明显，并向间质浸润。5年存活率仅为20%～30%。

（3）黏液性囊腺瘤：占卵巢良性肿瘤的20%。体积较大或巨大，多为单侧，圆形或卵圆形，囊壁较厚、光滑，灰白色。切面呈多房，囊腔内充满胶冻样黏液，若黏液性囊腺瘤自破，黏液性上皮种植在腹膜上继续生长，称腹腔黏液瘤，其外观极像卵巢癌转移。镜下见囊壁为纤维结缔组织，内衬单层高柱状上皮，分泌黏液。

（4）黏液性囊腺癌：占卵巢恶性肿瘤的10%。多为单侧，瘤体较大，囊壁可见乳头或实质区，切面半囊半实性，囊液混浊或血性。镜下见腺体密集，间质较少，腺上皮超过3层，细胞明显异型，并有间质浸润。预后较浆液性囊腺癌好，5 年存活率为 40%～50%。

2. 生殖细胞瘤　是来源于原始生殖细胞的一组卵巢肿瘤，其发病率仅次于上皮性肿瘤，占卵巢肿瘤的 20%～40%。可见于任何年龄，但以儿童及年轻妇女多见。

（1）畸胎瘤：是一组最常见的肿瘤，通常由两个或三个胚层组织衍化而来。分为成熟性畸胎瘤和未成熟性畸胎瘤两类。质地多为囊性，少数为实性。

1）成熟囊性畸胎瘤：又称皮样囊肿，属良性肿瘤，是最常见的卵巢肿瘤，占卵巢肿瘤的 10%～20%，占畸胎瘤的 95% 以上。发生于任何年龄，以 20～40 岁居多。多为单侧，中等大小，圆形或卵圆形，光滑，壁薄，质韧。切面多为单房，腔内充满油脂和毛发，有时见牙齿或骨质。肿瘤可含外、中、内胚层组织，以外胚层组织为主，偶见向单一胚层分化，形成高度特异性畸胎瘤，如卵巢甲状腺肿。由于瘤体内容物轻重不均，重心常偏向一侧，易发生蒂扭转。成熟囊性畸胎瘤恶变率为 2%～4%，多发生于绝经后妇女。

2）未成熟畸胎瘤：是恶性肿瘤，好发于青少年。肿瘤由分化程度不同的未成熟胚胎组织构成，主要为原始神经组织。肿瘤多为实性，其中可有囊性区域，复发及转移率均高。但复发后再次手术，可见肿瘤组织有自未成熟向成熟转化的特点，即恶性程度的逆转现象。5 年存活率仅 20% 左右。

（2）无性细胞瘤：为中等恶性的实性肿瘤，约占卵巢恶性肿瘤的 5%。好发于青春期及生育期妇女。多为单侧，右侧多于左侧。肿瘤为圆形或椭圆形，中等大，实性，触之如橡皮样。表面光滑或分叶状，切面呈灰粉或浅棕色。镜下见圆形或多角形大细胞，细胞核大，胞浆丰富，间质中常有淋巴细胞浸润。对放疗特别敏感，纯无性细胞瘤的 5 年生存率可达 90%。

（3）内胚窦瘤（卵黄囊瘤）：属高度恶性肿瘤，罕见，占卵巢恶性肿瘤的 1%。多见于儿童及年轻妇女。多为单侧，瘤体大，呈圆形或卵圆形，有包膜。切面实性或部分囊性，质脆，有出血。镜下见疏松网状和内皮窦样结构。瘤细胞产生甲胎蛋白（AFP），血清 AFP 浓度很高，其浓度与肿瘤消长相关，是诊断及治疗监护时的重要标志物。生长迅速，易早期转移，预后差，既往平均生存期仅 1 年。

3. 卵巢性索间质肿瘤　来源于原始性腺中的性索及间质组织，占卵巢恶性肿瘤的 5%～8%。肿瘤多有内分泌功能，能分泌性激素。

（1）颗粒细胞瘤：为低度恶性肿瘤，占卵巢肿瘤的 3%～6%，占性索间质肿瘤的 80% 左右，发生于任何年龄，高峰为 45～55 岁。多为单侧，大小不一，圆形或椭圆形，呈分叶状，表面光滑，实性或部分囊性，切面组织脆而软，伴出血坏死灶。镜下见颗粒细胞环绕成小圆形囊腔，菊花样排列，即 Call-Exner 小体，囊内有嗜伊红液体。瘤细胞呈小多边形，细胞膜界限不清，核圆，核膜清楚。预后良好，5 年存活率为 80% 以上。肿瘤能分泌雌激素，故有女性化作用。

（2）卵泡膜细胞瘤：为良性肿瘤，有内分泌功能，能分泌雌激素，常与颗粒细胞瘤合并存在。多为单侧，大小不一。圆形或卵圆形，也有分叶状。表面被覆有纤维包膜。切面实性，灰白色。镜下见瘤细胞短梭形，胞浆富含脂质，细胞交错排列呈旋涡状。常合并子宫内膜过度生长，甚至子宫内膜癌。

（3）纤维瘤：为较常见的良性卵巢肿瘤，占卵巢瘤的 2%～5%，多见于中年妇女。单侧居多，中等大小，表面光滑或结节状，切面灰白色，实性、质硬。镜下见由胶原纤维的梭形瘤细胞组成，排列呈编织状。偶伴有腹水或胸水，称梅格斯综合征。手术切除肿瘤后，胸水、腹水自行消失。

4. 卵巢转移性肿瘤　体内任何部位原发性癌均可能转移到卵巢。常见原发部位有乳腺、肠、胃、生殖道、泌尿道等，占卵巢肿瘤的 5%～10%。库肯勃瘤是一种特殊的转移性腺癌，原发部位为胃肠道，肿瘤为双侧，中等大小，多保持卵巢原状或呈肾形。一般无粘连，切面实性，胶质样，多伴腹水。镜下见典型的印戒细胞，能产生黏液，预后极差。

【卵巢瘤样病变】

卵泡囊肿、黄体囊肿、黄素囊肿为卵巢瘤样病变，是卵巢增大的常见原因。可表现为下腹压迫感，盆腔一侧胀痛及月经不规则等。如果症状不严重，无需特殊治疗，观察 1～2 个月，囊肿会自行消失。

【转移途径】

以直接蔓延和腹腔种植为主。淋巴道也是重要的转移途径，最初为盆腔及腹主动脉旁淋巴结转移，晚期可累及左锁骨上淋巴结。血行转移少见，晚期可转移到肝及肺。

【治疗原则】

卵巢肿瘤一经确诊，即应手术治疗。手术范围根据患者年龄、有无生育要求及双侧卵巢情况决定，年轻患者单侧肿瘤可行患侧附件切除，双侧肿瘤应行卵巢肿瘤剥除术。围绝经期妇女可行全子宫及双侧附件切除术。术中应尽量避免肿瘤破裂，仔细区分肿瘤性质，排除恶性的可能，必要时对切除肿瘤标本行术中冰冻病理检查，再确定手术范围。恶性肿瘤还需辅以化疗、放疗的综合治疗方案。卵巢肿瘤出现蒂扭转或破裂等并发症者属急腹症，确诊后应立即手术。直径小于 5cm 的卵巢瘤样病变者，可随访观察。

【护理评估】

（一）健康史

收集病史时应重视高危因素（肥胖、高血压、糖尿病、不孕不育、绝经延迟等）。询问有无肿瘤家族史。询问并高度关注月经失调患者采用激素治疗效果欠佳的诊疗过程及机体反应状况。根据患者年龄、病程及局部体征初步判断是否为卵巢肿瘤，有无并发症，并对良、恶性做出初步评估。

（二）身体状况

1. 症状　早期肿瘤较小，患者常无症状，部分患者无意中摸到下腹部包块或妇科检查时偶然发现。如确定为卵巢肿块者，在定期追踪检查过程中应重视肿块生长速度、质地、伴随出现的腹胀，膀胱、直肠等压迫症状以及营养消耗、食欲缺乏等恶性肿瘤的临床特征。

（1）腹痛：一般无明显腹痛。当出现并发症如蒂扭转、破裂时可出现下腹部疼痛。

（2）月经失调：除功能性卵巢肿瘤外，一般不影响月经。偶因卵巢组织被破坏而出现月经失调或闭经。

（3）压迫症状：肿瘤压迫膀胱可引起尿频，压迫直肠可引起便秘。有腹水时可出现腹胀。卵巢肿瘤压迫膈肌可出现呼吸困难、心悸。

（4）其他：随着肿瘤的增大和出现腹水，患者自觉腹围增大，若肿瘤向周围组织浸润或压迫神经则可引起腹痛、腰痛或下腹疼痛；压迫盆腔静脉，可出现水肿。晚期可出现乏力、消瘦、贫血等恶病质表现。

2. 体征

（1）腹部检查：早期肿瘤小，不易被发现，当肿瘤长到中等大小时或出现明显症状时，可见下腹部隆起，并可触及肿物。触诊时应注意肿物的大小、质地、活动度、有无压痛、表面情况等。叩诊肿瘤部位为浊音，但无移动性浊音。

（2）妇科检查：随着卵巢肿瘤增大，通过妇科双合诊/三合诊检查发现宫旁触及包块。良性肿瘤多为单侧，表面光滑，囊性，可活动。恶性肿瘤多为双侧，表面不规则，实性或囊实性，活动差。早期恶性肿瘤与良性肿瘤易于混淆。

3. 临床分期　现多采用 FIGO（2000 年）修订的临床分期（见表 16-5）。

表 16-5　原发性卵巢恶性肿瘤的分期

分期	肿瘤范围
Ⅰ期	肿瘤局限于卵巢
Ⅰa期	肿瘤局限于一侧卵巢，表面无肿瘤，包膜完整，腹水或腹腔冲洗液不含恶性细胞
Ⅰb期	肿瘤局限于双侧卵巢，表面无肿瘤，包膜完整，腹水或腹腔冲洗液不含恶性细胞
Ⅰc期	Ⅰa期或Ⅰb期肿瘤，伴以下任何一种情况：包膜破裂，腹水或腹腔冲洗液中含恶性细胞
Ⅱ期	一侧或双侧卵巢肿瘤，伴盆腔内扩散
Ⅱa期	蔓延和（或）转移到子宫和（或）输卵管
Ⅱb期	扩散到其他盆腔组织
Ⅱc期	Ⅱa或Ⅱb，腹水或腹腔冲洗液中含恶性细胞
Ⅲ期	一侧或双侧卵巢肿瘤，伴显微镜下证实的盆腔外腹腔转移和（或）区域淋巴结转移，肝表面转移
Ⅲa期	显微镜下证实的盆腔外的腹腔转移
Ⅲb期	腹腔转移灶直径≤2cm
Ⅲc期	腹腔转移灶直径＞2cm和（或）区域性淋巴转移
Ⅳ期	超出腹腔的远处转移。胸水中有癌细胞，肝实质转移

4．并发症

（1）蒂扭转：常发生于中等大小、瘤蒂长、重心偏于一侧的肿瘤，常见于成熟囊性畸胎瘤，体位突然改变时易发生，是常见的妇科急腹症之一。典型症状为患者突发一侧下腹部疼痛，伴恶心、呕吐甚至休克。妇科检查可触及张力较大、压痛明显的肿物，并有肌紧张。诊断一经确立，应立即手术切除（见图16-5）。

（2）破裂：有自发性破裂和外伤破裂。破裂后轻者无症状，严重者囊液流入腹腔，产生剧烈疼痛和腹膜刺激症状。疑有破裂，应立即剖腹探查，切除肿瘤并彻底清洗腹腔。

（3）感染：较少见，患者有腹痛、发热、腹部有压痛及肌紧张，白细胞计数明显增高，应先控制感染后，再行肿瘤切除术。

（4）恶变：早期多无症状，如肿块迅速长大或出现腹水，高度怀疑有恶变，应及早手术。

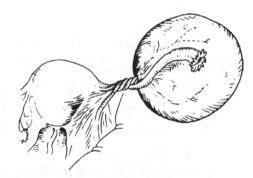

图 16-5　卵巢肿瘤蒂扭转

5．卵巢良性与恶性肿瘤的鉴别（见表16-6）

表 16-6　卵巢良性与恶性肿瘤的鉴别

分类	卵巢良性肿瘤	卵巢恶性肿瘤
病史	生长缓慢，病程长	生长迅速、病程短
年龄	生育期多见	幼女、青春期或绝经后妇女多见
一般情况	良好，多无不适	较差，晚期出现腹胀、腹痛、腹水，食欲缺乏、消瘦、发热，呈现恶病质
体征	多为单侧，囊性，表面光滑，活动，无腹水，后穹隆穿刺无异常	多为双侧，实性或囊性，表面不规则，固定，活动度差，常伴血性腹水，可查到癌细胞，后穹隆检查多可触及乳头状或结节状物
B超	囊壁光滑完整，肿瘤边界清、囊腔内多可见液性暗区，可有间隔光带	肿瘤形态不规则，边界不清楚，多无完整包膜，肿瘤内部多呈实质性、回声强弱不等，液性暗区内有杂乱光点或光团

（三）心理 - 社会状况

在患者出现症状并接受各种检查、等待卵巢肿瘤良恶性结果期间，患者及其家属多有紧张、不安、极度恐惧、悲观无助的心理，护理对象非常需要相关信息支持，并渴望尽早得到确切的诊断结果。患者得知自己患有可能致死的疾病，该病的治疗有可能改变自己的生育状态及既往生活方式，从而产生极大压力，需要护理人员协助应对这些压力，使患者乐观地对待现实。

（四）辅助检查

1．B超检查　可明确肿瘤的大小、位置、形态、性质、与子宫关系等，其诊断准确率可达90%。通过彩色超声扫描，能测定卵巢及其新生组织血流变化，有助于诊断。

2．细胞学检查　取腹水或腹腔洗液行细胞学检查，可进行卵巢恶性肿瘤的诊断、鉴别诊断和分期。腹水中癌细胞的检出率为60%～70%。囊性包块一般不宜做穿刺检查。

3．腹腔镜检查　可直视盆腹腔脏器，明确有无肿瘤及肿瘤的具体情况，并做临床分期。必要时取活组织进行病理检查。

4．放射学诊断　腹部平片检查对卵巢成熟性畸胎瘤可显示牙齿及骨质。消化道造影可了解盆腔肿物是否为消化道转移癌。计算机体层扫描（CT）和磁共振成像（MRI）能清楚地显示肿物的图像及各脏器、盆腔淋巴结有无转移，对卵巢肿瘤的诊断、分期、随访观察起一定作用。

5．肿瘤标记物测定　测血清中CA125、甲胎蛋白（AFP）、人绒毛膜促性腺激素（HCG）等对恶性卵巢肿瘤的诊断有帮助。

【护理诊断／问题】

1．营养失调：低于机体需要量　与化疗药物导致机体摄入量减少、心理负担重有关。

2．知识缺乏　与缺乏卵巢肿瘤相关知识，与医护人员沟通少有关。

3．预感性悲哀　与疾病性质、切除卵巢与子宫有关。

4．焦虑　与发现盆腔包块，担心病情、手术、预后有关。

【护理目标】

1．患者获得卵巢肿瘤的相关知识，接受切除子宫及卵巢的现实，并积极配合治疗。

2．患者自己找到应对焦虑的方法，焦虑与恐惧减轻。

3．患者能说出影响营养摄取的原因，并列举应对措施。患者摄入营养与机体需要量相符。

【护理措施】

（一）一般护理

1．休息　保证充足睡眠，指导腹部膨隆不能平卧患者采取半卧位。

2．饮食　应鼓励患者合理饮食，摄入营养丰富、高蛋白、高维生素、低胆固醇、易消化的食物，增强机体免疫力。进食困难者应考虑静脉补充。

（二）心理护理

为患者提供表达情感的机会。评估患者焦虑的程度，在确定肿瘤性质前护士用一定时间陪伴患者，耐心向患者讲解病情及应对压力的技巧，解答患者的提问，对确诊良性肿瘤者向患者讲解手术的必要性，使患者及家属积极配合医护检查和处理。对恶性肿瘤患者要做好沟通、咨询与服务工作，鼓励患者积极面对生活的挑战。安排访问已康复的病友，分享感受，增强治愈信心，避免意外事件的发生。

（三）病情观察

1．对附件区肿块直径＜5cm者，可3～6个月随访1次。注意肿块的生长速度、质地，是否出现腹痛、腹胀、发热、尿频等症状，以及有无体重下降、食欲减退、衰竭等恶性肿瘤的表现，及早发现并发症并报告医生。定期做B超检查，注意肿块的部位、囊性还是实质性、边界是否清晰。

2．已确诊为卵巢癌者应长期监测，注意有无新的症状体征出现，做全身及妇科检查、B超检查、肿瘤标志物检测，必要时做 CT 或 MRI，确定有无复发或转移。

（四）检查配合

协助患者接受各种检查，向患者及家属介绍需要施行的各种检查，取得主动配合并协助完成。如需穿刺放腹水者，备好腹腔穿刺用物，协助医师完成操作过程。在穿刺抽液过程中，严密观察并记录患者的生命体征、腹水性质与量、穿刺时出现的不良反应。一次放液量不超过 3 000ml，以免腹压骤降，发生虚脱。放液速度宜缓慢，放液后用腹带包扎腹部，发现不良反应及时报告医生。

（五）治疗配合

1. 急救护理　卵巢肿瘤出现蒂扭转或破裂是妇科常见的急腹症，此时应立即剖腹探查。护士应及时配合做好有关检查及急诊手术准备。

2. 手术患者的护理　卵巢实性肿瘤或肿瘤直径>5cm 者，应及时手术切除。盆腔肿块诊断不清或保守治疗无效者，宜及早行腹腔镜检查或剖腹探查。一旦怀疑为卵巢恶性肿瘤，应及早手术，即使晚期患者，也应尽可能地切除癌灶，力争使残存癌灶<2cm，称为肿瘤细胞减灭术。手术范围原则上应做全子宫及双附件切除术、大网膜切除术，现主张常规行阑尾切除及腹膜后淋巴结清除术。对手术患者应按腹部手术前后护理内容认真做好术前准备和术后护理，与病理科联系做好快速冰冻切片检查准备，以便术中识别肿瘤的性质，确定手术范围，并做好必要时扩大手术范围的术前准备。对巨大肿瘤患者，需准备沙袋，术后腹部加压沙袋，以防腹压骤然下降出现休克。

3. 化疗患者的护理　因卵巢恶性肿瘤对化疗较敏感，即使已广泛转移也能取得一定疗效，故化疗为主要的辅助治疗，包括腹腔化疗、全身化疗和动脉插管化疗等。腹腔化疗可在手术后腹壁留置的化疗药管进行，也可每次做腹壁单纯穿刺进行化疗。腹水多的患者行腹腔化疗前一般先放腹水，每次放腹水量不超过 3 000ml，且速度不宜过快。然后将化疗药物稀释后注入腹腔，注入后协助患者变换体位，使药物尽量接触腹腔的各个部位。全身化疗患者常用铂类联合紫杉醇的化疗方案（见表 16-7），治疗期间应严密观察病情，出现药物副作用者予以相应护理。护理详见第十四章第三节。

表 16-7　卵巢癌常用化疗方案

方案	用法
静脉化疗方案	紫杉醇 175 mg/m²，>3h 静滴，然后卡铂曲线下面积（AUC6），>1h 静滴，疗程间隔 3 周
	紫杉醇 135 mg/m²，>24h 静滴，或顺铂 75 mg/m²，>6h 静滴，疗程间隔 3 周
	多西紫杉醇 75 mg/m²，>1h 静滴，卡铂（AUC5），>1h 静滴，疗程间隔 3 周
	顺铂 50 mg/m²，静滴 1 次，环磷酰胺 600mg/m²，静滴 1 次
单药化疗方案（适合于老年患者）	紫杉醇 175 mg/m²，>3h 静滴；或卡铂（AUC5～6），>1h 静滴
静脉腹腔联合化疗方案	紫杉醇 135 mg/m²，>24h 静滴，第 1 日；顺铂 75～100 mg/m²，第 2 日腹腔注射；紫杉醇 60mg/m²，第 8 日腹腔注射，疗程间隔 3 周

4. 放疗患者的护理　放疗作为卵巢癌的辅助治疗方法，可在术后加体外照射。适用于残余灶<2cm、无腹水、无肝肾转移者。做好放疗患者的心理准备，说明治疗中可能出现的不良反应；注意饮食调配、加强营养、提供喜爱食物，保证充足睡眠；注意皮肤护理，勤翻身、防褥疮；出现副作用时给予特别护理；对反应剧烈者，应报告医生暂停放疗。放射治疗后，卵巢功能均消失。

（六）健康教育

1. 对具有卵巢癌的高危因素者进行健康教育并预防性口服避孕药，鼓励多摄入高蛋白质、富含维生素 A、低胆固醇的饮食；每 6 个月接受 1 次检查，以及早发现卵巢肿瘤。30 岁以上妇女，每1～2年进行1次妇科检查。对患有其他恶性肿瘤者，如乳腺癌、子宫内膜癌、胃肠癌等患者，术后应定期随访并进行妇科检查。

2. 告知患者定期随访　卵巢非赘生性肿瘤直径＜5cm者，应每3～6个月复查1次，并详细记录。根据病理报告结果，良性肿瘤患者手术后1个月常规复查，恶性肿瘤常辅以化疗，护士应督促、协助患者完成治疗计划，以提高疗效。卵巢癌易于复发，需长期进行随访和监测，术后1年内，每月随访1次；术后2年内，每3个月随访1次，术后第3年，每6个月随访1次，3年以上者，每年随访1次。

【护理评价】

1. 患者克服药物反应，维持机体营养均衡。

2. 患者住院期间与医护患沟通，获得卵巢肿瘤相关知识，并积极配合各种诊疗。

3. 患者能接受切除子宫及卵巢的现实，积极面对自己的健康问题。

本章小结

女性生殖器官肿瘤以子宫和卵巢的肿瘤最多见，子宫肌瘤是最常见的良性肿瘤，子宫颈癌是最常见的生殖器恶性肿瘤，其次为子宫内膜癌和卵巢恶性肿瘤。本章主要介绍了外阴部、子宫颈癌、子宫肌瘤、子宫内膜及卵巢肿瘤。本章重点内容是子宫颈癌及子宫内膜癌的治疗原则、护理评估及护理措施，子宫肌瘤的分类、治疗原则、护理评估及护理措施，卵巢肿瘤的治疗原则、护理评估及护理措施。难点是子宫颈癌、子宫内膜癌及卵巢肿瘤的病理及临床分期。

自 测 题

一、问答题

1. 如何早期诊断宫颈癌？

2. 子宫肌瘤患者有哪些症状及体征？

3. 子宫癌根治术后的护理措施有哪些？

4. 如何鉴别卵巢良、恶性肿瘤？

二、病例分析

（一）某女士，39岁。孕4产2，因不规则阴道流血半年就诊。半年前无明显诱因出现性生活后少量流血，未治疗，近日流血增多，患者害怕阴道流血影响夫妻感情且耽误病情，遂前来就诊。妇科检查：外阴已婚已产型，阴道后穹隆有少量血性白带，宫颈下唇可见一菜花样肿物，约黄豆粒大，子宫大小正常，双侧附件未见异常，宫颈刮片查到癌细胞。

1. 该患者最可能的临床诊断是什么？

2. 列出护理诊断。

3. 针对该患者病情制订相应的护理措施。

（二）某女，48岁，孕3产1。因月经失调2年于2014年5月16日入院。患者平素月经规律，4～5/28～30天，量中等。入院前2年开始无明显诱因出现月经量增多，未曾进行治疗。入院前半年，月经周期逐渐缩短至20～23天，经期延长至8～10天，经量明显增多，伴有血块，色暗红，给予止血药，症状略有缓解。末次月经 2014 年 4 月 25 日，持续 21 天至今未净，色鲜红，有中等大小的血块，未见肉样或其他组织排出，伴头晕、四肢乏力。身体评估：T 36.7℃，P 82 次 / 分，R 19 次 / 分，BP 92/60mmHg，贫血貌，心肺及腹部检查无异常。外阴及阴道血染，宫颈光滑，子宫前位，增大如孕 3 月大小，前壁可触及 2 cm×3cm×2cm 的硬结，无压痛，双附件无异常。实验室检查：Hb 75g/L。患者入院后睡眠差，精神抑郁，担心是否为恶性肿瘤，担忧家庭承受能力，更担心手术后影响今后的生活。

问题：

1. 根据现有资料，该患者的初步诊断是什么？

2. 该患者可能存在哪些护理问题？

3. 请为该患者制订一份整体护理计划。

三、护士执业资格考试模拟题

1. 宫颈癌最常见的早期表现是

    A. 下腹疼痛

    B. 阴道大量排液

    C. 接触性出血

    D. 不规则阴道流血

    E. 消瘦、腹胀

（2～4 共用题干）某女 24 岁，未婚，晨起排便后突然发生下腹部疼痛，伴恶心、呕吐 3h。肛查子宫正常大小，左侧附件可触及 6cm×8cm×5cm 大小的肿块，压痛明显，右附件未见异常。患者情绪烦躁，哭闹不安，拒不接受治疗。

2. 最可能的诊断是

    A. 卵巢肿瘤蒂扭转

    B. 卵巢肿瘤感染

    C. 卵巢肿瘤破裂

    D. 卵巢肿瘤恶变

    E. 子宫肌瘤红色样变

3. 诊断所用的最佳方法是

    A. B 超检查

    B. CA125 检查

    C. MRI 检查

    D. 腹腔镜检查

    E. CT 检查

4. 该患者存在的护理问题最主要是

    A. 焦虑　与疼痛、担心疾病性质和手术后生活质量有关

    B. 有感染的危险　与手术导致免疫力低下有关

    C. 营养失调　与疼痛及手术有关

    D. 潜在的并发症　与疼痛有关

    E. 预感性悲哀　与担心疾病性质及手术治疗有关

（裴巧霞）

第十七章　女性生殖器官损伤性疾病患者的护理

学习目标

通过本章内容的学习，学生应能：

识记：

1. 说出子宫脱垂、尿瘘的定义。

2. 陈述子宫脱垂、尿瘘的病因。

理解：

1. 解释外阴阴道创伤、子宫脱垂、尿瘘的临床表现。

2. 分析女性生殖器官损伤性疾病的处理原则。

应用：

运用护理程序评估女性生殖器官损伤性疾病患者，并为其制订护理计划。

第一节　外阴、阴道创伤

【病因】

自然分娩、手术和外伤（外阴骑跨伤）都可致外阴、阴道创伤，创伤还可伤及尿道、膀胱或直肠。幼女受到强暴时，因生殖道发育不全，易致外阴及阴道软组织损伤。初次性交时处女膜破裂，绝大多数可自行愈合，偶见裂口延至小阴唇、阴道或伤及穹隆，引起大量阴道出血，导致失血性贫血或休克。

【临床表现】

因创伤部位、深浅程度、范围大小及就诊时间不同，临床表现存在一定差异。

1. 症状　疼痛为主要症状。程度可从轻微疼痛至剧痛，甚至出现疼痛性休克。外阴、阴道水肿或血肿也较常见，若处理不及时，向上扩展可形成巨大的盆腔血肿。损伤致血管破裂时可出现大量阴道流血，可伴有头晕、乏力、心慌等症状，严重者出现休克。

2. 体征　妇科检查可见外阴裂伤、处女膜裂伤或阴道有明显裂口，局部可见活动性出血或形成压痛明显、紫蓝色的血肿；如伤及尿道和膀胱，可见尿液自阴道排出；伤及直肠，可见外翻的直肠黏膜。

【处理原则】

处理原则为止痛、止血、抗休克和抗感染。对于小于5cm的血肿，应立即进行冷敷，使血管收缩，减少出血；也可用棉垫、丁字带加压包扎，防止血肿扩散。对于出血量多或较大血肿伴面色苍白者，在抢救休克的同时切开血肿，找到出血部位彻底止血，术后用抗生素预防感染。

【护理评估】

（一）健康史

了解创伤的原因，判断是分娩、外伤还是性交后阴道出血。询问创伤的时间，创伤后采取的措施及效果，了解患者目前需要解决的问题。

（二）身体评估

1. 症状 评估疼痛的部位、性质、程度和相关因素，出血的部位、量、颜色等。观察有无局部感染及体温升高的表现。

2. 体征 了解裂伤的部位和程度，评估局部肿胀的部位、程度和颜色，观察有无休克体征和伤及邻近器官的体征。

（三）心理社会评估

评估患者及家属对创伤的反应，识别异常心理反应。

（四）辅助检查

出血多者红细胞计数及血红蛋白值下降。有感染者，可见白细胞计数增高。

【护理诊断/问题】

1. 疼痛 与阴道、外阴创伤有关。

2. 恐惧 与创伤的突然性及担心预后有关。

3. 潜在并发症：失血性休克。

【护理目标】

1. 患者疼痛减轻。

2. 患者恐惧程度减轻或消除。

3. 患者在治疗的 24h 内未出现休克。

【护理措施】

（一）一般护理

对于出血多或休克者采取平卧位、吸氧，做好血常规检查及交叉配血，遵医嘱协助止血，并及时输液、输血，防治休克。

（二）心理护理

外阴、阴道创伤患者多属急诊入院，在积极处理的同时，应安慰患者，向患者及家属讲解治疗的方法及可能的结果，解除担心，鼓励患者面对现实，积极配合治疗，争取获得良好的结果。

（三）病情观察

密切观察患者的生命体征、疼痛程度、出血及血肿的变化情况等，并采取相应措施。

（四）手术治疗患者的护理

需要手术者，积极进行术前准备，做好配血、禁食、皮肤准备等工作。术后观察患者生命体征、外阴阴道伤口处有无渗血、有无进行性疼痛加剧或阴道、肛门坠胀等再次血肿的症状。术后行外阴包扎或阴道填塞纱条者，往往使患者疼痛加重，可协助患者取屈膝外展平卧位，减轻外阴部张力，缓解疼痛，并积极采取止痛措施。注意保持外阴部的清洁、干燥，按医嘱给予抗生素。

（五）保守治疗患者的护理

对血肿小采取保守治疗者，嘱患者采取正确的体位，避免血肿受压。保持外阴清洁、干燥，每天外阴冲洗 2 次，大便后及时清洁外阴。按医嘱及时给予镇静、止血、止痛药物。24h 内冷敷，可降低局部血流速度及局部神经的敏感性，减轻患者的疼痛及不舒适感；24h 后可以热敷或行外阴部烤灯，以促进消肿或血肿的吸收。

（六）健康指导

保持外阴清洁、干燥，大便后及时清洁外阴。多吃蔬菜、水果，保持大便通畅，防止便秘，以免影响伤口愈合。

【护理评价】

1. 患者诉说疼痛可以忍受或明显减轻。
2. 患者治疗 24h 内生命体征和血流动力学指标正常。
3. 患者配合治疗，心情平静。

第二节　子宫脱垂

子宫从正常位置沿阴道下降，宫颈外口达坐骨棘水平以下，甚至子宫全部脱出于阴道口以外，称为子宫脱垂（uterine prolapse）（图 17-1），常合并有阴道前壁及后壁膨出。

【病因】

分娩损伤是最主要的病因。分娩过程中，特别是第二产程延长或经阴道助产者，盆底肌肉、筋膜以及子宫韧带均过度伸展，张力降低，甚至出现撕裂。若产妇过早参加体力劳动，尤其是重体力劳动，将影响盆底组织的修复，导致未复旧的子宫有不同程度的下移。

长期慢性咳嗽、排便困难、从事重体力劳动或腹腔巨大肿瘤、腹水等可使腹压增加，使子宫下移，导致脱出。

另外盆底组织发育不良或退行性变，也可导致子宫脱垂。

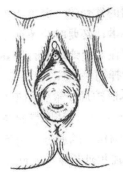

图 17-1　子宫脱垂

【临床表现】

我国采用 1981 年全国"两病"科研协作组的分度，以患者平卧用力向下屏气时子宫下降的程度，将子宫脱垂分为 3 度（图 17-2）。

Ⅰ度：轻型，宫颈外口距处女膜缘 <4cm，未达处女膜缘；重型，宫颈外口已达处女膜缘，阴道口可见宫颈。

Ⅱ度：轻型，宫颈已脱出阴道口外，宫体仍在阴道内；重型，宫颈及部分宫体已脱出阴道口外。

Ⅲ度：宫颈和宫体全部脱出至阴道口外。

Ⅰ度患者多无自觉症状，Ⅱ、Ⅲ度患者常有不同程度的下坠感、腰背酸痛，阴道口有块状物脱出，可合并大小便异常。Ⅱ、Ⅲ度子宫脱垂患者宫颈及阴道黏膜明显增厚，宫颈肥大。

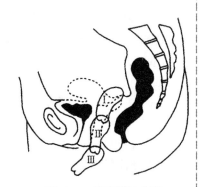

图 17-2　子宫脱垂分度

> **知 识 链 接**
> _____
>
> ### 子宫脱垂定量分度法
>
> 目前国外多采用 Bump 提出的盆腔器官脱垂定量分度法（pelvic organ prolapse quantitation，POP-Q）。此分期系统是分别利用阴道前壁、阴道顶端、阴道后壁上的各两个解剖指示点与处女膜的关系来界定盆腔器官的脱垂程度。

【治疗原则】

治疗以安全、简单和有效为原则。无症状者不需治疗，有症状者采用保守治疗或手术治疗。

（一）保守治疗

1. 支持疗法　加强营养，合理休息和工作，避免重体力劳动，保持大便通畅，积极治疗引起腹压增加的慢性疾病。进行盆底肌肉锻炼，增加盆底肌肉张力。

2. 使用子宫托　子宫托是一种使子宫和阴道壁维持在阴道内不脱出的工具。有喇叭形、环形和球形三种。适用于各度子宫脱垂和阴道前后壁脱垂者。重度子宫脱垂伴盆底肌肉明显萎缩以及宫颈、阴道壁有炎症、溃疡者不宜使用。月经期和妊娠期停用。

（二）手术治疗

手术治疗适用于保守治疗无效或Ⅱ、Ⅲ度子宫脱垂者。根据患者年龄、脱垂分度、生育要求及全身健康状况选择手术方式。手术方式有阴道前后壁修补术、阴道前后壁修补加主韧带缩短及宫颈部分切除术（又称 Manchester 手术）、经阴道子宫全切除及阴道前后壁修补术、阴道纵隔形成术、阴道或子宫悬吊术等。

【护理评估】

（一）健康史

了解患者分娩经过，有无产程过长、阴道助产及盆底组织撕裂伤史。了解产褥期活动情况，询问有无慢性咳嗽、便秘等。评估患者是否伴有其他器官的下垂，是否有营养不良等。

（二）身体状况

1. 症状　了解患者是否有下腹部坠胀、腰痛、大小便困难等症状，症状出现的时间，有无加重和缓解。在做增加腹压的活动时是否有阴道块状物脱出等。

2. 体征　观察脱垂的子宫，评估脱垂的程度，有无合并宫颈、阴道壁溃疡，溃疡面的大小、深浅、分泌物性状等。同时注意有无阴道前后壁膨出及压力性尿失禁。

（三）心理社会状况

长期腰骶部酸痛和子宫脱出使行动不便，影响患者的工作和生活，严重者性生活也受到影响，患者常出现焦虑，情绪低落等。评估患者对子宫脱垂的感受，社会及家庭支持的方式及程度。

（四）辅助检查

1. 判断有无压力性尿失禁。嘱患者不排小便，取膀胱截石位，观察咳嗽时有无尿液自尿道口溢出。若见尿液不自主地溢出时，检查者用示、中两指分别轻压尿道两侧，再嘱患者咳嗽，若尿液不再溢出，提示患者有压力性尿失禁。

2. 行盆腔 B 超检查排除生殖器官其他疾病。

【护理诊断／问题】

1. 疼痛　与子宫脱垂牵拉韧带、宫颈及阴道壁溃疡有关。

2. 排便型态异常　与阴道前后壁膨出有关。

3. 焦虑　与长期的子宫脱出影响生活、工作有关。

【护理目标】

1. 患者疼痛减轻或消失。

2. 患者排尿、排便方式恢复。

3. 患者焦虑程度减轻。

【护理措施】

（一）一般护理

积极治疗慢性咳嗽、便秘等增加腹压的原发疾病。加强患者营养，勿长时间站立、行走，多卧床休息，并教会患者做盆底肌肉的锻炼，促进盆底功能恢复。

（二）心理护理

理解患者因疾病导致的烦躁、情绪低落，做好心理疏导。向患者讲解子宫脱垂的疾病知识和预后。同时，做好家属对患者的理解支持工作，协助患者早日康复。

（三）保守治疗患者的护理

保守治疗方法以放置子宫托为主，要教会患者放取子宫托（图 17-3 ）。

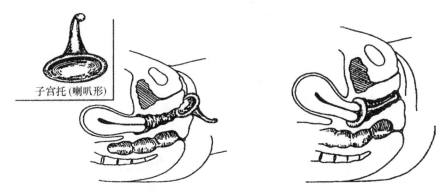

子宫托（喇叭形）

图 17-3　喇叭形子宫托及其放置

1. 放子宫托　患者排空大小便，洗净双手，蹲下并两腿分开。以一手握子宫托柄，使子宫托盘呈倾斜位进入阴道口内，一边内推，一边向阴道顶端旋转，直至托盘达宫颈。放妥后，将托柄弯度朝前，正对耻骨弓后面。

2. 取子宫托　手指捏住子宫托柄，上、下、左、右轻轻摇动，等负压消除后向后外牵拉，子宫托自阴道滑出。

3. 注意事项　根据放置后不脱落又无不适的原则选择大小适宜的子宫托。放置前阴道应有一定的雌激素作用。子宫托应每天清晨放入，睡前取出，洗净后备用，以免放置过久发生子宫托嵌顿或生殖道瘘。保持阴道清洁，月经期和妊娠期停止使用。上托后每 3 ~ 6 个月到医院检查 1 次。

（四）手术治疗患者的护理

1. 术前准备　术前 5 天开始阴道准备，Ⅰ度子宫脱垂患者每日用 1∶5 000 的高锰酸钾或 0.02% 的聚维酮碘液坐浴 2 次；Ⅱ、Ⅲ度子宫脱垂的患者，每日阴道冲洗 2 次。有溃疡者，行阴道冲洗后局部涂 40% 紫草油或含抗生素的软膏，然后戴上无菌手套将脱垂的子宫还纳于阴道内，并让患者平卧于床上半小时，用清洁的卫生带或丁字带支托下移的子宫。积极治疗局部炎症，按医嘱使用抗生素及局部涂含雌激素的软膏。

2. 术后护理　除按一般外阴阴道手术患者的护理外，应卧床休息 7 ~ 10 日，留置尿管 10 ~ 14 日，注意观察阴道分泌物的性质、颜色、量。每日行外阴冲洗，口服缓泻剂预防便秘，预防感冒，避免增加腹压的动作，如咳嗽、下蹲等。

（五）健康指导

积极治疗慢性咳嗽及习惯性便秘。产褥期内避免重体力劳动。指导患者适当锻炼，学会做盆底肌肉的收缩与舒张运动。术后休息 3 个月，半年内避免重体力劳动，术后 2 个月到医院复查伤口愈合情况；3 个月后再到门诊复查，医生确认完全恢复后方可有性生活。

【护理评价】

1. 患者能说出减轻疼痛的方法，并参与减轻疼痛护理。

2. 患者不再出现尿潴留、压力性尿失禁或便秘、排便困难等。

3. 患者能说出并运用减轻焦虑的应对措施。

第三节　尿　瘘

尿瘘（urinary fistula）是指人体泌尿道与生殖道之间形成的异常通道。根据发生的部位主要有膀胱阴道瘘、膀胱宫颈瘘、尿道阴道瘘、膀胱尿道阴道瘘、膀胱宫颈阴道瘘及输尿管阴道瘘等类型（图17-4）。临床上以膀胱阴道瘘最常见。

【病因】

产伤（分坏死型、创伤型）是引起尿瘘的主要原因。妇科手术损伤、晚期癌症、结核浸润膀胱和尿道、放射治疗、长期放置子宫托、膀胱结石等也可导致尿瘘。

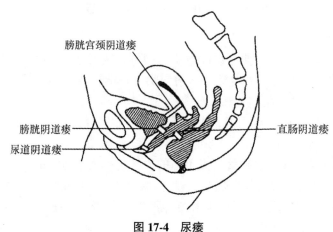

图 17-4　尿瘘

【临床表现】

1. 漏尿　漏尿是尿瘘患者最主要的临床表现。病因不同出现漏尿的时间也不一样。产道软组织压迫所至的坏死型尿瘘一般在产后3~7日坏死组织脱落后开始漏尿，手术损伤者术后立即出现漏尿。患者漏尿的特点与尿瘘的类型有关。如膀胱阴道瘘者通常不能控制排尿，尿液经漏孔从阴道流出；尿道阴道瘘者仅在膀胱充盈时才漏尿；一侧输尿管阴道瘘者在漏尿的同时能自主排尿。

2. 外阴皮炎　由于尿液长期浸渍刺激，外阴部、臀部及大腿内侧常出现皮炎、湿疹，患者感到外阴瘙痒、灼痛、行动不便。

3. 尿路感染　因泌尿道与生殖道相通，可引起泌尿道逆行感染，出现尿频、尿急、尿痛等症状。

4. 其他表现　有的患者出现闭经或月经失调，可能与精神创伤有关。

【处理原则】

以手术治疗为主。器械损伤所致新鲜清洁瘘孔一经发现立即手术修补。坏死型尿瘘、瘘孔伴感染或瘘管修补失败后应至少等3个月后再行手术。产后和妇科手术后7日内发生的尿瘘，经放置膀胱内保留导尿管和（或）输尿管导管后，偶有自行愈合的可能。年老体弱不能耐受手术者，考虑采用尿收集器保守治疗。结核、肿瘤所致尿瘘者应积极治疗原发病。

【护理评估】

（一）健康史

了解患者有无难产及盆腔手术史，询问有无生殖系统肿瘤、结核等相关疾病史，详细了解患者漏尿的时间等。

（二）身体状况

1. 症状　询问患者是否有外阴瘙痒、疼痛，漏尿的时间、漏尿的特点。

2. 体征　观察外阴部、臀部等部位有无皮炎、湿疹，注意其大小、范围，有无继发感染造成的溃疡。行阴道检查了解是否有尿液自阴道流出，能否看见瘘口、瘘口的大小和位置。

（三）心理社会状况

由于漏尿，身体发出异常的气味，影响了患者的生活起居。患者不愿意与人交往，不愿意到公共场所，常出现自卑、无助、失望的心理。

（四）辅助检查

1. 亚甲蓝试验　用于鉴别膀胱阴道瘘、膀胱宫颈瘘或输尿管阴道瘘，并可协助辨认位置不明的细小瘘孔。将 200ml 亚甲蓝稀释液经尿道注入膀胱，若见蓝色液体从阴道壁小孔溢出为膀胱阴道瘘；蓝色液体自宫颈外口流出为膀胱宫颈瘘；阴道内流出清亮尿液，则属输尿管阴道瘘。

2. 靛胭脂试验　亚甲蓝试验瘘孔流出清亮尿液的患者，静脉注入靛胭脂 5ml，10min 内见到蓝色液体流入阴道则为输尿管阴道瘘。

3. 其他检查　膀胱镜可看见膀胱内瘘孔的位置和数目，必要时做输尿管镜，确定输尿管瘘的位置。肾显像、排泄性尿路造影等也可协助尿瘘的诊断。

【护理诊断／问题】

1. 皮肤完整性受损　与长期漏尿后尿液刺激外阴皮肤有关。

2. 社交孤立　与长期漏尿而不愿与人交往有关。

3. 自我形象紊乱　与长期漏尿和消极的自我评价有关。

【护理目标】

1. 患者皮肤完整性恢复。

2. 患者逐渐恢复社交活动。

3. 患者恢复自尊。

【护理措施】

（一）一般护理

分娩或妇科手术后 7 日内发生的尿瘘，留置导尿管或采取使漏孔高于尿液面的卧位使小瘘孔自行愈合。患者由于漏尿，常常限制饮水量，甚至不饮水。应鼓励患者多饮水，可以稀释尿液，减少酸性尿液对皮肤的刺激。每日饮水量不少于 3 000ml。必要时按医嘱静脉输液，以保证液体入量。

（二）心理护理

关心、体贴患者，不能因异常的气味而疏远患者，了解患者的疾苦，鼓励患者说出内心的感受。让患者和家属一起参与护理计划的制订，告诉患者和家属通过手术能治好该病，让患者消除思想顾虑，积极配合各种治疗护理。

（三）手术治疗患者的护理

1. 术前准备　除按外阴、阴道手术常规准备外，需注意：①保持外阴部清洁、干燥，术前 3 ~ 5 日每日用 1 : 5 000 的高锰酸钾液或 0.02% 的聚维酮碘液坐浴。外阴部有湿疹者在坐浴后行红外线照射，然后涂擦氧化锌软膏，使局部干燥，待痊愈后再行手术；②老年妇女或闭经者按医嘱口服雌激素半月，促使阴道上皮增生，促进伤口愈合；③有尿路感染者先遵医嘱控制感染，再行手术；④术前 1 日遵医嘱用抗生素预防感染。

2. 术后护理　术后患者的护理是手术成功的重要环节。①体位：根据患者瘘孔的位置采取相应的体位，使瘘孔处于高位，减少尿液的浸渍，促进瘘口修补处的愈合。膀胱阴道瘘若漏孔在后底部，应取俯卧位；漏孔在侧面，采取健侧卧位；②留置尿管护理：术后通常保留尿管或耻骨上膀胱造瘘7~14日，特别注意尿管的固定和引流的通畅，以免膀胱过度充盈影响伤口的愈合。术后每日补液量不应低于3 000ml，防止发生尿路感染，拔出尿管后协助患者每1~2h排尿1次，并逐步延长排尿时间；③外阴部每日应擦洗干净，防止感染。

（四）健康指导

术前口服雌激素者，术后应继续服药1个月。遵医嘱用抗生素预防感染。3个月内禁止性交及重体力劳动。对尿瘘修补术后怀孕者应加强孕期检查，原则上行剖宫产术结束分娩。教会患者保持外阴清洁的方法。告知患者出院后若有异常情况，及时到医院复查。

【护理评价】

1. 患者外阴、臀部的皮疹消失。
2. 患者能与他人进行正常的交流与沟通。
3. 患者自我肯定，敢于自我表达。

本章小结

女性生殖器官损伤性疾病主要包括外阴及阴道创伤、子宫脱垂、尿瘘。外阴、阴道创伤的主要症状为疼痛；妇科检查可见外阴裂伤、处女膜裂伤或阴道有明显裂口，局部可见活动性出血或形成血肿；处理原则为止痛、止血、抗休克和抗感染。子宫脱垂是指子宫从正常位置沿阴道下降，宫颈外口达坐骨棘水平以下，甚至子宫全部脱出于阴道口以外；分娩损伤是最主要的病因。尿瘘是指人体泌尿道与生殖道之间形成的异常通道，临床上以膀胱阴道瘘最常见；产伤（分坏死型、创伤型）是引起尿瘘的主要原因；漏尿是尿瘘患者最主要的临床表现；以手术治疗为主。本章重点内容是外阴及阴道创伤的临床表现及处理原则；子宫脱垂的定义、分度及临床表现、护理措施；尿瘘的临床表现及护理措施；难点是尿瘘的护理评估。

自 测 题

一、问答题

1. 哪些原因可能导致子宫脱垂？
2. 子宫脱垂患者使用子宫托治疗时有哪些注意事项？

二、病例分析

患者，女，28岁，孕39周，2014年12月29日早晨5点因停经40周、阵发性腹痛5h入院。行会阴侧切术，在产钳助产下分娩一男婴，重3850g。产后留置尿管72h。72h拔除尿管后，患者自述有尿液不自主地从阴道流出，情绪波动很大，不进食并拒绝哺乳。

问题：

1. 该患者最可能的临床诊断是什么？
2. 列出主要的护理诊断。
3. 针对该患者病情制订出相应的护理措施。

三、护士执业资格考试模拟题

（1~2题共用题干）女性，60岁，曾生育3胎，患慢性支气管炎10年，经常咳嗽。近5年来感觉下身有块状物脱出，开始时，卧床休息后块状物可消失，但近2年来块状物逐渐增大，平卧后也不消失，并伴尿频、尿失禁。妇科检查：阴道前后壁重度膨出，宫颈及全部宫体脱出在阴道口外，两则附件阴性。

1. 该病例的诊断应为
    A. 子宫脱垂Ⅰ度，伴阴道前后壁膨出
    B. 子宫脱垂Ⅱ度轻
    C. 子宫脱垂Ⅱ度重，伴阴道前后壁膨出
    D. 子宫脱垂Ⅲ度
    E. 子宫脱垂Ⅲ度，伴阴道前后壁膨出

2. 该病例发生子宫脱垂的主要原因是
    A. 慢性咳嗽
    B. 多产
    C. 产后过早参加体力劳动
    D. 慢性咳嗽及多产
    E. 年老体弱

（邓开玉）

第十八章　子宫内膜异位症及子宫腺肌病患者的护理

学习目标

通过本章内容的学习，学生应能：

识记：

陈述子宫内膜异位症及子宫腺肌病的身体评估内容。

理解：

1. 解释子宫内膜异位症及子宫腺肌病的发病机制。
2. 总结子宫内膜异位症及子宫腺肌病的治疗原则。

应用：

1. 评估子宫内膜异位症及子宫腺肌病患者，并为其制订合适的护理计划。
2. 运用所学知识为子宫内膜异位症及子宫腺肌病患者进行健康教育。

子宫内膜异位性疾病包括子宫内膜异位症和子宫腺肌病，两者均由具有生长功能的子宫内膜异位生长所致，临床上常同时存在。但两者在发病机制及组织发生学方面不尽相同。

第一节　子宫内膜异位症

子宫内膜组织出现在子宫体以外的部位时，称为子宫内膜异位症（endometriosis，EMT），简称内异症。异位内膜可侵犯全身任何部位，如脐、膀胱、肾、输尿管、肺、胸膜、乳腺，甚至手臂、大腿等处，但绝大多数位于盆腔脏器和壁腹膜，以卵巢、宫骶韧带处最常见，故临床又称为盆腔子宫内膜异位症（图18-1）。

由于内异症是激素依赖性疾病，故育龄妇女为高发人群。在女性绝经后异位病灶可逐渐萎缩吸收，抑制卵巢功能可暂时阻止疾病发展。内异症在形态学上呈良性表现，但具有种植、侵袭、远处转移等恶性肿瘤的临床行为。盆腔粘连、痛经、不孕是主要的临床表现。

【病因】

子宫内膜异位症的病因尚未完全清楚，有子宫内膜种植、体腔上皮化生、淋巴与静脉播散和免疫学说等。严重子宫后倾后屈、宫颈管粘连引起的经血潴留和输卵管通液检查等可能诱发子宫内膜异位症发生。

【病理】

异位内膜在卵巢激素的影响下发生周期性出血，伴有周围组织纤维化、粘连、在病变区内形成紫褐色斑点或小泡，甚至形成大小不等的紫蓝色实质性结节或包块。位于卵巢内的异位内膜

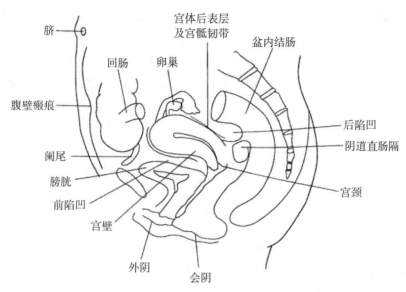

图 18-1　子宫内膜异位症的发生部位

可因反复出血而形成单个或多个囊肿，内含褐色状似巧克力的陈旧血液，称卵巢巧克力囊肿。囊肿一般 5～6cm，由于反复出血，囊腔内压力增高，囊壁周围渗出，周围组织发生纤维化，形成卵巢与周围组织的紧密粘连。位于直肠子宫陷凹腹膜处的异位灶，因出血所致的纤维增生，常使子宫与周围器官发生粘连。

【临床表现】

（一）症状

1. 痛经或下腹痛　继发性、进行性加重的痛经是子宫内膜异位症的典型症状。疼痛多位于下腹部或腰骶部，可放射到阴道、会阴、肛门或大腿。痛经常于经前 1～2 日开始，经期第一日最重，至月经干净后逐渐减轻，以至消失。疼痛程度与病灶大小并不一定成正比。少部分患者表现为持续性下腹痛，经期加重。也有 27%～40% 患者无痛经。

2. 不孕　内异症患者不孕率高达 40%，引起不孕的原因复杂，可能因盆腔微环境改变影响精卵结合及运送，严重的内异症可导致盆腔广泛粘连、子宫后倾、输卵管粘连闭锁或蠕动减弱、卵巢功能紊乱等而导致不孕。

3. 性交不适　20%～30% 的患者有深部性交痛，以月经来潮前性交时更为明显。

4. 月经失调　15%～30% 的患者有经量增多、经期延长或经前点滴出血症状。

5. 其他　脐部、腹壁切口的瘢痕等处的内膜异位症，可在月经期明显增大，并有周期性局部疼痛。肺、肠道、膀胱等内膜异位症，可发生周期性咯血、便血及血尿等。

（二）体征

典型的盆腔子宫内膜异位症检查可发现子宫多后倾固定，直肠子宫陷凹、宫骶韧带或子宫后壁等部位可触及触痛性结节。阴道或宫颈部位的子宫内膜异位症，可在阴道后穹窿或宫颈看到突出的紫蓝色或暗红色小结节。卵巢异位囊肿较大时行妇科检查可扪及与子宫粘连的包块。

【治疗】

治疗内异症的根本目的是"缩减和去除病灶，减轻和控制疼痛，治疗和促进生育，预防和减少复发"。治疗方法应根据患者年龄、症状、病变部位和范围及对生育要求等加以选择，强调个体化治疗。一般症状轻或无症状的轻微病变可选用期待治疗；有生育要求的重症患者可进行全面诊断评估后先给予药物治疗，重者行保留生育功能手术；年轻无生育要求的重症患者可行保留卵巢功能手术，并辅以性激素治疗；症状及病变均严重的无生育要求者可考虑行根治性手术。

（一）期待治疗

仅适用于轻度内异症患者，采用定期随访，一般每3～6个月随访1次，可给予前列腺素合成酶抑制剂（吲哚美辛、萘普生、布洛芬）等对症处理缓解痛经；希望生育者一般不用期待治疗，应尽早促使其妊娠，一旦妊娠，异位内膜病灶坏死萎缩，分娩后症状缓解并有望治愈。

（二）药物治疗

主要采用性激素治疗。其目的是抑制雌激素合成，使异位种植的子宫内膜萎缩或切断下丘脑-垂体-卵巢轴的刺激和周期性出血。

1. 口服避孕药　其目的是降低垂体促性腺激素水平，并直接作用于子宫内膜和异位内膜，导致内膜萎缩和经量减少。长期连续服用可造成类似妊娠的人工闭经，称假孕疗法。目前常用低剂量高效孕激素和炔雌醇复合制剂，用法为每日1片，连用6～9个月。此法适用于轻度内异症患者。

2. 孕激素　单用人工合成高效孕激素，通过抑制垂体促性腺激素分泌，造成无周期性的低雌激素状态，并与内源性雌激素共同作用，形成高孕激素性闭经和内膜蜕膜化形成假孕。所用剂量一般为避孕剂量的3～4倍，连用6个月。

3. 孕三烯酮　有抗孕激素、中度抗雌激素和抗性腺效应，能增加游离睾酮含量，减少性腺激素结合球蛋白水平，抑制FSH、LH峰值并减少LH均值，使体内雌激素水平下降，异位内膜萎缩、吸收，又称假绝经疗法。于月经第1日开始服药，每周2次，每次2.5mg，6个月为一个疗程。

4. 达那唑　通过抑制FSH、LH峰，抑制卵巢甾体激素生成并增加雌、孕激素代谢，直接与子宫内膜雌、孕激素受体结合抑制内膜细胞增生，最终导致子宫内膜萎缩，出现闭经，也是一种假绝经疗法。适应于轻、中度内异症痛经明显的患者。用法为月经第1日开始口服200mg，每日2～3次，持续用药6个月。若痛经未缓解或未闭经，可加至每日4次。一般停药4～6周恢复月经及排卵。

5. 促性腺激素释放激素激动剂　长期应用导致卵巢分泌的激素显著下降，出现暂时性闭经，又称此疗法为"药物性卵巢切除"。代表药物有亮丙瑞林、戈舍瑞林。副作用主要有雌激素过低所引起的潮热、阴道干燥、性欲减退及骨质丢失等。

6. 孕激素拮抗剂　米非司酮与子宫孕酮受体的亲和力是孕酮的5倍，是孕激素拮抗剂，每日口服25～100mg可使异位病灶萎缩，并造成闭经。该药副作用轻，无雌激素样影响，亦无骨质丢失危险，但长期疗效还有待证实。

（三）手术治疗

适用于药物治疗后症状不缓解、局部病变加剧或生育功能未恢复及较大的卵巢内膜异位囊肿患者。腹腔镜手术是首选的手术方法。手术方式有：

1. 保留生育功能手术　切净或破坏所有可见的异位内膜病灶、分离粘连、恢复正常的解剖结构，但保留子宫及一侧或双侧卵巢。适用于药物治疗无效、年轻和有生育要求的患者，但术后复发率约40%，因此术后应尽早妊娠或使用药物以减少复发。

2. 保留卵巢功能手术　切除盆腔内病灶及子宫，保留至少一侧或部分卵巢。适用于症状明显且无生育要求的45岁以下患者。

3. 根治性手术　将子宫、双附件及盆腔内所有异位内膜病灶切除。适用于45岁以上重症患者。

【护理评估】

（一）健康史

询问患者的年龄及月经史、孕产史、家族史，有无输卵管通液或碘油造影等宫腔手术操作史。

（二）身心状况

询问有无典型的继发性、进行性加重的痛经史和性交痛症状，了解疼痛是否明显发生在某次手术或宫腔操作之后。通过盆腔检查判断子宫的位置、活动度及有无触痛，附件区肿块的大小和性质，阴道穹窿部是否有紫蓝色结节等。

子宫内膜异位症给患者带来两方面的心理压力：对疼痛的恐惧和对不孕的担忧。因此应评估患者月经前期和月经期的心理状态，有不孕、流产史者了解其相关的心理反应。

（三）辅助检查

1. 影像学检查　　B 超检查是诊断卵巢异位囊肿和膀胱、直肠内异症的重要方法。

2. 血清 CA125 测定　　中、重度子宫内膜异位症患者血清 CA125 值可能升高，此项指标可用于判断子宫内膜异位症的治疗效果和复发情况。

3. 腹腔镜检查　　是目前国际公认的内异症诊断的最佳方法，也是确诊盆腔内异症的标准方法。在腹腔镜下见到大体病理所述典型病灶或可疑病变并进行活组织检查即可确诊。

【护理诊断／问题】

1. 疼痛　　与子宫内膜周期性出血刺激周围组织神经末梢有关。

2. 焦虑　　与不孕和害怕手术及疼痛有关。

3. 自尊紊乱　　与不孕引起的社会压力有关。

【护理目标】

1. 患者掌握应对疼痛的方法。

2. 患者焦虑减轻或消失。

3. 患者正确面对现实并表现出对生活积极的态度。

【护理措施】

（一）一般护理

经期避免吃酸、冷、辣等刺激性食物。保持会阴清洁，每日温水清洗 1～2 次，需手术者按腹部手术护理。

（二）心理护理

为患者提供表达情感的机会和环境。评估患者焦虑的程度以及应对压力的技巧。耐心向患者讲解疾病相关知识，对不孕患者协助沟通与家庭成员的关系，缓解思想压力。

（三）病情观察与治疗配合护理

1. 减轻疼痛　　使用放松疗法，如听音乐、看书、参加文娱活动等，转移、分散注意力。按摩、热敷腰腹部，疼痛严重者遵医嘱使用镇痛及镇静药物。

2. 协助医师完成各种检查及治疗　　协助做有关不孕的各项检查如输卵管通畅术等。需药物治疗者帮助讲解药物治疗的相关知识；药物治疗效果不佳，希望生育的患者，配合医生采取经腹手术或经腹腔镜手术等治疗。

（四）健康教育

1. 防止经血逆流　　尽早治疗可能引起经血逆流的疾病，如无孔处女膜、宫颈粘连等，避免经血逆流入腹腔。

2. 适龄婚育和药物避孕　　妊娠和药物避孕可延缓子宫内膜异位症的发生发展。

3. 防止内膜异位种植　　月经期避免性交或盆腔检查。尽量避免多次的宫腔手术操作。手术流产时避免负压吸宫器带有负压进出宫腔及宫颈口，造成宫颈及宫腔粘连。进行切开子宫手术时，注意保护好腹壁切口。

4. 家庭保健教育　　经期及月经干净 3 天内、疼痛严重时避免同房。经期避免重体力劳动。指导其丈夫初步了解子宫内膜异位症的症状，给予妻子关注与谅解。

【护理评价】

1. 患者疼痛减轻，舒适感增强。

2. 患者心理压力解除，积极治疗不孕症。

3. 患者正确评价自己。

第二节　子宫腺肌病

当子宫内膜腺体及间质侵入子宫肌层时，称子宫腺肌病（adenomyosis）。多发生于 30～50 岁经产妇，约 15% 同时合并内异症，约半数合并子宫肌瘤。子宫腺肌病和子宫内膜异位症病因不同，但均受雌激素的调节。

【病因】

多次妊娠及分娩、手术流产、慢性子宫内膜炎等造成子宫内膜基底层损伤，与腺肌病发病密切相关。此外，腺肌病常合并有子宫肌瘤和子宫内膜增生，提示高水平雌孕激素刺激，也可能是促进内膜向肌层生长的原因。

【病理】

异位内膜在子宫肌层多呈弥漫性生长，子宫均匀性增大。剖面见子宫肌壁显著增厚且硬，无旋涡状结构，少数腺肌病病灶呈局限性生长，形成结节或团块，似肌壁间肌瘤，称子宫腺肌瘤。镜检为肌层内有岛状分布的异位内膜腺体及间质。

【临床表现】

（一）症状

1. 痛经或下腹痛　继发性、逐渐加重的痛经，疼痛位于下腹正中，常于经前 1 周开始，直至月经结束。

2. 月经异常　40%～50% 患者出现月经增多，经期延长。

3. 其他　患者可有性交痛及慢性盆腔疼痛，但较少见。合并子宫肌瘤时，子宫呈不均匀性增大，可压迫膀胱出现尿频等。

（二）体征

妇科检查子宫呈均匀增大或有局限性结节隆起，质硬且有压痛，经期压痛更明显。

【治疗】

应根据患者症状、年龄和生育要求而定。目前无根治性的有效药物，对症状轻、有生育要求或近绝经者可用药物治疗；对年轻或希望生育的子宫腺肌瘤患者，可试行病灶挖除术；对症状严重、无生育要求或药物治疗无效者，应行全子宫切除。

【护理评估】

（一）健康史

询问患者的年龄及月经史、孕产史、家族史，有无多次手术流产等宫腔操作史。

（二）身心状况

询问有无典型的继发性、进行性加重的痛经史，有无经量增多、经期延长等月经异常的表现。患者往往对长期忍受慢性疾病而产生惧怕或无助感。

（三）辅助检查

1. B 超检查　可见子宫增大，边界清楚，子宫肌层增厚，回声不均匀。

2. 血清 CA125 测定　一般轻度升高。

【护理诊断／问题】

1. 疼痛　与异位病灶增生、出血刺激周围平滑肌痉挛有关。

2. 焦虑　与进行性加重的痛经、疗效差有关。

【护理目标】

1. 患者掌握应对疼痛的方法。

2. 患者焦虑减轻或消失，正确面对现实并表现出对生活积极的态度。

【护理措施】

（一）一般护理

经期避免吃酸、冷、辣等刺激性食物，经期注意腹部保暖。经期保持会阴清洁，每日温水清洗1~2次，手术者按腹部手术护理。

（二）心理护理

理解、同情患者，耐心倾听患者的诉说，对患者焦虑程度做出评价，并做出相应的疏导措施。对不孕患者，了解患者的心理活动，帮助患者消除顾虑，鼓励患者积极配合治疗。

（三）病情观察与治疗配合护理

1. 减轻疼痛 使用放松疗法，如听音乐、看书、参加文娱活动等，转移、分散注意力。按摩、热敷腰腹部，疼痛严重者遵医嘱使用镇痛及镇静药物。

2. 协助医师完成治疗 需药物治疗者帮助讲解药物治疗的相关知识；药物治疗效果不佳、希望生育的患者，配合医生采取病灶挖除术手术等治疗。

（四）健康教育

1. 经期保持心情舒畅，减少剧烈的运动，避免重体力劳动。注意经期卫生，保持会阴清洁。

2. 应避免多次人工流产造成子宫内膜损伤。

【护理评价】

1. 患者疼痛减轻，舒适感增强。

2. 患者心理压力解除，积极配合治疗。

本章小结

子宫内膜异位性疾病包括子宫内膜异位症和子宫腺肌病，两者均由具有生长功能的子宫内膜异位生长所致。子宫内膜组织出现在子宫体以外的部位时，称为子宫内膜异位症；异位内膜以卵巢、宫骶韧带处最常见；继发性、进行性加重的痛经是子宫内膜异位症的典型症状；典型的体征是子宫后倾固定，直肠子宫陷凹、宫骶韧带或子宫后壁等部位可触及触痛性结节；治疗方法可选用期待治疗、药物治疗、手术治疗。当子宫内膜腺体及间质侵入子宫肌层时，称子宫腺肌病；主要症状是继发性、逐渐加重的痛经；手术是主要治疗方法。本章重点内容包括子宫内膜异位症的临床表现、治疗原则及方法、护理评估及护理措施，子宫腺肌病的临床表现、治疗原则。难点为子宫内膜异位症的病因、病理、药物治疗的方法。

自 测 题

一、问答题

1. 子宫内膜异位症和子宫腺肌病的常见发病诱因有哪些？

2. 对子宫内膜异位症患者可能需进行的心理护理措施有哪些？

二、病例分析

患者，刘某，29岁，痛经并进行性加剧2年。每次月经期均伴明显腹胀及肛门下坠感2~3

天，月经干净后消失。曾在当地医院按盆腔炎治疗，效果不明显。婚后 3 年未避孕一直未孕。

　　妇科检查：子宫后位，正常大小，欠活动，子宫后方骶韧带处可触及明显痛性结节，双侧附件增厚，无压痛。阴道 B 超检查显示：子宫及卵巢未见明显占位病灶，左侧卵巢边界不清。

　　问题：

　　1. 该患者最可能的临床诊断是什么？

　　2. 列出主要的护理诊断并制订护理措施。

三、护士执业资格考试模拟题

1. 继发性痛经和不孕并存的患者，多见于以下哪种疾病

　　A. 子宫肌瘤

　　B. 多囊卵巢综合征

　　C. 盆腔炎

　　D. 子宫内膜异位症

　　E. 功能失调性子宫出血

2. 确诊子宫内膜异位症最佳的辅助检查是

　　A. B 超检查

　　B. 盆腔 CT 检查

　　C. 血清 CA125 检查

　　D. 腹腔镜检查

　　E. 盆腔磁共振影像检查

（陈万琼）

第十九章　不孕症患者的护理

学习目标

通过本章内容的学习，学生应能：

识记：
1. 复述不孕症的定义及有关概念。
2. 陈述不孕症的病因。

理解：
1. 解释不孕症实验室检查的意义。
2. 总结辅助生殖技术的常见并发症。

应用：
1. 能够针对病因制订可行的护理计划并实施。
2. 制订不孕症的健康教育计划。

第一节　不　孕　症

　　女性无避孕性生活至少 12 个月而未孕，称为不孕症（infertility）。不孕症发病率因国家、民族和地区不同存在差别，我国不孕症发病率为 7%～10%，近年有上升趋势。

　　受孕是一个复杂的生理过程，必须具备下列条件：卵巢排出正常的成熟的卵子；精液中含有正常活动的精子；卵子和精子能够在输卵管内相遇并结合成为受精卵，受精卵顺利地被输送进入子宫腔；子宫内膜已充分准备适合于受精卵着床。这些环节中有任何一个不正常便能阻碍受孕。

【分类】

　　按照曾否受孕可分为原发性不孕和继发性不孕，按照不孕是否可以纠正分为绝对不孕和相对不孕。

　　1. 原发性不孕　既往从未有过妊娠史，未避孕而从未妊娠者。

　　2. 继发性不孕　既往有过妊娠史，而后未避孕连续 12 个月未孕者。

　　3. 绝对不孕　夫妇一方有先天性或后天解剖生理方面的缺陷，无法纠正而不能妊娠者。

　　4. 相对不孕　夫妇一方因某种因素阻碍受孕，导致暂时不孕，一旦得到纠正仍能受孕者。

【病因】

　　阻碍受孕的因素包括女方、男方和男女双方。流行病学调查显示，不孕妇女中女方因素占 40%～55%，男方因素占 25%～40%，男女双方因素占 20%～30%，不明原因的约占 10%。

　　（一）女性不孕因素

　　导致女性不孕的因素包括输卵管因素、卵巢因素、子宫因素、宫颈因素和阴道因素。

1. 输卵管因素　是不孕症最常见因素，约占女性不孕因素的 40%。输卵管具有运送精子、摄取卵子和将受精卵送进宫腔的作用，任何影响输卵管功能的病变都可导致不孕。

（1）输卵管炎症：输卵管炎可造成伞端粘连甚至闭锁、管腔阻塞。输卵管结核造成输卵管僵直、蠕动不良而导致不孕。子宫内膜异位症时异位内膜种植于输卵管内，引起盆腔局部或广泛的粘连，造成盆腔和输卵管功能和结构破坏。

（2）输卵管发育不良：输卵管过度细长弯曲、纤毛运动功能减弱、肌层发育不良都可导致不孕。

2. 卵巢因素　包括排卵因素和内分泌因素。占女性不孕因素的 25%～35%。无排卵是一种最严重的导致不孕的原因。引起卵巢功能紊乱导致持续不排卵的因素有：①卵巢病变。如先天性卵巢发育不全、多囊卵巢综合征、卵巢功能早衰、功能性卵巢肿瘤、卵巢子宫内膜异位囊肿等。②下丘脑-垂体-卵巢功能轴紊乱。包括下丘脑性无排卵、垂体功能障碍、希恩综合征引起无排卵。③全身性因素。如营养不良、压力、肥胖、甲状腺功能亢进，肾上腺皮质功能异常、药物副作用等影响卵巢功能导致不排卵。

3. 子宫因素　子宫具有储存和输送精子、孕卵着床及孕育胎儿的功能。子宫先天性畸形及子宫黏膜下肌瘤等可造成不孕或孕后流产；子宫内膜炎、内膜结核、内膜息肉、内膜粘连或子宫内膜分泌反应不良等影响精子通过和受精卵着床，从而导致患者不孕。

4. 宫颈因素　宫颈管是精子上行的通道，其解剖结构和宫颈黏液的分泌性状与生育存在着密切关系，直接影响精子上游进入宫腔。宫颈狭窄或先天性宫颈发育异常可以影响精子进入宫腔。宫颈感染可以改变宫颈黏液量和性状，影响精子活力和进入宫腔的数量。慢性宫颈炎时宫颈黏液变稠，含有大量白细胞，不利于精子的活动和穿透，可影响受孕。

5. 阴道因素　先天性无阴道和阴道损伤后形成粘连及瘢痕性狭窄可影响性交并阻碍精子进入。阴道炎时阴道 pH 发生改变，降低了精子的活力，缩短其存活时间，甚至吞噬精子而影响受孕。有些妇女不孕的原因在于体内的免疫因素而破坏阴道的精子细胞。

（二）男性不育因素

导致男性不育的因素主要有生精障碍和输精障碍。

1. 精液异常　表现为少精、弱精、无精、畸精症等。许多因素可以影响精子的数量、结构和功能，导致男性不育的精液异常的诱因包括：①先天发育异常。如先天性睾丸发育不全不能产生精子，双侧隐睾导致曲细精管萎缩等妨碍精子产生。②急性或慢性疾病。腮腺炎并发睾丸炎导致睾丸萎缩，睾丸结核破坏睾丸组织，精索静脉曲张有时影响精子质量、肾衰竭。③外生殖器感染。如淋菌感染。④过多接触化学物质。如杀虫剂、铅、砷等。⑤治疗性因素。如化疗药物和放射治疗导致不孕。⑥酗酒过度。⑦吸毒。包括大麻和可卡因等。⑧阴囊局部温度过高。如长期进行桑拿浴等。

2. 输精管道阻塞及精子运送受阻　主要原因有生殖道感染和生殖道创伤。导致生殖道感染的主要病原体有淋菌、梅毒、滴虫、结核病菌和假丝酵母菌。睾丸炎和附睾炎可使输精管阻塞，阻碍精子通过。输精管感染如淋菌、上尿道感染可以导致管道粘连。前列腺感染改变了精液的组成和活力而导致不孕。尿道球部、尿道膜部损伤造成尿道狭窄和梗阻，精液不能排出；盆腔及腹股沟、会阴部手术易误伤输精管或精索，导致输精管道阻塞。此外，尿道畸形如尿道下裂、尿道上裂，可以阻碍精子进入宫颈口，过度肥胖同样可以导致精子输送障碍。

3. 勃起异常　勃起异常使精子不能进入女性阴道。勃起受生理和心理因素的影响，生理因素常见的有先天性外生殖器畸形、生殖器炎症、内分泌疾病、慢性肾衰竭；心理因素常见有精神和情绪异常以及家庭关系不协调。

4. 免疫因素　在男性生殖道免疫屏障被破坏的情况下，精子、精浆在体内产生抗精子抗体，使射出的精子产生凝集而不能穿过宫颈黏液。

5. 内分泌因素　男性内分泌受下丘脑 - 垂体 - 睾丸轴调节。内分泌因素可能影响精子的产生而引起不育。

（三）男女双方因素

1. 缺乏性生活的基本知识　夫妇双方因为不了解生殖系统的解剖和生理结构，而导致不正确的性生活。

2. 免疫因素　有两种免疫情况影响受孕。①同种免疫：精子、精浆或受精卵是抗原物质，被阴道或子宫内膜吸收后，通过免疫反应产生抗体物质，使精子与卵子不能结合或受精卵不能着床；②自身免疫：不孕妇女血清中存在透明带自身抗体，与透明带起反应后可阻止精子穿透卵子，因而影响受精。

3. 精神因素　夫妇双方过分盼望妊娠，性生活紧张而出现心理压力。此外，工作压力、经济负担、家人患病、抑郁、疲乏等都可以导致不孕。

4. 不明原因不孕　指经过不孕症的详细检查，依靠目前的检测手段尚未发现明确病因的不孕症，属于男女双方均可能存在的因素。约占总不孕人群的 10%。

【处理原则】

针对不孕症的病因进行处理，必要时根据具体情况选择辅助生殖技术。常用的方法有：①积极治疗生殖道器质性病变；②诱发排卵；③免疫治疗；④辅助生殖技术等。

【护理评估】

（一）健康史

询问健康史应从家庭、社会、性生活等方面全面评估既往史和现病史。

1. 女方健康史　要详细询问年龄、生长发育史、生育史、同居时间、性生活状况、避孕状况、家族史、手术史、其他疾病史及既往史。重点是月经史（初潮、周期、经期、经量、痛经等）、生殖器官炎症史（盆腔炎、宫颈炎、阴道炎）及慢性疾病史。对继发不孕，应了解以往流产或分娩情况，有无感染史等。

2. 男方健康史　要询问既往有无影响生育的疾病史及外生殖器外伤史、手术史。如有无生殖器官感染史，包括睾丸炎、腮腺炎、前列腺炎、结核病等，手术史包括疝修补术、输精管切除术等病史。了解个人生活习惯、嗜好以及工作、生活环境，详细询问婚育史、性生活情况，有无性交困难。

3. 双方的资料　包括结婚年龄、婚育史、是否两地分居、性生活情况（性交频率、采用过的避孕措施、有无性交困难）、烟酒嗜好等。

（二）身体状况

1. 症状　不孕是患者就诊的主要原因。不同病因导致的不孕症，可伴有相应疾病的临床症状。

2. 体征　夫妇双方均应进行全身检查以排除全身性疾病，同时要进行第二性征及生殖器官检查。男方应重点检查外生殖器有无畸形或病变，包括阴茎、阴囊、睾丸及前列腺的大小、形状等。女方检查内外生殖器官和第二性征的发育，身高、体重、生长发育，注意有无多毛、溢乳等，尤其注意内外生殖器官有无畸形、肿瘤、炎症等。

（三）心理社会状况

不孕的诊治过程可能是长期且令人心力交瘁的过程，个人在生理、心理、社会和经济方面都可能遭受压力。相比而言，女性较男性更容易出现心理问题，严重者可导致自我形象紊乱和自尊紊乱。需要酌情同时对夫妇双方或分别评估其心理反应。不孕症的影响可以涉及心理、生理、社会和经济等方面。

1. 心理影响　一旦妇女被确认患有不孕症之后，立即出现一种"不孕危机"的情绪状态。曼宁（Menning）曾将不孕妇女的心理反应描述为震惊、否认、愤怒、内疚、孤独、悲伤和解脱。

（1）震惊：因为生育能力被认为是女性的自然职能，所以对不孕症诊断的第一反应是震惊。以前使用过避孕措施的女性会对此诊断感到惊讶，对自己的生活向来具有控制感的女性，也明显会表示出她们的震惊。

（2）否认：这也是不孕妇女经常出现的一种心理反应，特别是被确诊为绝对不孕之后妇女的强烈反应。如果否认持续时间过久，将会影响到妇女的心理健康，因此，尽量帮助妇女缩短此期反应时间。

（3）愤怒：在得到可疑的临床和实验结果时，愤怒可能直接向配偶发泄。尤其在经历过一连串的不孕症检查而未得出异常的诊断结果之后，出现的一种心理反应，检查过程中的挫折感、失望和困窘会同时爆发。

（4）内疚和孤独：缺乏社会支持者常常出现的一种心理反应。有时内疚感也可能来源于既往的婚前性行为、婚外性行为，使用过避孕措施或流产。为避免让自己陷入不孕的痛苦心理状态中，不孕妇女往往不再和有孩子的朋友、亲戚交往，比男性更多一个人忍受内疚和孤独。这种心理可能导致夫妇缺乏交流，降低性生活的快乐，造成婚姻压力和紧张。

（5）悲伤：诊断确定之后妇女的一种明显反应。悲伤源于生活中的丧失，丧失孩子、丧失生育能力等。

（6）解脱：解脱并不代表对不孕的接受，而是在检查和治疗过程当中反复忙碌以求结果。此阶段会出现一些负性的心理状态，如挫败、愤怒、自我概念低下、紧张、疲乏、强迫行为、焦虑、歇斯底里、恐惧、抑郁、失望和绝望。

2. 生理影响　生理的影响多来源于激素治疗和辅助生殖技术的治疗过程。即使不孕原因在男方，但多数的治疗方案仍由女性承担，女性不断经历着检查、治疗、手术等既费时又痛苦的过程。

3. 社会和宗教的影响　社会和宗教把不孕的责任更多归结于女性因素，即使最后确诊不孕的因素是在于男方。更有一些宗教文化因素，使人们认为婚姻的目的就是在于传宗接代。不孕夫妇往往承担来自家族、社会的压力。

4. 经济影响　不孕妇女不断寻求检查和治疗，此过程对妇女在生理、情感和经济方面造成很大的压力和不良影响。

（四）辅助检查

1. 男方精液常规检测　是不孕症首选的检查方法。初诊时，男方要进行 2～3 次精液检查，以获取基线数据。正常情况下精液量为 2～6ml，pH 为 7.0～7.8，室温中放置 30min 完全液化，总精子数 $\geqslant 40 \times 10^6$；精子密度（20～200）$\times 10^9/L$；正常形态精子占 66%～88%，射精 1h 内前向运动活动数 $\geqslant 50\%$。

2. 女方检查

（1）卵巢功能检查：方法包括基础体温测定、阴道脱落细胞涂片检查、宫颈黏液结晶检查、B 超监测卵泡发育、月经来潮前子宫内膜活组织检查、女性激素测定等，了解卵巢有无排卵及黄体功能状态。

（2）输卵管功能检查：常用的方法有子宫输卵管通液术、子宫输卵管碘油造影术、B 超下输卵管过氧化氢溶液通液术、腹腔镜直视下行输卵管通液（美蓝液）等，有条件者也可采用输卵管镜，了解输卵管通畅情况。输卵管通液术是一种简便价廉的方法，但准确性不高。新型的光纤显微输卵管镜能直视整条输卵管是否有解剖结构的改变，黏膜是否有粘连和损伤，并可进行活检及分离粘连等，能显著改善输卵管性不孕的诊治。

（3）宫腔镜检查：了解子宫内膜情况，直接观察子宫腔形态、内膜的色泽和厚度、双侧输卵管开口、是否有宫腔粘连、畸形、息肉、黏膜下肌瘤等病变。

（4）腹腔镜检查：进一步了解盆腔情况，直接观察子宫、输卵管、卵巢有无病变或粘连，并可结合输卵管通液术，直视下确定输卵管是否通畅。必要时在病变处取活检。

（5）性交后精子穿透力试验：上述检查未见异常时，进行性交后试验。根据基础体温表选择在预测的排卵期进行。在试验前3日禁止性交、避免阴道用药或灌洗。在性交后2～8h内就诊，取阴道后穹窿液检查有无活动精子，验证性交是否成功，再取宫颈黏液观察，每高倍视野有20个活动精子为正常。

（6）免疫学检查：判断免疫性不孕的因素，是男方的自身抗体因素还是女方的抗精子抗体因素。包括精子抗原、抗精子抗体、抗子宫内膜抗体的检查，有条件者可进一步做体液免疫学检查，包括 IgG、IgA、IgM 等。

【护理诊断/问题】

1. 知识缺乏：缺乏生殖与不孕的相关知识。

2. 自尊紊乱　与繁杂的检查及疗效不佳有关。

3. 社交孤立　与缺乏家人的支持及他人的歧视有关。

【护理目标】

1. 患者能了解受孕过程及不孕的相关知识。

2. 患者能客观评价自我能力。

3. 患者能与家庭成员和朋友进行有效沟通。

【护理措施】

（一）一般护理

改善生活方式，注意休息，保持心情愉快，避免过度紧张和劳累。均衡饮食，对体重超重者减轻体重至少5%～10%；对体质瘦弱者纠正营养不良和贫血。戒除不良嗜好，如烟、酒、毒品。

（二）检查配合

向妇女说明各项检查的目的、检查时间、注意事项，向妇女解释诊断性检查可能引起的不适：子宫输卵管碘油造影可能引起腹部痉挛感，在术后持续1～2h，随后可以在当天或第2日返回工作岗位而不留后遗症；腹腔镜手术后1～2h可能感到一侧或双侧肩部疼痛，可遵医嘱给予止痛剂；子宫内膜活检后可能引起下腹部的不适感，如痉挛、阴道流血。若宫颈管有炎症，黏液黏稠并有白细胞时，会影响性交后试验的效果。

（三）治疗护理

1. 指导正确用药　教会妇女在月经周期遵医嘱正确按时服药；说明药物的作用及副作用；提醒妇女及时报告药物的不良反应如潮热、恶心、呕吐、头痛等；指导妇女在发生妊娠后立即停药。

2. 协助选择辅助生殖技术　医护人员要帮助不孕夫妇了解各种辅助生殖技术的优缺点及其适应证，以便不孕夫妇知情选择，合理决策。许多因素会影响不孕夫妻的决定，如社会、文化、宗教信仰因素；治疗的困难程度，包括危险性、不适感等可涉及生理、心理、地理、时间等方面；妇女的年龄可以影响成功率；经济问题等。

（四）促进沟通

1. 帮助夫妇进行交流　可以使用一些沟通交流的技巧，如倾听、鼓励方法，帮助妇女表达自己的心理感受。即使有时她们的感受可能和护士想象的完全不同，护士也应予以接受，不要用简单的对或错来评价妇女的情感。同时，鼓励男方讨论他们和女性不同的心理感受，向男方解释妇女面对不孕可能比男性承受更多的压力，如果沟通不畅可能导致误解。

2. 降低妇女的孤独感　因为和有孩子的女性交往常常唤起不孕妇女的痛苦，因而不孕妇女常常远离朋友和家人而缺乏社会及家庭的支持。护理人员应鼓励和帮助不孕妇女和她们的重要家人进行沟通、提高自我评价。

3. 提高妇女的自我形象：鼓励妇女维持良性的社会活动，如运动、义工。如果妇女存在影响治疗效果的行为也应及时提醒，如节食。每一个人对生育的重要性评价都不同，男性和女性比较也有差异。女性可以公开谈论她们的挫折，而男性往往把情感隐藏起来。

（五）心理护理

1. 减轻患者心理压力   护士应与患者建立良好的护患关系，用通俗的语言、恰当的方法，向夫妇双方讲解有关生殖方面的解剖生理知识；纠正夫妇关于受孕的一些错误观念和认识，关心、理解、尊重患者，保护患者的隐私；做好家属的解释指导工作，减轻患者的心理压力。

2. 提高妇女的自我控制感   不孕症对于不孕夫妇来说是一个生活危机，将经历一系列的心理反应，不孕的时间越长，夫妇对生活的控制感越差。因此，应采取心理护理措施，帮助他们尽快度过悲伤期。不孕的压力可以引起一些不良心理反应，如焦虑和抑郁，又将进一步影响成功妊娠的概率，因此，护士必须教会夫妇进行放松，如练习瑜伽、调整认知、改进表达情绪的方式方法。

3. 正视不孕症治疗的结局   不孕症治疗可能的 3 个结局。①治疗失败，妊娠丧失。如异位妊娠患者往往感到失去了一侧输卵管，进一步影响生育能力，而产生更多的悲伤、痛苦和担忧；②治疗成功，发生妊娠。此时期她们的焦虑并没有减少，常常担心在分娩前出现不测，即使娩出健康的新生儿，她们仍需要他人帮助自己确认事实的真实性；③治疗失败，停止治疗。一些不孕夫妇因为经济、年龄、心理压力等因素放弃治疗，可能会领养一个孩子。当多种治疗措施的效果不佳时，护士需帮助夫妇正视诊疗结果，帮助他们选择停止治疗或选择继续治疗，无论不孕夫妇做出何种选择，护士都应给予尊重并提供支持。

（六）健康指导

教会妇女提高妊娠率的技巧。①保持健康生活方式：规律生活，劳逸结合，保持良好心态，合理营养，适当体育锻炼，戒除烟、酒等不良嗜好；②与伴侣交流自己的感受和希望，保持愉悦心情；③选择最佳的受孕时机，在排卵前 2～3 日及排卵后 24h 之内适当增加性交次数，性交后不应立即站立，更不应立即如厕，应抬高臀部卧床 20～30min，利于精子进入宫颈管；④性交前后避免阴道灌洗、用药和使用润滑剂。

【护理评价】

1. 不孕夫妇表示获得了正确的有关不孕的信息。

2. 不孕夫妇显示出具有良性的对待不孕症的态度。

3. 妇女表达出自己对不孕的感受，包括正性或负性方面。

第二节   辅助生殖技术

辅助生育技术（assisted reproductive techniques，ART）也称为医学助孕，是指在体外对配子和胚胎采用显微操作技术，帮助不孕夫妇受孕的一组方法。包括人工授精、体外授精 - 胚胎移植及其衍生技术等。

【种类及方法】

（一）人工授精

人工授精（artificial insemination，AI）是将精子通过非性交方式注入女性生殖道内，使其受孕的一种技术。按精液的来源可分为两类：①丈夫精液人工授精（artificial insemination with husband sperm，AIH）；②供精者精液人工授精（artificial insemination by donor，AID）。按国家法规，目前 AID 精子的来源一律由卫计委认定的人类精子库提供和管理。

可实施人工授精治疗的情况如下：具备正常发育的卵泡，正常范围的活动精子数目，健全的女性生殖道结构，至少有一条正常输卵管的不孕（育）症夫妇。目前临床上较常用的方法为宫腔内人工授精：将精液洗涤处理后，去除精浆，取 0.3 ~ 0.5ml 精子悬浮液，在女方排卵期间，通过导管经宫颈管注入宫腔内受精。人工授精可在自然周期和促排卵周期进行，在促排卵周期中应控制卵泡数目，但多于 2 个以上卵母细胞排出时，可能增加多胎妊娠发生率，应予取消本周期受孕计划。

1. 丈夫精液人工授精的适应证：

（1）男性患因少精、弱精、液化异常、性功能障碍、生殖器畸形等不育。

（2）宫颈因素不育。

（3）生殖道畸形及心理因素导致性交不能等不育。

（4）免疫性不孕。

（5）原因不明不育。

2. 供精者精液人工授精的适应证：

（1）不可逆无精子症、严重的少精症、弱精症和畸精症。

（2）输精管复通失败。

（3）射精障碍。

（4）男方和（或）家族有不宜生育的严重遗传性疾病。

（5）母儿血型不合不能得到存活新生儿。

（二）体外受精 - 胚胎移植（in vitro fertilization and embryo transfer，IVF-ET）

体外受精 - 胚胎移植技术是指从妇女卵巢内取出卵子，在体外与精子发生受精并培养 3 ~ 5 日，再将发育到卵裂期或囊胚期阶段的胚胎移植到宫腔内，使其着床发育成胎儿的整个过程，即"试管婴儿"。

1. 适应证

（1）输卵管性不孕症。

（2）原因不明的不孕症。

（3）子宫内膜异位症经治疗长期不孕者。

（4）输卵管结扎术后子女发生意外者，或输卵管吻合术失败者。

（5）多囊卵巢综合征经保守治疗长期不孕者。

（6）其他，如免疫因素不孕者、男性因素不孕者。

2. 术前准备　详细了解和记载月经史及近期月经情况、妇科常规检查、进行 B 超检查、诊断性刮宫、输卵管造影、基础体温测定、女性内分泌激素测定、自身抗体检查及抗精子抗体检查、男方精液检查、男女双方染色体检查以及肝功能检查、血尿常规检查等。

3. 体外受精 - 胚胎移植的主要步骤

（1）促进与监测卵泡发育：采用药物诱发排卵以获取较多的卵母细胞供使用。采用 B 超测量卵泡直径及测定血 E_2、LH 水平，监测卵泡发育情况。

（2）取卵：于卵泡发育成熟尚未破裂时，在 B 超指引下经腹腔或阴道后穹窿处穿刺取卵。

（3）体外受精：将取出的卵母细胞在试管内与优化处理的精子混合受精，体外培养受精卵。

（4）胚胎移植：将分裂为 2 ~ 8 个细胞的早期囊胚用特殊移植管，经阴道送入宫腔内。

（5）移植后处理：移植后卧床休息 24h，限制活动 3 ~ 4 日，用孕酮或 HCG 支持黄体功能。移植后第 14 日测血或尿 HCG，若为阳性，2 ~ 3 周后行 B 超检查显示宫腔内见到妊娠囊，可确诊移植妊娠成功。妊娠成功后按高危妊娠加强监测管理。

（三）卵细胞质内单精子注射（intracytoplasmic sperm injection，ICSI）

是在显微操作系统帮助下，在体外直接将精子注入卵母细胞质内，获得正常卵子受精和卵裂过程，其他技术环节同常规 IVF-ET。主要用于治疗严重少、弱、畸形精子症的男性不育患者，IVF-ET 周期受精失败也是 ICSI 的适应证。

（四）胚胎植入前遗传学诊断（preimplantation genetic diagnosis，PGD）

此方法是从体外受精第 3 日的胚胎或第 5 日的囊胚取 1～2 个卵裂球或部分滋养细胞，进行细胞和分子遗传学检测，检出带致病基因和异常核型的胚胎，将正常基因和核型的胚胎移植，得到健康后代。主要解决有严重遗传性疾病风险和染色体异常夫妇的生育问题。

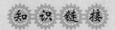

知 识 链 接

试管婴儿的来历

1959 年美籍华裔科学家张明觉教授与科学家 Pincus 合作研究中，成功地实现了兔的体外受精和胚胎移植，为人类 IVF-ET 的建立奠定了基础。1978 年 7 月 25 日，英国胚胎学家 Edwards 与妇产科医生 Steptoe 合作，分娩了世界上第一例试管婴儿 Louise Brown。至此人类 IVF-ET 技术正式建立。1985 年 4 月和 1986 年 12 月，我国台湾、香港先后诞生了两地的首例试管婴儿。1988 年 3 月 10 日，我国内地的首例试管婴儿也在北京大学第三医院张丽珠教授领导的生殖中心诞生。当今国际上采用的助孕新技术多数是从 IVF-ET 衍生出来。辅助生殖技术因涉及伦理、法规和法律问题，需要严格管理和规范。同时新技术蓬勃发展，例如卵浆置换、核移植、治疗性克隆和胚胎干细胞体外分化，必将面临伦理和法律问题新的约束和挑战。

【常见并发症】

1. 卵巢过度刺激综合征（ovarian hyperstimulation syndrom，OHSS）

指诱导排卵药物刺激卵巢后，导致多个卵泡发育、雌激素水平过高及颗粒细胞的黄素化，引起全身血流动力学改变的病理情况。在接受促排卵药物的患者中，约 20% 发生不同程度卵巢过度刺激综合征，重症者 1%～4%。

其机制可能为多个卵泡发育，血清 E_2 过高，使全身毛细血管通透性增加，引起腹水、胸水，进而导致低蛋白血症，体液移向组织间隙，使循环血容量减少、血压下降、血液浓缩、肾血流量减少而导致少尿、电解质紊乱。

OHSS 分为轻、中、重三度。①轻度：通常发生于注射 HCG 后 7～10 天，主要表现为下腹部不适、腹胀或轻微腹痛，伴纳差、乏力，血 E_2 水平≥1 500pg/ml，卵巢直径可达 5cm；②中度：有明显下腹部胀痛、恶心、呕吐或腹泻，伴有腹围增大，体重增加≥3kg，明显腹水、少量胸水，血 E_2 水平≥3 000pg/ml，双侧卵巢明显增大，直径达 5～10kg；③重度：腹胀痛加剧，患者口渴多饮但尿少，恶心、呕吐甚至无法进食，疲乏、虚弱、腹水明显增多，可因腹水而使膈肌上升或胸水致呼吸困难，不能平卧，卵巢直径≥12cm，体重增加≥4.5kg，严重者可出现急性肾衰竭、血栓形成及成人呼吸窘迫综合征甚至死亡。若未妊娠，月经来潮前临床表现可停止发展或减轻，此后上述表现迅速缓解并逐渐消失。一旦妊娠，OHSS 将趋于严重，病程延长。

2. 多胎妊娠 诱导促排卵药物导致的多卵泡发育及多个胚胎移植，致使多胎妊娠的发病率高达 30%。多胎妊娠增加母婴并发症、流产和早产的发生率、围生儿患病率和死亡率风险。若三胎及三胎以上妊娠可早期实施选择性胚胎减灭术。

3. 自然流产和异位妊娠　IVF-ET 妊娠后流产率为 25%～30%，可能与以下因素有关：女方的年龄偏大，其卵细胞的染色体畸形率较高；多胎妊娠；诱发超排卵后的内分泌激素环境对胚胎发育的影响；黄体功能不全及胚胎自身发育异常等。异位妊娠的发病率为 3%～5%，高于自然妊娠。

4. 卵巢或乳腺肿瘤　由于使用大剂量的促性腺激素，使不孕症妇女反复大量排卵及较长时间处于高雌激素和孕激素的内分泌环境，有可能导致卵巢和乳腺肿瘤的机会增多。

5. 疾病传染　辅助生殖技术采用一系列培养液，在制作、运输和操作过程中都有可能造成污染，从而引起疾病传染。污染的血清或培养液有可能造成胚胎、母体以及实验室和临床人员间交叉污染。在人工授精与胚胎移植过程中，有可能将男方所患传染病或携带病原传染给女方，如肝炎病毒、人类免疫缺陷病毒、梅毒螺旋体等。

【护理要点】

1. 详细询问健康史　包括年龄、既往不孕症治疗时的并发症病史、超排卵治疗情况（促性腺激素的剂量、卵泡数量、一次助孕治疗中卵子数量、血清雌二醇峰值、使用 HCG 的日期、取卵的日期、胚胎移植中胚胎数量）、OHSS 的发生、发展以及严重程度。

2. 观察病情　中、重度 OHSS 住院患者每 4h 测量生命体征，记录出入量，每天测量体重和腹围，遵医嘱完善各项检查，留取血、尿标本，监测血细胞比容、白细胞计数、血电解质、肾功能。防止继发于 OHSS 的严重并发症，如卵巢破裂或蒂扭转、肝损害、肾损害甚至衰竭、血栓形成、成人呼吸窘迫综合征等。加强多胎妊娠产前检查的监护，要求提前住院观察，足月后尽早终止妊娠。

3. 治疗护理　注意超排卵药物应用的个体化原则，严密监测卵泡的发育，根据卵泡数量适时减少或终止使用 HMG 及 HCG，提前取卵，有 OHSS 倾向者，遵医嘱对中、重度 OHSS 住院患者静脉滴注白蛋白、低分子右旋糖酐、前列腺素拮抗剂。必要时可以放弃该周期，取卵后行体外受精，但不行胚胎移植而是将所获早期胚胎进行冷冻保存，待自然周期再行胚胎移植。多胎妊娠者进行选择性胚胎减灭术。

4. 心理护理　向患者介绍该技术的适应证、治疗的基本过程，可能出现的并发症以及应对措施，使患者有一定的思想准备，消除焦虑、紧张。

5. 健康指导　不能平卧取半卧位，嘱患者减少活动，避免增加腹压的动作，保持大便通畅，以免腹压增高导致卵巢破裂；进低盐饮食，以免加重水肿。

本章小结

不孕症发病率近年有上升趋势。不孕的原因包括女方因素、男方因素和男女双方因素。不孕症的护理评估应对男女双方进行。治疗应针对不孕症的病因进行，必要时根据具体情况选择辅助生殖技术。辅助生育技术也称为医学助孕，是指在体外对配子和胚胎采用显微操作技术，帮助不孕夫妇受孕的一组方法，包括人工授精、体外授精 - 胚胎移植及其衍生技术等。辅助生殖技术可能带来卵巢过度刺激综合征、多胎妊娠、自然流产、异位妊娠、疾病传染等并发症，应慎重选择。本章重点内容为不孕症的病因及护理评估，难点为不孕症的辅助检查、辅助生殖技术的方法。

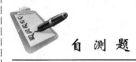

自 测 题

一、问答题

1. 女性不孕原因主要有哪些?

2. 不孕症对患者可能产生哪些心理影响?

3. 各种辅助生殖技术的适应证和优缺点是什么?

二、病例分析

患者,女性,26 岁,婚后 3 年未孕,来院咨询。获知相关知识和检查方法后,患者担心检查时的疼痛、检查的繁琐、检查的结果等。表现出害怕、恐惧、无信心。

问题:

1. 患者可能出现了什么护理问题?

2. 做哪些检查才能获得诊断结果?

三、护士执业资格考试模拟题

(1~2 题共用题干)女,25 岁,婚后 3 年未孕,16 岁初潮。月经史:8~10 天/1~3 月,量中等,无痛经。经夫妇双方检查,男方精液常规检查正常。女方阴道通畅,宫颈红、呈颗粒状,宫颈口见透明分泌物,宫体后位、正常大小、活动,附件未及异常,基础体温测定为单相型。

1. 该妇女不孕的可能原因是

A. 子宫后位

B. 宫颈炎

C. 无排卵

D. 黄体萎缩不全

E. 黄体发育不全

2. 应采取的治疗手段是

A. 月经后半期应用孕激素使内膜呈分泌期变化

B. 应用氯米芬促进排卵治疗

C. 应用维生素 E 提高生育能力

D. 应用雌激素

E. 应用雌服激素序贯疗法

(林新容)

第二十章 计划生育妇女的护理

计划生育（family planning）是通过采用科学的方法实施生育调节，控制人口数量，提高人口素质，使人口增长与经济、资源、环境和社会发展计划相适应。我国计划生育的内容包括：①晚婚：按国家法定年龄推迟 3 年以上结婚；②晚育：按国家法定年龄推迟 3 年以上生育；③节育：提倡一对夫妻生育一个子女，及时采取安全、有效、合适的避孕措施；④优生优育：避免先天性缺陷代代相传，防止后天因素影响后天发育，提高人口质量。计划生育措施主要包括避孕、绝育及避孕失败后的补救措施。

第一节 避 孕

避孕是指用科学的方法，在不影响正常性生活和身心健康的前提下，通过药物、器具以及利用妇女的生殖生理自然规律，使妇女暂时不受孕。目前常用的避孕方法有工具避孕、药物避孕、紧急避孕、自然避孕法等。

一、工具避孕

工具避孕是利用器具阻止精子和卵子结合，或通过改变宫腔内环境，干扰孕卵着床，达到避孕目的的方法。常用的避孕器具有阴茎套、女用避孕套及宫内节育器。

（一）阴茎套

阴茎套（condom）也称避孕套，为男性避孕工具，必须在每次性交时使用。阴茎套是优质乳胶薄膜制品，呈筒状，顶端有储精囊，筒径分 29mm、31mm、33mm、35mm 四种。其作用原理是性交时使精液排入阴茎套的储精囊内，精子不能进入阴道而达到避孕目的。每次性交时均应使用新的阴茎套，使用前应选择合适的型号，用吹气法检查（图20-1）证实无漏气后方可使用。射精后在阴茎尚未软缩前，即捏住套口，连同阴茎一并抽出。正确应用阴茎套避孕的有效率可高达93%～95%。使用时也可在阴茎套外涂抹一些避孕药膏，在起润滑作用的同时，还可增加避孕效果。使用阴茎套还具有防止艾滋病等性传播疾病的作用。

（二）女用避孕套

女用避孕套（female condom）（图20-2）由聚氨酯（或乳胶）特殊材料制成，为柔软透明且坚固耐磨的鞘状套，它的长度为15～17cm，厚度为0.42～0.53mm，最大直径为7.8cm。避孕套的两端各有一个易弯曲的环，套底完全封闭，使用时紧贴阴道的末端，外端的环较大且较薄，使

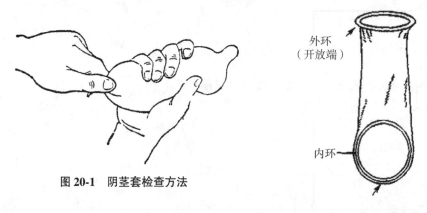

图 20-1　阴茎套检查方法

外环
（开放端）

内环

图 20-2　女用避孕套

用时始终置于阴道口外部，以阻隔男性阴茎根部与女性外阴的直接接触，较男用阴茎套更有效地防止了病菌的传播。Ⅱ度子宫脱垂及对女用避孕套过敏者不宜应用。

（三）宫内节育器

宫内节育器（intrauterine device，IUD）是一种安全、有效、经济、简便、可逆、广大妇女易于接受的节育器具，且在取出后不影响生育功能，是目前我国育龄妇女的主要避孕措施，有效率达90%。

【种类】　宫内节育器大致分为两大类（图20-3）。

1. **惰性宫内节育器（第一代IUD）**　由惰性材料如金属、硅胶、塑料、尼龙等制成，我国主要为不锈钢圆环及其改良制品，如不锈钢圆环、麻花环、混合环、宫形环等。其优点是避孕时间长，本身不释放任何活性物质，对子宫内膜的刺激轻，缺点是脱落率和带器妊娠率高，避孕效果较差，1993年停止生产使用。

2. **活性宫内节育器（第二代IUD）**　节育器内含有活性物质如铜离子、激素、药物及磁性材料等，放入宫腔后，在体内能缓慢释放活性物质，既提高避孕效果，又减少了副作用。分为含铜IUD和含药IUD。

（1）带铜宫内节育器：是我国目前应用最广泛的IUD，其以聚乙烯或不锈钢为支架，在支架上绕以铜丝或铜套制成的，通过释放铜离子，增强抗生育作用。根据其形态及含铜表面积不同分为TCu-200、TCu-220、TCu-380A、VCu-200等。优点是带器妊娠率和脱落率低。缺点是需要定期更换，出血症状常见，故因出血取出率较高。

（2）药物缓释宫内节育器：将药物储存于节育器内，通过每日微量释放提高避孕效果，减少副作用。目前我国临床主要应用含孕激素IUD和含吲哚美辛IUD。曼月乐为含左炔诺孕酮的T形节育器，通过定量释放孕激素发挥避孕作用，有效期为5年。其优点是妊娠率和脱落率低，且

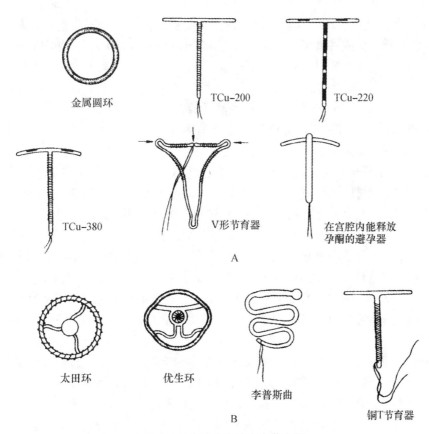

图 20-3　国内外常用的宫内节育器
A. 国内常用的宫内节育器　　B. 国外常用的宫内节育器

放置后月经量不增加，缺点是可导致点滴状出血和闭经。

【避孕原理】

宫内节育器的避孕机制复杂，至今尚未完全明了。大量研究表明，IUD 的抗生育作用，主要是局部组织对异物的组织反应而影响受精卵着床。活性 IUD 的避孕机制还与活性物质有关。

1. 对精子和胚胎的毒性作用　①IUD 由于压迫局部产生炎症反应，分泌的炎性细胞对胚胎有毒性作用，同时产生大量巨噬细胞覆盖于子宫内膜，影响受精卵着床，并能吞噬精子及影响胚胎发育；②铜离子具有使精子头尾分离的毒性作用，使精子不能获能。

2. 干扰着床　①长期异物刺激导致子宫内膜损伤及慢性炎症反应，产生前列腺素，改变输卵管蠕动，使受精卵运行速度与子宫内膜发育不同步，受精卵着床受阻；②子宫内膜受压缺血及吞噬细胞的作用，激活纤溶酶原，局部纤溶酶活性增强，致使囊胚溶解吸收；③铜离子进入细胞，影响锌酶系统如碱性磷酸酶和碳酸酐酶，阻碍受精卵着床及胚胎发育，并影响糖原代谢、雌激素摄入及 DNA 合成，使内膜细胞代谢受到干扰，使受精卵着床及囊胚发育受到影响。

3. 释放孕激素的 IUD　主要是孕激素对子宫内膜的局部作用，使子宫内膜腺体萎缩，间质蜕膜化，间质炎症细胞浸润，不利于受精卵着床；改变宫颈黏液性状，使宫颈黏液稠厚，不利于精子穿透。

4. 含吲哚美辛 IUD　吲哚美辛抑制前列腺素合成，减少前列腺素对子宫的收缩作用而减少放置 IUD 后出现的出血反应。

【宫内节育器放置术】

1. 适应证　凡育龄妇女无禁忌证、自愿要求放置 IUD 者。

2. 禁忌证　①生殖道急、慢性炎症；②严重的全身性疾患；③患生殖器官肿瘤；④生殖器官畸形，如双子宫、纵隔子宫；⑤宫颈口松弛、重度宫颈裂伤、子宫脱垂；⑥人工流产、分娩或剖宫产后有组织物残留或感染可能者；⑦宫腔深度＜5.5cm 或＞9.0cm；⑧妊娠或可疑妊娠者；⑨月经过多过频或不规则阴道出血；⑩有铜过敏史者。

3. 放置时间　①月经干净后 3～7 日内，无性交者；②人工流产术后、子宫腔深度＜10cm者；③自然流产转经后，药物流产 2 次正常月经后放置；④正常分娩 42 日后，生殖系统恢复正常者；⑤剖宫产术 6 个月后；⑥哺乳期闭经排除早孕者；⑦含孕激素 IUD 在月经第 3 日放置；⑧性交后 5 日内放置为紧急避孕方法之一。

4. 用物准备　上环包（内有阴道窥器 2 个、宫颈钳 1 把、宫颈扩张器 1 套、子宫探针 1 把、血管钳 2 把、卵圆钳 2 把、放环器 1 把、线剪 1 把、弯盘 1 个、节育器 1 个、孔巾 1 块、纱布3～4 块、棉球若干）、无菌手套、棉签、一次性垫单、0.5% 聚维酮碘液等。

5. 放置方法　受术者排空膀胱后，取膀胱截石位，双合诊核实子宫大小、位置及附件情况。外阴及阴道常规消毒，铺无菌孔巾。用阴道窥器暴露宫颈，再次消毒宫颈。用宫颈钳夹持宫颈前唇，用子宫探针顺子宫屈向探测宫腔深度。一般不需扩张宫颈管，宫颈口较紧者应以宫颈扩张器顺序扩至 6 号。将选定的宫内节育器装在放置器上，用放置器将节育器推送入宫腔，使其上缘抵达宫底部，带有尾丝者在距宫口外 2cm 处剪断。观察无出血，即可取下宫颈钳及阴道窥器。

6. 护理要点

（1）协助医生根据宫腔深度为育龄妇女选择合适的节育器。T 形节育器按其横臂宽度（mm）分别 26、28、30 号 3 种。通常宫腔深度≤7cm 者用 26 号，＞7cm 者用 28 号。

（2）术前向受术者介绍宫内节育器放置目的、过程和避孕原理，使其理解并主动配合。

（3）放置节育器前，让受术者看清所放节育器的类型，便于脱落时能识别。

（4）术中陪伴受术者，给予其心理支持，指导配合手术。注意倾听受术者主诉，密切观察其术中的反应，发现异常情况及时报告医生并协助处理。

（5）术后健康指导：①术后休息 3 日，1 周内避免重体力劳动；②术后 2 周内禁止性生活及盆浴，保持外阴清洁；③术后 3 个月每次行经或排便时注意有无节育器脱落；④宫内节育器放置后 3、6、12 个月各复查 1 次，以后每年复查 1 次，一般在月经干净后检查，如有异常情况随时复查；⑤术后可能有少量阴道出血及下腹不适，嘱若发热、下腹痛及阴道流血较多或分泌物有异味等，应随时就诊；⑥节育器放置期限已满后，应到医院取出或更换，否则会影响避孕效果。

【宫内节育器的取出术】

1. 适应证　①计划再生育或不需要再避孕者；②改用其他避孕措施或绝育者；③带器妊娠者；④因副作用严重，治疗无效或出现并发症者；⑤放置期限已满需更换者；⑤围绝经期绝经 1年内。

2. 禁忌证　患生殖器官急性、亚急性炎症或严重全身性疾病。

3. 取器时间　①月经干净后 3～7 日；②带器妊娠者在行人工流产时取器；③带器异位妊娠者术前诊断性刮宫时或术后出院前取出；④子宫不规则出血者随时取出。

4. 用物准备　基本同宫内节育器放置术，将放环器换为取环钩，外加血管钳 1 把。

5. 取器方法　取器前应先确定宫颈口是否有尾丝，或 B 超、X 线检查确定节育器是否存在于宫腔内及其类型。受术者排空膀胱后取膀胱截石位，双合诊检查后，常规外阴及阴道消毒，铺孔巾，充分暴露宫颈并消毒。有尾丝者，用血管钳夹住尾丝后轻轻牵拉取出。无尾丝者，先用子宫探针探查节育器位置，再用取环钩或长钳取出。取器困难者可在 B 超、X 线监视下进行或借助宫腔镜取器。

6. 护理要点

（1）术前护理：核实取出术的适应证及节育器类型。所需物品及器械基本同节育器放置术，仅将放置器换成取环钩或取环钳。

（2）术中护理：基本同节育器放置术，节育器取出后检查其完整性并给受术者辨认。

（3）术后护理：术后休息1日，禁止性生活及盆浴2周，保持外阴清洁。

【宫内节育器的副作用及护理】

1. 阴道流血　常发生于放置IUD最初3个月内。主要表现为月经量过多、经期延长和月经周期中不规则出血。可按医嘱给予前列腺素合成酶抑制剂吲哚美辛片，止血、抗感染、纠正贫血。经上述处理无效，应考虑取出IUD改用其他避孕方法。

2. 腰酸、腹胀　主要是因节育器与宫腔大小形态不符时，可引起子宫频繁收缩出现腰腹酸胀感。症状轻者无需治疗，症状重者应考虑更换合适的节育器或选用其他避孕方法。

【宫内节育器的并发症及护理】

1. 节育器异位　原因有：①操作粗暴、未查清子宫位置、哺乳期子宫软且壁薄等原因，术中造成子宫穿孔，操作不当将IUD放到宫腔外；②节育器过大、过硬或子宫壁薄而软，子宫收缩造成节育器逐渐移位至子宫腔外。确诊节育器异位后，应经腹或在腹腔镜下将节育器取出。

2. 宫内节育器下移或脱落　原因有：①操作不规范，IUD放置未达宫底部；②IUD与宫腔大小、形态不符；③月经过多；④宫颈口过松及子宫过度敏感。常见于放置IUD后一年内。其中约50%发生在前3个月中。故受术者放器后第1年应定期随访观察，以便及时发现节育器下移或脱落。

3. 带器妊娠　多见于宫内节育器下移、脱落或异位。囊胚仍可在子宫底部着床而发生带器妊娠。一旦发生带器妊娠，应行人工流产同时取出节育器。

4. 宫内节育器嵌顿或断裂　由于节育器放置时损伤子宫壁或带器时间过久，致部分器体嵌入子宫肌壁或发生断裂。一经确诊需及时取出。若取出困难，应在X线或B超监视下或借助宫腔镜取出。

5. 感染　放置IUD时未严格执行无菌操作、节育器尾丝过长及生殖道本身存在感染灶等，均可导致上行感染，引起宫腔炎症。有明确宫腔感染者，应在积极抗感染的同时取出IUD。

二、药物避孕

药物避孕也称为激素避孕（hormonal contraception），是指女性使用甾体激素达到避孕，是一种高效避孕方法。目前国内常用的几乎都是女用避孕药，主要为人工合成的甾体激素避孕药，由雌激素和孕激素配伍组成。我国自1963年开始应用至今，药物避孕已成为我国育龄妇女的主要避孕措施之一。

【避孕原理】

1. 抑制排卵　避孕药中雌、孕激素负反馈抑制下丘脑释放促性腺激素释放激素（GnRH）从而抑制垂体分泌FSH和LH，使垂体分泌的FSH和LH减少，同时直接影响垂体对促性腺激素释放激素的反应，不出现排卵前LH高峰，排卵受到抑制。

2. 干扰受精　避孕药中孕激素使宫颈黏液量减少，黏稠度增加，拉丝度减低，不利于精子穿透，阻碍受精。

3. 干扰受精卵着床　避孕药抑制子宫内膜增殖变化，使子宫内膜与胚胎发育不同步，不适于受精卵着床。

4．改变输卵管的功能　在雌、孕激素作用下，输卵管上皮纤毛功能、肌肉节段运动和输卵管液体分泌均受到影响，改变受精卵在输卵管内正常运动，干扰受精卵的着床。

【适应证】

有避孕要求的健康育龄妇女均可服用甾体激素避孕药。

【禁忌证】

1．严重的心血管疾病、血栓性疾病不宜应用，如高血压病、冠心病、静脉栓塞等。雌激素有促凝功能，增加心肌梗死及静脉栓塞发生率。

2．急、慢性肝炎或肾炎。

3．恶性肿瘤、癌前病变、子宫或乳房肿块者。

4．内分泌疾病：糖尿病、甲状腺功能亢进症。

5．哺乳期不宜使用复方口服避孕药，因雌激素可抑制乳汁分泌。

6．年龄＞35 岁的吸烟妇女，服用避孕药增加心血管疾病发生率，不宜长期应用。

7．精神障碍生活不能自理者。

8．月经稀少或年龄＞45 岁者。

9．有严重偏头痛，反复发作者。

【药物副作用】

1．类早孕反应　服药初期约 10% 妇女出现食欲缺乏、恶心、呕吐、乏力、头晕等类似妊娠早期的反应，系雌激素刺激胃黏膜所致。一般不需特殊处理，坚持服药 1～3 个周期后自行减轻或消失；症状严重者给予对症处理，按医嘱口服维生素 B_6 20mg、维生素 C 100mg 或甲氧氯普胺 10mg，每日 3 次，连续 7 日，可缓解症状。

2．不规则阴道流血　服用避孕药期间发生不规则少量阴道流血，称为突破性出血。多数发生在漏服、不定时服药后，少数人正常服药也能发生。若点滴出血，则不需处理；流血偏多者，可每晚加服炔雌醇 1 片（0.005mg），与避孕药同时服至 22 日停药；若阴道流血量如月经量，或流血时间接近月经期者，应停止用药，作为一次月经来潮，在流血第 5 日再开始下一周期用药，或更换避孕药。

3．月经过少或停经　月经过少者可以每天加服炔雌醇 1～2 片（0.005～0.01mg）。绝大多数停经者，在停药后月经能恢复。若停药后月经仍不来潮，需除外妊娠，应在停药第 7 天开始服用下一周期避孕药，以免影响避孕效果。连续停经 2 个月，应考虑更换避孕药种类。若连续停经 3 个月，需停药观察。

4．体重增加　少数妇女较长时期服用避孕药而出现体重增加，其原因为避孕药中其雄激素活性强，能促进体内合成代谢，加之雌激素引起水钠潴留，使体重增加，但不致引起肥胖，也不影响健康，一般不需处理。

5．色素沉着　少数妇女颜面皮肤出现蝶形淡褐色色素沉着，停药后多数可自行消退或减轻。

6．其他　偶可出现皮疹、皮肤瘙痒、头痛、乳房胀痛等，可对症处理，严重者需停药。

【药物种类与用法】

甾体激素避孕药包括口服避孕药、长效避孕针、缓释系统避孕药和避孕贴剂。目前常用的激素避孕药种类见表 20-1。

表 20-1　女用甾体激素避孕药的种类

类别		名称	雌激素含量（mg）	孕激素含量（mg）	剂型	给药途径
口服避孕药	短效片	复方炔诺酮片(避孕片 1 号)	炔雌醇 0.035	炔诺酮 0.6	22 片 / 板	口服
		复方甲地孕酮片(避孕片 2 号)	炔雌醇 0.035	甲地孕酮 1.0	22 片 / 板	口服
		复方避孕片(0 号)	炔雌醇 0.035	炔诺酮 0.3	22 片 / 板	口服
				甲地孕酮 0.5		
		复方去氧孕烯片	炔雌醇 0.03	去氧孕烯 0.15	21 片 / 板	口服
		复方孕二烯酮片	炔雌醇 0.03	孕二烯酮 0.075	21 片 / 板	口服
		炔雌醇环丙孕酮片	炔雌醇 0.035	环丙孕酮 2.0	21 片 / 板	口服
		屈螺酮炔雌醇片	炔雌醇 0.03	屈螺酮 3.0	21 片 / 板	口服
		左炔诺孕酮三相片			21 片 / 板	
		第一相(1 ~ 6 片)	炔雌醇 0.03	左炔诺孕酮 0.05	6 片	口服
		第一相(7 ~ 11 片)	炔雌醇 0.04	左炔诺孕酮 0.075	5 片	口服
		第一相(12 ~ 21 片)	炔雌醇 0.03	左炔诺孕酮 0.125	10 片	口服
	长效片	复方左旋 18 甲长效避孕片	炔诺醚 3.0	左炔诺孕酮 6.0	片	口服
		三合一炔雌醚片	炔诺醚 2.0	左炔诺孕酮 6.0	片	口服
				氯地孕酮 6.0		
	探亲药	炔诺酮探亲片		炔诺酮 5.0	片	口服
		甲地孕酮探亲避孕片 1 号		甲地孕酮 2.0	片	口服
		炔诺孕酮探亲避孕片		炔诺孕酮 3.0	片	口服
		53 号避孕药		双炔失碳脂 7.5	片	口服
长效避孕针	复方避孕针	复方己酸羟孕酮注射液	戊酸雌二醇 5.0	己酸羟孕酮 250.0	针	肌注
		(避孕针 1 号)				
		复方甲地孕酮避孕针	17β- 雌二醇 5.0	甲地孕酮 25.0	针	肌注
	单孕激素避孕针	醋酸甲羟孕酮避孕针		醋酸甲羟孕酮 150	针	肌注
		庚炔诺酮注射液		庚炔诺酮 200		
缓释避孕药	皮下埋植剂	左炔诺孕酮埋植剂Ⅰ型		左炔诺孕酮 36/ 根	6 根	皮下埋植
		左炔诺孕酮埋植剂Ⅱ型		左炔诺孕酮 75/ 根	2 根	皮下埋植
	阴道避孕环	甲地孕酮硅胶环		甲地孕酮 200 或 250	只	阴道放置
		左炔诺孕酮阴道避孕环		左炔诺孕酮 5	只	阴道放置

1. 短效口服避孕药　是雌孕激素复方制剂，应用最广。药物剂型有糖衣片、纸型片及滴丸。短效口服避孕药主要作用为抑制排卵，正确使用有效率接近 100%。

（1）药物类型。①单相片：整个周期中雌、孕激素的剂量固定，常用制剂有复方炔诺酮片（避孕片 1 号）、复方甲地孕酮片（避孕片 2 号）、复方去氧孕烯片（妈富隆）、复方孕二烯酮片、屈螺酮炔雌醇片、炔雌醇环丙孕酮片。复方炔诺酮片及复方甲地孕酮片自月经周期第 5 日开始，每晚 1 片，连服 22 日。复方去氧孕烯酮（妈富隆）、复方孕二烯酮片、屈螺酮炔雌醇片及炔雌醇环丙孕酮片自月经周期第 1 日开始，每晚 1 片，连服 21 日。②三相片：将 1 个周期用药日数按雌、孕激素的剂量不同分为第一相（第 1 ~ 6 片）、第二相（7 ~ 11 片）、第三相（第 12 ~ 21 片），自月经周期第 1 日开始，按顺序服用每日 1 片，连服 21 日。

（2）注意事项。①若漏服必须于次晨（12h 内）补服，以免发生突破性出血或避孕失败；②停药后 7 日内发生撤药性出血即月经，若停药 7 日尚无出血，开始第 2 周期服药。

2. 长效口服避孕药　主要由长效雌激素和人工合成孕激素配伍制成。首次最好在月经周期第 5 日服 1 片，月经周期第 10 日服第 2 片；以后按第一次服药日每月 1 片。因不良反应较多，已较少应用。

3. 长效避孕针　目前有单纯孕激素类和雌、孕激素复合制剂两种。

（1）雌、孕激素复合制剂：首次于月经周期第 5 日和第 12 日各肌内注射 1 支，第 2 个月起于每次月经周期第 10 ~ 12 日肌内注射 1 支。一般于注射后 12 ~ 16 日行经。每月注射 1 次，避孕 1 个月。前 3 个月内，可能出现月经周期不规则或经量过多，可以应用止血药或短效口服避孕药调整。由于剂量较大，副作用大，很少用。

（2）单纯孕激素制剂：醋酸甲羟孕酮避孕针，每隔 3 个月肌内注射 1 支，避孕效果好；庚炔诺孕酮避孕针，每隔 2 个月肌内注射 1 支。单纯孕激素制剂对乳汁的质和量影响小，较适用于哺乳期妇女避孕，有效率达 98%。

4. 速效避孕药（探亲避孕药）　除双炔失碳酯外，其余均为孕激素制剂或雌、孕激素复合制剂。服药不受月经周期时间的限制，在探亲前 1 天或当天中午服用 1 片，以后每晚服 1 片，连续服用 10 ~ 14 日。若已服 14 日而探亲期未满，可改服短效口服避孕药至探亲结束。避孕有效率达 98% 以上。但由于避孕药种类的增加，剂量又大，现使用较少。

5. 缓释系统避孕药　是将避孕药（主要是孕激素）与具备缓释性能的高分子化合物制成多种剂型，使避孕药在体内缓慢释放，以维持恒定的血药浓度，达到长效避孕效果。类型有皮下埋植剂、微球和微囊避孕针、缓释阴道避孕环等。

（1）皮下埋植剂：国外研制的皮下埋植剂为左炔诺孕酮，商品名为 Noplant。第一代 Noplant Ⅰ型，含 6 根硅胶棒，每根硅胶棒含左炔诺孕酮 36mg，有效期 5 ~ 7 年。第二代 Noplant Ⅱ型，含 2 根硅胶棒，每根硅胶棒含左炔诺孕酮 75mg，有效期 5 年。皮下埋植剂于 1987 年引入我国。国产皮下埋植剂左炔诺孕酮硅胶棒Ⅰ型、Ⅱ型和 Noplant Ⅰ型、Ⅱ型基本相似。近年生产单根埋植剂依托孕烯，剂量为 68mg，有效期为 3 年。其放置简单，副作用更小，有效率达 99% 以上。

皮下埋植剂用法：在月经来潮 7 日内，严格消毒后，用 10 号套管针将硅胶棒埋入上臂内侧皮下，呈扇形。埋植 24h 后发挥避孕作用，每日释放左炔诺孕酮 30μg。由于不含雌激素，不影响乳汁质量，可用于哺乳期妇女。主要副作用为阴道不规则流血或点滴出血，少数闭经。一般 3 ~ 6 个月后可逐渐减轻或消失，可用止血剂或雌激素治疗。

（2）微球和微囊避孕针：是一种新型缓释系统避孕针，采用具有生物降解作用的高分子化合物与甾体激素避孕药混合或包裹制成微球或微囊，微球直径 100μm，通过针头注入皮下，缓慢释放避孕药。高分子化合物自然在体内降解、吸收，无需取出。用法为每 3 个月皮下注射一次，可避孕 3 个月。

（3）缓释阴道避孕环：以硅胶为载体含甲地孕酮的阴道环，简称甲硅环。环外径为 40mm，环管断面直径为 4mm，每环管内含甲地孕酮 200mg 或 250mg。能持续、恒定、低量释放甲地孕酮（每日约 150μg），经阴道黏膜吸收，发挥长效避孕作用。一次放入阴道可连续使用 1 年，月经期一般不必取出。避孕有效率 97.3%。其副作用与其他单孕激素制剂基本相同。

（4）避孕贴剂：是一种外用的缓释系统避孕药。避孕药放在特殊贴片内，粘贴于皮肤上，每日释放一定剂量避孕药，通过皮肤吸收达到避孕目的。效果同口服避孕药。用法：月经周期第 1 天使用，每周 1 片，连用 3 周，停药 1 周，每月共用 3 片。

【护理要点】

1. 通过全面系统的对护理对象身心评估，排除禁忌证。

2. 热情接待护理对象，做好解释工作，指导和帮助护理对象选择适合的避孕药种类。消除思想顾虑，使其乐于接受药物避孕和配合用药。

3. 交代服药者妥善保管口服避孕药，应将避孕药存放在阴凉干燥处。药物受潮后影响避孕效果，不宜使用。同时注意将药物放置在儿童取不到的地方，防止发生误服。

4. 向服避孕药妇女强调按时服药的重要性，若漏服应在次晨（12h 内）补服，以免避孕失败或发生突破性出血。欲停用长效避孕药者，在停药后用 3 个月短效避孕药，避免引起月经紊乱。

5. 注射长效避孕针剂时，要将安瓿中药液尽量吸完，防止药量不足影响避孕效果，并做深部肌内注射，以减轻局部刺激引起疼痛。注射完毕后需观察 15min 方可离开，以防过敏。

6. 哺乳期妇女不宜服用避孕药，以免影响乳汁分泌的量及营养成分；长期服用避孕药者，停药 6 个月后再受孕为妥，以避免避孕药对胎儿的影响。

7. 因巴比妥、利福平等可使肝药酶活性增加的药物与避孕药合用能加速避孕药的代谢，降低血中避孕药水平，影响避孕效果，故用避孕药期间禁用上述药物。

三、其他避孕方法

（一）安全期避孕法

安全期避孕又称自然避孕法（natural family planning，NFP），是根据女性自然生理规律，不用任何避孕方法，在易孕期禁欲而达到避孕目的的。多数育龄妇女具有正常月经周期，排卵多在下次月经来潮前 14 日，排卵期前后 4 ~ 5 日内为易受孕期，其余时间不易受孕为安全期。安全期避孕需根据本人的月经周期，结合基础体温测量和宫颈黏液变化特点来推算，排卵因受情绪、健康状况或外界环境等因素影响而提前或推迟，偶尔还会发生额外排卵，因此，安全期避孕法并不十分可靠，失败率高达 20%，不宜推广。

（二）紧急避孕

紧急避孕（emergency contraception）是指在无防护性生活后或避孕失败后几小时或几日内，妇女为防止非意愿妊娠的发生而采取的补救方法。其避孕机制是阻止或延迟排卵，干扰受精或阻止受精卵着床。方法包括放置宫内节育器和口服紧急避孕药。

【适应证】

1. 避孕失败，包括阴茎套破裂、滑脱，体外射精失败，漏服避孕药，宫内节育器脱落，安全期计算错误等。

2. 性生活未使用任何避孕措施。

3. 遭受性暴力。

【禁忌证】

已确诊妊娠的妇女。

【使用方法】

1. 宫内节育器：带铜 IUD 在无保护性性生活后 5 日（120h）之内放入，有效率达 95% 以上。特别适合希望长期避孕而且符合放置节育器者及对激素应用有禁忌证者。

2. 紧急避孕药：主要有雌孕激素复方制剂，单孕激素制剂及抗孕激素制剂 3 大类。

（1）雌、孕激素复方制剂：复方左炔诺孕酮片，在无保护性性生活后 3 日（72h）内即服 4 片，间隔 12h 再服 4 片。

（2）单孕激素制剂：左炔诺孕酮片，在无保护性性生活后 3 日（72h）内服 1 片，12h 再服 1 片。正确使用的妊娠率仅 4%。

（3）抗孕激素制剂：米非司酮片，在无保护性性生活后 5 日（120h）之内服用 10mg 或 25mg，1 片即可。有效率达 85% 以上，妊娠率 2%。

【注意事项】

1. 紧急避孕为临时性措施，仅用于偶尔避孕失败者。

2. 紧急避孕药由于剂量大，容易造成女性内分泌紊乱，月经周期改变。紧急避孕药每年使用不要超过 3 次，每月最多使用 1 次为宜。

3. 无保护措施的性生活后，服药越早，防止非意愿妊娠的效果越好。

4. 若紧急避孕失败，应终止妊娠。

（三）外用避孕药

通过阴道给药杀死精子或改变精子的功能，达到避孕效果。常用的有外用避孕药膜、片、栓、膏和凝胶等，由有活性的壬苯醇醚为主药加不同的基质组成。避孕药膜、片、栓等于性交前 5 ~ 10min 放入阴道深处，待其溶解后即可性交。若超过 30min 未性交必须再次放入。正确使用，避孕率达 95% 以上。使用失误，失败率高达 20% 以上，不作为避孕首选方法。

第二节　女　性　绝　育

女性绝育方法是通过手术将输卵管结扎或药物使输卵管粘连堵塞，阻断精子与卵子相遇，从而达到永久不孕的目的。目前常用的女性绝育方法为经腹输卵管结扎术，腹腔镜绝育术。

一、经腹输卵管结扎术

经腹输卵管结扎术是国内应用最广的女性绝育方法，具有切口小、组织损伤小、操作简易、安全、方便等优点。

【适应证】

1. 育龄女性自愿接受绝育手术且无禁忌证者。

2. 患严重全身疾病不宜生育者，如心脏病、肾病、肝病等。

3. 患遗传性疾病不宜生育者。

【禁忌证】

1. 各种疾病的急性期。

2. 腹部皮肤有感染灶或患有急、慢性盆腔炎。

3. 全身状况不良不能耐受手术者，如产后出血、休克、心力衰竭等。

4. 患严重的神经官能症者。

5. 24h 内两次体温达 37.5℃或以上者。

【手术时间】

1. 非妊娠妇女在月经干净后 3 ~ 4 日。

2. 人工流产、中期妊娠引产术后或宫内节育器取出后，可立即施行手术。

3. 正常分娩产后 48h 内。

4. 剖宫产、剖宫取胎或其他腹部手术时，酌情同时进行。

5. 哺乳期或闭经妇女应排除妊娠后再行绝育术。

【用物准备】

器械：甲状腺拉钩 2 个，中号无齿镊 2 把，短无齿镊 1 把，短有齿镊 1 把，弯蚊式钳 2 把，12cm 弯钳 2 把，鼠齿钳 2 把，布巾钳 4 把，直止血钳 4 把，弯止血钳 4 把，持针器 1 把，弯头无齿卵圆钳 1 把（或输卵管钩或指板），消毒皮肤用钳 1 把，弯剪刀 1 把，线剪 1 把，刀片及刀柄各 1 个，弯盘 1 个，小药杯 2 个，5ml 针筒及针头各 1 个，弯三角针（9mm×24mm）1 个，弯圆针（9mm×24mm）1 个，弯圆针（6mm×14mm）3 个，4 号及 0 号线各 1 团。

敷料：双层方包布 1 块，双层大包布 1 块，腹单 1 块，治疗巾 5 块，手术衣 3 件，细纱布 10 块，粗纱布2块及无菌手套3副。

【手术步骤】

1. 麻醉　采用局部浸润麻醉或硬膜外麻醉。

2. 体位　受术者排空膀胱，取仰卧位，常规消毒，铺巾。

3. 选择腹部切口　取下腹正中耻骨联合上两横指（3～4cm）做2cm长纵切口，产后在宫底下2～3cm做纵切口，逐层进入腹腔。

4. 寻找提取输卵管　术者用左手示指经切口伸入腹腔，沿宫底后方滑向一侧宫角处，摸到输卵管后，右手持卵圆钳夹住输卵管，轻轻提至切口外，此为卵圆钳取管法，亦可用指板法或吊钩法提取输卵管。只有见到输卵管伞端后才证实为输卵管，术中须同时检查卵巢有无异常。

5. 结扎输卵管　目前国内多采用抽芯包埋法（图20-4）。用两把鼠齿钳夹住输卵管，在输卵管峡部浆膜下注入0.5%利多卡因1ml使浆膜膨胀，用尖刀切开膨胀的浆膜层，再用弯蚊钳轻轻游离该段输卵管，剪除输卵管约1cm长，用4号丝线结扎输卵管两侧断端，用1号丝线连续缝合浆膜层，将近端包埋在输卵管系膜内，远端留在系膜外，检查无出血、渗血后，送回腹腔。同法处理对侧输卵管。

6. 清点手术器械、敷料、纱布无误后，逐层关腹，手术完毕。

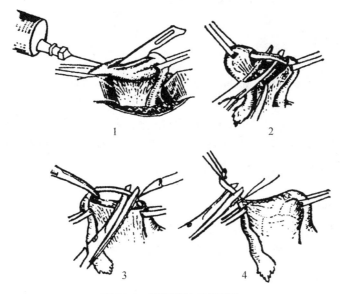

图20-4　输卵管抽芯包埋法

【术后并发症及处理】

经腹输卵管结扎术一般不易发生术后并发症。

1. 出血或血肿　因血管漏扎、结扎不紧或过度牵拉、钳夹，损伤输卵管或输卵管系膜血管均可致腹腔内出血或血肿。一旦发现须协助医生立即止血，血肿形成后应切开，止血后再缝合。

2. 感染　多因体内原有感染尚未控制，手术器械、敷料消毒不严或手术操作无菌观念不强所致。故要严格掌握手术适应证及禁忌证，加强无菌观念，规范操作程序，积极预防感染。

3. 脏器损伤　多因操作不熟练，解剖关系辨认不清楚或操作粗暴所致，可导致膀胱、肠管等损伤。术中应严格执行操作规程，一旦发现误伤应及时配合医生修补。

4. 绝育失败　绝育术后再孕的情况偶有发生。主要是由于绝育方法本身缺陷、手术操作技术的误差引起。操作时手术者思想应高度集中，严防误扎、漏扎输卵管，引起输卵管再通。

【护理要点】

1. 术前护理

（1）心理护理：护士主动与受术者交流，做好知情同意，提供心理支持，消除思想顾虑和恐惧，使其以最佳身心状态接受和配合绝育术。

（2）做好术前准备：准备手术器械及敷料；按医嘱完成各项常规检查；按一般妇科腹部手术备皮；做青霉素等药物过敏试验；术前4h禁食，术前排空膀胱。

2. 术后护理

（1）密切观察生命体征变化，注意有无腹痛、腹腔内出血及脏器损伤征象。

（2）注意观察切口有无渗血、感染等异常情况，保持敷料清洁干燥。

（3）鼓励受术者卧床休息4~6h后下床活动，有助于减少腹腔粘连，促进身体健康。

（4）术后4~6h督促受术者自解小便。

（5）术后可进半流饮食或普食。

（6）做好健康教育，指导受术者注意休息、营养、卫生。术后休息3~4周，禁止性生活1个月，术后1个月复查，若有发热、腹痛等应及时就诊。

二、经腹腔镜输卵管绝育术

经腹腔镜输卵管绝育术是指在腹腔镜直视下，采用热效应或机械手段使输卵管受阻，从而达到绝育的目的。经腹腔镜输卵管绝育术方法简单、安全、创伤性小，术后恢复快，国内已推广。

【适应证】

同经腹输卵管结扎术。

【禁忌证】

有腹腔粘连、心肺功能不全、膈疝等禁用，其他同经腹输卵管结扎术。

【物品准备】

腹腔镜，气腹针，CO_2 气体，单级或双极电凝钳，电凝剪，钳夹器及套管针，弹簧夹或硅胶环2个，有齿卵圆钳2把，组织钳2把，持针器1把，缝合针，圆针，三角针，刀柄1把，刀片，线剪1把，棉球，纱布及0.5%聚维酮碘溶液等。

【手术步骤】

1. 采用局部浸润麻醉、硬膜外麻醉或全麻。

2. 受术者排空膀胱，取头低臀高仰卧位。手术野常规消毒、铺无菌巾。

3. 脐孔下缘做1cm小切口，先用气腹针插入腹腔，充 CO_2 气体2~3L，然后插入套管针置腹腔镜。

4. 在腹腔镜直视下可将弹簧夹、硅胶环置于输卵管峡部，也可采用双极电凝法烧灼输卵管峡部1~2cm，以阻断输卵管通道。

5. 检查手术视野及盆腔无出血、绝育部位无误后取出腹腔镜，缝合腹壁切口。

【术后并发症及处理】

1. 脏器及血管损伤　充气针与穿刺针刺入腹腔，有损伤脏器及血管的危险。穿刺时必须充分提起腹壁，并掌握方向和深度。一旦发生损伤需立即开腹修补，彻底止血。

2. 充气并发症　充气针误刺入其他组织时可引起皮下气肿、大网膜气肿甚至空气栓塞等。操作应按操作规程进行，充气前要确认穿刺针在腹腔中。

3. 其他并发症同经腹输卵管结扎术。

【护理要点】

1. 术前护理

（1）全面评估受术者的身心状况，排除手术的禁忌证。

（2）遵医嘱进行血、尿常规，出凝血时间，心电图，胸透等辅助检查。

（3）术前6h禁食，术前晚用肥皂水灌肠。

（4）腹部常规备皮，重点清洁脐孔。

（5）按手术需要准备器械及敷料。

2．术中护理　除根据手术需要取头低臀高位外，其他护理同经腹输卵管结扎术。

3．术后护理

（1）严密观察受术者生命体征变化及有无发热、腹痛、内出血或脏器损伤等征象。术后平卧3～5h 便可下床活动。

（2）健康指导及随访内容同经腹输卵管结扎术。

第三节　人工终止妊娠

根据妊娠月份大小而采用不同方法使妊娠终止，是避孕失败后的补救措施。常用的人工终止妊娠方法有药物流产、手术流产（包括吸宫术和钳刮术）及中期妊娠引产术（包括水囊引产和依沙吖啶引产）。

一、早期妊娠终止方法

避孕失败后妊娠早期的补救措施有药物流产和手术流产两种方法终止妊娠，统称人工流产（induced abortion）。

（一）药物流产

药物流产（medical abortion or medical termination）是用药物终止早期妊娠的方法。目前临床常用的药物是米非司酮和米索前列醇。米非司酮是一种类固醇类的抗孕激素制剂，具有抗孕激素及抗糖皮质激素作用。其对子宫内膜孕激素受体的亲和力比孕酮高 5 倍，能和孕酮竞争受体，取代孕酮而与蜕膜的孕激素受体结合，阻断孕酮活性而使妊娠终止。米索前列醇是前列腺素衍生物，具有子宫兴奋、扩张和软化宫颈的作用。两者配伍应用使子宫收缩增强，促使胚胎排出，使终止早孕完全流产率达 90% 以上。

【适应证】

1．确诊为正常宫内妊娠 49 天以内，年龄小于 40 岁的健康妇女，本人自愿要求使用药物终止妊娠。

2．有人工流产术高危因素者，如瘢痕子宫、哺乳期、子宫畸形、宫颈发育不良或骨盆严重畸形。

3．对手术流产有恐惧和顾虑心理者。

【禁忌证】

1．使用米非司酮禁忌证，如肾上腺及其他内分泌疾病、肝肾功能异常、妊娠期皮肤瘙痒史、血液病、血管栓塞等病史。

2．有使用前列腺素禁忌证，如心血管疾病、青光眼、哮喘、癫痫、结肠炎。

3．带器妊娠、宫外孕、葡萄胎。

4．过敏体质、妊娠剧吐、长期服用抗结核药、抗癫痫药、抗抑郁药、抗前列腺素药等。

【用药方法】

米非司酮 25mg，每日 2 次口服，连用 3 日，于第 4 日上午用米索前列醇 0.6mg，一次顿服。

【护理要点】

1．用药前详细评估孕妇的健康史及身心状况，核实适应证，排除禁忌证，遵医嘱协助其完成各项辅助检查。

2. 帮助孕妇掌握用药方法，并详细说明注意事项及可能发生的不良反应。

（1）服药应空腹或进食 2h 后，温水服药。

（2）用药过程中会出现类早孕反应或早孕反应加重情况，如恶心、呕吐、轻度腹痛、腹泻等。

3. 服药后注意观察阴道流血量及是否有组织物排出。

4. 药物流产必须在有急救措施和急诊刮宫设备的医疗单位进行，在医务人员监护下有选择地应用。

5. 药物流产失败者，或因不全流产发生阴道多量流血者，必须行手术流产或清宫术。

6. 流产后阴道流血多（超过平时月经量）、时间长，或出现腹痛、发热、阴道分泌物有臭味等异常情况，应及时到医院诊治。

7. 注意外阴清洁，两周内或阴道流血未净前禁止性生活和盆浴。

8. 流产后 8、15、43 天需到门诊复查。流产后落实避孕措施，以免再次妊娠。

（二）手术流产

手术流产（surgical abortion）是采用手术方法终止妊娠，包括负压吸引术和钳刮术。

1. 负压吸引术　利用负压原理，将妊娠物从宫腔内吸出，称为负压吸引术。

2. 钳刮术　钳刮术是在子宫颈充分扩张后，用卵圆钳夹取妊娠组织，再行吸宫、刮宫的手术，适用于妊娠 11～14 周要求终止妊娠而无禁忌证者。

术前 24h 常规消毒后用橡胶导尿管扩张宫颈管，也可在术前 3～4h 在阴道后穹隆部放置前列腺素制剂。子宫颈充分扩张后先破胎膜，使羊水流尽；用卵圆钳钳夹胎儿组织与胎盘，必要时用刮匙轻刮宫腔一周，观察有无出血，若有出血，加用缩宫素。余同负压吸引术。

【适应证】

1. 妊娠 10 周以内要求终止妊娠而无禁忌证者。

2. 因患某种疾病不能继续妊娠者。

【禁忌证】

1. 各种疾病的急性期。

2. 生殖器官急性炎症。

3. 严重的全身性疾病或全身情况不佳，不能耐受手术者。如心力衰竭、妊娠剧吐、酸中毒未纠正等。

4. 手术当日两次体温在 37.5℃ 以上。

【用物准备】

阴道窥器 2 个，宫颈钳 1 把，子宫探针 1 个，宫颈扩张器 1 套，6～8 号吸管各 1 个，有齿卵圆钳 2 把，刮匙 1 个，长镊子 2 个，弯盘 1 个，长硬质橡皮管 1 根，孔巾 1 块，无菌手套 1 副，干棉球数个，纱布若干，脚套和袖套各 1 副，负压吸引瓶 1 个，负压电动吸引器 1 个。

【手术流产的镇痛与麻醉】

手术流产操作时间很短，仅数分钟，一般不需要麻醉，但为了减轻手术者疼痛，可在麻醉下实施手术。常用的麻醉方法有①依托咪酯静脉注射法：是目前较常用的方法。术前禁食，将依托咪酯溶液 10ml（20mg），于 15～60s 内静脉推注完毕，药物起效后开始手术。该麻醉方法需要麻醉师负责麻醉管理；②宫旁神经阻滞麻醉：取 1% 利多卡因在宫颈 4、8 点钟处各注射 2.5ml，5min 后开始手术；③氧化亚氮吸入麻醉：此法起效快，作用消失快，最大特点为镇痛作用强而麻醉作用弱。

【手术步骤】

（1）体位及消毒：受术者排空膀胱，取膀胱截石位，常规外阴消毒铺巾；做双合诊检查，查清子宫大小、位置及附件情况。用阴道窥器暴露宫颈并消毒。

（2）探测宫腔、扩张宫颈：宫颈钳钳夹宫颈前唇或后唇中部，用子宫探针顺子宫屈度逐渐进入宫腔，探测宫腔方向及深度。用宫颈扩张器扩张宫颈管，自小号到大号逐渐扩至大于准备用的吸管半号或1号。扩张时注意用力均匀，切忌强行进入宫腔，以免发生宫颈内口损伤或用力过猛造成子宫穿孔。

（3）吸刮：根据孕周选择吸管及负压大小，所用负压不宜超过500mmHg。连接好吸管试吸无误后，将吸管头部缓慢送入宫底，按顺时针方向吸宫腔1～2圈。当感觉子宫壁粗糙、宫腔缩小出现少量血性泡沫、吸管被包紧、吸引头部移动受阻时，表示妊娠物已吸干净。此时捏紧吸管阻断负压后缓慢取出吸管。再用小刮匙轻刮宫腔1圈，特别注意两侧宫角和宫底处，确认已吸净，取下宫颈钳，用棉球擦拭宫颈及阴道血迹，观察无异常后取出阴道窥器，结束手术。

（4）检查吸出物：用纱布过滤全部吸出物，仔细检查有无绒毛、胚胎组织或水泡状物，所吸出量是否与孕周相符，若肉眼未见绒毛或见到水泡状物，应将吸出物送病理检查。

【手术流产并发症及处理】

1. 子宫穿孔　是手术流产的严重并发症。多与术者操作技术不熟练及子宫本身的特殊情况有关，特别是哺乳期子宫、瘢痕子宫、子宫过度屈曲或畸形易致穿孔。手术时突然感到无宫腔无底感觉，或手术器械进入深度超过原来所测深度，提示子宫穿孔，应立即停止手术。穿孔小，无脏器损伤或内出血，流产已完成者，可注射子宫收缩剂保守治疗，并给予抗生素预防感染。同时密切观察血压、脉搏等生命体征；若宫内组织尚未吸净，可在B超引导下或腹腔镜下完成手术。尚未进行吸宫操作者，则待1周后再清除宫腔内容物。穿孔大，有内出血或怀疑脏器损伤者，应立即剖腹探查或腹腔镜检查，根据情况做相应处理。

2. 人工流产综合反应　指受术者在手术流产术中或术毕时出现心动过缓、心律不齐、面色苍白、出汗、头晕、胸闷，严重者甚至发生血压下降、昏厥、抽搐等迷走神经兴奋症状。多因受术者紧张、疼痛或扩张宫颈管或负压吸引等局部机械性刺激引起迷走神经兴奋所致。发现症状后立即停止手术，给予吸氧，大多数术后逐渐恢复；严重者用阿托品0.5～1mg静脉推注可有效控制症状。因此，术前重视精神安慰、术中动作轻柔、吸宫时掌握适当负压，减少不必要的反复吸刮，均能降低人工流产综合反应的发生率。

3. 术中出血　妊娠月份较大时，因子宫较大，子宫收缩欠佳，出血量多。可在扩张宫颈后尽快取出胚胎组织，并注射缩宫素。吸管过细、胶管过软或负压不足引起出血，应及时更换吸管和胶管，调整负压。

4. 吸宫不全　指手术流产术后部分妊娠组织物残留于宫腔。是手术流产常见并发症，与术者操作不熟练或子宫过度前屈或后屈有关。常表现为术后10天流血量仍多，或流血停止后又有多量流血者，均考虑吸宫不全，B超检查有助于诊断。流血多者，若无明显感染征象，应尽早行刮宫术，刮出物送病理检查，术后给予抗生素预防感染。若伴有感染，应控制感染后再行刮宫术，术后继续抗感染治疗。

5. 漏吸　确定为宫内妊娠，术时未吸出胚胎及绒毛组织称为漏吸。与孕周过小、子宫畸形、子宫过度屈曲以及术者技术不熟练等有关。当吸出物过少时，应复查子宫位置、大小及形态，重新探查宫腔，再次行负压吸引术。若仍未见胚胎组织，将吸出物送病理检查，排除宫外孕可能。

6. 感染　多因吸宫不全、术后过早性生活或盆浴、敷料和器械消毒不严、术中无菌观念不强或原有生殖系统的炎症未经控制即行手术引起，多为急性子宫内膜炎，盆腔炎甚至腹膜炎，严重时导致败血症。主要表现为发热、下腹痛、白带混浊和不规则阴道流血。妇科检查时子宫或附件有压痛。受术者应卧床休息，全身支持疗法，应用广谱抗生素抗感染治疗。宫腔内有妊娠产物残留者，应按感染性流产处理。

7. 羊水栓塞　少见，偶发于钳刮术。宫颈损伤、胎盘剥离使血窦开放，使羊水进入母体血液循环。因孕早期及孕中期羊水中有形成分极少，即使并发羊水栓塞，其症状及严重性不如晚期妊娠发病凶猛。此时应做给氧、解痉、抗过敏、抗休克等处理。

8. 远期并发症　有宫颈粘连、宫腔粘连、慢性盆腔炎、月经失调、继发性不孕等。

【护理要点】

1. 术前护理

（1）护士要热情接待，关心患者，主动介绍手术简单经过，注意事项。消除其紧张情绪或对手术的恐惧心理，并主动配合手术。

（2）详细询问病史，全面评估受术者身心的状况，排除手术禁忌证。

（3）遵医嘱进行常规检查外，必要时可进行阴道清洁度和阴道分泌物常规检查。

（4）排空膀胱后取膀胱截石位。

2. 术中配合

（1）调整照明灯光，协助连接吸管和负压装置，配合医生完成手术。

（2）陪伴受术者，随时提供心理支持，指导其配合手术。

（3）认真观察受术者有无异常反应，如面色苍白、腹痛等情况，一旦出现及时报告医师，并配合处理，防治手术并发症。

（4）配合术者认真检查手术流产的吸出物，必要时送病理检查协助诊断。

3. 术后护理

（1）护送受术者在观察室卧床休息1～2h，注意观察腹痛及阴道流血情况，无异常者方可离院。

（2）术后如有腹痛、发热，阴道流血量多或持续流血达10日以上等异常情况，应随时到医院就诊。

（3）嘱受术者注意保持外阴清洁，禁止性生活及盆浴1个月。

（4）吸宫术后休息2周，钳刮术后休息4周，1个月后复查。

（5）遵医嘱给予药物治疗。

（6）指导夫妇双方采取安全可靠的避孕措施。

二、中期妊娠终止方法

孕妇患有严重疾病不宜继续妊娠或防止先天性畸形儿出生需要终止中期妊娠，可以引产终止妊娠，主要方法有依沙吖啶（利凡诺）引产和水囊引产。

（一）依沙吖啶引产

依沙吖啶是一种强力杀菌剂，将其注入羊膜腔内或宫腔内羊膜外，可使胎盘组织变性坏死，增加前列腺素的合成，促进宫颈软化、扩张，引起子宫收缩。依沙吖啶损害胎儿主要生命器官，胎儿中毒而死亡，故常用于中期妊娠引产。但大剂量应用可致肝、肾衰竭，现用量减少至每次100mg。临床多采用依沙吖啶经腹羊膜腔内注射法。

【适应证】

妊娠13～24周，因患有严重疾病或胎儿异常不宜继续妊娠者。

【禁忌证】

1. 严重的心脏病、高血压及血液病等。

2. 各种急性感染性疾病、慢性疾病急性发作期及生殖器官急性炎症。

3. 剖宫产术或肌瘤挖除术2年内。

4. 前置胎盘或局部皮肤感染者。

5. 术前24h内体温两次超过37.5℃。

6. 患有肝、肾疾病、全身情况不佳及依沙吖啶过敏者。

【物品准备】

卵圆钳2把，孔巾1块，弯盘1个，5ml及50ml注射器各1副，9号长穿刺针头1个，纱布4块，棉球若干，0.5%聚维酮碘溶液，0.2%利凡诺25～50ml，无菌手套1副，胶布。

【手术步骤】

1. 羊膜腔内注入法

（1）孕妇体位：孕妇排空膀胱后取平卧位。

（2）术者准备：术者戴帽子、口罩和无菌手套。

（3）选择穿刺点：将子宫固定在下腹正中，穿刺点在宫底与耻骨联合中点、腹中线偏一侧1cm处或在胎儿肢体侧、囊性感最明显处作为穿刺点。必要时可在B超下定位。

（4）消毒铺巾：以穿刺点为中心，常规消毒腹部皮肤，铺无菌孔巾。

（5）羊膜腔穿刺：先用0.5%利多卡因在选择好的穿刺点做局部浸润麻醉，再用7～9号带芯腰椎穿刺针经局麻处垂直刺入腹壁，经子宫前壁刺入羊膜腔。在穿过腹壁及宫壁时，手下能感觉到两次遇阻力后落空感，再继续进针0.5～1.0cm。此时拔除针芯如有羊水流出，提示穿刺成功。若抽出血液应立即拔针，并压迫穿刺点。

（6）注入药液：将穿刺针与吸有依沙吖啶100mg的注射器连接，回抽有羊水，确定针头在羊膜腔内后，缓慢将药液注入羊膜腔。注射完药液后，回抽少量羊水再注入，以洗净注射器内的残留药液，然后取下注射器，插入针芯，迅速拔出针头，穿刺点用消毒纱布或棉球覆盖，压迫片刻，以防止局部出血，用胶布固定。

2. 宫腔内羊膜腔外注入法　孕妇排空膀胱取膀胱截石位，常规消毒外阴阴道，铺无菌孔巾。阴道窥器暴露宫颈及阴道，再次消毒阴道及宫颈，宫颈钳夹持宫颈前唇，用敷料镊将无菌导尿管送入子宫壁与胎囊间，将0.2%利凡诺25～50ml由导尿管注入宫腔。折叠并结扎外露的导尿管，放入阴道穹隆部填塞纱布。24h后取出纱布和导尿管。

【注意事项】

（1）依沙吖啶通常剂量为50～100mg，不超过100mg。

（2）宫腔内羊膜腔外注药时，避免导尿管接触阴道壁，以防感染。

（3）羊膜腔内穿刺时穿刺针进入不可过深过猛，尽可能一次成功，最多不超过2次。

（4）操作过程中注意观察孕妇有无呼吸困难、发绀等异常情况，警惕发生羊水栓塞的可能。

【护理要点】

1. 术前护理

（1）详细询问病史（包括既往病史、月经史、妊娠分娩史和本次妊娠经过等），行全身检查和妇科检查，核实适应证，排除禁忌证。

（2）嘱术前3日内禁止性生活，并于术前3日开始每日以消毒液擦洗阴道1次。

（3）遵医嘱测体温、脉搏、血压，检查血、尿常规，必要时进行出凝血时间、肝肾功能、胸部透视、B超胎盘定位、阴道分泌物常规化验等。

（4）所用依沙吖啶只能用注射用水或羊水稀释，忌用生理盐水，安全剂量为50～100mg。已稀释的药液用50ml注射器抽取后在术中使用。

2. 术中护理　注意观察孕妇生命体征，并识别有无呼吸困难、发绀等羊水栓塞症状。

3. 术后护理

（1）让孕妇尽量卧床休息，防止突然破水。

（2）严密监测孕妇生命体征体变化，应每4h测体温1次。部分孕妇于注药后24～48h可出现低热（38℃左右），一般无需处理，体温多在短时间内或分娩后恢复正常。

（3）严密观察宫缩及产程进展情况。严密观察并记录宫缩出现的时间和强度、胎心与胎动消失的时间及阴道流血情况。一般注药后12～24h开始宫缩，胎儿和胎盘约在注药后48h娩出。第一次用药失败者，应在 72h 后方可第二次用药，用药剂量仍为 50～100mg。两次引产均失败者应改用其他方法终止妊娠。

（4）按正常分娩接生。胎儿娩出后仔细检查胎盘胎膜是否完整，软产道有无裂伤，发现裂伤，及时缝合。胎盘胎膜排出后常规行清宫术。同时注意产后宫缩、阴道流血及排尿情况。

（5）引产后按正常产褥期护理，指导产妇及时采取回奶措施。嘱产妇保持外阴清洁，使用消毒会阴垫，防止感染。

（6）术后 6 周内禁止性生活和盆浴，为产妇提供避孕指导。

（7）告知产妇若出现发热、腹痛、阴道流血量多等异常情况及时就诊。

（二）水囊引产

将无菌水囊放置于子宫壁与胎膜之间，水囊内注入适量无菌生理盐水，借膨胀的水囊增加宫内压力和机械性刺激宫颈管，诱发子宫收缩，促使胎儿及其附属物排出的方法称为水囊引产。

【适应证】

妊娠 13～24 周，因患有严重疾病或胎儿异常不宜继续妊娠者。

【禁忌证】

1. 严重全身性疾病。

2. 各种急性感染性疾病、慢性疾病急性发作期及生殖器官急性炎症。

3. 剖宫产术或子宫肌瘤挖除术 2 年内。

4. 前置胎盘。

5. 术前 24h 内体温两次超过 37.5℃。

【物品准备】

阴道窥器 2 个，钳血管 2 把，宫颈钳 1 把，长无齿镊 1 把，卵圆钳 2 把，宫颈扩张器 1 套，50ml 注射器 1 副，水囊 1 个，孔巾 1 块，纱布 1 块，10 号丝线 30cm，大棉球若干，无菌手套 1 副，无菌生理盐水 500ml 及消毒液等。

【手术步骤】

1. 孕妇排空膀胱，取膀胱截石位，常规消毒外阴。

2. 术者戴无菌手套、铺无菌巾，双合诊了解子宫位置及大小。

3. 用阴道窥器观察阴道情况，暴露宫颈，消毒阴道及宫颈。后穹隆放置消毒纱布 1 块，以避免水囊碰到阴道壁。

4. 宫颈钳夹持宫颈前唇，稍向外牵拉。用宫颈扩张器依顺序扩张宫颈口至 8～10 号。

5. 放置水囊　用卵圆钳将准备好的水囊经宫颈逐渐全部送入子宫腔内，使其置于宫壁和胎膜之间，在放置过程中勿使水囊触碰阴道壁。根据 B 超胎盘定位，尽量避开胎盘。如遇到阻力或碰到胎盘，应调换方向，从子宫另一侧重新放入。

6. 囊内注水　用无菌注射器抽无菌生理盐水缓慢注于水囊内。注入液体量应根据妊娠月份大小而定，一般按每个孕月 100ml 计算，最多不超过 500ml。注入完毕，将导尿管末端折叠扎紧，再用无菌干纱布包裹置于阴道后穹窿部。

7. 取下宫颈钳及阴道窥器，术毕，测量子宫底高度后送孕妇回病房休息。

【护理要点】

1. 术前准备

（1）详细询问病史（包括既往病史、月经史、妊娠分娩史和本次妊娠经过等），行全身检查和妇科检查，核实适应证，排除禁忌证。

（2）嘱术前 3 日内禁止性生活，并于术前 3 日开始每日以消毒液擦洗阴道 1 次。

（3）遵医嘱测体温、脉搏、血压，检查血、尿常规，必要时进行出凝血时间、肝肾功能、胸部透视、B 超胎盘定位、阴道分泌物常规化验等。

（4）制备水囊，将两只避孕套套叠在一起，排除双层之间的空气，将18号橡皮导尿管插入双层避孕套内，用粗丝线将套口结扎于导尿管上，排出套内空气，再结扎导尿管外端，煮沸消毒后备用。

2. 术中配合

（1）陪伴孕妇，提供心理支持，指导其配合手术。注意观察其在放置水囊过程中的反应。

（2）水囊放置完毕，测量宫高后送孕妇回病房。

3. 术后护理

（1）放入水囊后，让孕妇卧床休息，注意保持外阴清洁，防止感染。

（2）定时测体温、脉搏，严密观察宫缩及注意有无阴道流血、发热等情况。一般水囊放置24h内可出现宫缩，当宫缩规律有力时，即可放出囊内液体，取出水囊。如24h后仍无宫缩或宫缩较弱，也应取出水囊。

（3）取出水囊后，严密观察血压、宫缩、腹痛、阴道流血及产程进展情况。如无宫缩或宫缩较弱，可按医嘱静脉滴注缩宫素，并根据宫缩情况调整缩宫素的滴速与浓度，同时派专人监护。

（4）胎儿排出时按正常分娩接生，注意检查胎盘、胎膜的完整性，软产道有无损伤，如有异常情况及时通知医师并配合处理。

（5）胎儿及其附属物完全排出后，观察1~2日无异常后，方可出院。

（6）引产后按正常产褥期护理，如协助护理对象按常规退乳、接受常规的产后复查及指导其落实有效的计划生育措施等。

（7）保持外阴清洁，每天擦洗，使用消毒会阴垫，6周内禁止性生活和盆浴。

（8）引产术后1个月随访，如有发热、腹痛、阴道流血多随时到医院就诊。

本章小结

计划生育是我国的一项基本国策。我国计划生育的内容包括晚婚、晚育、节育及优生优育。节育措施主要包括避孕、绝育及避孕失败后的补救措施，以避孕为主。目前常用的避孕方法有工具避孕、药物避孕、紧急避孕、自然避孕法等。绝育方法有女方输卵管结扎、男方输精管结扎。避孕失败后的补救措施为人工终止妊娠，方法有药物流产、手术流产（包括吸宫术和钳刮术）及中期妊娠引产术（包括依沙吖啶引产和水囊引产）。本章重点内容包括各种避孕方法的适应证、禁忌证、使用方法及护理；人工终止妊娠的适应证、禁忌证、方法及护理。难点为药物避孕的避孕机理及用法，各种终止妊娠手术的操作方法。

自测题

一、问答题

1. 手术流产的并发症有哪些？如何预防及护理？

2. 以短效口服避孕药为例，指导妇女正确服药方法及注意事项。

二、病例分析

患者，吕某，女，30 岁，剖宫产术后半年，现停经 60 天，有明显恶心、呕吐等早孕反应，双侧乳房胀痛，尿妊娠试验阳性。B 超检查：子宫内妊娠。患者要求终止妊娠。妇科检查：子宫后位，增大如停经天数，质软，活动好，双侧附件未触及异常，按操作过程行吸宫流产术。在手术过程中患者突然出现恶心、呕吐、面色苍白、胸闷、血压下降等表现。

问题：

1. 该患者最可能出现了什么并发症？
2. 发生上述症状的根本原因是什么？
3. 护理要点是什么？

三、护士执业资格考试模拟题

（1～2 题共用题干）患者，女性，30 岁，足月顺产后 3 个月，母乳喂养，月经尚未复潮，排除早孕，无肝肾疾病史。到门诊咨询避孕措施。

1. 该妇女**不宜用**的避孕方法是
   A. 口服避孕药
   B. 女用避孕套
   C. 男用阴茎套
   D. 皮下埋植避孕
   E. 宫内节育器

2. 若采用皮下埋植避孕，其最大的优点是
   A. 使用简便
   B. 可随时取出
   C. 发生不规则流血少
   D. 取出后恢复生育功能迅速
   E. 不影响乳汁质量

（林新容）

第二十一章 妇女保健

第一节 概 述

妇女保健是我国卫生保健事业的重要组成部分，日益受到各级政府和卫生部门的重视。在我国，妇女占了人口总数的一半，因此，全社会都应高度重视妇女保健工作，积极行动起来，维护和促进妇女的健康水平。

一、妇女保健的目的和意义

妇女保健工作的目的是通过积极的预防、普查、监护和保健措施，做好妇女各期保健以降低患病率，消灭和控制某些疾病及遗传病的发生，控制性传播疾病的传播，降低孕产妇和围生儿死亡率，以促进妇女身心健康。

妇女保健是以维护和促进妇女健康为目的，以"保健为中心，临床为基础，保健与临床相结合，以生殖健康为核心，面向基层，面向群众"为工作方针，开展以群体为服务对象，做好妇女保健工作，保护妇女健康，维护家庭幸福和后代健康，提高人口素质，是国富民强的基础工程。

二、妇女保健工作的方法和任务

妇女保健工作是一个社会系统工程，应充分发挥各级妇幼保健专业机构和妇幼保健网的作用；有计划地组织培训专业人员，不断提高业务技能和水平。在调查研究的基础上，制订妇女保健工作计划和防治措施，做到群体保健和临床保健相结合，大力开展妇女保健的宣传和健康教育，建立健全有关规章制度，加强目标管理和监督检查。开展以生殖健康为核心的妇女保健，做到以人为中心，以服务对象的需求为评价标准，强调性健康、社会的参与和政府的责任。

妇女保健工作任务：

1. 做好妇女各期保健工作。

2. 普及科学接生，提高产科质量。

3. 定期进行妇女常见病、多发病的普查普治，制订预防措施，降低发病率，提高治愈率。

4. 进行计划生育指导，普及计划生育的科学知识，提供安全可靠的计划生育技术服务。

5. 做好妇女保健的统计工作，为开展妇女保健工作提供科学依据。

三、妇女保健组织机构

为了完成妇女保健工作任务，各级卫生行政组织和卫生服务部门都建立了各级妇女保健机构，各级妇幼保健机构均在同级卫生行政部门领导下，认真贯彻落实各项妇幼保健工作。

（一）行政机构

各级卫生行政机构中均设有专门负责妇女保健工作的组织。①国家卫生和计划生育委员会内设妇幼健康服务司，下设设综合处、妇女卫生处、儿童卫生处、计划生育技术服务处、出生缺陷防治处等处室；②省（直辖市、自治区）卫生和计划生育委员会设妇幼健康服务处；③市（地）级卫生局设妇幼保健与社区卫生科；④县（市）级卫生局一部分设防保股，一部分设业务股，少数县由专人分管。各级行政机构各司其职，同时受上一级机构监督。

（二）专业机构

妇幼卫生专业机构包括各级妇产医院和各级妇幼保健院、所、站等。各级保健机构应有步骤、有计划地做到以临床为基础，保健、医疗、科研、培训密切结合。

目前我国各级妇幼保健机构有①国家级：设有中国疾病预防控制中心妇幼保健中心；②省级：省妇幼保健院；③（地）市级：（地）市妇幼保健所（院）；④县级：县级妇幼保健所（站）。

第二节 妇女保健工作范围

一、妇女各期保健

（一）青春期保健（adolescence care）

针对青春期女性生理、心理及社会特点，对有关健康行为方面的问题提供保健指导，包括青春期的生理、心理卫生和性知识教育，维持合理营养，培养良好的个人生活习惯，参与适当的体育锻炼和体力劳动等。保健人员需要了解此期常见病，早期发现各种疾病和行为异常，努力减少和避免诱发因素，合理治疗青少年疾病并促进康复。

（二）婚前保健（perimarital period care）

婚前保健是为即将婚配的男女双方在结婚登记前所提供的保健服务，包括婚前医学检查、婚前卫生指导和婚前卫生咨询。婚前医学检查是通过医学检查手段发现有影响结婚和生育的疾病，给予及时治疗，并提出有利于健康和出生子代素质的医学意见。婚前卫生指导能促进服务对象掌握性保健、生育保健和新婚避孕知识，为个人达到生殖健康目的奠定良好基础。婚前卫生咨询能帮助服务对象改变不利于健康的行为，对促进健康、保障健康生育起到积极的保护作用。做好婚前保健有利于男女双方科学地选择配偶，减少遗传病发生。婚前做好心理准备是婚后美满健康生活的保障，为落实计划生育提供保障，并为优生打下基础。

（三）生育期保健（reproductive period care）

此期妇女生殖功能旺盛，妇女有生育的能力，但也有调节生育的权力。主要任务是维持生育功能正常，保证母婴的安全，降低孕妇死亡率和围生儿死亡率。一级预防：普及孕产期保健和计划生育技术指导；二级预防：使妇女在生育期因孕育或节育导致的各种疾病，能做到早发现、早治疗，提高防治质量；三级预防：提高对高危孕产妇的处理水平，降低孕产妇死亡率和围生儿死亡率。应以加强一级预防为重点。

（四）围生期保健（perinatal health care）

围生期保健指一次妊娠从妊娠前、妊娠期、分娩期、产褥期、哺乳期为孕产妇和新生儿的健康所进行的一系列保健措施，从而保障母婴安全，降低孕产妇死亡率和围生儿死亡率。

1. 孕前保健　孕前保健是指选择最佳的受孕时机，有计划妊娠，以减少许多危险因素和高危妊娠。女性<18岁或>35岁是妊娠危险因素，易造成难产及其他产科并发症以及胎儿染色体病。孕前仔细评估既往慢性疾病史，积极治疗对妊娠有影响的疾病，选择适宜时间受孕，不宜者应及时告知。孕前常规TORCH检查，确定有无病原微生物感染。妊娠前健康的心理和社会环境也很重要，生活中发生不良事件与妊娠期高血压疾病、产后抑郁等的发生有关。戒烟酒，避免接触有毒物质和放射线。使用长效避孕药物避孕者需改为工具避孕半年后再受孕。孕前3个月补充叶酸或向医生咨询，做好孕前准备，以减少高危妊娠和高危儿的发生。女性生育年龄在21~29岁为佳，男性生育年龄在23~30岁为好。

2. 妊娠早期保健　妊娠早期是胚胎、胎儿分化发育阶段，易受外界因素及孕妇疾病的影响，导致胎儿畸形或发生流产，应注意防病、防致畸。避免接触有害化学制剂和放射线，避免密切接触宠物，避免病毒感染。妊娠早期还应加强孕期卫生、饮食营养、休息与活动、心理适应等方面的健康教育。尽早确定基础血压和体重，进行高危妊娠初筛并及时治疗各种内科并发症。

3. 妊娠中期保健　妊娠中期是胎儿生长发育较快的阶段。胎盘已形成，不易发生流产，妊娠晚期并发症的预防也需从妊娠中期开始。此项保健的要点是加强营养、预防贫血、监测胎儿生长发育。定期进行产前检查，对孕妇进行妊娠中期的营养、生活方式、妊娠生理知识、早产的认识与预防、妊娠期糖尿病筛查意义等宣教；在妊娠中期行胎儿畸形筛查，对疑有畸形或遗传病及高龄孕妇的胎儿要进一步做产前诊断和产前治疗。

4. 妊娠晚期保健　妊娠晚期胎儿生长发育最快，体重明显增加。此期需进行妊娠晚期营养及生活方式、孕妇自我监护、分娩及产褥期相关知识、母乳喂养、新生儿筛查及预防接种等宣教。定期进行产前检查，防治妊娠并发症。良好的孕期保健能使孕妇正确认识妊娠和分娩，消除不必要的顾虑，增强体质，预防妊娠期并发症，为顺利分娩提供条件。

5. 分娩期保健　保健人员应了解护理对象的妊娠经过，通过全面护理评估，严密观察产程，及时发现异常并处理。具体的方法是持续性地给予母亲生理上、心理上和精神上的帮助和支持，缓解疼痛和焦虑；认真实行科学接生，重点抓好"五防一加强"，即防滞产、防感染、防产伤、防出血、防窒息，并加强对高危妊娠的产时监护和产程处理，保证母儿平安。

6. 产褥期保健　产褥期保健目的在于预防产后出血、感染等并发症，促进产妇生理功能恢复和心理适应。因此，要认真做好产褥期的清洁卫生，指导产妇进行外阴、皮肤和乳房的清洁护理。指导产妇的饮食营养和起居，鼓励适当运动，恢复自理生活。经阴道自然分娩者，产后6~12h内鼓励起床活动，产后第2日可在室内随意活动，按时做产后健身操。会阴侧切或剖宫产者，产后3日可活动，拆线后做健身操，每日3次，每次15min，注意渐进性地增加运动量。健身操包括增加腹肌张力的抬腿、仰卧起坐、锻炼盆底肌肉及筋膜的缩肛运动。产后2周开始行膝胸卧位锻炼，以防止子宫过度后倾和子宫脱垂。产褥期禁止性生活。产后42天起应采取避孕措施，原则上哺乳者以工具避孕为宜。

保健人员应在出院后3日内、产后14日、产后28日进行产后访视和产后健康检查，了解母婴健康状况和哺乳情况，并给予指导和处理。产妇于产后42日到分娩的医院接受产后检查。

7. 哺乳期保健　指产后产妇用自己的乳汁喂养婴儿的时期，通常为1年。为保护母婴健康，降低婴幼儿死亡率，国际上将保护、促进和支持母乳喂养作为妇幼卫生工作的一个重要内容。所以要向产妇宣传母乳喂养的优越性，提供促进母乳喂养的措施指导。

（1）宣传母乳喂养的优越性：母乳喂养具有省时、省力、经济、方便、营养全面等优点。

（2）促进母乳喂养成功的措施：向所有的卫生保健人员传达母乳喂养政策并进行培训。协助产妇于分娩后半小时内开始喂奶。指导产妇如何喂奶，以及产妇在必须与婴儿分开的情况下如何保持泌乳。实行母婴同室，使母亲和新生儿24h共处。按需哺乳，不给母乳喂养儿吸吮橡皮奶嘴。除医疗上需要外，只喂母乳，不给新生儿任何其他食品和饮料。将我国妇幼保健网及相关的知识告知产妇及家属，出院时将其材料转给街道妇幼保健机构，使产妇继续获得支持系统的照顾。

（3）明确哺乳期保健护理人员的职责：哺乳期保健护理人员应做到定期访视，指导产妇采用使婴儿放开四肢、穿连裤衣裙的新包裹方法；指导产妇保持个人卫生，保持室内空气清新；指导哺乳妇女合理用药；提供避孕指导。

（五）绝经过渡期保健

绝经过渡期是指妇女40岁左右开始出现内分泌、生物学变化与临床表现直至绝经。有部分妇女在此期前后因性激素减少所引发的一系列躯体和精神心理症状。此期的保健内容有：

1. 指导合理饮食，保持乐观情绪，劳逸结合，坚持体育锻炼和文体活动。

2. 此期虽然生育能力下降，仍应指导其避孕至停经1年以上。

3. 保持外阴清洁，预防萎缩的生殖器发生感染，防治绝经过渡期月经失调，重视绝经后阴道流血。

4. 鼓励进行缩肛运动，每日3次，每次15min，有助于预防发生子宫脱垂及压力性尿失禁。

5. 指导合理补充性激素及钙剂，防治绝经综合征、骨质疏松及心血管疾病等发生。

6. 此期是妇科肿瘤的好发年龄，应每1~2年定期进行1次妇科常见病及肿瘤的筛查。

（六）老年期保健

我国已进入老龄化社会。人类平均寿命在提高，老年妇女的健康逐渐受到人们的重视。国际老年学会规定65岁以上为老年期。生理上的变化使老年妇女易产生各种心理障碍，易患各种疾病。应定期体检，关心她们的心理健康，引导她们保持自信、开朗、乐观的态度。建议她们根据自己的体力和精力情况参加工作，多和社会接触。指导她们饮食上应以高蛋白、低脂肪、高维生素为宜，多吃水果和蔬菜，少吃糖，保持体重，预防心血管疾病。生活要规律，劳逸结合，以利身心健康，提高生命质量。

二、防治妇女病及恶性肿瘤

前卫生部关于《贯彻2011-2020年中国妇女儿童发展纲要实施方案》中提出：对妇女开展疾病防治行动，加强乳腺癌、宫颈癌、贫血等重大疾病防治。继续实施并逐步扩大农村妇女乳腺癌、宫颈癌检查及预防艾滋病、梅毒和乙肝母婴传播等重大公共卫生服务项目。

健全妇女防癌保健网，定期做好妇女病及良恶性肿瘤的普查普治工作。30岁以上已婚妇女每1~2年普查一次，普查的内容包括妇科检查、阴道分泌物检查、宫颈细胞学检查、B超检查。中老年妇女以防癌为重点，做到早发现、早诊断、早治疗。针对普查结果，制订预防措施以降低发病率，提高治愈率。

三、计划生育指导

积极开展计划生育技术咨询，普及节育科学知识，以妇女为中心，大力推广以避孕为主的综合节育措施。指导育龄夫妇选择和实施安全有效的节育方法，降低人工流产率及中期妊娠引产率。保证和提高节育手术质量，减少和防治手术并发症的发生，确保手术者安全与健康。

四、妇女劳动保护

目前，我国已建立较为完善的妇女劳动保护和保健的法规，标志着我国妇女劳动保护工作已进入有法可依阶段。妇女各期劳动保护的有关规定如下：

（一）月经期

女职工在月经期不得从事装卸、搬运等重体力劳动及高处、低温、冷水、野外作业。

（二）妊娠期

妇女怀孕后在劳动时间进行产前检查，可按劳动工时计算；不得加班加点，妊娠满 7 个月后不得安排夜班。不允许在女职工妊娠期、产期、哺乳期降低基本工资，或解除劳动合同。对有过两次以上自然流产史，现又无子女的女职工，应暂时调离有可能直接或间接导致流产的作业岗位。

（三）产期

女职工生育享受 98 天产假，其中产前休息 15 天，难产增加产假 15 天，多胎生育每多生一个婴儿增加产假 15 天。女职工怀孕未满 4 个月流产的，享受 15 天产假；怀孕满 4 个月流产的，享受 42 天产假。

（四）哺乳期

哺乳时间为 1 年。每天应给予 1 小时哺乳时间，每多哺乳 1 个婴儿每天增加 1 小时哺乳时间。有未满 1 周岁婴儿的女职工，用人单位不得延长劳动时间或者安排夜班。

（五）围绝经期

经医疗保健机构诊断为绝经综合征者，经治疗效果不佳，已不适应现任工作时，应暂时安排其他适宜的工作。

（六）其他

妇女应遵守国家计划生育法规，但也有不生育的自由。各单位对妇女应定期进行以防癌为主的妇女病普查普治。女职工的劳动负荷，单人负重一般不得超过 25kg，两人抬运总重量不得超过 50kg 等。

各种有关妇女保健的法规，如《女职工劳动保护特别规定》、《女职工劳动保护规定》、《女职工保健工作暂行规定》、《劳动部关于女职工生育待遇若干问题的通知》、《中华人民共和国妇女权益保障法》、《中华人民共和国母婴保健法》等，各级卫生部门和工会、妇联组织有权对执行情况进行监督。

第三节　妇女保健统计

妇女保健统计是妇女保健工作必须掌握的一门学科，其目的是用统计数字来评价妇女保健工作的质量，并根据材料进行综合分析，为进一步制订工作计划和开展研究工作提供依据。统计要求准确，收集材料要求具有完整性和可靠性，数据分析必须要有科学性，各种定义及计算方法需统一标准。

妇女保健常用统计指标：

（一）妇女保健效果

1. 孕产妇死亡率 = 孕产妇死亡人数 / 同期孕产妇总数 ×10 万 /10 万。

2. 新生儿死亡率 = 期内生后 28 日内新生儿死亡人数 / 期内活产儿总数 ×1000‰。

3. 围生儿死亡率 =（孕 28 足周以上死胎、死产数 + 生后 7 日内新生儿死亡数）/（孕 28 足周以上死胎、死产数 + 活产数）×1000‰。

（二）产科工作质量

1. 产前检查率 = 期内产前检查总人数 / 期内孕妇总人数 ×100%。

2. 产后访视率 = 期内产后访视产妇数 / 期内分娩的产妇总数 ×100%。

3. 妊娠期高血压疾病发生率＝期内患病人数 / 期内孕产妇总数 ×100%。

4. 产后出血率＝期内产后出血人数 / 期内产妇总数 ×100%。

5. 产褥感染率＝期内产褥感染人数 / 期内产妇总数 ×100%。

（三）妇女病防治

1. 妇女病普查率＝期内实查人数 / 期内应查人数 ×100%。

2. 妇女病患病率＝期内患妇女病人数 / 期内受检查人数 ×100%。

3. 妇女病治愈率＝治愈例数 / 患妇女病总例数 ×100%。

（四）计划生育统计

1. 人口出生率＝某年出生人数 / 该年平均人口数 ×1000‰。

2. 人口死亡率＝某年死亡人数 / 该年平均人口数 ×1000‰。

3. 人口自然增长率＝年内人口自然增长数 / 同年平均人口数 ×1000‰。

4. 计划生育率＝符合计划生育的活胎数 / 同年活产总数 ×100%。

5. 节育率＝落实节育措施的已婚育龄夫妇任一方人数 / 同期已婚育龄妇女数 ×100%。

6. 绝育率＝男和女绝育数 / 同期已婚育龄妇女数 ×100%。

 本章小结

　　妇女保健是我国卫生保健事业的重要组成部分。妇女保健以维护和促进妇女健康为目的，以保健为中心，以生殖健康为核心，以群体为服务对象，做好妇女各期保健，包括青春期保健、婚前保健、生育期保健、围生期保健（含孕前保健、妊娠期保健、分娩期保健、产褥期保健、哺乳期保健）、绝经过渡期保健、老年期保健。防治妇女病及恶性肿瘤、做好计划生育指导及妇女劳动保护也是妇女保健的工作范围。妇女保健统计的目的是用统计数字来评价妇女保健工作的质量，并根据材料进行综合分析，为进一步制订工作计划和开展研究工作提供依据。本章重点内容是妇女保健工作范围，难点是妇女保健统计指标。

 自测题

一、问答题

1. 妇女保健工作的任务有哪些？

2. 妇女各期保健内容有哪些？

3. 妇女各期劳动保护的相关规定有哪些？

二、护士执业资格考试模拟题

1. 组织护理专业毕业实习学生到附近小学，给高年级女学生讲授饮食营养及心理健康知识，属于妇女保健工作中的哪项

A. 妇女各期保健

B. 计划生育

C. 卫生宣教

D. 常见病普查

E. 资料积累

2. 妇女病普查的主要对象是

A. 孕期妇女

B. 已婚育龄期妇女

C. 已婚妇女

D. 围绝经期妇女

E. 老年妇女

3. 我国法律规定，妇女妊娠多少周以后不得安排夜班

A. 20 周

B. 24 周

C. 28 周

D. 32 周

E. 36 周

（王桂敏）

第二十二章　妇产科常用护理技术

学习目标

通过本章内容的学习，学生应能：

识记：

说出会阴擦洗/冲洗、会阴湿热敷、阴道冲洗、阴道或宫颈上药及坐浴的目的及适应证。

理解：

解释会阴擦洗/冲洗、会阴湿热敷、阴道冲洗、阴道或宫颈上药操作前准备及护理注意事项。

应用：

学会会阴擦洗/冲洗、会阴湿热敷、阴道冲洗、阴道或宫颈上药的操作方法。

第一节　会阴擦洗/冲洗

一、会阴擦洗

【目的】

1. 通过会阴擦洗可以减少会阴分泌物，保持会阴部及肛门清洁，使患者感觉舒适。

2. 促进会阴伤口的愈合。

3. 防止生殖系统和泌尿系统的逆行感染。

【适应证】

1. 长期卧床，生活不能自理患者。

2. 手术后留置导尿管者。

3. 正常分娩后的产妇。

4. 产褥期会阴有伤口者。

5. 陈旧性会阴裂伤修补术后。

6. 急慢性外阴炎者。

【操作前准备】

1. 环境准备　相对安静的环境，根据季节调节好室温，用屏风遮挡好患者，保护患者隐私。

2. 用物准备　会阴擦洗盘1个，盘内放置无菌弯盘2个，无菌镊子或无菌止血钳2把，无菌干纱布，无菌干棉球，0.02%聚维酮碘消毒液500ml，一次性垫巾，卫生纸等。

3. 操作者准备　着工作服、戴工作帽、戴口罩、清洁洗手、戴一次性手套。

4. 患者准备　了解会阴擦洗的目的意义，排空膀胱。

【操作步骤】

1. 核对解释　备齐用物至床旁，核对患者，向患者解释会阴擦洗的目的意义，以取得患者

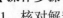

的配合。

2. 安置体位　患者取仰卧位，协助其脱下一条裤腿并用被单遮盖保暖，臀下垫一次性垫巾或数层卫生纸。嘱患者屈膝关节，两腿分开，暴露会阴部。

3. 会阴擦洗　用一把止血钳或镊子夹取备用消毒棉球，另一把消毒止血钳或镊子接取消毒棉球进行擦洗。一般擦洗3遍，擦洗的顺序：第1遍自耻骨联合一直向下擦至臀部，先擦净一侧，后更换消毒棉球同法擦净对侧。再换另一消毒棉球自阴阜向下擦净中间。自上而下，自外向内，初步擦净会阴部的污垢、分泌物和血迹等。第2遍的顺序为自内向外，以尿道口或伤口为中心向外擦洗，其目的为防止尿道口、伤口、阴道口被污染。擦洗时均应最后擦洗肛门，并将擦洗后的棉球丢弃至医用垃圾袋。第3遍顺序同第2遍。必要时可增加擦洗次数，直至擦净，最后用无菌干纱布擦干。

4. 整理用物　擦洗结束后，为患者更换消毒的会阴垫，协助其穿好裤子，盖上被单，并整理床铺及用物。

【护理注意事项】

1. 每次擦洗会阴操作前后，操作者均需清洁双手。

2. 严格遵守无菌操作原则，动作轻稳，顺序正确，注意保暖，并注意保护患者隐私。

3. 行会阴擦洗前，应注意观察会阴部及会阴伤口周围组织有无红肿、分泌物及其性质和伤口愈合情况。

4. 对有留置导尿管的患者，应注意查看导尿管是否通畅，避免脱落或打结。

5. 有伤口感染的患者安排到最后擦洗，以避免交叉感染。

6. 擦洗后的棉球应丢弃至血液体液污染类医用垃圾袋进行处理。

二、会阴冲洗

【目的】

通过用消毒液冲洗会阴，保持会阴部清洁，为手术、分娩和检查做准备，预防感染。

【适应证】

同会阴擦洗。

【操作前准备】

1. 环境准备　相对安静的环境，根据季节调节好室温，用屏风遮挡好患者。

2. 用物准备　两个冲洗壶，分别盛38~42℃温开水和0.02%聚维酮碘液；无菌容器内盛无菌血管钳、无菌棉球、纱布。

3. 操作者准备　着入室工作服、鞋，戴工作帽、戴口罩、洗手、戴一次性手套。

4. 患者准备　了解会阴冲洗的目的、意义及配合方法。

【操作步骤】

1. 核对解释　备齐用物带至产床或妇科检查床旁，核对患者，向患者解释会阴冲洗的目的意义，以取得患者的配合。

2. 安置体位　协助患者取膀胱截石位，充分暴露外阴部，下接污水装置，将产床或妇科检查床调节成床尾稍向下倾斜，并将产妇腰下的衣服向上拉，以防冲洗时将衣服淋湿。

3. 会阴冲洗　①操作者手持无菌钳夹无菌棉球，用温开水由内向外冲洗，依此冲洗阴阜、阴道前庭、小阴唇、大阴唇、大腿内侧上1/3、会阴体、两侧臀部、肛周；②换钳用无菌棉球或纱布擦干水渍，顺序为阴道前庭、小阴唇、大阴唇、阴阜、大腿内侧上1/3、会阴体、两侧臀部、肛周；③用无菌钳夹无菌棉球用0.5%聚维酮碘液按顺序擦洗阴阜、阴道前庭、小阴唇、大阴唇、大腿内侧上1/3、会阴体、两侧臀部、肛周。

4．整理床单位及用物。

【护理注意事项】

1．关心体贴患者，态度和蔼亲切，注意保暖，室温适宜（22～26℃）。

2．冲洗水的温度一般为38～42℃。冲洗前，操作者应先将冲洗水淋自己手背试温，因过冷引起患者不适，过热易引起皮肤烫伤。

3．操作时动作轻巧、顺序正确，避免浸湿患者的衣服。

4．遮挡患者，注意保护患者的隐私。

第二节　会阴湿热敷

【目的】

会阴湿热敷可改善局部血液循环，增强白细胞的吞噬作用和组织活力，有助于消炎、消肿、减轻疼痛，刺激局部组织的生长和修复。常用于会阴水肿、血肿、伤口硬结及早期感染的患者。

【适应证】

1．会阴部水肿。

2．会阴血肿的吸收期。

3．会阴伤口硬结及早期感染等患者。

【禁忌证】

会阴血肿出血期。

【操作前准备】

1．环境准备　室内环境安静清洁，关闭门窗，根据季节调节好室温，拉上床帘或屏风遮挡患者，注意保护隐私。

2．用物准备　治疗盘内盛放消毒弯盘2个、镊子2把、纱布数块、消毒棉垫、一次性垫巾、治疗碗、常用溶液如50%硫酸镁溶液或95%乙醇，将药液碗置于热源上加热。

3．操作者准备　着工作服、戴工作帽、戴口罩、洗手、戴一次性手套。

4．患者准备　了解会阴湿热敷的目的和意义。

【操作步骤】

1．核对解释　核对患者，向患者解释会阴湿热敷的目的、方法等，鼓励患者积极配合。

2．安置体位　嘱患者排空膀胱，取仰卧位，暴露会阴部，臀下垫一次性垫巾。

3．会阴湿热敷　先行会阴擦洗，清洁局部，然后把所需的热药液倒入消毒盘内，将医用纱布浸透并拧至不滴水，抖开敷于患处，外层再盖上消毒棉垫保温。每3～5min更换热敷垫一次，也可加一个热水袋放置于消毒棉垫外保温，以减少热敷垫的更换次数。每次热敷持续时间为15～30min，每日2～3次。

4．整理用物　热敷完毕，更换清洁会阴垫，协助患者穿好裤子，整理床单位及用物。

【护理注意事项】

1．操作过程中，应严格遵守无菌操作原则，防止发生感染。

2．会阴湿热敷的温度一般为41～48℃，注意防止烫伤，操作者可用手腕掌侧皮肤试温，应无烫感。对休克、虚脱、昏迷及术后感觉不灵敏的患者尤应谨慎。

3．湿热敷的面积为病灶范围的2倍。

4．热敷过程中，操作者应随时评价热敷效果，注意保温。同时注意观察皮肤颜色，防止烫伤。

第三节 阴道冲（灌）洗

【目的】

阴道冲洗也称阴道灌洗，是妇产科临床护理工作中常用的一项操作技术，有清洁、收敛与热疗的作用。能改善阴道的血液循环，减少分泌物，减轻局部组织充血，有利于炎症的消退。

【适应证】

1. 阴道炎、宫颈炎局部治疗。

2. 经腹全子宫切除术或阴道手术的术前准备。

3. 生殖器恶性肿瘤行腔内放疗前后。

【操作前准备】

1. 环境准备 室内环境安静清洁，关闭门窗，根据季节调节好室温，拉上床帘或屏风遮挡患者，注意保护隐私。

2. 用物准备 消毒灌洗筒或灌洗袋（内盛灌洗药液）、带调节夹的橡皮导管、阴道窥器、一次性灌洗头、长镊子、弯盘、一次性垫巾、一次性手套、水温计、纱布等。

常用的灌洗液有 0.02% 聚维酮碘液、1:5 000 的高锰酸钾溶液、生理盐水、2% ～ 4% 碳酸氢钠溶液、4% 硼酸溶液、1% 乳酸溶液、0.5% 醋酸溶液等。根据病情的需要选择不同的灌洗液。

3. 操作者准备 着工作服、戴工作帽、戴口罩、洗手、戴一次性手套。

4. 患者准备 了解阴道冲洗的目的和意义。

【操作步骤】

1. 核对解释 核对患者，向患者解释阴道灌洗的目的和配合方法。

2. 安置体位 嘱患者排空膀胱，协助患者脱去一条裤腿，取膀胱截石位，臀下垫一次性垫巾，注意保暖。

3. 挂桶、排气 按需要配置灌洗液，将灌洗筒挂于距离床沿 60 ～ 70cm 的高处，排除管内空气，调节适当的水温（41 ～ 43℃）后备用。

4. 阴道灌洗 操作者戴手套，右手持冲洗头，先冲洗外阴，然后用左手分开小阴唇将灌洗头沿阴道侧壁缓缓插入阴道至后穹窿处，开始灌洗，边灌洗边在阴道内上下左右移动灌洗头；或用阴道窥器暴露子宫颈后再冲洗，冲洗时转动阴道窥器，以洗净阴道壁四周皱襞处。

5. 拔管 灌洗液约剩 100ml 时，抽出灌洗头，再次冲洗外阴部。然后扶患者坐起，使阴道内残留的液体流出。

6. 整理用物 用纱布擦干患者外阴部，整理床单位及用物。

【护理注意事项】

1. 灌洗过程中，动作要轻柔，以免损伤阴道壁及宫颈组织。

2. 灌洗液的温度以 41 ～ 43℃为宜，温度过低，患者不舒服，温度过高易烫伤。

3. 灌洗桶距床面不可超过 70cm，以免压力过大，水流过速，使液体或污物进入子宫腔，或灌洗液与局部作用时间不够，影响治疗效果。

4. 月经期、妊娠期、产褥期、人工流产或清宫术后一个月、有阴道流血者禁止阴道灌洗，未婚女性灌洗时不可使用阴道窥器。

5. 所用物品应严格消毒。

第四节　阴道或宫颈上药

【目的】

常用于宫颈炎、各种阴道炎及术后阴道残端炎症的治疗。因操作简单方便，此治疗既可在妇科门诊进行，也可教会患者在家中自己上药。

【操作前准备】

1. 环境准备　室内环境安静清洁，关闭门窗，根据季节调节好室温，拉上床帘或屏风遮挡患者，注意保护隐私。

2. 用物准备　治疗盘内盛放阴道窥器、灭菌长镊子或止血钳、医用长棉签或棉球、药品、一次性手套。

3. 操作者准备　着工作服、戴工作帽、戴口罩、洗手、戴一次性手套。

4. 患者准备　了解阴道上药的目的和意义。

【操作步骤】

1. 核对解释　核对患者，向患者解释阴道或宫颈上药的目的及方法，以取得患者的配合。

2. 准备患者　嘱患者排空膀胱，取膀胱截石位，上药前应先行阴道冲洗，用医用长棉签拭干外阴部水渍。再用阴道窥器暴露宫颈，用消毒干棉球拭去宫颈黏液或阴道分泌物。

3. 上药　根据病情选择合适的药物剂型，根据病情和药物的不同剂型选用不同的上药方法。

（1）涂擦法：用医用长棉签蘸取药液，均匀涂布在子宫颈或阴道病变处。适用于粉剂、液体或药膏。

（2）喷撒法：各种阴道用药的粉剂均可用喷粉器喷撒，使药物粉末均匀散布于炎性组织表面上。

（3）宫颈棉球上药：适用于宫颈急性或亚急性炎症伴有出血者。常用药物有止血粉剂或抗生素等。将药液撒于带线大棉球上，暴露宫颈后即用长镊子将棉球顶塞于子宫颈部，同时用另一手将窥阴器轻轻退出阴道，然后抽出镊子，以防退出窥阴器时将药物带出或使其移动位置。将尾线露出阴道口外。嘱患者于 12～24h 后自行取出。

（4）纳入法：患滴虫阴道炎、阴道假丝酵母菌病、萎缩性阴道炎及慢性宫颈炎者常用此法。常用药物为片剂、栓剂或丸剂，戴一次性手套，用一手示指将药片向阴道后壁推进至示指完全伸入为止。也可教会患者于临睡前自行放置。

4. 整理用物　上药完毕，整理床单位及用物。

【护理注意事项】

1. 上腐蚀性药物时，注意保护阴道壁及周围正常组织；上非腐蚀性药物时，应转动窥阴器，使阴道四壁均能涂上药物。

2. 经期或有阴道流血者不宜行阴道上药。

3. 未婚女性上药时避免使用窥器，可用长棉签涂抹或用手指将药片轻轻推入阴道。

4. 使用医用长棉签涂药前，需将棒上的棉花捻紧，涂药时须顺时针方向转动。防止棉花掉入阴道内不易取出。

5. 告知患者阴道上药期间禁止性生活。

6. 阴道栓剂或片剂最好在晚间临睡前上药，以免脱出，影响治疗效果。

7. 宫颈棉球上药者，上药完毕后，切记嘱患者按时取出阴道内的棉球或纱布。

第五节 坐 浴

【目的】

会阴药液坐浴是妇产科常用的局部治疗方法。它是通过水温与药液的作用，促进局部血液循环，增加抵抗力，减轻炎症与疼痛，使创面清洁，有利于组织恢复，常用于外阴炎、阴道炎的辅助治疗手段及外阴和阴道手术的术前准备和术后护理。此方法简便易行，患者可于家中使用。

【适应证】

1. 各种外阴炎、阴道炎、子宫脱垂、会阴切口愈合不良者，起治疗作用。

2. 外阴、阴道手术，经阴道行子宫切除术者的术前准备或术后护理。

【禁忌证】

月经期妇女、阴道流血者、孕妇及产后 7 日内的产妇。

【操作前准备】

1. 环境准备 室内环境安静清洁，关闭门窗，根据季节调节好室温，拉上床帘或屏风遮挡患者，注意保护隐私。

2. 用物准备 坐浴盆（内盛 2 000ml 温开水）、30cm 高的坐浴架、坐浴药液或药物、毛巾、温度计、一次性手套。

坐浴液的配制：

（1）滴虫阴道炎：临床上常用 1∶5 000 的高锰酸钾液、0.5% 醋酸、1% 乳酸等。

（2）外阴阴道假丝酵母菌病：一般用 2%～4% 碳酸氢钠溶液。

（3）萎缩性阴道炎：常用 0.5% 醋酸、1% 乳酸。

（4）外阴阴道术前准备：可选用 1∶5 000 高锰酸钾溶液或 1∶1 000 苯扎溴铵溶液，还可备中成药如洁尔阴溶液等。

3. 操作者准备 着工作服、戴工作帽、洗手、戴一次性手套。

4. 患者准备 了解会阴坐浴的目的和意义，坐浴前排空大小便，用温开水清洗外阴。

【操作步骤】

1. 配制溶液 根据病情按比例配制好溶液 2 000ml，将坐浴盆置于坐浴架上。

2. 测试水温 水温：热浴 41～43℃、温浴 35～37℃、冷浴 14～15℃，为了防止烫伤，坐浴前用温度计先试水温，无水温计时嘱用手腕内侧试温。

3. 坐浴 患者全臀和外阴浸泡于溶液中，一般持续约 20min，坐浴完毕用毛巾将局部擦干。有伤口者坐浴时遵循无菌操作原则，坐浴后给予换药。

4. 整理用物 坐浴结束后，撤去用物，协助患者上床休息。

【护理注意事项】

1. 月经期、产后、人工流产或清宫术后等阴道流血期间禁药液坐浴。

2. 药液坐浴不可以长期使用，需在医师的指导下进行，以免过度坐浴导致菌群失调等并发症的发生。

3. 高锰酸钾遇热会加速氧化，降低药效，因此配制时需用冷开水调试好，然后再加热至适当温度。且注意药液浓度严格按比例配制，浓度过高容易造成黏膜烧伤，浓度过低影响治疗效果。

4. 坐浴时注意室内温度与保暖，以防受凉。

5. 坐浴盆应专人专用，防交叉感染。

6. 年老体弱的患者坐浴时需注意安全，旁边应有人看护，起立时注意扶持，防止直立性低血压、跌倒等意外的发生。

本章小结

本章主要介绍了妇产科常用护理操作技术，包括会阴擦洗 / 冲洗、会阴湿热敷、阴道冲（灌）洗、阴道或宫颈上药、坐浴。重点内容包括妇产科常用护理技术操作的适应证、操作方法及注意事项，难点是操作方法。

自 测 题

一、问答题

1. 简述会阴擦洗 / 冲洗的正确顺序和护理注意事项。
2. 简述阴道灌洗的操作前准备和护理注意事项。
3. 简述阴道或宫颈上药目的和护理注意事项。
4. 简述会阴湿热敷操作步骤。
5. 简述会阴药液坐浴的护理注意事项。

二、护士执业资格考试模拟题

1. 阴道灌洗液的合适温度是
    A. 31～33℃
    B. 34～36℃
    C. 41～43℃
    D. 44～46℃
    E. 47～49℃

2. 指导滴虫性阴道炎患者进行会阴坐浴，**不正确**的是
    A. 液体量约为 2 000 ml
    B. 水温约为 40℃
    C. 浸泡 20～30min
    D. 选用药物为 4% 碳酸氢钠
    E. 坐浴前需排空膀胱

（唐灵芝　邓开玉）

第二十三章　妇产科诊疗手术患者的护理

学习目标

通过本章内容的学习，学生应能：

识记：

陈述妇产科常用诊疗手术的适应证。

理解：

总结各种妇产科常用诊疗手术的护理配合要点。

应用：

能够为剖宫产术后的产妇制订健康教育计划。

一、阴道、宫颈脱落细胞检查

阴道脱落细胞是指脱落在阴道内的上皮细胞，包括阴道上段、宫颈阴道部、子宫、输卵管以及腹腔的上皮细胞，其中以阴道上段、宫颈阴道部的上皮细胞为主。阴道、宫颈脱落细胞检查，既可以了解体内女性激素水平，又可协助诊断生殖道不同部位的恶性肿瘤及观察其治疗效果，是一种简便、经济、实用的辅助检查方法。

【适应证】

1. 早期宫颈癌筛查，30 岁以上已婚妇女应每年检查 1 次。

2. 卵巢功能检查，适用于卵巢功能低下、功能失调性子宫出血、性早熟等患者。

3. 宫颈炎症需排除癌变者。

4. 怀疑宫颈管恶性病变者。

5. 胎盘功能检查，适用于疑似妊娠期间胎盘功能减退的孕妇。

【禁忌证】

1. 生殖器官急性炎症。

2. 月经期。

【用物准备】

阴道窥器 1 个、宫颈刮片 2 个、载玻片 2 张、装有固定液（95% 乙醇）的标本瓶 1 个、吸管、无菌干燥棉签及棉球。

【操作方法】

1. 阴道涂片　主要目的是了解卵巢或妊娠妇女的胎盘功能。

（1）阴道侧壁刮片法：用于已婚女性。患者取膀胱截石位，用未涂润滑剂的阴道窥器扩张阴道，用刮片在阴道侧壁上 1/3 处轻轻刮取黏液及细胞做涂片，避免将深层细胞混入而影响诊断，薄而均匀地涂在玻片上，置入装有固定液的标本瓶内固定。

（2）棉签采取法：用于未婚女性。将卷紧的无菌棉签蘸取少量生理盐水浸湿后伸入阴道，在其侧壁上 1/3 处轻卷后取出棉签，然后将棉签横放在玻片上，向同一个方向滚涂后，置入装有固定液的标本瓶内固定。

2. 宫颈刮片　是筛查早期宫颈癌的重要方法。宫颈刮片法（图 23-1）操作步骤同阴道侧壁刮片法，取材部位应在宫颈外口鳞 - 柱状上皮交界处，以宫颈外口为圆心，用木质刮板轻轻刮取一周，避免损伤组织引起出血而影响检查结果。若白带过多，应先用无菌棉球擦黏液，再刮取标本，然后均匀涂布于玻片上，放入装有固定液的标本瓶内固定。

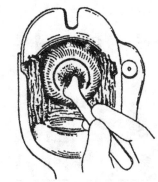

图 23-1　宫颈刮片取材方法

3. 宫颈管涂片　用于了解宫颈管内状况。先用无菌干棉球将宫颈表面分泌物拭净，用小型刮板进入宫颈管内，轻轻刮取一周做涂片。但最好使用"细胞刷"刮取宫颈管上皮。将"细胞刷"置于宫颈管内，达宫颈外口上方 1cm 左右，在宫颈管内旋转 360° 后取出，旋转"细胞刷"将附着于小刷子上标本洗脱于保存液中，或均匀地涂布于玻片上，立即固定。

4. 宫腔吸片　疑宫腔内有恶性病变时，可采用宫腔吸片，较阴道涂片及诊刮阳性率高。选择直径 1～5mm 不同型号塑料管，一端连于干燥消毒的注射器，用大镊子将塑料管另一端送入子宫腔内达宫底部，上下左右转动方向，轻轻抽吸注射器，将吸出物涂片、固定、染色。取出吸管时停止抽吸，以免将宫颈管内容物吸入。亦可用宫腔灌洗法，用注射器将 10ml 无菌 0.9% 氯化钠溶液注入宫腔，轻轻抽吸洗涤内膜面，然后收集洗涤液，离心后取沉渣涂片。此法简单，取材效果好，特别适合于绝经后出血妇女，与诊刮效果相比，患者痛苦小，易于接受，但取材不够全面。

【检查结果及临床意义】

1. 成熟指数　可测定雌激素对阴道上皮的影响程度，是通过计算阴道上皮的底层细胞、中层细胞及表层细胞数的百分比得到的。正常情况下，涂片上全部为表层细胞，基本上无底层细胞。轻度影响者表层细胞<20%，见于早期卵泡期或接受少量雌激素治疗者；中度影响者表层细胞在 20%～60% 之间，见于卵泡中期或接受中等量雌激素治疗者；高度影响者其表层细胞>60%，见于患者接受大量雌激素治疗或患有卵巢颗粒细胞瘤、卵泡膜细胞瘤等。

如果卵巢功能低落时则出现底层细胞。轻度低落者底层细胞<20%，中度低落者底层细胞为 20%～40%，高度低落者底层细胞>40%。

2. 宫颈细胞学诊断标准及临床意义　宫颈细胞学诊断的报告方式主要有两种。一种是分级诊断，临床上常用巴氏 5 级分类法。另一种是近年我国正在推广的 TBS（the Bethesda system）分类法及其描述性诊断。

（1）巴氏 5 级分类法，观察细胞核改变。

巴氏 Ⅰ 级　未见不典型或异常细胞，为正常阴道细胞涂片。

巴氏 Ⅱ 级　发现不典型细胞，但无恶性特征细胞，属于良性或炎症。

巴氏 Ⅲ 级　发现可疑恶性细胞，为可疑癌。

巴氏 Ⅳ 级　发现不典型癌细胞，待证实，为高度可疑癌。

巴氏 Ⅴ 级　发现多量典型的癌细胞。

巴氏分级法存在以级别表示细胞改变的程度，易造成假象，对癌前病变无明确规定，未包括非癌诊断等缺点，因此巴氏分级法将逐渐被新的 TBS 分类法所取代。

（2）TBS 分类法及其描述性诊断内容：

1）良性细胞学改变：①感染；②反应性细胞学诊断。

2）鳞状上皮细胞异常：①不典型鳞状细胞；②低度鳞状上皮内病变；③高度鳞状上皮

细胞内病变；④鳞状细胞癌。

　　3）腺上皮细胞异常：①不典型腺上皮细胞；②腺原位癌；③腺癌。

　　4）其他恶性肿瘤。

【护理要点】

　　1. 向受检者讲解阴道脱落细胞检查的意义、方法及有关知识，使其配合检查。

　　2. 备齐检查所需用物，协助患者摆好体位。

　　3. 受检者于检查前48h内禁止性生活、阴道检查、灌洗及阴道内上药。采用一次性宫颈刮片、阴道窥器，不得吸附任何化学药品或润滑剂，必要时可用生理盐水湿润阴道窥器。

　　4. 取标本时，动作应轻、稳、准，以免损伤组织引起出血。若阴道分泌物较多，应先用无菌干棉球轻轻擦拭后再取标本。

　　5. 涂片必须薄而均匀地向一个方向涂抹，禁忌来回涂抹，以免破坏细胞。

　　6. 载玻片应行脱脂处理，并做好标记，避免混淆患者姓名和取材部位。标本应立即放入装有95%乙醇固定液标本瓶中固定并及时送检。

　　7. 嘱受检者及时将病理报告反馈给医生，以免耽误诊治。

二、宫颈活体组织检查

　　宫颈活体组织检查简称宫颈活检，是从子宫颈病变处或可疑部位取小部分组织进行病理学检查，以确定子宫颈病变性质的临床上较常用的方法。绝大多数宫颈活检是诊断最可靠的依据。常用的取材方法有局部活组织检查和宫颈锥形切除。

（一）局部活组织检查

【适应证】

　　1. 阴道镜检查反复可疑阳性或阳性者。

　　2. 宫颈脱落细胞学涂片检查巴氏Ⅲ级或Ⅲ级以上者，宫颈脱落细胞学涂片检查巴氏Ⅱ级经抗感染治疗无好转者，TBS分类鳞状上皮细胞异常者。

　　3. 宫颈接触性出血或疑有癌变。慢性特异性宫颈炎（结核、尖锐湿疣、阿米巴等），宫颈有溃疡或赘生物性质不明需明确诊断者。

【禁忌证】

　　1. 月经期或妊娠期。

　　2. 生殖系统急性或亚急性炎症。

　　3. 血液病有出血倾向者。

【用物准备】

　　阴道窥器1个、宫颈活检钳1把、宫颈钳1把、无齿长镊子2把、装有10%甲醛溶液的标本瓶4~6个、消毒纱布4块、无菌带尾棉球或带尾纱布卷1个、手套1副、复方碘溶液、无菌棉球若干及0.5%聚维酮碘溶液等。

【操作方法】

　　1. 嘱患者排空膀胱，取膀胱截石位，用0.5%聚维酮碘溶液消毒外阴，铺无菌孔巾。

　　2. 放置阴道窥器，充分暴露宫颈，用干棉球拭净宫颈表面黏液及分泌物，局部消毒。

　　3. 用宫颈夹持宫颈前唇，选择宫颈外口鳞-柱状上皮交界处或特殊病变处，持宫颈活检钳钳取适当大小的组织。临床已明确为宫颈癌，只为确定病理类型或浸润程度者可以单点取材；可疑宫颈癌者，在宫颈3、6、9、12点4处取材；为提高取材准确性，可以用复方碘溶液涂擦宫颈阴道部，选择不着色区取材，或在阴道镜引导下取材。

　　4. 手术结束时以带尾棉球或纱布卷局部压迫止血。嘱患者24h后自行取出。

　　5. 将所取组织分别放在盛有10%甲醛溶液的标本瓶中固定，做好部位标记后送病理检查。

【护理要点】

1. 术前应向患者讲解手术的目的、过程及注意事项，以取得患者积极配合。备齐用物。

2. 指导患者在月经干净后 3～7 天内进行手术，术前 1 周内禁止阴道上药。

3. 术中及时为医师传递所需物品，观察患者反应，给予患者心理上的支持。

4. 术后嘱患者注意观察有无阴道流血，24h 后自行取出带尾棉球或纱布卷。

5. 术后保持会阴清洁，1 个月内禁止性生活及盆浴。

6. 告知患者及时领取报告单并反馈给医师。

（二）诊断性宫颈锥切术

【适应证】

1. 宫颈刮片细胞学检查多次找到恶性细胞，而宫颈多处活检及分段诊刮病理检查均未发现癌灶者。

2. 宫颈活检为原位癌或镜下早期浸润癌，而临床可疑为浸润癌，为明确病变累及程度及决定手术范围者。

3. 宫颈活检证实有重度不典型增生者。

【禁忌证】

1. 月经期、妊娠期。

2. 生殖系统急性或亚急性炎症。

3. 血液病有出血倾向者。

【用物准备】

无菌导尿包 1 个、阴道窥器 1 个、活检钳 1 把、宫颈扩张器 4～7 号各 1 个、子宫探针 1 个、长镊子 2 把、宫颈钳 1 把、尖手术刀 1 把（或高频电切仪 1 台，环形电切刀 1 把，等离子凝切刀 1 把，电凝球 1 个）、刮匙 1 把、肠线、持针器 1 把、圆针 1 枚、棉球及棉签若干、孔巾 1 块、无菌手套 1 副、复方碘溶液、标本瓶 1 个及 0.5% 聚维酮碘溶液。

【操作方法】

1. 受检者在硬膜外麻醉或腰麻下取膀胱截石位，消毒外阴、阴道后铺无菌孔巾。

2. 导尿后，用阴道窥器暴露宫颈并消毒阴道、宫颈及宫颈外口。

3. 宫颈钳夹持宫颈前唇向外牵引，用宫颈扩张器逐号扩张宫颈管，用刮匙刮取宫颈内口以下的颈管组织，刮取物装入标本瓶。

4. 涂碘液于宫颈表面，在病灶外或碘不着色区外 0.5cm 处，用尖刀在宫颈表面做环形切口，深约 0.2cm，按 30°～50° 角向内做宫颈锥形切除（图 23-2）。依手术指征不同，可深入宫颈管 1～2.5cm，呈锥形切除。也可采用环行电切术行锥形切除。

5. 于切除标本的 12 点处做一标记，装入标本瓶中送病理检查。

6. 用无菌纱布卷压迫创面止血。若有动脉出血可用肠线缝扎止血，也可加用明胶海绵或止血粉止血。

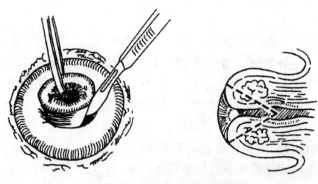

图 23-2 宫颈活检（锥形切取法）

7. 将要行子宫切除者，子宫切除最好在锥切术后 48h 内进行，可行宫颈前后唇相对缝合封闭创面止血；若短期内不能行子宫切除或无需做进一步手术者，应行宫颈成型缝合术或荷包缝合术，术毕探查宫颈管。

【护理要点】

1. 术前配合医师告知患者手术应在月经干净后 3～7 天内进行。向患者及家属讲解手术过程，耐心解答患者提出的问题，以减轻其内心恐惧或压力。

2. 术中配合医师做好导尿、止血、标本标记与固定。

3. 术后留患者在观察室内观察 1h，注意发现有无阴道流血、头晕及血压下降等出血反应。

4. 告知患者休息 3 日，遵医嘱应用抗生素预防感染。保持会阴部清洁，2 个月内禁止性生活及盆浴。

5. 嘱患者注意观察阴道流血情况，若出血多立即就诊。术后 6 周到门诊探查宫颈管有无狭窄。

三、诊断性刮宫术

诊断性刮宫术简称诊刮，是诊断宫腔疾病最常用的方法。其目的是刮取子宫内膜和内膜病灶做活组织检查，做出病理学诊断。怀疑同时有宫颈管病变时，需对宫颈管及宫腔分别进行诊断性刮宫，简称分段诊刮。

【适应证】

1. 无排卵性功能失调性子宫出血或怀疑有子宫性闭经，在月经周期后半期确切了解子宫内膜改变和子宫内膜结核。

2. 子宫异常出血或阴道排液需证实或排除子宫内膜癌、子宫颈管癌或其他病变如子宫内膜炎、流产等。

3. 女性不孕症，需了解有无排卵及子宫内膜病变。

4. 功能失调性子宫出血或疑有宫腔内组织残留致长期多量出血时，彻底刮宫有助于诊断，并有迅即止血效果。

【禁忌证】

1. 急性阴道炎、急性宫颈炎、急性或亚急性附件炎。

2. 术前体温＞37.5℃。

【用物准备】

无菌刮宫包 1 个（内有孔巾 1 块、宫颈钳 1 把、长镊子 2 把、子宫探针 1 个、卵圆钳 1 把、宫颈扩张器 4～8 号、大小刮匙各 1 把、弯盘 1 个、取环器 1 个、纱布 2 块）、阴道窥器 1 个、棉球、棉签若干、装有固定液的标本瓶 2～3 个、0.5% 聚维酮碘溶液。

【操作方法】

1. 嘱患者排空膀胱，取膀胱截石位，常规消毒铺巾。双合诊检查明确子宫位置、大小及双侧附件情况。

2. 用阴道窥器暴露宫颈，消毒宫颈及阴道，宫颈钳夹宫颈前唇，用子宫探针顺子宫屈向探测宫腔深度及方向。

3. 按子宫屈向，用宫颈扩张器自 4 号开始至 8 号逐一扩张宫颈管，使刮匙能进入宫腔。

4. 用刮匙由内向外沿宫腔前壁、侧壁、后壁、宫底和两侧宫角部刮取组织。若高度怀疑刮出物为癌组织，应停止刮宫，以免引起出血及癌扩散。若怀疑子宫内膜结核，应注意刮取两侧宫角部。

5. 将刮出的组织装入标本瓶中送检。

6. 行分段诊刮时先不探测宫腔深度，以免将宫颈管组织带入宫腔混淆诊断。用小刮匙自宫颈内口至外口顺序刮宫颈管一周，再用探针顺子宫屈向探测宫腔深度，然后将大刮匙送入宫腔搔刮内膜，刮出的宫颈管黏膜和宫腔内膜分别装瓶、固定、标记及送检。

【护理要点】

1. 术前向患者讲解诊断刮宫的目的和过程，消除其思想顾虑。出血、穿孔和感染是刮宫的主要并发症，要做好输液、配血准备。

2. 告知患者刮宫前 5 天禁止性生活。了解卵巢功能时，术前至少已停用性激素 1 个月，以避免错误结果。

3. 不孕症或功能失调性子宫出血患者应选在月经前或月经来潮 6h 内刮宫，以判断有无排卵或黄体功能。若疑为子宫内膜不规则脱落，应选择月经第 5~6 日刮宫。

4. 术中让患者做深呼吸等一些放松技巧，帮助其转移注意力，以减轻疼痛。

5. 协助医师观察并挑选刮出的可疑病变组织并固定，做好记录并及时送检。

6. 术后告知患者注意保持外阴部清洁，2 周内禁止性生活及盆浴，按医嘱服用抗生素。

7. 1 周后到门诊复查并了解病理检查结果。

四、输卵管通畅术

输卵管通畅术是检查输卵管是否通畅，了解宫腔和输卵管腔形态及输卵管阻塞部位。常用方法有输卵管通液术及子宫输卵管造影术。近年随着内镜的临床应用，已普遍采用腹腔镜直视下输卵管通液检查、宫腔镜下经输卵管口插管通液检查和腹腔镜联合检查等方法。

【适应证】

1. 女性不孕症，疑有输卵管阻塞。

2. 评价输卵管绝育术、输卵管再通术或输卵管成形术的效果。

3. 输卵管黏膜轻度粘连者。

【禁忌证】

1. 生殖器官急性炎症或慢性炎症急性或亚急性发作。

2. 月经期或不规则阴道流血。

3. 严重全身性疾病。

4. 碘过敏者不能做子宫输卵管造影术。

5. 体温超过 37.5℃者。

【用物准备】

子宫颈导管 1 个（带 Y 形管及压力表）、阴道窥器 1 个、子宫颈钳 1 把、卵圆钳 1 把、弯盘 1 个、子宫探针 1 根、长镊子 1 把、宫颈扩张器 1 套、治疗巾和孔巾各 1 块、橡皮管 1 根、纱布、长棉签、棉球若干、氧气、抢救用品等。输卵管通液术另需：20ml 注射器 1 副、生理盐水 20ml 或抗生素液（庆大霉素注射液 8 万 U、地塞米松 5mg、透明质酸酶 1 500U）。输卵管造影术另需：10ml 注射器 1 副、40% 碘化钠造影剂 1 支等。

【操作方法】

（一）输卵管通液术

1. 患者排空膀胱后取膀胱截石位，消毒外阴阴道，铺无菌孔巾。双合诊检查子宫大小及位置。

2. 用阴道窥器暴露宫颈，消毒阴道及宫颈。宫颈钳夹宫颈前唇，沿宫腔方向置入宫颈导管，并使其与宫颈外口紧密相贴。

3. 用 Y 形管将宫颈导管、压力表与注射器相连，压力表高于 Y 形管水平，以免液体进入压力表。

4. 将注射器与宫颈导管相连，并将宫颈导管内充满生理盐水或抗生素溶液。排出空气后沿宫腔方向将其置入宫颈管内，缓慢推注液体，压力不超过 160mmHg。观察推注时阻力大小、经宫颈注入的液体是否回流，患者下腹部是否疼痛等。

5. 术毕取出宫颈导管及宫颈钳，再次消毒宫颈、阴道，取出阴道窥器。

（二）子宫输卵管造影术

1. 患者排空膀胱后取膀胱截石位，消毒外阴、阴道，铺无菌巾。双合诊检查子宫大小及位置。

2. 用阴道窥器暴露宫颈，再次消毒阴道穹隆及宫颈。用宫颈钳夹宫颈前唇，探查宫腔。

3. 将造影剂充满宫颈导管，排尽空气后，沿宫腔方向将其置入宫颈管内，缓慢注入碘化油，在 X 线透视下观察碘化油流经输卵管及宫腔情况并摄片。24h 后再摄盆腔平片，观察腹腔内有无游离碘化油。若用 76% 泛影葡胺液造影，应在注射后立即摄片，10～20min 后再次摄片，观察泛影葡胺流入盆腔情况。

【结果评定】

1. 输卵管通畅　顺利推注 20ml 生理盐水无阻力，压力维持在 60～80mmHg 以下，或开始稍有阻力，随后阻力消失，无液体回流，患者也无不适感，表示输卵管通畅。

2. 输卵管阻塞　勉强注入 5ml 生理盐水即感有阻力，压力表见压力持续上升而无下降，患者感觉下腹部胀痛，停止推注后液体又回流至注射器内，表明输卵管阻塞。

3. 输卵管通而不畅　注射液体有阻力，再经加压注入又能推进，说明有轻度粘连已被分离，患者感轻微腹痛。

【护理要点】

1. 检查宜在月经干净后 3～7 天内进行，术前 3 天禁止性生活。

2. 向受检者讲解检查的目的、步骤，消除其紧张恐惧心理。行造影术前，应询问其过敏史并做碘过敏试验。便秘者应行清洁灌肠，以保持子宫正常位置。

3. 检查时需将 0.9% 氯化钠溶液加温至接近体温，以免引起输卵管痉挛。

4. 术中宫颈导管须紧贴宫颈外口，以免液体外漏；推注液体速度不可过快，压力不超过160mmHg，防止输卵管损伤。

5. 术后告知受检者 2 周内禁止性生活及盆浴，按医嘱应用抗生素。

6. 受检者在注射造影剂过程中出现呛咳时，应警惕造影剂栓塞，需立即停止注射，取出造影管，严密观察生命体征，必要时按肺栓塞处理。

五、阴道后穹隆穿刺术

阴道后穹隆穿刺术是指在无菌条件下，用穿刺针经阴道后穹隆刺入盆腔，抽取直肠子宫陷凹处积存物进行肉眼观察、化验及病理检查的方法。直肠子宫陷凹是腹腔最低部位，腹腔内积血、积液、积脓易积存于该部位。阴道后穹隆顶端与直肠子宫陷凹贴近，经阴道后穹隆穿刺是妇产科常用的辅助检查方法。此外，经阴道后穹隆穿刺术也可用于盆腔药物治疗及辅助生育等方面。

【适应证】

1. 疑有腹腔内出血时，如输卵管妊娠流产或破裂、卵巢黄体破裂等。

2. 疑盆腔内积液、积脓时，穿刺抽液检查了解积液性质；若为盆腔脓肿穿刺引流及注入抗生素治疗。

3. B 超引导下经后穹隆穿刺取卵，用于各种助孕技术。

4. B 超引导下行卵巢子宫内膜异位囊肿或输卵管妊娠部位注药治疗。

【禁忌证】

1. 盆腔严重粘连、较大肿块完全占据直肠子宫陷凹部位并凸向直肠者。

2. 临床已高度怀疑恶性肿瘤者。

3. 疑有肠管与子宫后壁粘连者。

4. 异位妊娠准备采用非手术治疗者。

【用物准备】

阴道检查包1个（有阴道窥器、宫颈钳等物）、10ml注射器1副、18号长针头1个、无菌孔巾1块、消毒大棉球若干、消毒纱布2块、无菌试管数个、手套1副、0.5%聚维酮碘液等。

【操作方法】

1. 患者排空膀胱后取膀胱截石位，用0.5%聚维酮碘溶液消毒外阴，铺无菌孔巾。

2. 阴道检查了解子宫及附件情况，放置阴道窥器充分暴露宫颈及阴道后穹隆，局部消毒。

3. 用宫颈钳钳夹宫颈后唇并向前提拉，充分暴露阴道后穹隆，再次消毒。

4. 选择阴道后穹隆中央或稍偏病侧作为穿刺部位。将穿刺针与10ml注射器相连接，穿刺针于宫颈后唇与阴道后穹隆黏膜交界处稍下方平行宫颈管刺入，当针穿过阴道壁有落空感时，进针深度约2cm，立即抽吸，必要时改变穿刺针方向或深浅度，若无液体抽出，可以边退针边抽吸。

5. 抽吸完毕后拔出穿刺针，观察穿刺点有无活动性出血，若有出血，用无菌棉球压迫片刻，血止后取下宫颈钳及阴道窥器。

【护理要点】

1. 术前应认真评估患者健康状况，做好抢救准备。

2. 术中严密观察并记录患者生命体征，重视患者主诉。

3. 穿刺时一定要注意进针方向和深度，告知患者禁止移动身体，避免伤及直肠和子宫。

4. 若抽出血液，应观察血液是否在短时间内凝集，出现凝集为血管内血液，血液不凝集为腹腔内血液。若未能抽出不凝集血液也不能完全排除异位妊娠。抽出液体及时送检。

5. 术后注意观察患者阴道流血情况，嘱其半卧位休息，保持外阴部清洁。

六、内镜检查

内镜检查是临床常用的一种诊疗技术，利用连接于摄像系统和冷光源的内窥镜，窥探人体体腔及脏器内部，观察组织形态、有无病变，必要时取活组织行病理学检查，以明确诊断。妇产科常用的内镜有阴道镜、宫腔镜和腹腔镜。

（一）阴道镜检查

阴道镜是体外双目放大镜式光学窥镜。阴道镜检查是将充分暴露的阴道和宫颈光学放大10～40倍，直接观察这些部位的血管形态和上皮结构，以发现与癌变有关的异型上皮、异型血管，对可疑部位定位活组织检查，以提高宫颈疾病确诊率。阴道镜观察不到宫颈管，对位于宫颈管内的鳞柱移行带的观察受到限制。

【适应证】

1. 宫颈刮片细胞学检查巴氏Ⅱ级以上，或TBS提示上皮细胞异常者。

2. HPV DNA检测16或18型阳性者。

3. 妇科检查怀疑宫颈病变者。

4. 宫颈锥形切除术前确定切除范围。

5. 可疑外阴、阴道上皮内瘤样病变；阴道腺病、阴道恶性肿瘤。

6. 宫颈、阴道及外阴病变治疗后复查和评估。

【禁忌证】

月经期、阴道炎症及宫颈疾病治疗期。

【用物准备】

阴道窥器1个、宫颈钳1把、卵圆钳1把、活检钳1把、尖手术刀具1把、弯盘1个、标本瓶4～6个、无菌纱布4块、干棉球若干及阴道镜。

【操作方法】

1. 患者排尿后取膀胱截石位，用阴道窥器充分暴露阴道及宫颈。用棉球轻轻拭净宫颈分泌物。

2. 移动阴道镜物镜距阴道口 10cm（镜头距宫颈 15～20cm）处，对准宫颈或病变部位，打开光源，调整阴道镜物镜焦距使物像清晰。先用低倍镜观察宫颈外形、颜色、血管及有无白斑。

3. 醋酸白试验　用 3%～5% 醋酸棉球浸湿宫颈表面，数秒后使宫颈柱状上皮肿胀、发白，呈葡萄状改变，鳞 - 柱状上皮交界处更清楚。上皮内癌时，细胞含蛋白质较多，涂醋酸后蛋白质凝固，上皮变白。

4. 必要时用绿色滤光镜片并放大 20 倍观察，可使血管图像更清晰；进行更精确的血管检查可加用红色滤光镜片。

5. 碘试验　用复方碘溶液（碘 30g、碘化钾 0.6g，加蒸馏水至 100ml）棉球浸湿宫颈，富含糖原的成熟鳞状上皮细胞被碘染成棕褐色，称为碘试验阳性；柱状上皮、未成熟化生上皮、角化上皮及不典型增生上皮不含糖原，涂碘后不着色，称为碘试验阴性。观察不着色区域的分布，在异常图像部位或可疑病变部位取多点活检送病理检查。

【护理要点】

1. 阴道镜检查前应排除滴虫、淋病奈瑟菌等感染，急性宫颈炎及阴道炎患者均应先治疗。检查前 24h 内避免性生活、阴道检查、冲洗或上药等。

2. 向受检者提供预防保健知识，介绍阴道镜检查的过程及可能出现的不适，减轻其心理压力。

3. 阴道窥器不能涂润滑剂，以免影响检查结果。配合医生调整光源，及时传递所需物品。

4. 术后妥善安置患者，若取活体组织，应协助填好申请单，并在标本瓶上注明标记后及时送检。

（二）腹腔镜检查

腹腔镜检查是将连有冷光源照明的腹腔镜经腹壁插入腹腔，通过视频观察盆、腹腔内脏器形态、有无病变，必要时取活体组织做病理学检查，以明确诊断。另外，还可以利用腹腔镜进行手术，达到治疗的目的。

【适应证】

1. 子宫内膜异位症，腹腔镜是确诊的金标准。

2. 明确腹腔及盆腔肿块性质。

3. 确定不明原因急、慢性腹痛和盆腔痛的原因。

4. 明确或排除引起不孕的盆腔疾病。

5. 计划生育并发症的诊断，如子宫穿孔、腹腔脏器损伤或节育器异位。

【禁忌证】

1. 严重心肺功能不全。

2. 凝血功能障碍。

3. 弥漫性腹膜炎或怀疑腹腔有广泛粘连。

4. 盆腔肿块过大，超过脐水平及妊娠＞16 周者。

5. 腹腔内大出血。

6. 大的腹壁疝或膈疝。

【用物准备】

阴道窥器 1 个、宫颈钳 1 把、巾钳 4 把、卵圆钳 2 把、子宫探针 1 根、有齿镊 2 把、止血钳 4 把、刀柄 1 把、组织镊 1 把、持针器 1 把、小药杯 2 个、缝合线、刀片、缝针、剪刀 1 把、纱布 8 块、棉球、棉签若干、内镜、CO_2 气体、举宫器、2ml 注射器 1 副、导尿管及尿袋各 1 个、腹腔镜设备 1 套、麻醉药及麻醉设备等。

【操作方法】

1. 行局部或硬模外麻醉及静脉辅助用药。

2. 常规消毒腹部皮肤及外阴阴道后，放置导尿管和举宫器。

3. 人工气腹　将气腹针于脐孔中央处与腹部皮肤呈 90°穿刺进入腹腔，以流量 1～2L/min 速度注入 CO_2 气体，调整患者为头低臀高位（倾斜 15°～30°），继续充气使腹腔压力达 12mmHg 左右停止充气，拔出气腹针。

4. 放置气腹镜并观察　切开脐孔下缘皮肤 1cm，将套管针从切口处垂直穿刺入腹腔，拔出套管针芯，将腹腔镜自套管插入腹腔，打开冷光源按顺序检查盆腔内各器官，并可行卵巢活检等。

5. 检查无出血及内脏损伤，取出腹腔镜，放尽气体，拔出套管，缝合穿刺口，以无菌纱布覆盖并固定。

【并发症】

1. 血管损伤　误伤腹膜后大血管或腹壁下动脉，引起大出血。

2. 脏器损伤　误伤膀胱、输尿管、直肠等。

3. 与气腹相关并发症　皮下气肿、气体栓塞等。

4. 其他并发症　如穿刺口不愈合或穿刺口疼痛等。

【护理要点】

1. 术前准备

（1）协助医师掌握检查适应证。向患者介绍腹腔镜检查的目的、过程及注意事项等，消除疑虑，积极配合检查。

（2）术前一日晚肥皂水灌肠，腹部皮肤准备时注意清洁脐孔。

（3）术日晨禁食禁水。

2. 术中配合

（1）协助患者摆好体位，并根据手术需要变换体位。

（2）严密观察患者生命体征的变化，注意患者的感受，如有异常及时处理。

（3）配合医生施行手术，提供术中所需用品。

3. 术后护理

（1）拔出导尿管，嘱患者自主排尿。卧床休息 0.5h 后即可下床活动，以尽快排除腹腔气体。向其说明出现肩痛及上腹部不适等症状是因腹腔内残留气体刺激膈肌所致，会逐渐缓解或消失。

（2）患者术后当日可进半流质，次日可摄入正常饮食。

（3）密切观察患者生命体征及穿刺口有无红肿、渗出。

（4）遵医嘱给予抗生素。

（5）嘱患者 2 周内禁止性生活，如有发热、出血、腹痛等要随时到医院就诊。

（三）宫腔镜检查

宫腔镜是应用膨宫介质扩张宫腔，通过插入宫腔的光导玻璃纤维窥镜直视观察宫颈管、宫颈内口、子宫内膜及输卵管开口的生理与病理变化，以便针对病变组织直观准确取材并送病理检查；同时也可直接在宫腔镜下手术。

【适应证】

1. 异常子宫出血者。

2. 疑宫腔粘连及畸形者。

3. 超声或造影检查宫腔异常者。

4. 原因不明的不孕者。

5. 节育器定位及取出者。

6. 复发性流产者。

【禁忌证】

1. 急性或亚急性生殖道炎症。

2. 严重全身疾病不能耐受手术者。

3. 宫颈瘢痕影响扩张者，宫颈裂伤或松弛致灌流液外漏者。

4. 近期（3 个月内）有子宫穿孔史或子宫手术史者。

【用物准备】

宫腔镜检查包 1 个（阴道窥器 1 个、宫颈钳 1 把、卵圆钳 1 把、子宫探针 1 根、刮匙 1 把、取环器 1 个、宫颈扩张器 4～8 号）、小药杯 1 个、弯盘 1 个、无菌纱球 2 个、中号纱布 2 块、棉签数根、5% 葡萄糖溶液 1 000ml、庆大霉素注射液 8 万 U1 支、地塞米松 5mg 及宫腔镜等。

【操作方法】

1. 患者排尿后取膀胱截石位，常规消毒外阴、阴道后铺孔巾，用阴道窥器暴露宫颈，再次消毒阴道及宫颈，并用宫颈钳夹持宫颈前唇。

2. 探针探查子宫腔，扩张宫颈至大于镜管半号，使镜管能进入宫腔。

3. 接通液体膨宫泵，排空管内气体，将宫腔镜缓慢插入宫腔，以调整压力至 120～150mmHg，向宫腔内灌注 5% 葡萄糖溶液，冲洗宫腔至流出液清亮。按需要调整液体流量和宫腔内压力，移动宫腔镜管按顺序检查宫腔和宫颈管。

4. 在退出过程中检查宫颈内口和宫颈管，取出宫腔镜。

【护理要点】

1. 术前详细询问病史，糖尿病患者应选用 5% 甘露醇溶液替代 5% 葡萄糖溶液。术前需进行妇科检查、宫颈脱落细胞学和阴道分泌物检查。

2. 月经干净后 1 周内检查为宜，此时子宫内膜薄且不易出血，黏液分泌少，宫腔内病变容易暴露。

3. 术中注意观察受检者反应，给予其心理支持。配合医师控制宫腔总灌流量，葡萄糖液体进入受检者血液循环量不应超过 1L，否则易发生低钠水中毒。

4. 术后嘱受检者卧床休息 30min，观察并记录其生命体征、有无腹痛等。遵医嘱应用抗生素 3～5 天。

5. 嘱受检者保持会阴部清洁，2 周内禁止性生活和盆浴。

七、会阴切开缝合术

会阴切开术是最常用的产科手术，是为了避免会阴条件不良造成的分娩阻滞或分娩引起会阴损伤以及预防胎儿脑损伤等。常用术式有会阴后 - 侧切开和会阴正中切开两种。

【适应证】

1. 初产妇需行产钳术、胎头吸引术、臀位助产术。

2. 初产妇会阴体较长或会阴部坚韧，有严重撕裂可能者。

3. 第二产程延长者。

4. 母体或胎儿出现异常情况需缩短第二产程者。

5. 预防早产儿因会阴阻力引起颅内出血。

【用物准备】

无菌会阴切开缝合包 1 个［内有组织剪 1 把、线剪 1 把、20ml 注射器 1 副、长穿刺针头 1 个、巾钳 4 把、治疗巾 4 块、长镊 1 把、持针器 1 把、缝合针（三角针、圆针各 1 个）、弯止血钳 2 把、止血钳 2 把、丝线 1 团及 0 号肠线 1 根、带尾纱布数块］、2% 利多卡因 1 支、0.5% 聚维酮碘溶液。

【麻醉方式】

会阴切开术可采用阴部神经阻滞麻醉或局部浸润麻醉（图23-3、图23-4）。

会阴切开术常用的术式包括正中切开术和后侧切开术两种（图23-5、图23-6）。

【操作方法】

1. 会阴侧切缝合术

（1）产妇准备：产妇取膀胱截石位，常规消毒皮肤，铺无菌孔巾。

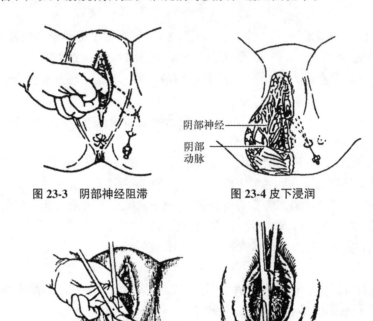

图23-3 阴部神经阻滞　　　图23-4 皮下浸润

图23-5 会阴后-侧切术 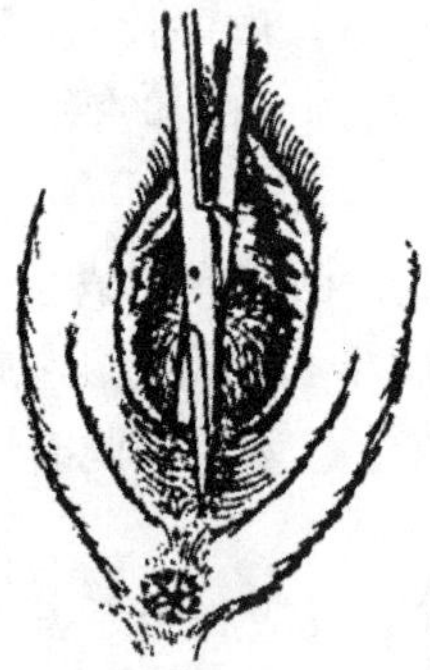　　　图23-6 会阴正中切开术

（2）麻醉：2%利多卡因行阴部神经阻滞麻醉或皮下浸润麻醉。

（3）会阴切开：麻醉起效后术者左手示指、中指伸入胎先露部和阴道侧后壁之间，撑起阴道壁，以保护胎儿并指示切口位置，右手将剪刀在会阴后联合正中偏左0.5cm处向左下方与正中线呈45°角，在子宫收缩时剪开皮肤和黏膜3～4cm，注意阴道黏膜与皮肤切口长度应一致。用纱布压迫止血，必要时结扎小动脉。

（4）会阴缝合：待胎盘完整娩出后，检查有无阴道和其他部位裂伤，在阴道内填塞带尾纱布，避免宫腔内血液下流影响视野。检查会阴切口，寻找阴道黏膜切口顶端，用0号或1号肠线从切口顶端上方0.5～1cm处开始连续缝合黏膜及黏膜下组织至处女膜外缘打结。采用2/0可吸收性缝线间断连续缝合会阴部肌层、皮下组织，常规丝线缝合皮肤（或皮内缝合）。缝合时应注意皮肤对合整齐，松紧适宜，不留死腔。

（5）缝合完毕：取出阴道内带尾纱布，常规做肛门指诊，了解有无肠线穿过直肠黏膜及有无阴道后壁血肿。

2. 会阴正中切开缝合术

（1）产妇准备：产妇取膀胱截石位，常规消毒皮肤，铺无菌孔巾。

（2）麻醉：2%利多卡因行阴部神经阻滞麻醉或皮下浸润麻醉。

（3）会阴切开：冲洗后消毒会阴部并铺无菌孔巾。当胎头着冠时，沿会阴正中向下剪开2.5～3cm。此法出血少，易缝合，但应避免分娩过程中发生切口延长导致会阴Ⅲ度裂伤，损伤肛门括约肌。切开后立即保护会阴，注意使胎头俯屈以最小径线娩出。

（4）会阴缝合：待胎盘完整娩出后，检查有无阴道和其他部位裂伤，用1号肠线对位缝合阴道黏膜至阴道外口，将两侧皮下组织对位缝合，常规丝线缝合皮肤（或皮内缝合）。

【护理要点】

1．术前护理　向产妇讲解会阴切开术的目的及意义，做好知情同意，主动配合手术过程。严密观察产程，备齐会阴切开用物，准确掌握会阴切开的时机。

2．指导产妇正确使用腹压，顺利完成胎儿经阴道娩出。

3．术后保持外阴清洁、干燥，更换消毒会阴垫，指导产妇健侧卧位。每日常规擦洗外阴2次，并注意大便后及时清洗。

4．术后观察会阴伤口有无出血、红肿等异常情况，若有异常及时报告医生处理。若伤口有肿胀、疼痛者，局部应用50%硫酸镁湿热敷或95%乙醇湿敷，也可配合红外灯照射，但应防止烫伤。

5．正常伤口术后5天拆线，如有感染应提前拆线。

八、胎头吸引术

胎头吸引术是将胎头吸引器放置在胎头上，借助形成的负压吸住胎头，按胎头娩出机制，通过牵引协助胎儿娩出的一种助产手术。常用的胎头吸引器有金属直形胎头吸引器、牛角形空筒胎头吸引器、金属扁圆形胎头吸引器（见图23-7）。

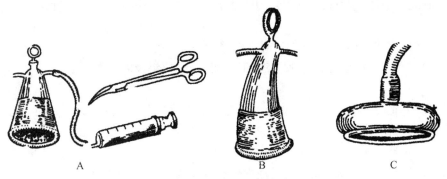

图 23-7　胎头吸引器
A. 直形空筒胎头吸引器　B. 牛角形空筒胎头吸引器　C. 金属扁圆形胎头吸引器

【适应证】

1．需缩短第二产程者，如产妇患心脏病、妊娠期高血压疾病、前置胎盘、胎儿窘迫等。

2．因宫缩乏力致第二产程延长或胎头拨露达半小时胎儿仍不能娩出者。

3．有剖宫产史或子宫有瘢痕，不宜过分屏气加压者。

【禁忌证】

1．有严重头盆不称，面先露、产道阻塞、尿瘘修补术后等，不能或不宜经阴道分娩者。

2．宫口未开全或胎膜未破者。

3．胎头位置高，未达阴道口者。

【用物准备】

负压吸引器、胎头吸引器1个、50ml注射器1副、止血钳2把、治疗巾2块、新生儿吸引器1台、无菌纱布4块、棉球若干、0.5%聚维酮碘溶液、无菌手套1副、接生包1个、外阴消毒罐1个、冲洗壶1个、一次性吸引管1根、吸氧面罩1个、供氧设备、抢救设备及药品等。

【操作方法】

1. 产妇取膀胱截石位，导尿排空膀胱，冲洗后消毒外阴，铺巾。

2. 阴道检查确认宫口开全，阴道口见胎头，已破膜，明确胎位。

3. 初产妇会阴体较长或会阴部坚韧者，应先行会阴侧切术。

4. 放置胎头吸引器，术者左手分开两侧小阴唇，并以左手示指、中指撑开阴道后壁，右手持涂以润滑剂的吸引器头端，沿阴道后壁缓慢滑入，示、中两指掌面向外拨开阴道右侧壁，使吸引器头端侧缘滑入阴道内，继而手指转向上撑起阴道前壁，使吸引器头端上缘滑入阴道，最后右手示、中两指撑开阴道左侧壁，使胎头吸引器头端完全滑入阴道内并与胎头顶端紧贴。用右手示指沿吸引器头端周边检查一周，确认宫颈和阴道壁未被夹于胎头吸引器头端内后，调整吸引器横柄与胎头矢状缝方向一致，作为旋转胎头方向的标记。

5. 抽吸胎头吸引器内空气使之成为负压，一般以每分钟使负压增加 $0.2kg/m^2$ 为度，最大负压以 $0.6kg/m^2$ 为度。若无负压表，则抽吸空气 150ml，用血管钳夹住橡皮连接管，确认吸引器与胎头紧贴。

6. 根据胎位，在向外牵引过程中，旋转胎头至正枕前位，当胎头枕部达耻骨联合下缘时保护好会阴，胎头娩出阴道口时解除负压取下吸引器。

【护理要点】

1. 术前向产妇讲解胎头吸引术助产目的及方法，取得产妇积极配合。

2. 牵引胎头吸引器前，检查吸引器有无漏气。吸引器负压要适当，压力过大容易使胎儿头皮受损，压力不足容易滑脱；发生滑脱，可重新放置，但不应超过 2 次，否则改行剖宫产。

3. 牵引时间不应超过 20min。指导产妇配合操作，当胎头双顶径越过骨盆出口时，避免用力增加腹压。

4. 术后仔细检查软产道，有撕裂伤应立即缝合。

5. 留产妇在产房观察 2h，注意监测产妇生命体征、宫缩及阴道流血等。

6. 新生儿护理

（1）观察新生儿头皮产瘤大小、位置，有无头皮血肿及头皮受损，以便及时处理。

（2）注意观察新生儿面色、反应、肌张力等，警惕发生颅内出血，做好新生儿抢救准备。

（3）新生儿静卧 24h，避免搬动，3 天内禁止洗头。

（4）给予新生儿维生素 K_1 10mg 肌内注射，预防出血。

九、人工剥离胎盘术

人工剥离胎盘术是指胎儿娩出后，术者用手剥离并取出滞留于宫腔内胎盘的手术。

【适应证】

1. 胎儿娩出后 30min，胎盘尚未剥离排出者。

2. 胎儿娩出后，胎盘部分剥离引起子宫大量出血者。

3. 前置胎盘或胎盘早剥，胎儿娩出后仍存在活动性出血者。

【禁忌证】

胎盘植入者、先兆子宫破裂者。

【用物准备】

无菌手套 1 副、导尿管 1 根、无齿长镊 2 把、干棉球及棉签若干、0.5% 聚维酮碘溶液、阿托品 0.5mg 及哌替啶 50mg、5ml 注射器 2 副、缩宫素 1 支、麦角新碱 1 支、急救药品等。

【操作方法】

1. 一般无需麻醉。当宫颈内口较紧、手不能进入宫腔时，可肌内注射阿托品 0.5mg 及哌替啶 50mg。

2. 产妇取膀胱截石位，导尿排空膀胱，重新消毒外阴，术者更换无菌手套。

3. 术者右手五指并拢呈圆锥形沿脐带进入子宫腔，找到胎盘边缘，手背紧贴子宫壁，以手掌的尺侧缘慢慢将胎盘从边缘部开始逐渐与子宫壁分离，左手在腹部配合按压子宫底（四指并拢插入胎盘与子宫壁之间，图23-8）。待整个胎盘剥离后，伸入子宫内的手握住胎盘取出。

4. 认真检查胎盘、胎膜是否完整，若有少量胎盘缺损，可用大刮匙轻刮一周，同时注射宫缩剂。

【护理要点】

1. 术者应向产妇说明人工剥离胎盘术的目的，并做好输液输血准备。

2. 密切观察产妇生命体征。

3. 操作时严格遵守无菌操作规程，动作轻柔，切忌粗暴和强行剥离，应尽量减少宫腔内的操作次数和时间。

4. 术后注意观察子宫收缩及阴道流血，宫缩不佳时应按摩子宫并按医嘱注射缩宫素或麦角新碱等。

5. 认真检查胎盘、胎膜是否完整，若有少量胎盘缺损，可用大刮匙轻刮一周。

6. 术后注意观察有无发热、下腹部疼痛及阴道分泌物异常等，按医嘱应用抗生素预防感染。

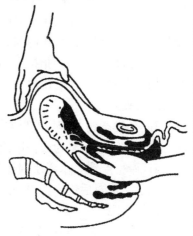

图23-8 人工剥离胎盘

十、产钳术

产钳术是用产钳牵拉胎头以娩出胎儿的手术。根据手术时胎头所在位置分为出口、低位、中位、高位4种。目前临床仅行出口产钳及低位产钳术。不用分开小阴唇即能看到胎儿头皮时应用的产钳术为出口产钳术；若胎头颅骨达骨盆底，胎头位置达+3，则为低位产钳术。

产钳由左右两叶组成，每叶分为钳叶、钳茎、钳锁扣和钳柄4部分（图23-9）。

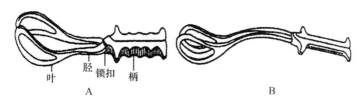

叶　茎　锁扣　柄

A   B

图23-9 产钳

A. 常用产钳及其结构　　B. 臀位后出头产钳

【适应证】

1. 同胎头吸引术。

2. 胎头吸引术因阻力较大而失败者。

3. 臀先露后出胎头娩出困难者。

【禁忌证】

1. 同胎头吸引术。

2. 确定为死胎、胎儿畸形者，应行穿颅术，以免损伤产道。

3. 胎头颅骨最低点在坐骨棘水平以上，有明显头盆不称者。

【用物准备】

会阴切开包1个，接生包1个，脚套2个，大中单1个，手术衣2件，20ml注射器1副，9号穿刺针头1个，无菌导尿管1根，吸氧面罩1个，2%利多卡因1支，0.5%聚维酮碘溶液，无菌短弯形产钳，抢救药品等。

【操作方法】

1. 产妇取膀胱截石位，常规外阴消毒，戴脚套，铺无菌巾，导尿，阴道检查明确胎方位及施术条件。多行左侧会阴侧切术。

2. 放置产钳　术者右手四指并拢以掌面伸入阴道后壁和胎头之间，左手持产钳左叶钳柄，将左叶沿右手掌面插入胎头与手掌之间，在右手引导下将钳叶缓慢向胎头左侧及深部移动，将钳叶置于胎头左侧，保持钳叶与钳柄与地面平行，撤出右手，由助手持钳柄固定。然后术者右手持产钳右叶钳柄，左手四指插入阴道后壁与胎头之间，在左手引导下将钳叶引导至胎头右侧与左叶产钳相对应的位置。产钳放置好后，术者检查胎头矢状缝在两钳叶正中，钳叶与胎头之间无软组织及脐带夹入。

3. 合拢产钳　产钳右叶在上，左叶在下，两柄叶柄平行交叉，扣合钳锁，钳柄对合完好。注意在宫缩间歇期略为放松钳锁。

4. 牵引产钳　术者手握钳柄，宫缩时用臂力缓慢将合拢的产钳先向外下方逐渐转为平行牵引，当胎头着冠后逐步将钳柄向上提，使胎头仰伸娩出。配合宫缩缓慢持续牵引产钳，同时助手注意保护会阴。

5. 取下产钳　当胎头双顶径越过骨盆出口时，松开产钳，先取产钳右叶，钳叶应顺胎头慢慢滑出，再同法取出产钳左叶，然后按正常分娩机制娩出胎体。

6. 术后常规检查宫颈、阴道壁及会阴切口，并予以缝合。

【护理要点】

1. 术前检查产钳是否完好。向产妇及家属说明行产钳术的目的，指导产妇正确运用腹压，减轻其紧张情绪。

2. 放置及取出产钳时，指导产妇全身放松，张口呼气。产钳扣合时，立即听胎心，及时发现有无脐带受压。术中注意观察产妇宫缩及胎心变化，为下肢麻木和肌痉挛的产妇做局部按摩。

3. 术后产妇及新生儿护理同胎头吸引术。

十一、剖宫产术

剖宫产术（cesarean section）是指妊娠28周及以后经腹壁切开子宫取出成活胎儿及其附属物的手术。手术应用恰当能使母婴转危为安，但也存在出血、感染和脏器损伤的危险，故决定行剖宫产术应慎重。主要方式有子宫下段剖宫产术、子宫体部剖宫产术和腹膜外剖宫产术3种。

【适应证】

1. 严重的妊娠并发症者，如妊娠合并心脏病、妊娠期高血压疾病、前置胎盘、胎盘早期剥离等。

2. 头盆不称者。

3. 相对性头盆不称及产力异常者。

4. 过期妊娠儿、珍贵儿、早产儿、临产后出现胎儿窘迫等。

【禁忌证】

死胎及胎儿畸形，不应行剖宫产术终止妊娠。

【用物准备】

剖宫产手术包1个，手套6副，0.5%聚维酮碘溶液，子宫收缩剂，新生儿用物及抢救物品等。

【麻醉方式】

以连续硬膜外麻醉为主，特殊情况采用局麻或全麻。

【手术方式】

1. 子宫下段剖宫产术　适用于妊娠末期或临产后子宫下段已形成者，消毒手术野、铺巾下腹正中切口或下腹横切口，打开腹壁及腹膜腔，弧形切开子宫下段的膀胱腹膜反折，分离并下推膀胱，暴露子宫下段。在子宫下段前壁正中做一小横切口，用两示指向左右两侧钝性撕开延长切口约 10cm，刺破胎膜，取出胎儿、胎盘及胎膜。缝合子宫切口及腹膜反折，清理腹腔，清点敷料及器械无误。缝合腹壁各层直至皮肤。此术式切口愈合好，术后并发症少，临床广泛应用。

2. 子宫体部剖宫产术　也称古典式剖宫产术。在子宫体部正中做纵形切口，长约 10cm，刺破胎膜，取出胎儿、胎盘及胎膜，缝合子宫切口。此术式操作简单，易于掌握，可用于妊娠任何时期，但术中出血多，切口容易与大网膜、肠管、腹壁腹膜粘连，再次妊娠易发生子宫破裂，仅用于急于娩出胎儿或前置胎盘不能做子宫下段剖宫产手术者。

3. 腹膜外剖宫产术　特点是在腹膜外分离并推开膀胱，暴露子宫下段后切开子宫前壁取出胎儿、胎盘、胎膜的手术。此术式有操作较复杂、可能损伤膀胱、巨大胎儿胎头娩出困难等缺点，但不进入腹腔，可减少术后腹腔感染的危险，故多用于子宫腔有严重感染者；产妇不需严格进食，身体恢复快。

【护理要点】

1. 术前准备

（1）告知产妇剖宫产术的目的，耐心解答有关疑问，缓解其焦虑。做好备皮、药物过敏试验等准备。一般准备同妇科腹部手术患者的护理。

（2）术前禁食禁水，留置导尿管。

（3）术前禁用呼吸抑制剂，如哌替啶，以防发生新生儿窒息。

（4）在腹部消毒前必须常规复查胎心率并记录，做好新生儿保暖和抢救工作，如氧气、急救药品等。

（5）按医嘱术前 30min 注射基础麻醉药物。

（6）产妇可取侧斜仰卧位，防止仰卧位低血压综合征的发生。

2. 术中配合

（1）密切观察并记录产妇生命体征。做好台下配合，协助医师完成手术过程。

（2）观察并记录产妇导尿管是否通畅、尿量及尿液颜色；当刺破胎膜时，应注意产妇有无咳嗽、呼吸困难等症状，监测羊水栓塞的发生。

3. 术后护理

（1）产妇回病室后，平卧休息，麻醉未清醒者将头偏向一侧，以防呕吐物误吸而发生吸入性肺炎。术后 24h 改为半卧位，以利恶露排出。协助产妇在床上翻身、活动肢体，鼓励其早期下床活动，避免肠粘连的发生。

（2）密切观察并记录产妇生命体征、阴道流血量及子宫收缩情况，检查输液管、尿管的通畅及腹部切口等情况，

（3）术后留置导尿管 24h，拔管后协助产妇排尿，注意观察膀胱功能的恢复情况。

（4）产妇手术当日禁食，次日进全流食，并根据其肠道功能恢复情况逐步过渡到半流食、普食，以保证产妇营养，利于乳汁分泌。

（5）遵医嘱给予补液 2~3 天，并遵医嘱使用抗生素预防感染。腹部切口缝线一般术后 5~7 天拆除。

（6）按产褥期常规进行乳房、会阴部等护理。

（7）指导产妇出院后保持外阴部清洁；落实避孕措施，至少应避孕 2 年；鼓励符合母乳喂养条件的产妇坚持母乳喂养；做产后保健操，促进骨盆肌肉及腹肌张力恢复；若出现发热、腹痛或阴道流血过多等，及时就医；产后 42 天去医院做健康检查。

本章小结

　　本章主要介绍了妇产科诊疗手术患者的护理。主要内容包括阴道及宫颈脱落细胞检查、宫颈活体组织检查、诊断性刮宫术、输卵管通畅术、阴道后穹窿穿刺术、内镜检查、会阴切开缝合术、胎头吸引术、人工剥离胎盘术、产钳术、剖宫产术。重点内容包括妇产科常用诊疗手术的适应证、禁忌证、护理要点，难点是妇产科常用诊疗手术的操作方法。

自 测 题

一、问答题

1. 简述阴道、宫颈脱落细胞检查结果及临床意义。
2. 说出宫颈活体组织检查适应证、禁忌证。
3. 说出诊断性刮宫的适应证、禁忌证。

二、护士执业资格考试模拟题

（1～3题共用题干）患者，女性44岁，近半年偶有接触性出血，体检：宫颈糜烂Ⅰ度单纯型，宫颈刮片结果为不典型鳞状上皮细胞，性质未定。

1. 进一步的检查是
   - A. 阴道涂片
   - B. 阴道镜
   - C. 宫腔镜
   - D. 腹腔镜
   - E. 诊断性宫颈锥切术

2. 若检查见宫颈1点处有异常血管，下一步处理是
   - A. 宫颈活组织检查
   - B. 诊断性宫颈锥切术
   - C. 全子宫切除
   - D. 次全子宫切除
   - E. 定期随访

3. 若病理结果为CIN Ⅲ级，下一步处理是
   - A. 宫颈活组织检查
   - B. 诊断性宫颈锥切术
   - C. 全子宫切除
   - D. 次全子宫切除
   - E. 定期随访

（林新客）

主要参考文献

1.谢幸, 苟文丽.妇产科学.8版.北京: 人民卫生出版社, 2013.

2.夏海欧.妇产科护理学.3版.北京: 人民卫生出版社, 2014.

3.郑修霞.妇产科护理学.5版.北京: 人民卫生出版社, 2012.

4.张振荣, 邓开玉.妇产科护理学.北京: 北京大学医学出版社, 2010.

5.曹泽毅.中华妇产科学.3版.北京: 人民卫生出版社, 2014.

6.张宏玉, 蔡文智.助产学.北京: 中国医药科技出版社, 2014.

7.魏碧蓉.高级助产学.2版.北京: 人民卫生出版社, 2013.

8.张欣, 胡向莲.妇产科护理学.3版.西安: 第四军医大学出版社, 2015.

9.何国平, 唐四元.妇产科护理学.长沙: 中南大学出版社, 2012.

10.王松梅.妇产科护理学.南京: 南京大学出版社, 2014.

11.罗琼.妇产科护理学.案例版.北京:科学出版社,2010.

12.方积乾.卫生统计学.6版.人民卫生出版社, 2008.

13.中华医学会妇产科学分会产科学组.新产程标准和处理的专家共识(2014)〔J〕.中华妇产科杂志, 2014, 49(7): 486.

14.中华医学会妇产科学分会产科学组.胎膜早破的诊断与处理指南（2015）〔J〕.中华妇产科杂志, 2015, 50(1): 3-7.

中英文专业词汇索引